整合眼科学

Holistic Integrative Ophthalmology

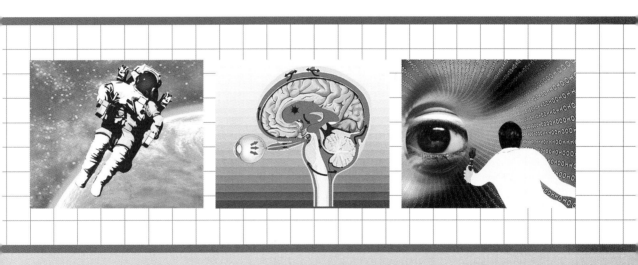

主编　王宁利　主审　樊代明

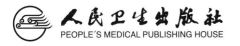

人民卫生出版社
PEOPLE'S MEDICAL PUBLISHING HOUSE

图书在版编目（CIP）数据

整合眼科学 / 王宁利主编 . —北京：人民卫生出版社，2014

ISBN 978-7-117-19869-1

Ⅰ.①整… Ⅱ.①王 Ⅲ.①眼科学－研究 Ⅳ.①R77

中国版本图书馆 CIP 数据核字（2014）第 262362 号

| 人卫社官网 | www.pmph.com | 出版物查询，在线购书 |
| 人卫医学网 | www.ipmph.com | 医学考试辅导，医学数据库服务，医学教育资源，大众健康资讯 |

整合眼科学

主　　编：王宁利
出版发行：人民卫生出版社（中继线 010-59780011）
地　　址：北京市朝阳区潘家园南里 19 号
邮　　编：100021
E - mail：pmph @ pmph.com
购书热线：010-59787592　010-59787584　010-65264830
印　　刷：北京铭成印刷有限公司
经　　销：新华书店
开　　本：787 × 1092　1/16　印张：20
字　　数：487 千字
版　　次：2014 年 12 月第 1 版　2016 年 9 月第 1 版第 2 次印刷
标准书号：ISBN 978-7-117-19869-1/R·19870
定　　价：118.00 元
打击盗版举报电话：010-59787491　E-mail：WQ @ pmph.com
（凡属印装质量问题请与本社市场营销中心联系退换）

编委（按照姓氏笔画排序）

于　磊　首都医科大学附属北京同仁医院胸外科
于炎冰　中日友好医院神经外科
马建民　首都医科大学附属北京同仁医院眼科中心
王　云　暨南大学附属深圳眼科医院
王　红　首都医科大学附属北京同仁医院眼科中心
王　青　清华大学
王宁利　首都医科大学附属北京同仁医院眼科中心，北京市眼科研究所
王亚星　首都医科大学附属北京同仁医院，北京市眼科研究所
王进达　首都医科大学附属北京同仁医院，北京市眼科研究所
王怀洲　首都医科大学附属北京同仁医院眼科中心
王艳玲　首都医科大学附属北京友谊医院眼科
王振刚　首都医科大学附属北京同仁医院风湿科
王景文　首都医科大学附属北京同仁医院血液科
毛海峰　北京大恒普信医疗技术有限公司
卢　弘　首都医科大学附属北京朝阳医院眼科
卢世江　首都医科大学附属北京同仁医院，北京市眼科研究所
卢清君　首都医科大学附属北京同仁医院，北京市眼科研究所
冬雪川　北京大学第三医院眼科
冯碧波　首都医科大学附属北京同仁医院妇产科
吕　帆　温州医科大学附属眼视光医院眼科
朱江兵　北京大恒普信医疗技术有限公司
刘大川　首都医科大学宣武医院眼科
刘旭阳　暨南大学附属深圳眼科医院
安　莹　首都医科大学附属北京同仁医院，北京市眼科研究所
孙　冉　首都医科大学宣武医院眼科
孙世龙　郑州市第二人民医院，暨南大学附属郑州医院神经内科
李　彬　首都医科大学附属北京同仁医院，北京市眼科研究所
李　静　首都医科大学附属北京同仁医院眼科中心
李仕明　首都医科大学附属北京同仁医院眼科中心
李建强　清华大学
杨迎新　首都医科大学附属北京中医医院眼科
杨迪亚　首都医科大学附属北京同仁医院眼科中心
杨金奎　首都医科大学附属北京同仁医院内分泌科
杨潇远　郑州市第二人民医院，暨南大学附属郑州医院眼科
谷晔红　首都医科大学附属北京同仁医院妇产科

辛　晨　首都医科大学附属北京安贞医院眼科
汪　军　首都医科大学附属北京安贞医院眼科
沈　丽　北京大学基础医学院
沈　琳　首都医科大学附属北京同仁医院眼科中心
宋　伟　北京大学第三医院
张　伟　首都医科大学附属北京同仁医院,北京市眼科研究所
张　纯　北京大学第三医院眼科
张　青　首都医科大学附属北京同仁医院眼科中心
张　烨　首都医科大学附属北京同仁医院眼科中心
张　黎　中日友好医院神经外科
张绍丹　沈阳市第四人民医院眼科
张树东　首都师范大学
张美芬　中国医学科学院,北京协和医院眼科
张敬学　首都医科大学附属北京同仁医院,北京市眼科研究所
张景尚　首都医科大学附属北京同仁医院,北京市眼科研究所
陈　鹏　郑州市第二人民医院,暨南大学附属郑州医院眼科
陈伟伟　首都医科大学附属北京同仁医院,北京市眼科研究所
周建博　首都医科大学附属北京同仁医院内分泌科
单时钟　北京大恒普信医疗技术有限公司
孟　博　首都医科大学附属北京同仁医院眼科中心
赵　雷　北京大恒普信医疗技术有限公司
郝　洁　首都医科大学附属北京同仁医院,北京市眼科研究所
项晓琳　首都医科大学附属北京同仁医院眼科中心
袁一民　温州医科大学附属眼视光医院眼科
党亚龙　北京大学第三医院眼科
钱冬梅　首都医科大学北京同仁医院消化内科
徐　亮　首都医科大学附属北京同仁医院,北京市眼科研究所
卿国平　首都医科大学附属北京同仁医院眼科中心
接　英　首都医科大学附属北京同仁医院眼科中心
黄　雯　首都医科大学附属北京同仁医院肾内科
黄向阳　首都师范大学
梁庆丰　首都医科大学附属北京同仁医院,北京市眼科研究所
傅继弟　首都医科大学附属北京同仁医院神经外科
蔡素萍　暨南大学附属深圳眼科医院
翟建军　首都医科大学附属北京同仁医院妇产科
樊代明　解放军第四军医大学消化内科
滕羽菲　首都医科大学附属北京同仁医院,北京市眼科研究所
魏文斌　首都医科大学附属北京同仁医院眼科中心
魏立强　首都医科大学附属北京同仁医院血液科
瞿　佳　温州医科大学附属眼视光医院眼科

序 1

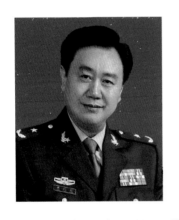

有人推测,除眼外伤外,表现在眼部的疾患,真正由眼部组织结构或功能异常直接引起者仅为15%左右,其余的85%皆由全身其他脏器的异常所致。如果一个眼科医生只局限在眼部病变的诊断和治疗,那他就是在用15%的能力治疗100%的疾病,其后果可想而知。

这一推测或结论,不仅难让眼科医生接受,就是其他科的医生也难认同。这是为什么?这是因为我们目前对引起眼科疾病之全身的病理生理变化尚不清楚。有人说眼睛是心灵之窗,其实它又是反映全身健康状态的最好器官,比如睑结膜苍白是血液系统出现了贫血;巩膜发黄或许是肝功能衰竭;瞳孔变化可能是食物中毒……调理全身不仅可以预防眼病,同时也可治疗眼病。研究导致眼病的全身因素,并将其用于眼病的诊断和治疗,这就是《整合眼科学》,英文叫 *Holistic Integrative Ophthalmology*。

整合眼科学是整合医学的重要组成部分。整合医学的理论尽管是近年才提出来的,但其实践其实早就开始了。唐初有名医叫孙思邈,他发现吃得太精易得病,就是现在的脚气病,加吃麸皮可以治好;但吃得太差也易得病,就是现在的夜盲症,吃生猪肝可以治愈(我不知道醒肝明目这个成语是不是这样得来的),那时并不知道是缺乏维生素 A,要是当时搞清楚了肯定会得诺贝尔奖,不过那时诺贝尔先生还没出生呢!现在我们有很多眼病治不好,或治不彻底,甚至越治越重,其实是病因没搞清楚。病在眼睛,因在全身,要搞清楚眼病的病因,我们需要向孙思邈老先生学习!

王宁利教授是当今中国有名的眼科医生,他不仅在眼科学领域有很多独到的见解和精湛的技术,更为可贵的是他善于把眼部很多疾病与全身的异常联系起来思考。他邀请眼科以外诸多学科的同道一起写成了这本《整合眼科学》,实属难得。他开了这方面的先河,可称为整合眼科学的奠基人。当然这本书还只是开头,并不尽善尽美,因为整合医学的书籍没有先样可仿。认识世界的万事万物很难,要把世界上的万事万物联系起来就更难。但这不要紧,只要我们坚持一年一年写下去,一本一本写下去,最终肯定能收获理想的《整合眼科学》。

是为序。

樊代明

中国工程院副院长　中国工程院院士

第四军医大学原校长

西京消化病医院院长

2014 年 9 月 9 日

序 2

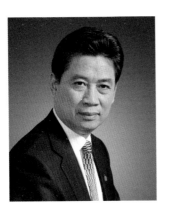

当我从王宁利教授手中接过这部《整合眼科学》的书稿时,我被他的才思敏捷,对眼科学发展方向的敏锐把握深深打动。

我认识王宁利教授已经很多年了,但一起共事还是我2012年来到同仁医院工作后,真正了解也正是从一起共事开始:两年多来,他从副院长到眼科研究所所长,再到党委书记,在管理者的岗位上不断进步;他是国内著名的眼科医生,同时还担任中华医学会眼科专业委员会主任委员的职务并获得国际眼科学院院士的称号;他是一名成功的学者,拥有两项国家科技二等奖,发表了影响因子超过20的高水平SCI论文。盛名的背后,饱含着王宁利教授无尽的辛劳和汗水,也体现了他对学术的砥砺追求和奋力执着。在他的身上,我看到了一位医者的博大和慈善,更看到了一位学者的敏锐与智慧。

在2013年1月的"中华医学会学术年会"上,王宁利教授有幸听到了樊代明院士、曹雪涛院士等关于"整合医学"的精彩讲座,(深受启发)立刻觉得找到了解决眼科学发展瓶颈的钥匙。会后他找到樊代明院士,如饥似渴的向他请教、交流,并查阅文献进行学习。随后在樊院士的指导下,于2013年10月举办了"第一届整合眼科学会议"。大会邀请了眼科学、内科、外科、神经科、影像科、内分泌、肿瘤科、妇科等临床科室的专家以及基础研究、生命科学的教授,第一次用整合医学的思维从不同角度对眼病进行了讨论,会议取得了圆满成功。在此基础上,2014年6月,由中华医学会眼科学分会、北京医学会眼科学分会组织举办了"第一届整合青光眼学会议",将应用整合医学思维构建的整合青光眼诊疗策略进行了进一步的阐述和论证。在征得了两次会议与会专家的同意后,王宁利教授决定将讨论成果,并邀请了一些产生共鸣、热心推动整合眼科学发展的专家们参与写作,著成此书,书名《整合眼科学》。一场学术报告,一次虚心登门的请教,两场学术研讨会,一本40余万字的著作。这就是王宁利教授在学术上的敏锐与智慧。

研究导致眼病的全身因素,并将其用于眼病的诊断和治疗,这便是《整合眼科学》的要义。它不仅是传统医学与现代医学的整合,传递出辨证施治祖国传统医学精髓,文化博大精深;也是眼科和其他学科的深度整合,同样值得其他专业学科学习借鉴。该书对于促进眼科学发展必将会产生积极的意义。我们或许在这部著作中了解整合眼科学,或许可以从这部著作的写作过程中悟出一些哲理,或许对如何成为一名成功学者有所感悟,或许可以想象其他学科与整合医学之间的许许多多必然的联系……只要你想做一些事,并善于思考,就一定会从这本书里学到更多的东西。

伍冀湘

首都医科大学附属北京同仁医院院长

2014 年 10 月 30 日

前　言

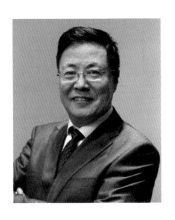

　　2013 年 1 月的"中华医学会学术年会"上，我有幸听了樊代明院士、曹雪涛院士等关于"整合医学"的精彩讲座，他们演讲的内容让我异常振奋，整合医学的思维让我觉得找到了解决眼科学发展瓶颈的钥匙。

　　会后我找到樊代明院士，如饥似渴的向他请教、交流，并查阅文献进行学习。随后在樊院士的指导下，我们于 2013 年 10 月举办了"第一届整合眼科学会议"。会议上樊代明院士旁征博引、妙语连珠，提纲挈领、深入浅出地将整合医学的思维模式进行了系统的论述，赢得了与会者的阵阵掌声。大会邀请了眼科学、内科、外科、神经科、影像科、内分泌、肿瘤科、妇科等临床科室的专家以及基础研究、生命科学的教授，第一次用整合医学的思维从不同角度对眼病进行了讨论，会议取得了圆满成功。在此基础上，2014 年 6 月，由中华医学会眼科学分会、北京医学会眼科学分会组织举办了"第一届整合青光眼学会议"，将应用整合医学思维构建的整合青光眼诊疗策略进行了进一步的阐述和论证。在征得了两次会议与会专家的同意后，我们决定将讨论成果著成此书，书名《整合眼科学》。同时我们还邀请与我们产生共鸣、热心推动整合眼科学发展的一些专家参与了此书的写作。

　　通过近一年的探索，结合整合医学理念在消化科、精神科应用的启迪，我们认为"整合眼科学"（Holistic Integrative Ophthalmology，HIO）的定义应该是：把长期被细分了的眼科疾病的发病机理、治疗或者具体问题放在系统中、整体中去考察、研究、分析，并根据社会、环境、心理的现实进行调整、升华，使之成为更加符合、更加适合眼病治疗的新的体系。

　　全书共 11 章，第一章为概论部分，将整合医学和整合眼科学的定义、思维模式进行了详细的讨论;第二章"颅眼相关性疾病"将大脑与眼睛关联的疾病进行系统整合和论述;第三章对近日节律、全身生理病理、运动、环境、心理等生命活动与眼病的关系进行了阐述;第四到第九章分别对全身肿瘤和眼肿瘤、心血管疾病与眼病、内科学与眼病、免疫系统与眼病、外科学与眼病、妇产科与眼病进行了整合分析;第十章介绍了前沿生物学技术在整合眼科学中已经产生和将要产生的作用;第十一章就先进的信息技术在眼科的应用进行了描述。

本书是"整合医学"理念在眼科学的第一次尝试,我们也发现书中的一些章节没有能完全表达整合眼科学的精髓,但是我们不能在第一次即追求完美,而是想在不断提高和进步中达到完美。所以本书的出版,有些章节会给大家很好的启迪,但是有些章节还需要不断的提高,我们希望在第二版、第三版中得到完善。这个提高和完善的过程也是整合眼科学推广应用的过程。我相信"整合眼科学"是促进眼科发展的金钥匙。

王宁利

中华医学会眼科学分会主任委员

首都医科大学附属北京同仁医院党委书记

首都医科大学附属北京同仁医院副院长

北京市眼科研究所所长

2014 年 9 月 12 日

目 录

第一章　概　论

第一节　整合医学纵论

什么是整合医学？我在全国各地已作过200余场报告。掐指算来，已涉及40多个临床专业，应该说引起过一次又一次的共鸣。发表的比较系统的文章中，一篇叫"整合医学初探"，发表在《医学争鸣》上；一篇叫"整合医学再探"，发表在《医学与哲学》上；还有一篇是英文的，叫"Holistic Integrative Medicine"，已被接收，很快将发表在 *American Journal of Digestive Diseases* 上。

"整合医学"概念的提出，目的是为现实的医学问题，即专科过度细化，专业过度细划，导致医学知识碎片化，给临床医生诊疗疾病带来的局限性问题。缘由却是因为我对医学史的兴趣使然。其实当一名消化科医生，即便是当一名消化科的好医生，并不一定要对浩如烟海的医学知识拥有全面了解。但要当一名大学校长，特别是要当好一名大学校长，那就必须要有全面的医学知识，你才能正确指挥战斗，否则别人会蒙你。但人的精力和时间是有限的，怎么在短期内获取丰富的知识，获取有用的知识，学习医学发展史是有效的，是可以事半功倍的。

我有一个报告叫做"三千年医学的进与退"，在全国各地已讲过200多场了。这个报告断断续续大概花了我十年工夫，我的两任院士秘书帮了我的大忙，全部讲完大概要花10个学时。三千年医学的发展可以用两个"N"来代表，第一个N代表走势，医学从三千年前开始发展迅速，成为顶峰，但到中世纪下去了，后来又上来了。第二个N代表态势，开始是靠整合集大成，然后再细分，现在到了必须整合的时候了。医学发展的这种走势和态势，总是遵循一种规律，就是一分为二或合二为一，分久必合，合久必分，螺旋上升，波浪前行。三千年写成了一个N字，过三千年再写成一个N字，N字+N字串起来是波浪。踏着波浪而行，无往而不胜，逆历史潮流而动，你将一事无成。围绕这两个N字，我和同事们写成了一本书，叫《医学发展考》，这本书近1400页，200余万字，重达6斤3两。这本书可以说全世界目前还没有，中国也是没有的。怎么写成的呢？比如眼科学，第一大章写眼科学三千年来里程碑的事件和产生这些事件的历史根源或学术根源；第二大章写现阶段全世界眼科学面临的挑战和问题；第三大章写未来二十年眼科学将向何处去。照这样一个一个学科写，写成后把整个医学界的90个学科加在一起，相互照应形成了这本书的全部内容，并将其分成"论"、"考"和"探"三部。"整合医学初探"就是其中的一篇文章。

这本书的写法有些奇特，为什么这么写？我们很多年轻的医学生、医生、研究生，我看还不仅于此，对医学的发展史有多少了解，很多是不很了解，甚至是很不了解。比如说，整形外科是怎么发展起来的？大概三千多年前，在印度有一个教，这个教的教规非常严格。你犯了规，轻者割鼻，重者挖眼，再重掏心，就死了。但是也有错判的，有冤假错案，把鼻子割了，结果错了。他们就请医生在患者身上挖一块肉，给他缝一个鼻子，第一个做这事的人我看应该叫他"鼻祖"。这种技术一直到东汉末年才传到了中国，整形外科就这样开始并慢慢发展起来。整形外科后来又是怎么发展的呢？遇到两次机会，也可称里程碑事件。一次是第一次和第二次世界大战，面部爆炸伤很多。外科医生救了命，但脸太难看，生不如死，整形外科就这样火起来了。整形外科的第二次发展机会是现在。人们有吃有穿，生活过好了，饱暖思美容，对父母给我们造的这张脸不满意了，要去美容，于是整形外科又火起来了。

外科是怎么发展起来的呢？最开始是没有外科的，外科最初开始于放血治疗，人得了病热血沸腾，发烧活不了就去放血。在哪里放？在理发馆！用什么刀？用柳叶刀！你看现在理发馆门外总有一个标志，就是纪念这个事件的。这个转动的标志成条状，有一道红颜色的，有一道蓝颜色的，红颜色代表动脉血，蓝颜色代表静脉血，转是 Circulation 即循环。大城市的理发馆都是红蓝两种颜色。可在个别小地方他把颜色弄错了，是黑颜色和白颜色在转，晚上 10 点钟你去理发馆害不害怕，那不是给鬼剃头的地方吗？其实这叫不识典故，没有文化。接受放血治疗最有名的受害者是美国第一任总统华盛顿，他带着一群人上山打猎，一不小心被什么东西叮了，回家发烧，高热不退，便去放血，放掉 850ml 时还在发烧，放到 2500ml 他就死了。按现在来说，就是失血性休克而死亡。放血治疗没有很多科学道理，但为外科建立做了贡献。在外科发展过程中，第一个里程碑事件是麻药的发现，这就是华佗发明的麻沸散。在华佗之前没有麻药，患者来做手术，医生的处方是一斤白酒，患者喝半斤自己喝半斤，患者喝了晕晕乎乎，自己喝了胆大包天，然后就做手术，实在没麻住，怎么办？找几个壮汉按住，喊爹叫娘做完手术。麻醉的醉是怎么写的？左边那个"酉"像不像酒瓶，中间有一刻度，上半部分是患者喝的；右边是"卒"，卒是强壮的兵，一旦麻不住，就请他来按住。你别小看了这个麻醉，麻沸散比外国人早了 400 年。非常遗憾的是，华佗发明的麻沸散失传了，现在不知道是由哪些药组成的。外科的第二个里程碑事件是发明了青霉素。在没有抗生素之前做了手术很容易感染，不是伤口感染，就是全身感染。是 Flaming 和 Flory 发明了青霉素，解决了这个问题。Flaming 的父亲是个穷人，一天一个富人跌倒了，他救了这个富人。富人要报答他，就资助 Flaming 去读书，发明了青霉素，富人的儿子去作战，不幸感染了，用 Flaming 发明的青霉素控制了感染，保住了生命，这个人就是后来的英国首相丘吉尔。外科的第三个里程碑事件是巴斯德发现生物的腐败现象，是由于细菌引起，于是李斯发明了蒸汽消毒，用于手术器械等的消毒，再一次解决了切口感染的问题。外科还在继续发展，第四个里程碑的事件是现在的微创治疗，微创治疗不要大手术，患者的痛苦小、花费少、恢复快。比如我的专业，胆管结石，现在很多医院还做大手术，一个上午最多做一个。可我们用内镜经口去做，一上午做 18 个,最快一个手术 6 分钟可以完成。外科医生做一个要花 3 万元,我们做一个只 6 千元,外科医生做一个要 10 天才能出院,我们今天做完明天可以上华山旅游,这就是微创治疗。外科发展的下一个里程碑事件是什么? 我想可能在 50~100 年时间,传统的外科将会消失,你们不信,我信。当年我当实习医生,腹部外科解决的主要是三种病,或做手术最常见的是溃疡病的三大并发症,就是胃出血、胃穿孔和幽门梗阻。由于质子泵抑制剂的引入,这些并发症大大减少,即便出现也不需要外科手术,用内镜就解决了。过去消化内外科的病床可以说是 1∶1,现在呢? 在我们消化病医院是外科只占三个病区,八个是内科,现在 8∶3,以后 9∶2,将来很可能是 10∶1。比如,有一天肿瘤能用抗生素或其他药品像治炎症一样治好,你说还需大手术吗? 而且用抗生素治好恶性肿瘤现在已有先例,绝非天方夜谭啊,用抗生素把幽门螺杆菌根除后,能将胃的恶性淋巴瘤大约 50%~60% 治愈嘛。不过我说的这个消失,可能至少要在 50 年之后,而且是传统外科,现在的外科医生不要着急,不过要有这样的意识了。在我们那个地方,外科医生必须要学会做内镜治疗,不做腹腔镜手术就没饭吃了。

我们为什么要讲整合医学,这要从医学的发源和发展说起。医学发源于原始社会,那时生产力低下,刀耕火种,广种薄收,日出而作,日落而息,虽然忙忙碌碌一天,还衣不蔽体,食不果腹,居无定所。人类跟其他动物差不多,只能抓住什么吃什么,结果发现吃了什么补什么,吃肝补肝,吃肾补肾,吃尾巴补全身(后一句是我加的)。医学在探索中前行,在整合中发展,到东汉末年,逐渐的整合整理,写成了三本书,基础医学首推《黄帝内经》,临床医学《伤寒杂病论》,药学《神农本草经》。这三本书是我们中医的经典,后头的书都是在此基础上修修补补,抄抄写写,逐渐发展的。说它经典,因为最自然的、最历史的通常是最本质的东西。

在医学整合的过程中,不断成就了一些大医学家,比如扁鹊、华佗、张仲景……还有很多。这些的确是真正的大医学家。一千多年后,我们还记得住,谁要记不住将影响你自己的知名度。不像现在医学上有些大家,是所谓的大家,故后不要 10 年,走了 5 年、1 年,甚至刚走就记不住了。为什么? 那是领导册封的,是媒体宣传的。既然是领导册封的,那领导一走他也就没名了。而上述那些像华佗这样的大家,可不是皇帝御批的,是靠给后人留了什么东西,然后才被后人记住的。这些人为什么能成为大家? 我看最重要是两点:第一、聪明,智商很高。你看扁鹊,他的头,那是绝顶聪明。华佗的大波儿头,你有吗? 没有! 这样的人,好多年才出一个。我不是宣传"天才论",光智商高不够,那是什么呢? 这就是我要说的第二个:整合。怎么整合? 他们把前后左右的东西整合到自己身上,向别人学习。比如扁鹊,有人说他活了 300 岁。人怎么能活 300 岁呢? 人们把前后 300 年都算到他一个人身上了,那可不成了大家。其实现在很多大医学家也是这样的,比如说樊代明有点小名气,其实也是把自己学生的东西算在自己身上。

西医也是这样发展的,以整合方式发展,后来分成了基础医学、临床医学、预防医学、药学、护理学……到 16 世纪出现了两个伟大的科学家,一个是伽利略向宏观发展,这里不需细说。一个是列文虎克发明显微镜,把物体放大 260 多倍,于是医学开始向微观发展。基础医学又按系统、器官、组织、细胞、亚细胞、分子……依次分下去。为什么要这么分呢? 人们想知道生命的真谛,人们也想知道疾病的本质。临床医学也在分,先是二级学科(内科、外科、专科)、然后三级学科(消化、血液、心脏、骨科、普通外科、泌尿外科)。如果在 30 多年前,我当住院医生时,你说你是内科医生,还可以。现在你要说自己是内科医生,可能有点吹牛。你应该是消化内科医生,或者是血液科医生,因为其他科你不会。我是我们医院末代内科主任,从我以后就叫内科教研室主任了。区别在哪里？我当内科主任时，内科有个值班室，各科轮流来值班，负责整个内科，甚至全院的抢救。抢救不了找我，我抢救不了，就大会诊。现在不是了，医生们都回到各科去了，消化科只能值消化科的班，血液科只能看血液科的患者，消化科医生看不懂心电图，一个专科治不了另一个专科的病。现在大家公认的最能干的医生是谁？ICU啊，那里的医生最全面，什么紧急情况都会处理，院长应该给他们多发点奖金，人家水平高嘛！

骨科本身是三级学科，现在还在分，分成了脊柱、关节、四肢……有人还说要分到精准外科，就是他们手术刀的工作直径是一个细胞的直径，叫细胞刀啊。我的专业是消化学会，我1985年回国时，当时只有一个中华消化学会，一个省只有一个委员，老师进了我就进不了。我连续申请了三次青年委员没被批准，差点把我耽误了。以后中华消化学会分出了中华肝病学会和中华消化内镜学会，学会多了，我就进去了，还当了中华消化学会主任委员，最后还连任了一回。杂志也是这样，开始只有一本中华消化杂志，一个季度才出一本。我1985年回国，现在算老海归，那时《中华消化杂志》负责的编辑叫夏维新，人称夏编，在夏编的屁股后头跟了好多好多人，也包括我。谁不跟啊，不跟能发表文章吗？现在中华牌的杂志多了，光消化领域，就有中华消化内镜杂志、中华肝病杂志、中华胰腺病杂志等。现在不是我们跟夏编，而是夏编跟我们要文章了。这种分，好不好？好！大大促进了医学科学的发展，使中国人的平均寿命从40几岁到70多岁，也使我们一个医生治疗一个疾病的一个病灶越来越精细，越来越精到。但是，这种分也分出了问题。

第一，把器官当成患者，本来一个活生生的患者来到医院，他在导诊员的引导下，"提着"自己不同的器官就到各科看病去了。坐在我面前的患者经常对我说，大夫我胃不好，我说你昨天休息好吗？大夫我胃不好。我说你二便如何？他怀疑地看着我，说："大夫我是胃不好，你是不是吃错药了？"本来上述这些问题都是与胃病有关的，而且他还不一定是胃病患者，我这样问是对的，他居然说我吃错药了。

我们医生中很多人也是这样，注重人的病而忽略了他是一个病的人。比如一个癌症患者，癌症患者的正确定义是什么？是得了癌症的人，强调的是人，但我们好多医生认为是人得了癌，强调的是癌。因为同样是一个癌结局是不一样的。不一样不是因为癌不一样，而是因为人不一样。癌症患者，外国人说是 The patient with cancer，是带有癌的那个人。我们中国人说的是 Cancer patients，或 Advanced gastric cancer patient，一开始外国人听不大懂，或听起来不顺耳，现在全能听懂了，听起来也十分舒服了。一个癌症患者来到医院，外科医生是切（除），内科医生是化（疗），放疗科医生是放（疗），都是以消灭癌细胞，杀死癌细胞为目的的，杀到最后把患者"杀"死了，放到停尸房都死透了，8个小时后把腹水的癌细胞抽出来一培养还是活的。所以，外国医生上班是 To see patient，看患者，中国医生上班是看病，把"人"给丢了，看来看去，把病（灶）看好了，把手术做成了，做得简直像艺术，但结果一看人死了。这样的医生缺乏整体观念，只注重"自管"器官和病变，一边做好事，一边做"坏事"。比如肾脏得了病，肾内科医生把肾透析做好了，便万事大吉，至于透进去了肝炎病毒，那不归我管，那是肝病医生管的问题。

举一个例子，一个患者发烧，全身器官检查完了都没发现有病，全国各地很多地方都去看过，后来到我们科来了。医生用NSAIDS给他退烧，退烧后回家，过不了多久，继续发烧，又来了。什么病？我们科里查房时，发现他浅表淋巴结有些肿大，用NSAIDS淋巴结下去了，这是一个重要发现。NSAIDS 是 COX2 的抑制剂,这是不是一种淋巴结 COX2 增高的新疾病呢? 我们的医生取了淋巴结活检,然后做免疫组化染色,真的发现淋巴细胞有 COX2 的强阳性反应。我们把这惊人的结果写成论文,投到 Nature 上发表,结果被退了回来,因为机制还没有完全搞清楚。我们通过一系列进一步的研究,特别是发现患者血中 COX2 比常人高了 2000 多倍,这可是世界上从来没有发现过的。既然 COX2 增高,我们就用 NSAIDS 给他治疗,而不是退烧。结果把这个患者治好了,我们再把论文投到 Nature Clinical Practice Oncology (Nature Review Cancer 的前身),很快就发表了。这是我们在国内做工作发表的第一篇 Nature 子刊的文章,他们说是我们的处女作,我说这是"处男作"。该文发表后,美国医学会把它作为继续教育教材,他们要我们给他出五道题,医生回答了这五道题且正确才能得一个学分,你知道在美国,医生必须完成继续教育规定课程才能继续当医生的。而这些继教课程通常是医学上的最新发现或发明。我们中国医学界也经常搞继续教育,但所教的东西基本是外国的,已经习以为常。我们不能老让外国人教我们,我们也应教教他们。有人说我们这只是个案报道,其实个案报道很重要,哪一个病最初的发现都是从个案报道开始的,你最先认识,你一报道,病例马上就多起来了。不管你一辈子做了多少个手术,拔了多少颗牙,那都是跟着别人学的。要当一个好的医生,光这个还不够,如果你发现了别人没有发现的新疾病,为医学知识宝库增添了些内容,那才是最高水平。

第二,将症状视为疾病。症状对于诊治疾病很重要,但有的医生成了症状医生,跟着症状走,头痛治头脚痛医脚。殊不知一个患者可能有八个症状,高水平的医生抓住症状,一治就好,因为这是主要症状,其他不要管,这个患者就好了。水平低的医生,从症状一开药,一直开到症状八,八个症状都给治,所有症状都治消失了,一看患者死了。我是 1978 年后招收的第一批研究生。1981 年毕业后,到内科轮转。我在心脏内科学习时,要求心电图会出报告。怎么学? 跟谁学? 晚上我把心脏科老师的库房门打开,那里存有很多很多心电图报告的存根。我先把结果蒙上,一份一份地分析,然后再跟老师的报告结果对照,开始几千份基本上判错了或错得很多,到后面的几千份就基本上对了,有时还把老师诊断错了的给发现了。到血液科轮转,要求自己会看血液科的片子。我要求到急诊科整整工作了一年,在西京医院的急诊科工作一年,那是什么样的患者都看到了。我被为难过好多次,也被吓倒过好多次。那时我是独立工作,没有老师在身边,白天还可以向别人请教,晚上夜深人静,越是这时患者越多患者越重,那时跟谁学,跟护士学。急诊室的护士可厉害,我们都称"护士奶奶",尽管比我小,也是奶奶。随时挨骂,我是骂不还口,人家说得对嘛! 患者那么急,那么重,人家急,急就骂人嘛! 当时我都想,这么脾气的急诊科护士将来能不能找到对象,跟着"奶奶"难受,但可以学东西。比如来了一个农药中毒的患者,我赶快去查血压,这是老师教的,看生命体征嘛! 可护士说你查什么血压,你没看到患者眼睛还在转,是活的,赶快洗胃!! 确实她对,早洗一分钟胃,成功率可能会增加 80%,一边洗胃一边打解毒药,我们用阿托品,那时阿托品每支剂量很小,重患者需要端来一筐,然后一个护士敲,一个护士抽,一个护士打,打多少合适呢? 打少了要死人,打多了也要死人,赶快叫"护士奶奶"看瞳孔。她教我一看,就学会了。急诊室护士各方面技术都很厉害,气管插管非常内行,有时不需要喉镜一下就插进去了。插胃管也是这样,既准确又麻利,不佩服不行。所以说,跟她们学了很多很多东西。在急诊室那一年长进很大,我的很多本领,我的很多经验,都是从那里学来的,有时是患者的生命代价教给我的。在急诊室学到的究竟是什么呢,也就是整合医学的知识,在那个地方不整合不行呀,因而是受益终身的。

现在会诊不一样了,过去会诊回答的是患的是哪个科的病或是什么病,现在不是了,现在都是说不是或主要不是自己科的病,至于是什么病谁也不说清楚,其实是说不清楚。这种情况全国都一样,也包括北京的医院。我现在北京参加会诊的次数很多,患者往病床上一躺,这个科的医生来说主要不是他们的病,那个科的医生来说不是他们的病,最后所有的医生看完都走了,患者还躺在那里。我说你该起来了,他说为啥? 我说所有医生都说你没有病。他说不是的,我的病重得很了。现在综合医院的急诊科,重症中大约10%是这样误死的,因为找不到合适的医生。患者也没办法,谁叫你得那么复杂的病,复杂得让医生都看不出来,因为我们现在的医生是"简单"型的。这样很容易出现医疗纠纷,卫生部想了一个绝招儿,就是首诊负责制,意思是只要找到一个医生,无论他会不会治都要负责到底,一直到患者临终。曾有一个患者是呕吐,第二天早上血都吐出来了,医生要用胃镜给他止血,既诊断又止血。我说不行,这个患者是呕吐,但这个人的吐有两个特点:第一,突发呕吐,本来好好的,突然呕吐。第二,一吐就没完,我们叫顽固性呕吐,不太像消化道的疾病。我叫把心电图给我看,好好的没问题;我说把胸片给我看,他们说胸片也是好好的,白晃晃的一个阴影都没有。一个阴影没有? 赶快报病危,是没有阴影,但就是白晃晃那个地方出了问题,因为纵隔宽了嘛,不是太明显,但确实宽了嘛,赶快把B超推到床前,是什么? 主动脉夹层动脉瘤,已经从胸部撕到了腹部,转到胸外科三天就死了。

我还遇到过一个病例,每周礼拜六因为黑便定期来住院。在很多医院诊断不清楚,先怀疑小肠毛细血管扩张症把小肠切了一段,患者还出血,后来又把胃切了一段,患者还是出血。你把肚子里的器官全掏空,肯定不出血,但活不了。最后到我们医院来了,而且要求我们治好。我必须给她治好,不然我出国护照按时拿不了,因为她丈夫是外事办主任,但是是什么病呢? 别无他法,我就叫我的徒弟把大便淘一淘,看里面有什么东西。一淘淘出了蛛丝马迹,那就是有小树枝状透明的凝血块,透明的凝血块表明是慢性出血。凝血块呈小树枝状那是胆道出血。我让她下次还没出血时就来,叫我的两个徒弟把她麻醉了,再把胃镜下到胆道口那地方去,他们两个轮流观察。观察到什么时候? 什么时候出血什么时候停。结果从晚上9点看到第二天早上3点,终于出血了,出血来自胆道。这是什么疾病呢? 中国第1例,世界上第14例,胰管毛细血管漏,诊断明确,外科手术效果极好。目前患者痊愈退休,当然继后的护照签证也按时取获。

第三,把检验当成临床。现在很多医生看病离不开检验单,跟着检查报告走。我女儿是一位年轻整形外科医生,她说现在当医生好难,最难的是化验单背不完,成百上千,连检验科主任自己都背不完。有那么多化验项目,你就得开,有点"天网恢恢疏而不漏,宁可错杀三千,不要漏查一项"。来了一个患者不是看病,而是先开化验单,化验查完后,也不是看患者,而是把化验结果合到一起就诊断疾病,就开始治疗了。特别是有些农村妇女,给丈夫看病,患者没来,带了一堆化验单,还有照片,结果把公公的、婆婆的、老公的包括她自己的都拿来了。那上头还有英文字,医生也不注意看姓名、年龄、性别,把这些检查单合成一个患者,就开始开药。所以,老有男人带子宫,女人有前列腺的笑话,这在哪个医院都有这种事,都是因为这样出的笑话。出个笑话不打紧,误诊误治可是人命关天。

光看化验单行吗? 告诉大家一个真实故事。十几年前,来了4个研究生复试,让我只收一个。我想录取率这么低,怎么办? 提高难度。题目是CEA在什么情况下增高? 第一个说得癌高;第二个说孕妇高;第三个说抽烟高;再没有了,教科书上就这几条。第四个看没答案了,就说同意他们的看法。我说不行,一定要想一个。他说那就查错了高。查错了高多么深的哲理,我就把这个收了,其他几个光会背书的不要。就这个小伙子,现在还没有到40岁,叫刘志国,是我们的副教授,他现做 ESD。什么叫 ESD 呢?消化道得了肿瘤不需要做手术,内镜进去做掉就行了,做穿孔了也不要紧,一夹就行了。外科医生一上午做 1 个,他一上午要做 3 个,做得相当好。这次在世界胃肠病大会上现场表演,一万多人观看,技术熟练,效果很好,赢得全场掌声。

还有一个关于 SARS 的故事,SARS 那时很难诊断,不可能每个患者都去找钟南山院士。有个单位从患者血中找到一个蛋白质,可用于快速诊断,叫我参加鉴定,他们说这是中国的重大突破。为什么?在 SARS 患者 100% 高,在正常人 0% 高。好不好?好!!不过我说,医学上的结果凡是 100% 和 0%,都是错的。精确到如此程度,那检验科主任一个就搞定了,我们医生还有事吗?不可能特异到如此程度。我要求他们再查一查别的病,20 几天后又把我叫回去,当时临床医生就我一个,其他是基础研究工作者,结果他们失望了,为什么?凡是发热的患者都高。SARS 有发热当然高,正常人谁发热,当然不高了,但凡是发热都是 SARS 吗?我说你这东西没有用,花那么多钱。他们说有用,可以诊断发烧嘛。

2008 年,我带了 800 人在汶川抗震救灾,我是四医大总指挥,总部驻北川。成都某医院邀请我去会诊。是成都军区的一位首长,半年前在他院因胃癌做了一个手术,6 个月后吻合口影像学发现一个包块。由于道路难走,我去时他们已经会诊完毕,会诊意见为胃癌复发,需做第二次手术,越快越好。我看了患者,看了片子,局部确实有一个包块,但不是癌,是缝得不周整。首长听了很高兴,留我在成都住一晚上。第二天早上派了一架军用直升机把我送回绵阳。四天后,一架军用直升机在映秀掉下去了,几万人找了好几天没找到。我给首长打电话,问那架飞机是不是我坐过的,他说是不是你坐的不重要,关键你没在里头。他问我他真的是不是癌,我说是不是癌不重要,关键你不是癌。这个首长到现在还活得很好,已经退休了。我是怎么下诊断结论的?现在我告诉大家。这个患者术后两月曾做过一次造影,所见也有一个包块,而且这个包块的大小和形状跟现在一样。四个月已经过去了,如果是个癌,那癌的生长有这么听话吗?所以,诊断疾病未必只一个症状,一个体征或检查的一个表现,而是把各种因素加在一起诊断才能得到正确的结果。

有一个患者从加拿大回来,他有发烧,半年低热,极度消瘦,重度贫血,全国各地都跑遍了,诊断不出来。我的学生想,血细胞三系降低,又从加拿大回来,那个地方开放,可能得的不是一个好病。他想到艾滋病去了,但问不出来病史,叫我去问,说老师你经验多,你去问问。我去问也问不出来,人家干净得很,没这方面的事。当时全院会诊,我说谁是最可爱的人,谁把他脾脏拿下来谁是最可爱的人,因为当时贫血血色素只有 3 克多了。外科医生说我们来,咔嚓一刀,拿下了脾脏,他们成了最可爱的人,可我成了最可恨的人。为什么?脾脏拿下来,病理切片诊断不清楚,西安、上海、北京的大医院都拿去看了,诊断不清楚,拿到香港中文大学,他们校长就是搞病理的,也诊断不清楚。患者说你还我的脾脏,我说还不了,已经切下来了。但我发现,脾脏和肝脏都有浸润性的病变。有这种表现一般见于两种情况,一是慢性感染,这个患者可以排除。第二是新生物,也就是病理医生还不认识的新生物。但是我找不到病理医生帮我诊断,那怎么办?想来想去找到了我的大学同学,他叫纪小龙,301 医院病理科的主任。纪小龙看病理是很有水平的,但纪小龙说话不好听,得罪过好多人。结果被 301

医院当时的有些人逼到北京武警总医院当病理科主任去了。患者就把片子拿去找他了，他问樊代明有诊断吗？说没有诊断。废话，没有诊断就是一种诊断。这话是太难听了，没有诊断是什么诊断。他又问樊代明从临床角度有考虑吗？他有考虑，是你们病理科医生还不认识的恶性肿瘤。这对他也是一种刺激。这一刺激好结果就来了。他最后认识了，是什么？中国没有见过的，中国第1例，世界第16例噬红细胞性淋巴瘤。这种淋巴瘤细胞很怪，吃自己的红细胞。人吃人啊，没见过。大家知道淋巴瘤的病理诊断是很困难的，分上百种，有不同分型，有的能治甚至治愈，有的治不好。诊断十分困难，很多病理医生水平很高，"一生清白"，最后"不保晚节"栽到淋巴瘤上。纪小龙敢诊断，我就敢治，一个化疗上去这个患者好了。现在是西安交大一个学院的院长，发表过 Nature 文章，还当了长江学者。有一次我和工程院周济院长到西安交大访问，该校校长是我院的郑南宁院士。我说郑校长，这个同志应该宣传，应该广泛宣传，因为他是冒着恶性肿瘤风险做出的成绩。但患者家属不同意，说不能宣传，据她的经验，肿瘤患者一宣传就死。我说不是，那是死了以后才宣传。你这个患者不会出问题，十年已经过去，完全痊愈了。有一次他们夫妇两个从北京下飞机，我正好上飞机，他们两个人牵着手，高兴向我走来。丈夫说，这是我的救命恩人。我说，不！是救恩人的命，不然我怎么当上院士呢。我的意思是，正是应用整合医学的理念诊断清楚，治愈了别人没有诊疗成功的疑难病例，使自己取得了成绩，当上了院士，而患者是用他的身体和生命作为贡献者，难道不是我们的恩人吗？

第四，视药师为医师。很多医生临床水平不高，就知道开个药方，背个处方。现在药品多得很。我女儿告诉我，当年轻医生第二个困难就是背不完的药品。你看心血管科有200多种，消化科有100多种，肿瘤科加起来大大小小有近1000种药，你背得过来吗？我的老师是名医，92岁才离开我们，他说他一辈子就用20几种药，来来回回不同配用就行了。我们现在有这么多药，怎么受得了，我女儿说根本背不过来。就像我们西京医院光是头孢有26种，其他很多医院比这还多。一个患者发烧住院，医生用过一个头孢不顶用。我查房说，用另外一种头孢吧。进修生纳闷，哪有这样的医生，一种头孢换另外一种头孢，而且他说，校长你用的是第二代，我们是第三代，意思是我不与时俱进嘛！我说不管第二代、第三代，你给我用，结果一用患者就好。你怎知道三代就比二代强呢，你怎知道五代包的淀粉不比二代要多呢。你一个医院就有26种头孢，搞得医生一头雾水，不是头孢成了"包头"。我狠批西京医院院长，因为他是我的学生，一批就减下来，但还有十几种。可是待我校长下来，又上去了。他也没办法，因为各科主任有各科的头孢拿去"包各科的头"。如果你去每个医院的门诊，你都会发现这样的现象，医生忙，但不是最忙，好多患者来开点药就走了，关键是拿药那里忙，排长队，划价的、拿药的、包药的，院长没有办法，实在解决不了，怎么办？最后只好给药房买一台自动包药机或发药机。

药品太多会出事的，告诉大家一个真实的故事，一个患者发烧来看病，医生给他开了红霉素，护士去取药，被药师告知，红霉素没了，柔红霉素要不要？柔红霉素可是抗癌药！护士赶快回来转告医生，红霉素没了，柔红霉素要不要？要啊！柔红霉素可是新一代的红霉素。这是不是"蒙古医生"，一共三个250，不出事才怪。但反过来想，你说他们有没有道理？有呀，红霉素加个柔不是它儿子吗。无独有偶，我告诉大家一个相似的事情，山东医生告诉我，他们那个医院来了一个脑卒中患者，医生给他开脑血管扩张药，叫长春西汀。结果开了长春新碱，长春新碱是抗癌药，这个患者最后死了，要医院赔，医院赔100万，家属说不行，必须赔

200万。官司还在继续打,大家说原因在哪里呢?

我校有一位校领导得了心肌梗死,连安7根支架才抢救过来,当时病情很重,我自告奋勇申请给他当医疗组长。支架安好了,心病解决了,但肝出了问题,转氨酶上去了,有黄疸了。我去一看,他正在吃药,我数了一下,一共26片药,怎么这么多药,但这还不是吉尼斯纪录,北京军区总医院有个韩英副院长,她告诉我她见过一个患者一顿吃了36片药,那才是吉尼斯纪录。为什么吃26片呢?校领导得病住院,每个科的主任都去看他,一个说从我们的角度你应该吃这个药,另一个主任说从他们角度应该吃另一个药,后一个还不敢把前一个的减掉,加在一起就是26片。每一个科主任的角度都是对的,查不出问题,但是校领导的肝可受不了。我最后决定减去所有的药,只吃一个药就行了,就是抗凝药。最后他痊愈出院,还推荐我当校长。我卸任后有一次碰见他,他夸我,我说,是啊,老首长,如果当年您吃26片药,现在我们两个总有一个不在了。

第五,心理与躯体分离。现在好多医生只知治躯体的疾病,一定要找到一个病灶,殊不知很多病是没有病灶的。像消化科,30%的患者找不出来病灶,是功能性的或者心理性的。美国的麻省总院有上百个心理医生。有些疾病用心理疗法是可以治愈的,眼科也是一样。比如夜盲症,孙思邈就知道是吃差了造成的,那时还不知道是缺维生素A,他让患者吃猪肝就治好了,还称为醒肝明目,现在好多眼病都需做手术,其实不需手术也可治好,只是我们现在不知道啊!任何一种疾病的群体中,总有一些患者是心理问题,通过心理干预可以治愈的。就像我们学校,有三个年轻的教授,说校长我受不了了,为什么?他说好像世界上坏事都到他们家了,是什么?是抑郁症,现在抑郁症大概占5%,如果有200人,就应该有10个,不知道分布在哪里。当然不一定严重,要干预呀,不干预就继续发展。我叫他们回去吃药吧,他们说好,那就回去吃药。我说不行,你们一定要在医生护士监控下吃药,因为现在几乎所有的抗抑郁症的药,都可以引起欣快感,引起幻觉,引起自杀。打开窗户,一个声音在召唤,外面的世界真精彩,跳下去还精彩吗。这种人不少,悄悄吃药。特别有些干部,害怕上级知道他是"精神病",悄悄吃药,吃了以后跳楼,真的前途就没了。

将来我们的医学发展一定是心身结合,这是医学的发展方向,确实很重要。心理作用究竟有多大呢?传说有一个外国人士,某一天做梦发现自己肺部长了很多包块,惶惶不可终日,到美国,到英国,到发达国家照片肺部没问题,他不相信,还是惶惶不可终日。最后到中国来,一下飞机,中国医生带他去照片。照出来拿给他看,果不其然,肺部那么多大小包块。然后告诉他,给他输液,我们用新疗法一治,十天保证能好。结果一天比一天好,到第十天再去照片完全没有包块了。他非常高兴地回去了。为什么出现这个情况?其实他开始来照那张片子,根本就不是他的,是别人的片子。如果这只是个传说,那大家熟知的"杯弓蛇影"就不是传说了。心理学实验证明,越聪明的人越容易出现这样的毛病。心理学有一个典型的实验,将一个人绑在一个很暗的黑屋子里,给他血管扎上针,然后告诉他,马上给他放血,放到一只桶里,放到30分钟,他就会死。关上灯后只留他一个人在黑屋子里,他听到滴答滴答不停的响声,到30分钟时只听他大叫一声,一开灯他果真死了,其实是水龙头在滴水,他的血一点没动。你相信吗?心理暗示就有如此大的作用。

最近开了两个大会,都在国家会议中心开的,一个是全国心理学大会,一个是全国精神病大会,每个会都达两千多人。两个会的第一个报告都是请我去做的,而且都讲了一个小时。为什么呢?他们对我两句话特别感兴趣,"当医生,只会做手术,不懂心理,他就是一个兽医;

当医生,不会做手术,只会用心理来忽悠人,那就是巫医"。一个 20 几岁的女孩,从五楼跳下来,骨折了,骨科医生把她骨头接好了,说你出院吧,治好了。她说没治好,你只治了标,回家我还要跳,因为我还有本,本是什么? 失恋了。正确的治法是接好骨头,找到对象。

第六,医疗和护理分离。现在对护理专业和护士都不重视,古代医护是不分家的。民间认为初中毕业后,再上三年的护校,就可以当护士,其实只会打针发药不是合格的护士。同样一个手术做完,交给两个水平不一样的护士来护理,最后的结果是不一样的。就像你修车,修好后看交给谁开,交给二把刀开一下就完蛋了。举一个例子,有个患者发生股骨骨折,她不是别人,就是我夫人。去年春节前我们回重庆老家过年,下了一点雪,路特别滑。我们在前头开,后头还有别人的一个车在开,后头的车比我们开得快,追尾了,责任都是他们家负,但骨头全是我们家断。送到骨科,骨头接好了,就算治好了。治好了吗? 同样一天,在一个医院,一共 4 个骨折的患者,骨头都接好了,可是死掉两个,50% 的死亡率。为什么? 春节期间缺护士,患者怕痛,不动,血栓形成,导致肺栓塞,一半的患者死了。我们家为什么没出事呢? 你看谁是护士,那是院士护士嘛。我女儿是博士,我说不能让她护理她妈,水平不够。我在妻子床前,一共守了她 14 天,白天晚上都守,一步都不离开,而且根据骨科护士的要求,给她按摩,左边 100 下,右边 100 下,一下都不多,一下也不少,到最后治好了。出院时,骨科护士非常感动,动情地给她写了一条短信,要号召天下的老公向樊校长学习。我说这个不好学,只有老婆的骨头断了才来进修。现在不仅护士质量有问题,数量也少,我国现有 300 万到 400 万的医生,但真正的护士不到 250 万,物以稀为贵,人才也是这样。我推测,在不久的将来,会出现这样的情况,考大学护士的考分要比医生高,拿工资护士的钱比医生要多,此处应该有掌声。鼓掌的都是护士,或者护士的家属。不过不要太着急了,我说的是不久的将来,现在才开十八大,可能要二十八大才能实现。

第七,西医中医互不认账。中医西医都有自己的特点,都可以治病,而且还可以互补,但现在是相互抵触。西医说"孩子,要相信科学,他们中医不科学"。中医说,"孩子,中医有几千年的实践基础,我们是从人身上得到的经验,科学! 不像他们西医,在老鼠身上见的阳光未必都给人带来温暖"。其实不能这么说,我们现在讲的整体医学有人说就是中医学,其实不是! 中医讲整体,是宏观的整体概念,没有微观的物质基础或机制来加以证实。而西医只在微观中游刃有余,通常与宏观的整体脱节。所以,中医相当于是一个画家,画一栋非常漂亮的房子,但不能住人。西医注重一块一块精美的砖头,但忽视要建成漂亮的房子才有用。两个加在一起就叫中西医的整合。在这里我特别要告诫咱们当西医的,一定不要瞧不起中医,有些西医办不到的事,中医就可以办到。举个例子,比如现在不孕症在有的地方达到 20%,即 5 个育龄妇女有 1 个生不出来。什么原因呢? 西医查她激素是正常的,输卵管也是通的,爱人也基本在家,但就是生不出来。中医开几副药一吃,生出来了。比如保胎,西医要人家平着躺,不要动,屁股抬高,最后还是流了。可中医开几副药一吃,把胎保住了。又比如催奶,现在西医催奶基本没有药,好多孕妇生了孩子没有奶,不够母亲的标准啊,西医没有办法。怎么办呢? 中医开一副药,加两个猪蹄一炖就出来了。西医没有药呀,西医加羊蹄也没用啊。现在有一个药可以催奶,是什么? 吗丁啉,吗丁啉的副作用就是催奶,现在正在开发,用作胃肠动力不行了就用去催奶。又比如说水土不合,我经常到全国各地讲课,每到一个新地方就胃不舒服,甚至腹泻,做什么检查都没问题,吃吗丁啉没用,吃什么西药都不管用。我妻子说吃藿香正气水,藿香正气水一吃就解决问题。所以,在我的旅行包里老是有几支藿香正气水,肚子不舒服一吃就解决问题,还便宜。又比如止痛,西医经常用两种止痛药,一个是吗啡,一个是 NSAIDS,这两种药不是所有的痛都可以止,而且还易致成瘾。我发现一种中药止痛而不成瘾,我把它做成胶囊,叫凡痛定,凡是痛都能搞定。非常奇怪的是,你把它分成单体,每一个单体不止痛,加在一起就止痛。找不到药物靶点,这是什么机制呢? 搞不太清楚! 它是进入到人体以后,刺激人体自己产生的物质来止痛。人为什么不痛呢? 平衡就不痛,在人体有引起痛的和抑制痛的两种物质存在,二者一平衡就不痛了。但有的大老爷们不平衡,一看要打针就倒了,晕针。还有一种人,像我们的革命战士去炸碉堡,快冲上去了,旁边一个人说,老兄你肠子都掉出来了,他一看真掉出来了,一下就倒了。其实你不告诉他他就冲上去了,妈妈给他的止痛物质在起作用。

第八,重治疗轻预防。现在对预防工作不是不很重视而是很不重视,县以下的预防工作很少有人管,多数的防疫站已经被撤销了,这种状态早晚要出大问题。因为一个预防工作者做的事是我们千百万个临床医生做不了的。比如说,13 世纪出现天花流行,是我们 3 世纪发现的种痘术解决了,不然人类将遭到毁灭性打击。因为预防工作相当于守门员,球门守得严严的,你再使劲也踢不进去。预防也像长江决堤后堵堤那些人,长江决堤了不是去抢救千家万户,而是把堤一堵就行了。因为对人类健康缺乏完善的预防体系,出现了许多奇怪的事情。我们既不能把传染病当成一般疾病来处理,也不能把一般的疾病当成传染病来预防。大家知道有个禽流感,其实全中国才死了几十个人,有些还不一定就是这个病致死的,其实哪个病一天没死几十个人,有的病一天死上千人上万人都有。现在有的地方把鸡都杀完了。国民经济全国丢掉 1000 多个亿,大家着急呀,专家这边说这样,那边说那样,国务院更着急呀,不杀鸡,全国传染起来怎么办? 杀吧,国民经济下去了又怎么办? 有一次开会,要我表态。我怎么表的? "鸡不传染鸡,人不传染人,个别的鸡祸害个别的人,就叫个别的人不吃个别的鸡"。不然,这里报一例那里报一例,报了就得杀鸡,那里养鸡的农民也要遭受重大损失,他们受不了啊! 其实禽流感病毒的基因主要是猪的,鸡的占少数,鸡被杀了,猪在那里乘凉,合理吗? 有一次工程院开会,一边坐的是基础方面的院士,一边坐的是临床的院士,基础的院士问我,这几天有人来打禽流感疫苗,问我打不打,我说临床这边的院士都不打,他说,听说这一批疫苗比上一批好呢? 我说下一批比这一批更好。不就感冒嘛,哪有那么怕,而且病毒是变异的,用去年的病毒做成的疫苗今年通常没用,因为病毒变了。

第九,城乡医疗水平差距拉大。大家知道有个春运,国家很难解决,我发明了一个名词叫"医运",春运难解决,医运更难解决,每天都有农村患者到城市来看病,再多的高铁都不够用。为什么要这样呢? 农村医生看不好病,城市医生看不了病。我说得极端了一点,城市医生不要认为自己行,其实你只会看一类病,甚至只会看一个病。你治骨折的院士带了一帮治骨折的学生,到农村组成一个医疗队,实际上基本没用。哪有那么多骨折的,你总不能敲断骨头来治嘛。除了治骨折,你对心脏、血液或其他科根本就不会,这样的医疗队在农村基本没用。于是,农村的患者就不断到城市来,一次只能看一个医生,看了回去不好再来看另一个医生,次数越来越多,花钱越来越多,医疗纠纷也就越来越多,杀医生,砍医生,背着死孩子游街的都有。医生正给患者治疗,一个砖头下去脑浆迸裂,最后死了。你告到哪里? 告到公安局他不理,说不是他们的专业,人都死了还不是公安局的专业。告到卫生部,卫生部也解决不了问题,大门前天天排队上诉,纠纷越来越多,医患关系越来越紧张。医改对缓解这种紧张状况起了一定作用,但总体来讲,成果还只是局部的而非全局,暂时的而非长久。现在是什么状况？我有三句话，"患者，看病难，看病贵；医生，行医难，行医畏；院长，管医难，管医累；谁最帮我们？中华医学会！"

怎么解决这些问题？社会管理要担当重任，本文不可能涉及太多，我们只讨论用整合医学的方法来帮助改变现状。

第一，加强整合医学的理论研究。整合医学是要把各种专业，也包括环境的、心理的，只要对患者有用的，把先进知识收集起来，根据疾病发展转归的需要有所取舍，形成新的医学体系。整合医学不是全科医学，全科医学是 A+B+C= 和，什么都会一点，什么都不很会，叫万金油。而整合医学是十万金油，百万金油，它是把各行各业最先进的知识拿来，有所取舍，形成新的医学体系。当然要有所取舍，你不取舍，拿来一个错的就有问题了。全科医学是解决看得了的问题，而整合医学是解决看得好的问题。有人提倡要全面搞全科医学，如果那么搞，那是医学的倒退，最后都成了赤脚医生，那怎么行。整合医学究竟要研究什么？

比如糖尿病，据说中国有 1 亿人口患糖尿病，其中有没有过度诊断呀，我看多是过度诊断所致。你看心血管病有 2 个亿，高血压有 2 个亿，全中国各种病加起来有 30 亿患者，但我们只有 13 亿人口。这不叫过度诊断叫啥，什么叫糖尿病？要让我说，"糖尿病糖尿病，尿中没糖不叫病"，尿中糖都没有，血糖稍高一点就叫病吗。现在生活条件改善了，情况跟过去不一样了，十八大都开了，生活甜蜜蜜，你总要有点体现嘛。现在医疗工作这么紧张，过去礼拜六、礼拜天都休息，现在礼拜六、礼拜天院长书记还叫我们听学术活动，你说血糖不高一点你顶得住嘛！高一点就高一点嘛，你光把血糖降下去要出事的。就像宝马车只加桑塔纳那点油，你让它转，最后不出事才怪事。你让上坡时只用平路的那么点油，不踩油门能上去吗？还有空腹血糖，过去晚上 6 点钟、7 点钟，爸妈就让我们赶快上床睡觉，那时候没有电灯也没有电视，到哪里看电视。现在不是，12 点以后还在看电视，爱情燃烧的岁月，而第二天都是早上 6 点抽血，你说两个血是一样的吗？那血糖呢，也肯定不一样。糖尿病糖尿病，尿中没糖不叫病，糖尿病最先是在哪里发现的？在中国。古中国叫消渴症，那时候不知道有糖，到了古埃及叫多尿症，还不知道有糖。一直到古罗马、古印度才知道尿中有糖。尿中一定要有糖，超过了身体需要从尿中流出去了，那才叫糖尿病，否则血糖高一点那是身体需要，你把它降下来要出问题。再说，同一个人在听报告前的血糖和正在听时的血糖肯定不一样。同一个人在身体不同部位其血糖的分布是不一样的，比如大家正在听课，那 75% 的能量是在脑子里消耗掉的，你说我只有 50% 的能量在那里消耗，那你就注意力不集中；你说我只有 25%，那就在打瞌睡。现在查血糖越查越精确，过去查血糖不那么精确，但可靠，就是尿中一定要有糖，要甜才叫糖尿病。我们的祖宗诊断糖尿病，最准确的办法是尝尿。一直到了 20 世纪 70 年代，还是那样。那时，我们到四川农村开门办学，公社卫生院的老师教我们查糖，怎么查？太阳底下 5 杯尿，他在前头尝，我在后头尝，他尝得泰然自若，我尝得翻江倒海。他是用中指蘸的尿，但用示指在尝。我用示指蘸的尿，尝的就是示指。但最后结果都一样，为什么呢？他是看见哪一杯尿中有蚂蚁或有苍蝇，就断定那是糖尿患者的尿。最后老师说，那都是糖水，是教导我怎么查糖。究竟怎么研究糖尿病？应该把各行各业、病理的、生理的、微生物的、基因的、内科的、外科的……都请来共同讨论共同研究，拿出整合医学的方案，才能选中患者，才能治好患者，否则血糖高了一点就治，那怎么得了，全中国的 GDP 用完都不够。

因此，整合医学是把全科医学、转化医学、循证医学、互补医学，还有其他医学的精髓加以整理整合，使之适合、符合患者的全身整体治疗。

第二,加强整合医学实践的推进。

1. 举办整合医学的学术会议。今后的学术会议,要邀请不同专业的学者一起来开会,共同解决疑难问题,而不是都是些纯爷们儿纯姐们儿在一起,那是解决不了大问题的。比如治疗消化性溃疡,对我们消化内科来说易如反掌,光我们自己就基本解决了。但这是对一般的溃疡,对于难治性溃疡甚至发生癌变,那种就难治了,甚至治不了。这就要大家聚集到一起,联合攻关。有时对自己是很难的事情但对别人却非常简单。比如幽门螺杆菌,它是溃疡病的病因,为此有人得了诺贝尔奖。但是它不限于此,过去我们不知道它和血液科有关,有些缺铁性贫血或血小板减少性紫癜,就是幽门螺杆菌感染,但血液科不知道。在工程院就有一个处长,长期贫血全国都看过了,血液科没看出来病因,久治不愈。我说查幽门螺杆菌,一查阳性,根除,现在好了。又比如说心脏内科有些顽固性的心律失常,特别是青年人的心动过速,其实是幽门螺杆菌感染。我女儿就是这样,她在中国人民解放军第二军医大学上博士,经常出现不明原因心动过速,心血管给她解决,屡治屡发,不断根,我说查幽门螺杆菌,阳性,一根除已经 6 年再没问题。特别是我妻子,她是皮肤科教授,在家里听我说顽固性湿疹和幽门螺杆菌感染有关系。她凡是治不好的湿疹,都到我们那儿查幽门螺杆菌,查出阳性,一根除,再涂点药就好了。所以,她成了西京医院连续五年看病最多的人。她为什么会成为名医呢?因为她知道幽门螺杆菌。你说全国治不好的湿疹有多少,只要抓住一点深入下去就会成了名医。宁夏卫生厅医政处有个赵处长,在北京听我这么讲,他们那个地方有个领导是顽固性湿疹,治不好。他说樊校长讲的,是幽门螺杆菌感染,去查一查试试看,一查阳性,根除,湿疹好了。很多病因,是一层窗户纸没捅破,捅破了其实很简单。每一个病都是有病因的,原因不明是暂时没有找到,其实很简单。我推测,消化道的细菌很可能是很多疾病的原因,也可以成为很多疾病治疗的办法。比如现用小檗碱治疗糖尿病,这是中国人近年在中医方面重大的突破之一。过去想都没想过,血糖受肠道细菌调节,有的人喝水都胖,他们家细菌好,有的人吃一大肚子,结果还瘦,那细菌不一样。用小檗碱把那个糖代谢的细菌抑制住了,很多轻型的糖尿病就这么治好了。肠道的细菌很有用,有些人总是神采奕奕,为什么?他们家细菌好,有的人长得很漂亮,细菌好呀。不是一家人不进一家门,夫妇两个进到一家门,越长越像兄妹,基因肯定没有变化,是细菌一样了嘛。有人家里连续三个人考上博士、硕士,说他风水好,其实不是,是细菌好呀。将来,我准备回家养细菌,用它来治疗患者或用作保健康复。大家知道吗?现在自身免疫性疾病越来越多,哮喘、克罗恩病、牛皮癣……为什么呢?肠道的蛔虫少了呀! 30 多年前我当住院医生时,50% 的城市患者和 90% 的农村患者有蛔虫。蛔虫跟我们人类已经相互寄生或称共生多少年了,是人类相互选择到最后的自然结果。你现在把它杀光了,过去我们用宝塔糖,现在没有宝塔糖了,因为蛔虫没有了。你要发现一根蛔虫,那是重大科学发现。我们这么搞正在遭报应呢!自身免疫性疾病增多,一个重要原因就是没有蛔虫了。蛔虫是全抗原,没有它淋巴细胞就把自己的组织吃了,自身免疫性疾病就发生了。将来我准备回家养蛔虫,"男人吃母蛔虫,女人吃公蛔虫,男女搭配干活不累",蛔虫也不会增得太多引起肠梗阻或胆道蛔虫,蛔虫老了加几根年轻的。其实最好的办法是养成蛔虫后做成蛔虫粉,给正常人服用就解决问题了。科学需要逆向思维,一切都按部就班,都合情合理了是不会有创新的。举个例子,用抗生素把人的恶性肿瘤治好,过去是不敢想的,现在已经不是天方夜谭了呀!胃的恶性淋巴瘤,用抗生素把幽门螺杆菌一根除,很多患者就自然好了。那么在肠道又是哪些细菌引起结肠癌?肺癌又是什么微生物引起来的呢?或者是病毒,或者是细菌,不仅要这样去思考,还要这样去研究,对于幽门螺杆菌,我有一个刻骨铭心的痛。1975 年上大学时,老师在讲台上骂人,说竟然用抗生素治疗溃疡病,简直天方夜谭。因为那时是"无酸不溃疡"啊,我听了老师的,其后到四军大做研究生,我和师兄用电镜看到胃标本上有毛毛虫,但不知道幽门螺杆菌,老师说是污染,我们听了老师的,把片子扔去了电镜室,现在还在那里。不久,我的师妹到北医三院郑芝田教授那里读博士,因为郑先生发现呋喃唑酮也可以治疗溃疡病,但他们认为是脑组织中有呋喃唑酮的受体,就把大鼠的头盖骨打开,掀起它的盖头来,然后再查受体,查了很长时间没有受体,她就去美国改行了。五年后澳大利亚的 Warren 也发现了毛毛虫,他请 Mashall 给他取活检培养,36 个患者不成功,到第 37 个他们扔进孵箱就不管了,休假去了,7 天回来毛毛虫长出来了。为什么?幽门螺杆菌需要长一些时间的培养,而且它厌氧,你把那个孵箱一关没人管它不就厌氧吗,这样居然长出来了,成功了!所以,我经常跟我的研究生说,你们不要太勤快,太勤快诺贝尔奖就没有了。后来马歇尔母亲发现马歇尔口臭无比,是他把培养的幽门螺杆菌喝下去了,然后用抗生素一治,好了,多少年以后,得了诺贝尔奖。他得诺贝尔奖那天,我写了一篇文章,发表在《中华医学杂志》上,题目叫"中国人离诺贝尔奖还有多远"。其实我们早得多,那些片子到现在还在,就是想法太顺理成章了。去年,我推荐马歇尔做工程院的外籍院士,最后高票当选。

2. 成立整合医学的学术组织。这种组织应该广纳天下奇才,广结天下朋友,比如眼科学不仅要把本院的而且要把他院的眼科整合到一起,这还不够,而且要把和眼科有关的,胃肠道的、呼吸的、血液的……都要整合到一起。人体相当于一个湖,眼是湖的一部分,全身的任何东西,包括心脏、血液、呼吸、内分泌都对其有极大的影响。一定要各行各业都来支持,最后眼科的很多疾病可能不需要做手术就迎刃而解。

3. 编纂整合医学的专业杂志。这个杂志要怎么编,就是要说反话,不能光反映正面的东西。一个事物有正面,就有反面,还有侧面,光报道正面就是片面,把反面和侧面都报道了那才叫全面,那才是事物的本质。有些杂志只说正面话,只报道阳性结果,比如中国人民解放军第四军医大学学报,过去只有 400 个订户,为什么呢?登的文章没人看,一篇文章就两个人看,一个是写的人,一个是编的人,为什么?老说正话。其实反面或侧面也重要,有时更重要。我们到天安门广场去,一共有三条路,有一条能去,另外两条不能去,选择不能去的那两个人也很重要,他回来告诉我们哪两条是不行的,自然就剩这一条正确的了嘛。因此,我们把中国人民解放军第四军医大学学报改成了《医学争鸣》,英文就叫《Negative》,就是说反话,结果三年内订户从 400 到了 14 万个,相当于 30 到 40 本中华牌医学杂志的总和,订户一下成了中国科技期刊第一名。过去我们是每一年给它 70 万元预算,现在一分钱不给,三年内一年总收入达 1400 万元,其中 600 万元的成本,800 万元的利润。如果我们要办一个眼科的整合医学杂志,你就要把各行各业都请来,眼睛是我们身体的窗户,醒肝明目,眼睛看不见,要把肝脏醒一醒,孙思邈发现夜盲症就是吃猪肝治好的。那样,好多不解的问题都可以从你们眼睛里得到答案,如果你们办的杂志消化科订、呼吸科订,什么科都订,那你这个杂志就办出水平了。你们眼科要办这个杂志就叫 *Holistic Integrative Ophthalmology*,*HIO*;成立这样的研究所,前头再加一个 I,叫 Institute of Holistic Integrative Ophthalmology,IHIO。你这样做将来绝对是全世界第一,没有别人能赶过你。在未来二百年、三百年的历史长河中,肯定是你们为中国眼科的医学历史开了先河。如果全中国、全世界的人都在走的一条路,你跟着走,顺性思维,不一定会有大的成绩。但是反过来,你肯定是胜利者。

4. 编写出版整合医学丛书、教科书或专著。编写整合医学的专著是很困难的,写这种书没地方抄。我们的第一本"医学发展考",就是整合医学的基础。我有个学生是沈阳军区总医院的消化科主任,我们平常读胰腺癌的书就三页纸,他写了一本胰腺癌的书,近 100 万字,可见有多少多少材料我们没有用上。我说那就叫整合医学吧,他说现在还不能叫整合胰腺学。为什么呢? 他只是把那些东西收集起来,还没有加以整合,就像一堆零件,只是零件,没有形成飞机,飞机才叫整合医学。我们现在在写医学教科书,教科书将来就是整合医学的书,我们现在的大学教材很厚,自己说自己的,相互之间的联系不知道,甚至你找哪段跟哪段有联系,翻都翻不到。不行了,国家给我们拨了几千万科研经费,让我们写一套整合医学教科书,将来就是一个 iPad 解决问题。将来读书就像看电影,也包括看手术的电影,而且每年都可变化一次,整个医学写成 53 本书,这套教材的总主编是我。我下决心要办好这件事,当然这是一件永无止境的工作,因为知识在不断增加。

5. 成立整合医学的研究所。这种研究所的目的是研究共性问题,我们研究所针对的就是临床合理用药问题。现在的医生开药随意性太大,想怎么开就怎么开,不规范,不按规矩办事就会出错。北京的一个患者去了十家医院,拿回来的处方只有一家正确,剩下的都有这样或那样的问题,你怎么能保证全中国的医生包括乡村医生开药都能正确呢,那很难。一个医生给一个患者开一种药,一般不会出问题,出了问题也好纠正。但开两到三种药因素就增多,五种就会成为无穷大的因素,你把五种药放到一个杯子,加点开水会成什么东西,何况人与人不同,基因不一样,环境不一样,什么都不一样,怎么办呢? 我们组织了几百位专家一个病一个病写方案,按照全世界最好的随机对照试验(randomized controlled trial, RCT)经验,一个病做成若干种方案,然后把患者的情况打进去,比如这个患者是月经期不能用哪药,这个患者肝功不好不能用哪个药。计算机帮你回答 yes 或 no,到最后 yes 就可用了。这个软件研制成功,目前有 37 家医院在用了。一旦用了医生就离不开,离开了就不知道哪个药对哪个患者是对还是错了。比如说氨苄青霉素引起过敏,50% 是和葡萄糖配伍造成的,现在有多少人知道呢? 所以,合理用药非常重要。要做到用药合理,就得将现今相关的所有先进知识整合起来,为患者所用。

6. 成立整合医学的专门病房。西京消化病医院是全世界最大的消化病医院。我们四医大已经建有八个院中院,就是把相应的学科组合到一起。院中院有多种功能,对患者来说解决什么问题? 解决以患者为中心的问题。现在一个患者来了以后找不到合适的医生看病。比如胃癌,外科可以看,内科可以看,放疗科可以看,中医也可以看,但他究竟该谁看? 不知道! 由于利益驱使,各科还在抢患者。患者有时相当于抓彩球,抓住哪个医生就是他了,其实抓彩球抓对的机会特别少,成立院中院就可以解决以患者为中心的问题。

7. 开设整合医学的教程。什么是整合医学? 谁最善于整合医学? 我的老师是有名的内科医生,他 92 岁离开了我,是西京医院第三任内科主任。来了一个患者,在他脑子里转,相当于过去哪个患者,到最后的结局就是他。这叫医学知识与实践的自然整合,我为什么不如我老师呢? 一是他智商比我高,二是他年龄比我大。他 92 岁,我刚过 60,我现在正在追,到我 92 岁时一定能赶上他,青出于蓝胜于蓝,因为他不动了,在等我呢。但到 92 岁时,我也要走了,怎样能把 92 岁的经验让 29 岁的学呢? 而且不是一个 92 岁,是千百万个 92 岁医生的经验让 29 岁的学呢? 而且不光是我们向老师学,老师也得向我们学,比如 Molecular

Biology、Immunology、Genetics……他们基本不太懂。好了，如此浩如烟海的知识，就是我们现在所说的大数据，怎么把它整合起来，整合以后让年轻人学的就是新东西，而不是让年轻人学支离破碎的老知识，这就是整合医学的使命。当然这么浩如烟海的知识，要用人脑来整合已经力不从心了，要靠计算机，近年应运而生的数字医学，无疑会给整合医学提供重要的帮助。

整合医学很像我们的会诊，一个医院水平很高，不是单个高，单个高不重要。是什么呢？来了一个患者，非常疑难，或者没见过，相关学科都来说出自己的诊疗方案，但最后有一个高人，把这些方案加以分析和整合，有所取舍，哪些该先用，哪些该后用，哪些该不用，哪些用得多，哪些用得少等，最后组成一个合理的方案，这个患者就好了。还是这些人，各治各的这个患者就死了。这里面关键是有一个高人，高人其实就是具有整合医学知识的人，现在这种高人越来越少了。高人需要有广泛的知识积淀，高人需要涉猎当今最先进的知识和技术为己所用，而不是整天沉溺一个单分子几十年不能自拔。我不是反对分子，也不反对基础科研。我也做过很多分子的研究，SCI 论文有 460 多篇，高影响因子的也不少。法国的医学科学院给我发了个塞维亚奖（法国医学科学院塞维亚奖），美国医学科学院聘我做外籍院士。媒体采访他们说我取得了很大成绩，我回答没有。他们说有啊，我反问那你跟我说，他说不出来，我也说不出来，那就是没有成绩。作为一个临床医生，老是在分子之间游刃有余，真正的问题解决不了。整天"分子复分子，分子何其多，哪个更管用，谁也不好说"。说这话，不是自我否定，也不是缺乏信心，而是要把做出来的这么多的科研数据，分析一下，综合起来，看哪些有用，哪些没用，去粗取精，去伪存真，把真正有用的东西用到临床中去。整合医学不是反对我们学科的细划、专业的细分、技术的精细，但在细的过程中要提倡回归整体，我们治病不是在治细胞，也不是在治分子，而是在治人。前不久，我到瑞典访问，我对诺奖的评委会说，你们最近几十年一直是把诺奖发给搞分子的人，把奖发给分子，不发给人，早晚要出问题的。他们还说我说得有道理。

搞整合医学，年轻医生最反对，他们说搞什么整合医学，我一个医生治一种病，该下班就下班，哪有那么多精力去管别人的事。但患者绝不会一个人专门得一种病，即便是一种病也是千变万化的。读书读得越多，发觉知道的知识越少。看病看得越长，发现自己本事越不大。我当住院医生时，100 个感冒患者来了我全都能治好，成就感非常高，其实我不治他也好。到现在不行了，都是他们教授、副教授看不了的，给我送来其实我也看不了，我比他们不多几个脑袋，这个时候怎么办？就靠整合医学。要向基础求教，要向别人求教，有些事合到一起就解决了。当然，搞整合医学绝对不是年轻医生的事，他们连基础积累都不够，搞整合医学是具备一定经验，有能力接受最先进知识，有能力对多因素进行识别判断，然后整合的专家们的事。强求年轻人是不公平的，也是达不到目的的。

我有一句话，叫 I Love HIM。这个 HIM 不是某个人，而是整合医学 Holistic Integrative Medicine 的缩写，是新的医学体系，是将来医学发展的必然方向和必由之路。我们当今这种分块碎片化的医学教育，如果再这么下去，不进行改革，很可能将把医学引向歧途。现在的年轻医生为什么这么"专"，知识和技术为什么这么局限呢？不是因为你们，是教育系统出了问题，是教你们的师傅出了问题，甚至是教你们师傅的师傅都已成问题了，师爷开始专，师傅就专，你们能不专吗？三千年写成一个 N 字，过三千年再写一个 N 字，后一个 N 字的上部是什么，我认为就是整合医学，就是 HIM。还是那句老话，N+N 铸成波浪，踏着波浪而行，你将会成为专家,说不定是大家,否则你将一事无成。什么是医匠,什么是专家,什么是大家,差别在哪里? 医匠只知道自己会做什么,不知道别人会做什么,还其乐无穷,时不时可能批评人家几句,甚至瞧不起别人。专家呢? 专家是知道自己不会做什么,但知道别人会做什么。我自己会那点不值一提,把别人会的学过来就成了专家。大家是什么? 大家知道自己不会做什么,也知道别人不会做什么,还知道全世界都不会做什么,但知道将来应该做什么。他把将来要做的现在开始做,将来不就成了大家了吗? 大家想成为专家吗? 想成为大家吗? 有志者跟我一起说 I Love HIM,HIM is Holistic Integrative Medicine。

(樊代明)

第二节　整合眼科学概论

人类对外界感知的 90% 来自于视觉,所以人们几乎一致认为,盲是仅次于死亡的人间不幸。因此眼科学的发展有其特殊的意义。20 世纪以来,由于自然科学、工业技术的飞速发展,眼科的进展也突飞猛进,使得眼科学在已取得相当成就的基础上进一步提高,眼科领域内的器械制作越来越精细、眼科学亚专业的分类越来越细、眼科手术技术向显微手术技术发展,各种新药新术式的发明,使得过去许多不治之症获得了治疗的机会,但同时也出现了新的问题。

一、眼科学发展面临的挑战

眼科学亚专业的精细划分为眼科学的发展提供了助力,单一领域的深度挖掘使得人们对各种眼病的认识更为清晰、深刻,但是也带来了一系列的问题。

首先,对眼病认识的局限性。眼睛不是孤立的结构,而是与全身密切关联的感觉器官,全身生理状态影响视觉功能,眼病的发生发展与全身系统的生理功能有着重要关联。目前的模式使得我们过多集中在眼球上,甚至眼球解剖学某个特定的区域或组织上。事实上眼球通过视神经与大脑相连,视神经外包脑脊液和脑膜,12 对脑神经中有 8 对与眼睛有关,血液循环、环境、饮食、内分泌、免疫、消化等都与眼病有这样那样的联系,很多系统疾病的首发症状会表现在眼部,许多眼病的原发病症并不在眼睛上,许多眼病的治疗需要多个科室的系统联合。

其次,眼科医生知识碎片化。眼科本身是二级学科,但是现阶段,眼科学的分科已经是过于细化,在青光眼、白内障、眼底病、眼肌等十余个三级学科基础上,眼科大夫有了更碎片化的划分,比如眼底病中,有专门做老年黄斑变性的、专做糖尿病视网膜病变的、专做视网膜色素变性的……这种情况导致了眼科医生知识越来越局限,在治疗疾病的时候就如盲人摸象,只顾自己的那一局部,忽略了整体,曾经有患者咨询我们的某三甲医院的医生青光眼患者术后需要注意的事项,得到的回答居然是"我是白内障医生,这个请您咨询青光眼专科医生。"类似的例子有很多,我们逐渐意识到这是学科发展中方法论上的缺陷,仅仅着眼于局部而忽略整体,这种状态不利于眼科的学科发展。

二、眼科学发展的机遇——整合医学概念的提出

人类医学有三千多年的发展历史,医学发展的早期是一个"合"的过程,那个阶段人们

缺乏对自身健康和相关现象的了解,没有多少实践经验,没有多少知识积累,在疾病与健康的认识过程中,逐渐地把分散、零星且私有的经验方法认识集聚起来,最终成书、传承,这个阶段实际上也可以称之为"原始的整合医学"。随着经验越集越精到,知识越集越丰富,同时用于医学研究、实践的方法学的发展,医学发展走向一个"分"的过程,伴随对疾病研究深度的增加,医学的分科越来越细化,从最初的基础医学、临床医学、预防医学的划分,到后来的内科、外科、妇产科、儿科,再到现在的消化、呼吸、血液、心脏、骨科、普通外科、内分泌等所谓的三级学科,现在三级学科有更微细的划分。这个阶段也是人类医学蓬勃发展的阶段,人们对疾病的认识从宏观到微观,各专科的诊疗水平得到飞速发展,各类新的理论知识、诊疗手段层出不穷。"分久必合,合久必分"是事物发展的客观规律。人体是一个复杂的整体,由多个系统、器官组成,虽然各个系统、器官发挥各自的功能,但实际上,各个器官、系统之间密不可分,相互影响。许多疾病的发生及发展均涉及多个器官、系统,有着纷繁复杂的临床表现,不同疾病的临床表现有时会相互重合。专科细化带来了医学的进步,提高了治疗的效率和精准性,但同时也迎来了新的现实的医学问题,专科过度细化,专业过度细划,导致医学知识碎片化,给临床医生诊疗疾病带来了巨大的局限性,导致了目前很多医生诊疗就如盲人摸象,仅顾一面,患者成了器官,疾病成了症状,心理与躯体分离,最终可能导致治好了疾病甲继发了疾病乙,养好了器官甲毒死了器官乙,患者辗转于纷繁复杂的医学各专科若干载后不治身亡或失明。

随着生活方式的改变和疾病谱的变化,"分"已经到了尽头,靠无限的"分"已经解决不了医疗存在的现实问题。越来越多的医疗工作者认识到医学的发展需要经历再一次"合"的修整。哲学的发展为整合医学的建立奠定了基础,17世纪,整体论成为西方哲学的中心问题,在医学领域表现为多学科治疗。1958年起,儿科前瞻性研究中心(Research Unit for Prospective Paediatrics)的一项流行病学调查使得人们关注传统医学之外的医疗模式,补充和替代医学盛行,尤其在心理疾病领域,心理学家们不断尝试整合传统医学和补充替代医学使得心理疾病患者获得最佳治疗。同期,Norm Shealy 和 Gladys McGarey 教授大力推动了美国医学整合的进程,二人被认为是整合医学之父/母,在二人的组织筹备下,1976年,美国生物研究院开始关注医学的整合,出资资助建立整合医学的专业组织,在1978年美国整合医学协会正式成立,带动了整合医学飞速发展。到1996年,美国整合医学委员会建立,目前,美国整合医学委员会设置了整合医学的专业教材,每年进行整合医学人才的培养并可以进行整合医学专业人才的认证。

在我国,整合医学的理念自20世纪90年代既有萌芽,至2012年12月17日樊代明院士在北京组织举办了首届"整合医学高峰论坛",首次将整合医学的建设纳入到国内医学发展的日程上,会议由中国医学科学院、广州呼吸病学国家重点实验室、中国生理学会心血管生理分会/呼吸生理分会、中国病理生理学会心血管病分会/呼吸病分会、中国康复医学会及中华医学会心胸外科分会、心血管病学分会等多个分会共同承办,樊代明院士、俞梦孙院士、朱晓东院士、陈可冀院士出席并主持会议,对整合医学的发展进行了初步的规划和整理。2013年1月27日在北京国家会议中心举行的"中华医学会学术年会"上,进行了题为"融合与整合——医学发展的时代要求"的专场报告会,会上世界医学会会长 Cecil B,Wilson 博士分析了世界范围内的社会保障制度和世界医学会的工作方向,提出医学整合是医学发展的要求,中国医学科学院院长曹雪涛院士对我们医学学科融合的现状与发展建议进行了论述,中国工程院副院长樊代明院士进行了题为"整合医学 - 医学发展的否定之否定"的讲座,会议结合国外现状和中国医学发展的需求,对整合医学发展的必要性、迫切性进行系统的阐述,并对整合医学平台的建设指明了方向。

樊代明院士简明扼要地对整合医学的概念进行了总结:"整合医学(holistic integrative medicine,HIM)是从人的整体出发,将医学各领域最先进的知识理论和临床各专科最有效的实践经验分别加以有机整合,并根据社会、环境、心理的现实进行修整、调整,使之成为更加符合、更加适合人体健康和疾病治疗的新的医学体系。整,即整理的整,是方法,是手段,是过程;合,即适合的合,是要求,是标准,是结果。这样做是顺应历史潮流,顺乎科学规律,顺合社会民意,有其历史和哲学的根据。在樊代明院士的积极带动下,国内已经建立基于整合医学理念的消化科、心血管、呼吸科、胸痛中心等平台,在临床实践中证实了整合医学理念在疾病诊疗中的巨大作用。

三、整合眼科学建立的必要性和迫切性

整合医学概念的提出,国内其他整合医学平台的建立给了我们提示,建立整合眼科学平台将是促进眼科学学科持续发展的必然要求。

(一)历史发展的必然——合久必分,分久必合

眼科学是研究视觉器官疾病的发生、发展和转归以及预防、诊断和治疗的医学科学,其发展同样经历了类似整个大医学发展的从合到分的过程。早在公元前 3000 多年四大文明古国时期就有大量关于治疗眼疾的描述,眼部疾患引导人们对眼结构的关注和研究,随着知识的积累,人们对眼解剖结构和生理功能的认识日益加深,尤其 14 世纪到 18 世纪,作为外科体系中的一部分,眼病诊疗技术有了长足的积累,到 1765 年在巴黎外科学院有了第一位眼科学专任教师 Dechais Gendron,1770 年他汇总了当时的眼病相关知识,写出了第一本眼科学教科书。在 19 世纪后,随着产业革命的完成,科学技术的进步加速了对眼和眼病的认识,大量的知识被研究汇总,眼科学也脱离外科获得了独立的学科地位。1818 年 Joseph Beer 被维也纳大学附属医院授予正职教授,成为世界上第一位眼科专科教授,1802 年世界上最早的眼科杂志《眼科文库》(*Ophthalmologische Bibliothek*)产生,1805 年当时最大的眼科医院 - 英国伦敦皇家眼科医院建立,1851 年检眼镜的发明使得眼科学的发展更为迅速,迅速的发展使得眼科学迎来了"分"的历史阶段,各个亚专科逐渐出现并发展,对眼病的认识从宏观到微观、由器官到组织、到细胞。尤其 20 世纪以来,由于自然科学、工业技术的飞速发展,眼科的进展也突飞猛进,眼科中的三级学科已具有最先进的理论体系和临床诊治经验,奠定了呈线性表现的单元思维基础。雷同于大医学的发展规律,"单一线性思维"在促进小亚科发展的同时,带来了眼病诊疗的弊端,而顺应医学发展的主流方向,结合非线性表现的多元思维考虑问题,将眼病的诊治策略与全身系统性疾病的诊疗经验结合,会对眼科学甚至其他相关学科发展起到提升作用,这便是整合眼科学的发展模式。

(二)全面认识眼病的需要——不识庐山真面目,只缘身在此山中

当前眼病的亚专科已经分到了极致,单一眼病的认识到了细胞水平、分子水平、基因水平,但是正如前文所说,眼睛不是孤立的结构,而是与全身密切关联的感觉器官,多类眼病不仅仅是眼睛局部的问题,涉及全身多系统、多器官,其诊断治疗需要多科室的联系,多种手段的联合。就从最常见的眼病——青光眼来说,多年以来眼内压被认为是青光眼的病因,也是

目前唯一有效的治疗靶点,但是流行病学研究发现,我国人群中 83.5% 的原发性开角型青光眼患者眼压不高,日本这一比例更高达到 90% 以上;高眼压症的患者眼压高,但是 5 年随访仅有 9.5% 的发生青光眼;许多青光眼患者眼压控制了病情继续进展。如何解释这些现象呢? 如果单一局限在眼睛局部必然永远找不到答案。跳出眼科后,我们发现血液循环与眼压相关,颅压与眼压相关,昼夜节律与眼压相关,幽门螺旋杆菌感染与青光眼的发生有关,尤其近几年通过回顾性、前瞻性临床研究,动物实验研究证实颅内压与青光眼发生密切相关,是跨筛板压力差(眼内压与颅内压的差值)而非眼压自身导致的青光眼的发生,这一发现使得人类对青光眼的认识更为的全面,在此基础上,如果我们把目光着眼于系统,把所有相关因素进行整理分析,是否有可能提供新的治疗靶点? 建立更全面规范的治疗?

(三)规范治疗眼病的需求——他山之石可以攻玉

大医学的细化,给予医学的正面作用是各个专科领域飞速发展,各类新的诊疗策略层出不穷,最终每个亚专科都有其独到的诊疗策略和技术,应各专科自身的需求,在某个专门的领域可能会有更尖端更独特的方法、技术、设备。而医学是共通的,一些尖端科技、策略在不同医疗科室间其效果可能存在共性,甚至一些专科常规或一般的技术在另一个亚专科会有意想不到的效果。举个例子,眼科门诊的一种常见疾病"眼轮匝肌痉挛"相信大多数眼科医生都不陌生,眼科医生的处理一般会是:注意休息、避免劳累、戒酒等万金油类的建议,或者局部热敷、中医针灸 / 按摩甚至肉毒素注射等对症处理。往往效果不佳,反复发作,甚至部分患者因长期患病或肉毒素注射而发生周围性面瘫。而实际上,眼轮匝肌痉挛在神经科外科是有特异的手术治疗的,面神经根出脑干区(root exit zoom,REZ)受责任血管压迫而发生脱髓鞘病变被认为是特发性面肌痉挛(hemifacial spasm,HFS)的发病原因,经乙状窦后入路桥小脑角(cerebellopontine angle,CPA)探查、面神经根显微血管减压术(microvascular decompression,MVD)是唯一可能治愈 HFS 的方法,其治愈率达 95% 以上,本书章节中会有详细论述。类似的病种、病例很多,给我们的提示就是,多学科的整合必然会使得原本眼科单领域认为的疑难杂症迎刃而解,使得眼病的诊疗更全面、更系统。

四、整合眼科学平台的建设

整合医学概念的提出,国内其他整合医学平台的建立给了我们提示。经过理论的学习和实践的摸索,整合眼科学的概念得到了广大眼科同行的认可,并积极参与到整合眼科学平台的建设中。整合眼科学(holistic integrative ophthalmology,HIO),是把长期被细分了的眼科疾病的发病机制、治疗或者具体问题放在系统中、整体中去考察、研究、分析,并根据社会、环境、心理的现实进行调整、升华,使之成为更加符合、更加适合眼病治疗的新的体系。整合眼科学与 general ophthalmology 的区别:general ophthalmology 是一个全科眼科的概念,要求在粗水平掌握所有眼科问题,但是深度不够。整合眼科学与 comprehensive ophthalmology 的区别:comprehensive ophthalmology 是指综合眼科,具有各个亚专科的能力和知识体系并能够将亚专科的力量系统的利用,从而解决眼科的复杂问题。因此,可见整合眼科学和全科眼科学、综合眼科学有着本质的不同。

将整合医学理念融入于眼科,将眼科疾病的治疗与全身系统功能整合在一起进行逻辑思维,指定系统的治疗方案,是整合医学一次有意义的探索。整合眼科学关注于从全身系统或整体角度来重新认识和理解眼部疾病,从而促进对眼部疾病的诊断、治疗、预防及病因的研究,在理念上实现眼与全身整合和局部的统一,在策略上以患者为核心,在实践上将各种防治手段有机融合。整合眼科学是传统眼科观念的创新和革命,是眼科学发展历程中从专科化向整体化发展的新阶段。整合眼科学在疾病认知上,需要掌握疾病从全身情况、生活方式直至治疗和预后方案等诸多的信息,需要掌握最佳临床证据。在疾病治疗上,强调的不是给患者一个方法,而是给出一个方案,这个方案不仅仅包括疾病的最优化治疗,还包括疾病的二级预防、生活方式和心理的调节等全程性的指导。在疾病的研究上,不再是基因 - 细胞 - 器官 - 疾病这样简单的单一化的线性思维,而是强调人体整体、环境和遗传背景对疾病转归的影响。

实践是检验真理的唯一标准。整合眼科学的发展,需要不断积累、不断提高、不断地付诸实践检验。是一个从理论到实践,回到理论再到实践,永不停息的过程。按照樊代明院士的要求,现阶段我们逐一完成如下任务来推动整合眼科学平台的建设:

1. 举办整合眼科学的学术会议。2013 年 10 月,我们北京同仁医院、首都医科大学眼科学院组织举办了第一届整合眼科学会议,会议邀请了樊代明院士为首的整合医学团队和眼科及眼病相关科室,第一次将整合眼科的理念传达给广大眼科医生及相关科室,并部署任务,积极进行整合眼科学平台的筹建。2014 年 6 月,由中华医学会眼科学分会,北京医学会眼科学分会组织举办第一届整合青光眼学会议,将应用整合医学思维构建的整合青光眼诊疗策略进行了详细的阐述和论证。类似的会议将会继续组织和开展。

2. 学术组织的积极筹备和参与。北京市医学会眼科学分会、中华医学会眼科分会组织会员学习整合眼科学的理念,预期在不久的将来成立整合眼科学学组。

3. 编撰整合眼科学专业杂志,已经在中华眼科医学杂志建立整合眼科学专栏。

4. 汇总两次整合眼科学会议的讨论结果,集合临床各专科的力量撰写本书,作为整合眼科学的第一版专著,下一步将在此基础上,继续完善、扩充,尽快形成整合眼科学的专业工具书。

5. 在北京市眼科研究所建立国内第一个"整合眼科学"教研室,逐步开展整合眼科相关的工作。

6. 在同仁医院眼科中心成立整合眼科学会诊中心,系统全面的处理具体眼病,在实践过程中初步建立相关眼病的整合医学思维指导下的眼病诊疗路径。

7. 预计在 2015 年举办第一届整合眼科学继续教育培训。

小 结

整合眼科学是传统眼科学观念的创新和革命,是眼科发展历程中从专科化向整体化发展的新阶段。这种观念的变革不能简单地视为是一种回归或复旧,而是一种发展和进步,不仅是一种创新行为,也是一种创新思维形式,是医学方法学的革命。整合眼科学是未来发展的新思路,新理念,也具备极高的现实价值。在眼科推行"整合"理念,建设整合眼科学平台,必然会推动眼科学多层次的深度整合,拓宽思路,开阔视野,最终形成"一体化诊疗,个体化治疗"的眼科诊疗模式,推动眼科学向更高境界发展。

(王宁利)

第三节　实施整合医学战略、做大做强中国眼科

"眼睛是心灵的窗户",视觉是人类最重要的感官功能。人类接受的外界信息中,约82%通过视觉系统获得。21世纪两大主题"健康"与"信息",均与视觉密不可分。眼科、眼-视觉医疗保健服务需求是随着社会、经济发展的进程而逐渐凸显出来的。在西方发达国家,如美国,视觉保健医疗的人均支出在所有医疗支出中占有相当比例。如今我国已经成为全球第二大经济体,优生优育得到重视,教育水平大幅提升,生活质量不断提高,人均寿命大大延长,眼-视觉医疗保健服务的重要性同样日益凸显,巨大的需求潜力显而易见,可以说眼科学、眼-视觉医疗保健正面临前所未有的发展机遇。同时,随着科技进步,现代人的视觉生活环境发生了重大变化,互联网、移动视频、3D视觉、智能终端等新型视觉载体形式不断涌现,从而给人们带来了新的、更为复杂的视觉功能问题,这也对眼科和眼-视觉医疗保健工作提出了全新的挑战。

20世纪50年代以来,得益于眼科前辈的奋斗、努力和积累我国眼科已取得长足进步。改革开放以来,随着我国经济社会发展和生活水平提高,视觉健康的重要性日益凸显,使得眼科已成为发展速度最快的医学学科之一,部分已经达到甚至领先于国际水平。如今与临床医学诸多学科同样,眼科也面临着重要的历史发展机遇,现代眼科应该如何进一步谋划发展、做大做强,如何才能更好地承担起满足大众眼-视觉医疗保健服务日益增长的需求、提升我国人民大众眼-视觉医疗保健水平的重任? 这些都亟待我们重新审视工作的战略策略、科学制定未来的发展愿景。

一、做大做强眼科应走整合医学之路

可能在许多人眼里,眼科虽然精密,但却很"小":这就是人们常说的眼科是"金眼科",但却是"小科";虽然"高、上",却不"大"、不"强"。在许多医院存在:①没有建立起现代眼科的亚专科体系,甚至还有眼科与耳鼻喉科尚未分科的情况;②疾病谱较窄,许多医院的眼科关注的主要是白内障、青光眼、眼底病及感染、炎症、外伤等器质性病变,而对视觉及视觉功能性障碍,如近视眼、双眼视、干眼、视疲劳、老视等没有涉及或忽略不计,造成量大面广的这部分患者流失;③专科不全绝大多数眼科还是忙于日常的常见眼病诊疗,尚未涉及眼的保健、眼病的预防、康复工作,缺乏拓展的广度和深度。上述原因直接导致了这些医院中的眼科体系不够完整、覆盖患者群体窄,技术不够全面,因而在医院中所占的比重、影响力、话语权都给人"小"的印象。而从全国范围来看,近年来一些独立设置的眼科专科医院,或是大专科小综合综合性医院及部分从综合性医院独立出来的眼科院中院和眼科中心,往往设置了许多亚专科、覆盖疾病谱更广、技术更加专业化、精细化,具有较大规模,而且有燎原之势。强大的眼科中心/专科医院与综合医院中经典传统的"小"科室形成了鲜明对比。据统计截至2012年底,我国共有眼科医疗机构5606所,其中综合性医院设置的眼科5280所,眼科专科医院326所,总床位数8万张,眼科执业(和眼科助理)医师3万余人,年门急诊量8000万人次,年出院量309万人次。这表明,眼科、眼-视觉医疗保健这块"蛋糕"在我国已初具规模,眼科完全是可以进一步做大做强的! 关键在于,一定要在理念上摒弃"小眼科"的理念,从学科内涵、时代发展、百姓对眼-视觉健康的更多更高需求来理解并重新界定眼科的范畴

等。这就要求在全面、深刻、正确理解整合医学理念的基础上,在战略上做好顶层设计,进行学科结构等多方面的整合,充分组织和利用与眼 - 视觉医疗保健相关的资源,进而做大做强眼科学,只有做大做强眼科,才能实现以下目标:

(一) 满足日益增长的、新的眼 - 视觉医疗保健需求

如上所述,外界的大部分信息来源于视觉系统,视觉一旦受损,将导致人的工作能力和生活自理能力显著下降,给家庭、社会造成沉重的负担。世界卫生组织(WHO)也对视觉的重要地位做了明确定义,即将视觉健康列为人的十大健康标准之一,无疑是生活质量和幸福指数的基本和重要权重,并且早在1998年就开始实施"视觉2020计划"。在当代社会,视觉健康问题量大面广。从纵向的年龄来分析,刚出生的孩子从初识光线和色彩,可能就有先天的屈光不正、弱视、斜视等,到学龄期出现近视,到青中年出现视觉疲劳、干眼等问题,到老年出现老视、退行性病变等;因此视觉问题伴随人的一生。从横向的人群来分析,不同群体有不同的视觉需求,也有不同的遭受视觉损害的风险,因此人人都需要眼 - 视觉医疗保健服务。目前,人们寻找眼 - 视觉医疗保健服务资源往往是分散的,例如去眼镜店配镜,去医院看"红眼病",去药店购买眼药水,去商店购买抗视觉疲劳和训练的仪器等;尚且缺乏一套完整、完善和规范的体系,既能够充分考虑并满足所有的眼 - 视觉医疗保健需求,又能够提供优质满意的眼科、眼 - 视觉医疗服务。这就需要我们用整合医学的科学理念,系统地分析和评估各类医疗保健需求并加以整合,作为设计现代新型眼科、眼 - 视觉医疗保健体系的基础;其中要特别强调针对不同年龄、不同群体的初级眼保健体系的设计,这样就相当于将所有人都纳入了眼 - 视觉医疗保健服务的对象,使得该体系覆盖的基底面达到最广,专业性和规范性更好,质量更高。

(二) 满足科学合理拓宽眼科疾病谱的需求

从现实和发展趋势来看,与视觉相关的疾病谱已悄然发生了重大变化,以屈光不正、视疲劳、干眼等功能性眼疾患为代表的"白眼病"在眼科中的相对比重正在逐渐上升,而传统意义上的"红眼病"(器质性疾病、感染性疾病)在眼科中所占的相对比重在逐渐下降。发达国家的数据也印证了这一点。例如美国1999年和2006年的统计资料,在视觉相关的门诊患者中,只有不到5%为传统意义上的眼病患者,其余均为视觉/视功能问题。又如根据美国2008年的资料,因与视屏工作、空调干燥环境、配戴接触镜等相关联的干眼已成为视觉损害的最主要原因之一,50岁以上人群干眼的患病率约为11%,估计整体患病率约43%(达2000万人),尤其在城市白领知识文化人群、女性中比例更高,且患病率还在逐步上升。WHO的数据也表明,全球70亿人口,约半数人口存在视觉疾患,其中,传统眼科所关注的致盲性眼病的比例约在5%(图1-3-1),功能性眼疾患占了绝大多数(表1-3-1)。可见,功能已经成为新的关键词,虽然许多疾患对传统眼科来说不能称为"病",但确实是明显甚至严重影响了视觉功能,这就需要专业化的医疗服务。如果还是按照"小眼科"的理念来做,相对于庞大的眼 - 视觉医疗保健需求,我们仅仅做了5%的工作,而把绝大多数需要我们关注的群体拒之门外,这将导致"双输"的局面:一方面是巨大的视觉医疗服务需求"嗷嗷待哺",另一方面却是眼科苦于业务量小无法拓展,也无法真正体现眼科的学科内涵和社会责任。只有整合了疾病谱,才能提供全面的眼 - 视觉医疗保健服务,才有可能建立完善的初级眼保健的规范,才有可能在治疗手段上打破藩篱,整合光学、药物、激光、手术等技术,达到最佳的治疗效果。

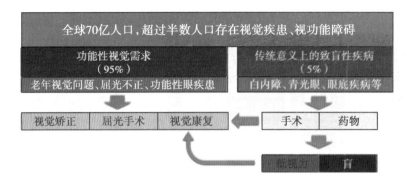

图 1-3-1　全球视觉疾患分布

表 1-3-1　我国功能性眼疾患的患病率

名称	患病率	名称	患病率
近视	总人群≈30%	远视	≈10%
	小学生≈35%	低视力	≈1%
	中学生≈50%	白内障术后屈光问题	≈70%
	大学生≈70%	准分子激光术后屈光问题	≈15%
斜视、弱视	儿童≈8%	双眼视觉问题/视疲劳	≈15%
老视(40岁以上)	≈35%		

　　整合和拓宽疾病谱,不仅指上述基于医院的疾病谱,还包括特定人群和特定环境下的疾病谱。例如对于婴幼儿,要高度关注影响视觉发育的屈光问题和吸氧导致的眼底病变;对于高原地区,要高度关注白内障并提供紫外线防护措施(例如抗紫外线镜片)。这些也需要我们因地制宜、因时制宜,系统分析,科学整合,建立适合的眼-视觉医疗服务系统。

(三)满足实现新的视觉健康标准的需要

　　随着眼科疾病谱的拓宽和功能性视觉问题越来越得到重视,我们不难发现,在现代社会,人们对眼-视觉医疗保健服务的需求和标准也发生了变化。例如一位视觉疲劳的患者,以往去医院往往会被医生以"没病"打发;现在如果去眼科专科医院,医生可能会从功能着手找出诸如调节、辐辏、双眼视觉、环境等病因,帮助其恢复正常用眼的状态。此外,传统的到医院去"看病",正在转变为现在的"看健康",学龄儿童定期去医院检查屈光状态以及中老年人定期去医院检查眼压、眼底,已经被越来越多的人接受并成为常态。顺应这个新要求,我们也要相应制定新的视觉健康理念和标准;我们认为,视觉健康新的标准,应该是"看得清楚,看得舒服,看得持久"。"看得清楚"是指尽可能提高或保留患者的视力,尽可能地给予良好的视力,"看得舒服"是指不出现视觉疲劳症状,包括双眼视健康,"看得持久"就涉及人眼的调节、辐辏及双眼视觉功能,视觉的神经通路是否正常等。这个标准体现了"结构完整+功能完善"才是眼睛健康的理念,并且界定了眼的健康必须是视觉功能健康,即充分满足生活、工作所必需的视觉基本功能,强调了功能健康的重要性。这也就是整合医学所说的从人出发、以人为本,医生是"see patient"而不是看"病",即要着眼于为人恢复功能,而并非是单纯把器官复位。功能性眼病或眼疾患就是指一大类导致视力低下、视觉功能障碍问题,主要包括屈光不正(近视、远视、散光等)、弱视、老视、视频终端综合征、干眼等高发眼疾;更加需要强调还有:白内障、青光眼、黄斑变性、糖尿病视网膜病变等致盲性疾病导致的视功能障碍和视力低下,需要在手术、药物治疗的基础上或治疗后提高或改善视觉功能。这在传统的眼科中较少涉及、是一个薄弱环节,然而我们的实践表明,这实质上就是体现了"看人而非看症状",因为哪怕只是一点点的视力提高,这些患者的生活自理能力和工作能力都将得到极大的改善,减轻社会和家庭的负担;对年轻的患者而言,甚至可能改变他的一生。例如温州医科大学附属眼视光医院在2001年就持续开展的盲校儿童的筛查工作,将一部分尚有残余可用视力和低视力的孩子,从"盲童"中分离出来,通过低视力助视器让他们学习和生活,让他们不再是"盲人",增强了患儿的自信,减轻了家庭和社会的负担,产生了很好的社会影响。功能性眼病或眼疾患的界定具有重要意义,因其显著影响视觉功能并可能造成严重的视力损伤。以近视为例,以往认为近视不是病,致使许多人忍受着模糊世界的痛苦甚至高度近视并发症带来失明的威胁。而今,本着提高功能的目的,整合利用光学、激光手术等治疗方案,极大地提升和保留了患者的视觉功能,同时也拓展了眼科的医疗业务。因此,眼科再也不能局限在传统的炎症外伤上,应该将功能性眼病也纳入眼 - 视觉医疗保健服务范畴;不仅注重结构和解剖的修复,要注重功能的完善,在高度重视视觉质量的前提下,构建大眼科的框架。

二、实施整合医学战略,推进做大做强眼科顶层设计

我们认为,现代大眼科应该是多维度、多层面的整合,以临床医学为基础和背景,既有社会、经济、公共卫生的维度,也有医院系统、疾病谱、眼保健体系、行业产业等层面。这就要求从满足需求、学科内涵、时代发展来进一步界定眼科范畴并进行顶层设计,整合目前已有乃至尚未涉及的眼 - 视觉医疗保健服务相关的资源,建立完善的眼科学科体系和眼 - 视觉医疗保健服务体系。

(一)建立现代新型眼科医院 / 眼科中心体系

眼科医院 / 眼科中心是实现新型眼科医疗保健系统的重要载体,一个好的眼科中心,应该让患者进来就能解决所有与眼睛相关的问题。因此要贯彻"眼睛保健、预防、诊疗和康复的全程、全面医疗服务"的新理念,精心设计和实施。首先,在专科设置上,要从医学属性出发,重视初始眼保健,设立眼视光门诊、屈光手术等专科,与传统的白内障、青光眼、眼底病等科室序列并列。其次,要体现全程全面的就医流程和内容,按患者流量设计各专科楼层,便于患者分流和方便就诊(图 1-3-2);要改变传统的服务形式,要以患者为中心,例如:独立诊室、基本设施围绕患者,紧紧围绕视觉这个出发点和落脚点。其次,医疗理念上要体现解剖完整 + 功能康复,体现眼科学和视光学

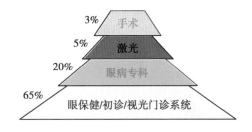

图 1-3-2　现代眼科中心患者分流示意图

的有机整合。应从视觉出发,重视药物、手术、光学等手段的综合应用,强调和强化视觉的矫治,最终为患者提供尽可能好的视觉,客观上也搭建起"眼"经济的扩张平台。再次,从投入产出的特点制定各专科的发展策略。例如传统眼病类的专科,是高投入、高产出、同时伴随高风险;而视觉功能疾患相关的专科,是低投入、高产出、低风险,同时具有高接受潜力,具备迅速扩张的条件,这里特别值得强调的是:这些界定或扩张必须是医学、医疗范畴的,要在根

本上认知它的医疗服务和临床医学的问题属性,这样才能给广大患者提供优质、高水平的医疗服务。

(二)建立眼 - 视觉医疗保健的新模式

对应"结构完整 + 功能完善"的医疗需求,眼 - 视觉医疗保健模式也必须整合和改变。鉴于功能性视觉问题量大面广,一是要将"功能完善"提高到重要的地位上来,理解功能性眼病的定义和内涵,即功能是眼 - 视觉医疗保健服务的起点,也是终点。患者之所以寻求医疗服务,是因为视觉功能受损,而在治疗的整个过程,无论是手术修复结构、使用药物、激光、光学等多种手段,其最终目的也是恢复视觉功能、或尽可能保留视觉功能(表 1-3-2)。许多传统眼科疾病经治疗以后,也需要结合功能恢复,例如白内障手术人工晶状体的选择、黄斑变性治疗后的低视力康复等等来进一步提高视功能。二是顺应从看病转向看健康的趋势,注重建立初级眼保健体系;并且响应《国家中长期科学技术发展规划纲要(2006-2020)》中提出的疾病防治"前移"、"下移"的要求,将预防、保健提到与治疗同等重要的地位上来。现代的眼保健服务、功能性眼疾患可以成为当今眼科发展的经济增长点。在运行方式则必须跳出传统的"小眼科"的模式,大胆吸收西方优质的医疗服务模式。 三是要挖掘眼保健的作用,在提高整体医疗服务水平的同时,发展"眼"经济。

表 1-3-2　美国眼 - 视觉医疗保健系统的首诊内容统计(2006)

就诊内容	占比	就诊内容	占比
定期常规检查	50.7%	眼镜丢失或损坏	5.1%
视力困难或问题	26.3%	眼病、眼感染或受伤	4.3%
需要新眼镜	15.3%	其他	1.1%

(三)重视眼 - 视觉及各学科的有机整合

长期以来,西方的眼科学和视光学是并立的两套系统,虽然都是以眼睛为工作对象,致力于视觉保健医疗服务。但是由于历史原因,注重视觉功能的视光学和注重手术的眼科学从一开始就是两套独立的体系,各自有相应的高等教育机构、执照和准入制度;使得在视光学体系中,虽担负起 60% 以上初级眼保健的任务,但处方权和手术权受限,而在眼科学体系中,又无精力无暇兼顾开展初级眼保健的工作,两者被割裂了。西方视觉保健医疗服务系统走过的弯路能给我们重要的启示。我国正是吸取了这样的经验教训,创新性地在临床医学体系内创立眼视光医学学科和专业,将眼科学和视光学有机整合,既培养出同时掌握两大学科知识、具备处方权和手术权的眼视光医生,又进行实践,创立了集两大学科为一体的,国内首家实现全程全面的眼科医疗服务的专科医院,将初级眼保健也整合入眼科医疗体系,被国际学术界誉为眼视光学的"中国模式",解决了西方上百年想解决而无法解决的难题。整合形成的眼视光医学,既领先于西方,又扩展增强了传统眼科;既可以有效解决量大面广的功能性视觉问题,又可以从保健、预防、诊疗、康复多方面向患者提供全程、全面的眼保健服务。

(四)重视教育体系建设,培养适应现代大眼科需求的医疗工作者

教育虽然不能带来直接的价值,但教育的高度在于培养合格的眼科医疗工作者,"薪火相传",是持续提升我国医疗卫生事业的重要人才基础,某种程度上决定了未来数十年间我国眼科的整合水平和发展方向。经过数十年的探索和实践,我国已经建立了眼科学和眼视光医学高等教育体系;不仅有学士、硕士、博士等学位教育,也有面向广大眼科医生的继续教育项

目,形成了多层次的学科教育体系(图 1-3-3)。根据《国家中长期教育改革和发展规划纲要(2010-2020 年)》,教育部已经将眼视光医学(100204TK)作为特设专业归入临床医学类,授予医学学士学位,将眼视光学(101004)作为基本专业归属医学技术类,授予理学学士学位,将眼视光技术(630404)列入高职高专教育目录。在今后发展过程中,应继续强调眼科学和视光学的有机整合,要求医生同时掌握传统眼科和视光学知识技能,应强调专业人才必须在医学院校培养,具备医学属性。

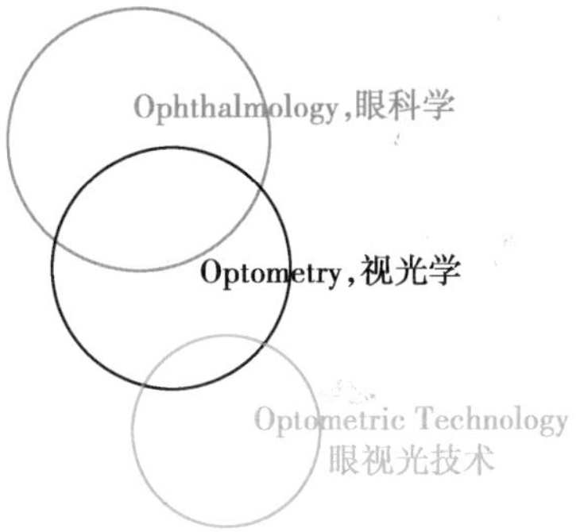

图 1-3-3 多层次的眼科高等教育体系

(五)重视眼视光行业产业的推动作用

眼睛小而精密,是同时具备生物属性和光学属性的器官,这些特征使得眼科成为需要诊疗设备和产品种类最多的临床学科,涉及光、声、机、电、算一体化等核心技术;历史上,理工学科尤其是光学、声学的最新技术,都最先在眼科学得到临床应用,例如低相干光学技术应用于高分辨率成像,高透氧性树脂材料应用于接触镜的制造。高度重视工程技术研究,加强多学科的联合攻关,加快转化研究,为眼科提供更先进的设备和产品,对眼科迅速发展具有强大的推动作用。例如当今方兴未艾的人工视觉,通过将芯片植入视网膜实现视觉信号的传递,给盲人带来光明。这就是眼科工程技术研究、多学科联合攻关的成果。

(六)系统开展眼科科普教育,提高公众医学素养

如今,公众的眼 - 视觉医疗保健需求日益增长,普通公众由于没有专业教育背景,对发生在自身或者身边的眼科医疗问题和视觉功能问题不甚了解。而社会上有多重力量开展科普教育,包括各地医院、卫生系统、图书馆、社区等,但是总体来说,一是层次良莠不齐,二是涉及眼 - 视觉医疗保健的内容还很少。因此,系统开展眼科科普,答疑解惑,也是医疗保健服务的重要形式和载体,是接地气的体现,不仅给广大普通民众(区别于来医院求医的患者)普及了眼睛的知识,而且将逐步培养国民的医学科学素养、保健意识,也有利于进一步挖掘眼 - 视觉医疗保健的潜力,做大"眼"经济。此外,开展科普教育,也有利于专业学术组织发出权威的声音,正视听,帮助公众自觉抵制社会上"伪科学"、"伪保健知识"的侵蚀。我们建议,应发挥专业学会组织的力量,以此为主导整合相关资源,推动各地区、多层次的眼科科普教育。坚持数年,必有效果。例如中华眼科学会主持、每年的全国眼科学术大会期间举办的"眼科科普大讲堂"自 2012 年以来,已历时三年,先后在南京、厦门、西安举行,累计有近 1000 名受众,在当地取得了良好的社会反响和广泛的好评,体现了中华眼科学会的权威性优势,为各地持续开展眼科科普教育做出了表率。

小 结

面对眼 - 视觉医疗保健服务面临的前所未有的发展机遇,建立"大眼科"既是眼科发展的内在要求,也是满足国民对视觉健康内容不断增长和层次不断提高的需求、提升我国眼 - 视觉医疗保健水平的要求。只有在整合医学理念的指引下,才能深刻理解眼科所面临的机遇和任务,从根本上抓住眼 - 视觉医疗保健的内涵,摒弃旧的理念,进行颠覆式的思维创新。我们已经开始了一些工作,例如将"预防、保健、诊疗、康复"整合于一体,建立全程全面的视觉医疗服务体系;将眼科学与视光学两大学科进行有机整合,奠定了坚实的学科基础和教育

基础;在疾病认知上将"功能完善"与"结构完整"整合在一起,进而在治疗手段综合应用光学、药物、激光、手术等技术。今后,还将进一步整合已有的眼 - 视觉医疗保健服务相关的资源,做好眼科未来发展的顶层设计。发展大眼科,最终目的是使大众受益,使他们能接受到高质量的、完善的眼 - 视觉医疗保健服务,最大限度地提高视觉质量,提升幸福指数。这是时代赋予所有眼科工作者的重任。

(瞿　佳　袁一民　吕　帆)

第四节　整合医学在综合医院眼科中的发展

随着现代科学技术的飞速发展,眼科学分类越来越细化。在规模较大的眼科或者专业眼科医院,眼科亚专科可分为:青光眼、白内障、角膜病、眼底内科、眼底外科、眼外伤、眼眶病、眼整形、斜弱视、葡萄膜炎、黄斑病、泪道病、眼视光、视觉保健、视障康复科等十余个亚专科,并有进一步发展为多级亚专科的趋势。亚专科的深化使眼科疾病的诊断更加"精准",各种眼科疾病的治疗更加细致与精化,大大推动了眼科学的进步与发展。

但是眼球不是一个孤立的器官,多种眼科疾病的发生与全身系统的生理功能有密切联系;许多器官生理功能的改变,都会通过这样或那样的途径影响视觉功能而出现眼部症状。目前的眼亚专科模式使得眼科医师过多集中精力于眼球上,甚至于眼球解剖学某个特定的区域或组织上,忽略了整体。这种情况导致了眼科医生知识越来越局限,在治疗疾病的时候忽略了全身器官功能的恢复。这种仅仅着眼于局部而忽略整体病因的治疗,影响了眼科疾病的治疗,也不利于眼科的学科发展。

许多眼病的原发病症并不在眼睛上,涉及全身多系统、多器官,其诊断需要多科室的联系,治疗需要多种手段的联合。作为综合医院中的眼科,有充足的条件进行眼科与多学科的整合,一些高科技的诊疗设备、先进的诊疗技术在眼病的诊疗中取得意想不到的效果。郑州市第二人民医院是郑州市一家大型综合性医院,同时医院眼科是河南省重点培育学科。医院充分发挥学科优势,对临床各专科与眼科进行整合发展,针对眼科与各临床专科进行知识互补、开展眼病的综合治疗,促进了眼科专业诊疗技术的进一步发展,同时也带动了相关学科的发展。

一、神经眼科学

视网膜与视神经的发展起源于颅内,是大脑的延伸部分,视神经纤维属于中枢神经的一部分,12 对脑神经中有 8 对与眼睛有关。视觉信息的加工与传导也需要通过视神经和视束在颅内进行,视觉信息的识别更离不开大脑视皮层。影像学技术如头颅 CT、MRI、脑血管造影的开展为神经眼科学的诊断带来极大的便利。神经系统的多种疾病可累及视觉系统而有眼部症状和体征。脱髓鞘、锥体外系统和脊髓退行性疾病是常见的影响视功能的神经内科疾病。多发性硬化、视神经脊髓炎等在眼科多表现为球后视神经炎或急性神经炎,使视力急剧减退或丧失。帕金森病在眼科可表现为眼睑痉挛、瞬目和眼球活动减少,部分出现球后视神经炎或视神经萎缩。该类疾病的诊断和治疗需要联合神经内科进行。

视交叉是视觉传导通路重要的组成部分,涉及鞍区的肿瘤可从不同方向直接压迫视交叉或引起视交叉供血发生障碍,造成双眼视力下降和不同类型的视野缺损,由于远离脑组织和脑室系统该类疾病早期可仅有眼征而无全身神经系统症状和体征。视交叉以上的额叶区肿瘤可引起视野向心性缩小,伴患者视神经萎缩;颞叶区肿瘤引起同侧偏盲或上象限偏盲;枕叶区肿瘤常引起伴有黄斑回避的对侧同向偏盲。同时肿瘤进展期由于颅内高压引起视盘水肿,晚期视神经萎缩。该类疾病症状可出现于眼科,治疗主要需要神经外科进行颅内肿瘤手术。

瞳孔光反射通路主要在颅内,相对传入性瞳孔反应缺陷、瞳孔强直、瞳孔异常散大或缩小等各类瞳孔的异常状态反映了神经系统的病变。Argyll-Robertson 瞳孔多见于神经系统梅毒;交感神经通路自下丘脑和眼球之间任何部位受损均可引起颈交感神经麻痹综合征 -Horner 综合征。颅内炎症或中毒性疾病也可引起瞳孔异常改变。该类疾病需要眼科医师结合神经科对患者进行全面体检及头颅影像学检查而确诊,同时进行眼压、眼屈光等眼部专科检查排除眼球疾病。

二、内分泌眼科学

糖尿病引起的眼部并发症较多,并发性白内障和视网膜病变最为常见,并且与病程长短有密切关系。眼表可出现泪膜稳定性降低、角膜感觉减退、球结膜小血管迂曲、扩张等。虹膜新生血管多见晚期患者,波及房角时发生新生血管性青光眼,需要眼科进行抗青光眼手术治疗。青少年糖尿病常常伴有继发性虹膜睫状炎。由于血糖升高使晶状体变凸,屈光度增加,突发性近视或远视程度降低。并发白内障发展迅速视力明显下降,需要眼科白内障手术。由于糖尿病微血管病变累及神经系统可出现眼肌麻痹引起眼外肌运动障碍和复视。

糖尿病视网膜病变是糖尿病引起的眼科重要并发症,对视力造成不可逆转的损失,早期视网膜仅有有微动脉瘤或合并有小出血点,若血糖控制不佳,病变进展眼底视网膜新生血管形成出现玻璃体积血,晚期因眼底有新生血管和纤维增生而并发视网膜脱离。内分泌科治疗控制血糖是预防病变进展的主要手段,病变进展需要进行视网膜激光治疗,出现大量玻璃体积血和视网膜脱离需要进行眼科玻璃体切除术。

甲状腺相关性眼病是因甲状腺功能异常引起的又一种与全身内分泌系统密切相关的眼部疾病。病变主要累及眼眶肌肉、泪腺及结缔组织,病变累及范围广泛,临床表现复杂,有时眼部表现可是甲状腺疾病的首发体征。眼睑退缩、眼球突出、复视及眼球运动障碍是眼部常见的临床表现,随着病变的进展可出现结膜、角膜和视神经病变。眼科主要针对并发症进行药物、手术或放射治疗,甲状腺功能异常主要由内分泌科医师指导下进行。

三、高血压与动脉硬化眼科学

高血压是动脉硬化的主要病因,可累及眼底视网膜中央动脉,可在视盘的分支小动脉上见到具有诊断价值的灰白色动脉粥样硬化斑块。视网膜动脉弥漫性变细、动脉反光增强,动静脉交叉处可见压迹,晚期可见视网膜后极部渗出和出血。在一定程度上反映了脑血管和全身其他血管系统的情况。

缓进型高血压视网膜病变,分为四级:Ⅰ级:主要为视网膜动脉有功能性狭窄;Ⅱ级:视网膜动脉有肯定的局部狭窄,有动静脉交叉征病理性改变;Ⅲ级:视网膜动脉明显硬化狭窄收缩,并有出血、渗出等高血压视网膜病变;Ⅳ级:在Ⅲ级改变基础上视网膜病变加重,合并有视盘水肿。除眼底病变以外,高血压还可以因为心力衰竭、肾病等出现眼睑水肿,或因高血压脑病、颅内出血或脑梗死产生瞳孔、视力、视野、眼球运动等相应的神经眼科症状。急性型高血压视网膜病变:主要改变是视盘水肿和视网膜水肿。同时可见视网膜火焰状出血、棉绒斑、硬性渗出及脉络膜梗死灶。高血压病程越长眼底病变程度越重,高血压视网膜病变可反应高血压的病程及心、脑、肾等全身重要器官的受损程度。由于眼底血管是人体唯一可以直视的血管,动脉硬化和高血压视网膜病变对动脉硬化和高血压病本身的诊断、疗效观察及预后判断等具有一定的价值。高血压视网膜病变基础治疗依靠内科降低血压,同时对视网膜病变需要定期观察和随访,必要时联合眼科进行视网膜光凝以防止由于视网膜缺血引起新生血管形成。

四、儿童眼科学

麻疹患儿常有急性结膜炎、角膜炎,严重者出现角膜溃疡、穿孔引起患眼视力永久丧失,早期诊断和治疗是患儿保留有用视力的关键。妊娠妇女早期患风疹,则出生的患儿常出现双眼先天性白内障,需要眼科早期行白内障手术治疗;同时也可因出现风疹性视网膜病变而使患儿视力下降。百日咳、白喉、儿童流行性腮腺炎等儿童传染性疾病常常引起眼部不同部位出现相应的改变,眼科并发症的出现需要眼科和儿科结合共同进行治疗。对早产儿视网膜病变继发于早产患儿,由于患儿视网膜血管未完全发育成熟,其间大量的吸氧促使未成熟血管发生收缩与阻塞,影响血管发育。同时组织缺氧导致新生血管形成及纤维组织增生,最终形成牵引性视网膜脱离,眼球萎缩。早产儿视网膜病变的早期发现与治疗至关重要,需要儿科与眼科密切结合,对早产吸氧患儿进行常规普查,及时进行视网膜光凝治疗可在一定程度上保留患儿的有用视力。自然分娩时产道对胎儿头部压迫和产钳损伤可引起患儿眼睑、角膜、晶状体、视网膜、眼肌、眼眶等不同部位出现损伤,出现表现不同的眼部症状和体征。

五、血液病眼科学

贫血引起红细胞或血红蛋白明显下降时,眼底可出现视盘色泽变淡、血管变细、视网膜渗出及视盘水肿等。严重的贫血由于视网膜高度缺氧出现棉絮斑;慢性贫血主要表现为结膜苍白,球结膜出血,眼球运动障碍等。红细胞增多症可出现结膜血管充血扩张,严重时可出现视网膜出血。白血病的眼部病变主要发生于视网膜、脉络膜、视神经等,眼部表现为视网膜静脉迂曲扩张及微血管瘤形成并有水肿、渗出及出血,典型的 Roth 斑。当白细胞浸润眼眶及颅骨的骨膜时,可引起眼球突出,形成绿色瘤,波及视神经时致失明。眼底病变对于各种白血病的诊断、预后有一定的参考价值,急性白血病患者如果出现眼底出血,提示颅内出血的风险增加。

六、外伤眼科学

常见的颅脑外伤大部分可引起眼部改变。硬膜外血肿出现瞳孔改变,眼球运动神经麻痹,视网膜前出血。硬膜下血肿出现同侧瞳孔大,较重者视盘水肿、视网膜水肿、眼运动神经麻痹。双侧眼睑、结膜、眼眶皮下淤血可见于颅底骨折。颅前凹骨折可有眼球突出或眼眶皮下气肿。颅骨骨折常伴视神经管骨折,压迫视神经引起失明。颅脑外伤常需要结合外科进行影像学诊断和治疗。严重的头胸腹部的急性挤压伤或粉碎性骨折引起远达性视网膜病变:眼底视网膜出血、水肿、渗出及黄斑部病变。由急性颅内出血引起玻璃体、内界膜下或玻璃体后出血称为 Terson 综合征,常常需要眼科进行玻璃体积血切除术。

七、高压氧眼科学

高压氧治疗是多种急性或慢性疾病的主要或辅助治疗方法,它能提高血液和组织液的氧分压,增加血氧含量和组织的氧储量增加毛细血管血氧的弥散距离,改善毛细血管的缺氧状态,细胞的有氧氧化增强,管壁功能恢复,渗出减少,水肿减轻。对于视网膜动脉闭塞、视网膜静脉闭塞、囊样黄斑水肿、中心性浆液性脉络膜视网膜病变等眼病在高压氧环境中使视网膜及其上皮和脉络膜得到足够氧供迅速纠正眼底的缺氧状态,中断其恶性循环的进行,加快眼底等出血和渗出物的溶解及吸收;通过改善视网膜血流供应,缓解缺血、缺氧区中不可逆损伤,进一步改善局部组织血液循环,有利于防止缺氧水肿引起的视细胞继发损害,阻止视神经细胞功能的继续恶化,减轻临床症状。目前在我们医院,高压氧治疗已成为眼科缺血性疾病常规治疗措施之一。

八、营养眼科学

营养不良常可引起眼部异常改变,部分患者眼部可是首发症状。维生素 A 缺乏早期出现夜盲症和暗适应功能低下;几周后出现角结膜干燥症,严重者角膜软化症。维生素 B1 缺乏患者出现角膜结膜上皮损害、浅层角膜炎、眼肌麻痹,眼球震颤。严重时合并球后视神经炎及视神经萎缩等。维生素 B2 缺乏出现睑缘炎、结膜炎、角膜缘区新生血管、白内障等。维生素 C 缺乏眼部表现为各个部位的出血及白内障。维生素 D 缺乏患者眼眶狭窄、眼球突出、眼睑痉挛及屈光不正;部分出现低钙性白内障。营养不良的患者需要内科根据不同病因进行针对性治疗,眼部并发症需要眼科进行专科处理。老年性白内障,青少年近视等眼病饮食营养也是近年人们关注的热点。

九、妇产科疾病眼科学

妊娠高血压综合征常出现明显的眼部病变,患者视力明显下降,眼底与急性高血压性视网膜病变相同,视网膜血管痉挛、变细狭窄,有水肿,出血及棉絮状斑样渗出;严重者产生浆液性视网膜脱离或视盘水肿。眼部可有眼睑及结膜水肿,球结膜小血管弯曲呈蛇状,并有贫血表现,一般产后血压恢复正常后数周内可逐渐好转,严重者视力减退。

十、口腔及耳鼻喉疾病眼科学

下颌瞬目综合征:又称 Marcus-gunn 综合征。由先天性三叉神经与动眼神经中枢或末梢有异常的联系引起。多为单侧,单眼上睑下垂;张口时下垂之眼睑强直提起,咀嚼活动时眼睑随之瞬动;下颌活动时睑裂增大,向同侧运动时无变化。

中耳炎累及内耳时,引起眼球震颤,致颞骨岩部的岩尖炎时表现眼球压痛,外直肌麻痹。扁桃体炎可引起虹膜睫状体炎或全葡萄膜炎,角结膜炎。由于鼻窦临近眼眶,慢性鼻窦炎患者可因感觉眼部疼痛不适而就诊,眼部检查无明显阳性体征,随着鼻窦炎的好转眼部症状可减轻或消失,严重鼻窦炎可引起眼眶蜂窝织炎,眶周脓肿,眼球突出等。鼻窦肿瘤可直接侵入眶内或波及眼外肌,引起眼球突出或运动受限。鼻咽癌:可有第3~7脑神经及视神经受损,多因眼部转移症状而眼科首诊。

十一、药物反应眼科学

糖皮质激素广泛应用于临床,其长期大剂量应用导致以下眼部表现:激素性青光眼;激素性白内障。由于全身或局部抵抗力下降诱发角膜发生真菌及病毒感染,严重者角膜穿孔;

引起黄斑部色素上皮屏障功能破坏致中心视网膜炎,甚至发生泡状视网膜脱离;局部用药还会导致轻度上睑下垂、瞳孔散大,调节力减弱,部分发生近视;长期大量用药还会引起视乳头及黄斑水肿等。

氯喹主要应用于疟疾的治疗,长期大剂量应用可导致角膜和视网膜病变。氯喹对视网膜的损害为不可逆性,中毒后即使停药病变仍可继续发展。因此应用氯喹治疗以前必须进行视力、色觉、眼底等检查,用药期间定期检查眼底,以早期发现病变。氯丙嗪、洋地黄、乙胺丁醇、避孕药等药物长期应用均可引起角膜、晶状体或视网膜或视神经不可逆性改变,用药过程中应结合眼科定期进行眼部检查,早期发现并发症、及时停药。

十二、肾病眼科学

急性和慢性肾炎多由于继发肾性高血压而出现眼底改变。急性肾小球肾炎可引起眼睑水肿;继发性高血压导致视网膜血管痉挛、出血、渗出等。慢性肾炎患者超 50% 出现高血压视网膜病变和贫血性眼底改变,尿毒症几乎 100% 出现视网膜水肿、渗出、出血、视盘充血水肿等眼部并发症。慢性肾功能不全患者由于电解质代谢异常出现角膜带状变性和白内障。球结膜微循环异常是慢性肾炎的表现,即使在眼底及血压正常的情况下亦可见,其改变以小静脉弯曲度增加为主。球结膜微循环的异常改变可作为肾炎的观察指标之一。

十三、脑血管疾病眼科学

脑动脉阻塞因部位不同可有不同的眼部表现。颈内动脉阻塞因患侧供血不足引起缺血性视神经病变。大脑中动脉阻塞出现双眼病灶对侧同向偏盲。大脑后动脉阻塞表现为皮质盲或双眼病灶对侧同向偏盲伴黄斑回避。基底动脉阻塞:瞳孔缩小及第Ⅲ、Ⅳ、Ⅴ脑神经麻痹。

颅内动脉瘤可引起自发性蛛网膜下腔出血的主要原因。早期眼部表现为眼眶及额部疼痛、复视、眼球突出等。眼睑充血、肿胀、球结膜水肿、静脉怒张、结膜下出血、双瞳孔不等大。眼底视盘水肿、视网膜静脉怒张、弯曲、视网膜出血。引起蛛网膜下腔出血时可有玻璃体积血,视盘水肿等。当颅内出血波及视觉相关中枢时,可出现眼部不同部位的病理表现。一部分颅内动脉瘤需要联合神经外科早期手术治疗,全身情况稳定后进行眼部并发症处理。

小 结

不同的临床专科融入于眼科,将眼科疾病与全身系统功能整合在一起进行综合分析,可以使眼科疾病的治疗侧重于病因治疗,是整合医学发展史上一次有意义的探索。整合医学与眼科学的密切结合,从全身作为一个整体的概念来认识和理解眼部疾病,实现眼与全身整合和局部的统一,在治疗过程中协调使用各种有效防治手段,制定出更加系统的治疗方案,使眼病的治疗更加有效地进行。将临床各专科整合入眼科共同发展,是在综合医院中眼科作为一个大专科发展的优势,各临床专科与眼科的整合不仅使眼科诊疗技术外延深化,也推动各临床专科的进一步发展。整合眼科学是传统眼科观念的创新和革命,是眼科学发展历程中从专科化向整体化发展的新阶段。

(孙世龙　陈　鹏　杨潇远)

第二章 颅眼相关疾病

第一节 从超越眼科的角度理解 原发性开角型青光眼

导 读

> 原发性开角型青光眼已被人类认识上百年，最初，它被定义为一种因眼压升高而导致特征性视神经结构改变和特异性视野变化的眼部疾病。但当人们只局限于眼球本身来理解青光眼的发生发展时，很难解释我们在临床上遇见的一些难题，如有些患者眼压虽然处于正常范围，但罹患青光眼；有些患者虽然长期眼压高于正常范围，但未出现视神经的病理改变；再者有些青光眼患者通过药物或者手术，眼压已经控制在正常范围内，但其视神经结构及视野仍不断恶化；还有一些神经系统疾病的患者同时罹患青光眼。这些只是偶然现象，还是其中存在一些尚未被揭示的联系？要解答以上问题，眼科医师势必需要扩大眼界，将眼放置于人体这个整体中，以"整合"的理念思考，从超越眼球局部的层面进行统筹整理。本章节作者将眼视为中枢神经系统的一部分，结合眼局部循环与体液循环，提出创新的"跨筛板压力梯度"理论及"青光眼是中枢视路性疾病"的概念，为青光眼的研究开拓了广阔的领域。本文拟以人们对于原发性开角型青光眼认识过程为例，希望读者感受"整合"的魅力，能够在将来的研究和工作中从整合的理念出发，也许这种视角的转变能够开辟出一方崭新的天地。

一、古老的疾病——青光眼

青光眼是伴随人类最为古老的疾病之一。人类对于青光眼的认识从公元前四世纪希波克拉底时代起，便将一些老年人眼睛表现出海水一般的"青灰色"，伴随视物不见的现象描述为"glaykoseis"。我国在秦汉时期《神农本草经》中便有"青盲眼疾"、"绿风障"的记载。然而，那时人们仅限于从眼睛的颜色变化和视力下降来辨别疾病，因此包含了白内障等其他病症在其中，并未真正区分出青光眼。

直到 1622 年，英国医生 Banister (1570-1626) 发现并记录了一位摘除白内障后视力不提高的患者，眼球呈现很硬的状态，这是人类第一次将眼球压力增高与青光眼这一疾病联系在了一起。此后，在整个 18 世纪和 19 世纪，不断有医生记录到"眼球变硬"这一异常现象。直到 1832 年，Sir William Lawrence 在他的眼科著作中第一次完整描述了青光眼的症状，将青光眼定义为"Glaucoma"，并描述了"急性青光眼"。1846 年美国 Wills 眼科医院的 Littell 医生更为准确的描述了这种"类似黑矇的伴随眼球青灰色的视力下降"的疾病，并且将"眼球的硬度"加入到了对于这一疾病的描述中。苏格兰眼科医生 McKenzie (1791-1868) 在其被奉为眼科第一部经典教科书《Practical Treatise of the Diseases of the Eye》中，认为青光眼是由于视网膜积累液体过多造成，主张在巩膜及脉络膜处穿刺放液，释放眼球内的压力而达到治疗青光眼的目的。这是人类第一次探索通过降眼压方式治疗青光眼，标志着青光眼降眼压治疗的开始，并一直延续至现代。

二、青光眼进入"现代"的困惑

1851 年，德国眼科医生 Hermann von Helmholtz (1821-1894) 眼底镜的发明成为眼科学发展史上的一次革命，开创了现代眼科学。在眼底镜的帮助下，另一名德国眼科医生 Albrecht von Graefe (1828-1870) 于 1857 年第一次观察并描述了闭角性青光眼存在"视盘凹陷性"损害，这是人类第一次将对青光眼的诊断从眼表颜色和硬度的判断深入到依据眼底视盘结构损害诊断青光眼的时代，是人类对青光眼认识的一次飞跃。

1905 年，Schiøtz 眼压计的发明，将青光眼带入到可定量测量评估的时代。从此，眼压成为在青光眼的诊断及治疗中最为关键的指标。上世纪 40 年代，随着房角镜检查的发明和引进，人类逐渐开始认识到青光眼并非同一种疾病，而是主要包括了原发性闭角型青光眼 (primary angle-closure glaucoma，PACG，闭青) 和原发性开角型青光眼 (primary open-angle glaucoma，POAG，开青) 两大类。

原发性闭角型青光眼主要因机械性房角关闭导致眼压升高损害视神经，其发病机制较为明确；而占青光眼患者总数 74% 的原发性开角型青光眼的发病原因却不清楚。既往西方经典理论认为原发性开角型青光眼主要由于眼压增高导致视盘筛板结构发生压陷性视神经损害。因此，目前关于原发性开角型青光眼的研究主要集中于眼内房水引流循环为何发生障碍、视盘及筛板结构为何发生凹陷性视神经损害等问题上。遂产生了"MYOC 基因致眼压增高"、"Schlemm 管塌陷致眼压增高"、"小梁网功能障碍致眼压增高"、"筛板机械性损伤致视神经损害"、"视盘缺血致视神经损害"等各种学说。

三、青光眼所面临的临床问题

在上述理论及学说的支持下，人类对于原发性开角型青光眼的认识不断深入，认为青光眼是一组以眼压增高（绝对的／相对的）为主要危险因素的视神经变性性疾病，具体表现为压力相关的视盘凹陷性视神经损害和进行性视野缺损[1]。在长期以眼压为指标的青光眼治疗体系下，开发了各类降低眼压的药物及手术方法用于患者治疗。然而，越来越多的证据表明,眼压升高并非青光眼的本质,过去那些理论和学说均只能解释部分,甚至更少关于原发性开角型青光眼为何发生视神经损害的问题。

临床上观察到,原发性开角型青光眼患者中很大一部分为正常眼压性青光眼(normal tension glaucoma,NTG)。我们在邯郸眼病研究中对患有原发性开角型青光眼的患者进行24小时眼压监测发现,中国人原发性开角型青光眼中,约有83%为正常眼压青光眼,其峰值眼压小于21mmHg[2,3]。那么,既然这些患者的眼压值处于正常范围内,为何还会发生青光眼视神经损害呢?

有趣的是,临床上还有一部分患者的眼压长期高于正常值范围,却始终不发生视神经损害,称为高眼压症(ocular hypertension,OHT)患者。国际OHTS(the ocular hypertension treatment study group)研究通过5年随访发现,高眼压症患者中仅有9.5%最终发展为青光眼[4]。那么这些高眼压症患者的眼压值高于正常值范围,为何却不会发生视神经损害呢?

更加困惑的是,在对原发性开角型青光眼患者进行降眼压治疗时,有部分患者即使将眼压降低到目标眼压值以下,依然无法阻止其视神经损害的进展。而在正常眼压青光眼患者中,降眼压治疗对部分患者有效,可减缓或阻止其视神经损害的进展;而还有部分患者即使我们不进行任何降低眼压的治疗,其视神经损害也不进展,处于青光眼视神经损害的静止期。那么为何有些患者即使降低眼压也不能遏制青光眼视神经损害的进展,而有些患者不进行降眼压治疗,其视神经损害却处于静止期呢?

长期以来,上述临床问题均无法得到回答,也同时颠覆了我们传统观念对青光眼和眼压之间关系的认识!

从人类认识青光眼的历史过程看,我们对于青光眼的每一点认识都是建立在之前错误的观察之上的,唯有在方法学和认识论上有了新的提高,才能进一步认清青光眼的本质。

那么我们是否有必要重新认识青光眼呢?

四、青光眼与中枢神经系统——"整合"理念下再看青光眼

青光眼是一组以视网膜神经节细胞(retinal ganglion cells,RGCs)慢性、进行性的神经退行性病变为特征的疾病。从解剖上来看,这些神经节细胞的胞体位于视网膜中,其轴突在穿过筛板离开眼球后成为有髓神经纤维并聚合为视神经,经眶内段,管内段及颅内段至视交叉部位将鼻侧神经纤维交叉至对侧,与该侧颞侧神经纤维共同构成视束到达外侧膝状体,神经轴突换元后经视放射终止于视皮层。因此,视网膜神经节细胞本身就属于中枢神经系统神经元的一部分,是大脑的延伸。当颅内发生各类病变,如炎症、出血、肿瘤等,均可能波及视神经,造成视神经压迫性或炎症性病变,产生相应的视野缺损或视力下降的症状发生。

同时,与其他11对脑神经相比,视神经是唯一一对由脑脊液及硬脑膜鞘膜所包绕伴行的脑神经。它穿过狭小的骨性视神经管,从颅内腔进入眶内直达眼球后极部。因此,颅内脑脊液生化成分、脑脊液压力等因素的异常改变也会导致视神经或眼球本身的损害,造成如视盘水肿等病变的发生。

所以,眼与大脑是不可分割的有机整体,它们之间固有的内在联系在眼及视神经的生理病理方面具有极其重要的意义。

(一)青光眼与上位神经元损害

既往认为,青光眼发生压力性RGC轴索损伤后,会以华勒变性(Wallerian degeneration)

方式导致视网膜内 RGC 胞体的凋亡以及整个 RGC 轴索的变性。然而,Schlamp 等[5]在 DBA/2J 青光眼模型鼠的实验中证实,慢性眼压增高使 RGC 轴索受到轻微压力性损伤后,是以轴索变性(die-back)方式从轴索末梢开始向 RGC 胞体发生萎缩和变性;Crish 等[6]在对 DBA/2J 青光眼模型鼠的研究中也发现,轴索末梢损伤先于视网膜 RGC 损伤。这也在一定程度上解释了为何有些青光眼个体出现视野缺损却无法检测到 RGC 丢失[7,8],因此即使 RGC 胞体依然存在于视网膜中,但由于轴索变性使得 RGC 失去了与中枢视路的联系而无法传递视觉信号,说明青光眼视网膜神经节细胞的损害可能并非由眼部开始的,而是从轴索末梢开始向眼部进展。

青光眼不止导致 RGC 轴突损害,它可能与其他中枢神经变性性疾病,如阿尔兹海默病一样,发生跨突触变性损伤。即已经受损的神经元通过突触连接将损伤传递给原先未受损的神经元。Crawford 等[9]在灵长类动物青光眼模型发现,与眼压增高眼相对应的外侧膝状体各层均出现了细胞色素氧化酶活动的改变;Weber[10]及 Yucel[11]等在同样的青光眼模型中观察到在大细胞和小细胞层,神经元及中继神经元发生了显著的萎缩;Yucel 等[12,13]还发现外侧膝状体神经元的丢失与平均眼压呈线性相关,在小细胞层,平均眼压水平增高可造成存活神经元的萎缩程度增高。同时,在尘细胞通路也观察到,针对于尘细胞标记的 CaMK-Ⅱ 免疫反应减弱,说明在高眼压早期便可发生黄蓝色觉通道的神经化学改变;Gupta 等[14]在猕猴青光眼模型中还发现,慢性眼压增高后,外侧膝状体大细胞及小细胞层出现神经元树突数量和分布的减少。

国内张绍丹等[15]在对大鼠急性高眼压模型的研究中发现,急性高眼压后的第 3 天同时出现了视网膜、外侧膝状体和上丘的萎缩及其神经元的减少;此外,在视网膜内,急性高眼压后第 1 天便可检测到对 Muller 细胞 GFAP 和 GS 染色的共定位;说明神经胶质细胞的活化早于 RGC 的丢失,并且青光眼跨突触变性可能并不需要持续的高眼压,神经胶质细胞的活化可能参与到高眼压应激后神经元的变性过程。

因此,从上述研究来看,对于原发性开角型青光眼,眼压增高可能并不直接打击 RGC 细胞,而是首先引起外侧膝状体及上丘等上位神经元的损害,而后才通过轴索变性的方式导致 RGC 胞体的萎缩和变性。

然而,青光眼所致的上位神经元损害可能并不仅限于外侧膝状体和上丘,视觉皮层神经元也会病理性损害。Gupta 等[16]在对人类青光眼患者尸检中发现,颅内视神经、外侧膝状体及视皮层均出现了病理性神经损害,并且其损害部位和损害程度与该患者的视野缺损及视盘损害的部位与程度呈对应相关,表现为患者双眼上方视野缺损,与之对应的视神经下方萎缩及神经纤维磷酸化水平降低,外侧膝状体后外侧神经元萎缩以及视觉皮层变薄等。此外,在利用 MRI 对原发性开角型青光眼患者进行检查,发现患者外侧膝状体萎缩[17];同时,功能磁共振(fMRI)扫描发现原发性开角型青光眼患者视觉皮层 BOLD(blood oxygen level-dependent)信号降低[18]。

国内卿国平等[19]在对与原发性开角型青光眼患者中心正常视野相对应的初级视皮层的 fMRI 研究中发现,青光眼初级视皮层 BOLD 信号降低,并且 BOLD 信号强度与视野呈负相关。说明青光眼患者残存的中心视力可能在初级视皮质水平已经受到了损害,因此保护患者残存的中心视力对于患者可能具有更大的意义。

除视觉皮层损害外,视觉神经纤维所涉及的其他中枢部位可能也会存在青光眼性损害。如前所述,视束中约 10% 的神经纤维并不投射到外侧膝状体,其中部分投射到视交叉上核的神经纤维来自于一类与昼夜节律相关,被称为包涵黑视素的视网膜神经节细胞(melanopsin containing RGC,mcRGC)。Chiquet 等[20]在小鼠青光眼模型研究中发现,除整个视路损害以外,还存在着视交叉上核的损害;国内王怀洲等[21,22]在对大鼠急性高眼压模型的研究中发现,急性高眼压后视网膜内 mcRGC 数量显著减少,同时也发生了视交叉上核的损害。鉴于 mcRGC 在人类与昼夜节律调节相关,说明青光眼可能同时引起非形觉通路的损害,对于青光眼患者可能需要进一步关注其睡眠相关生活质量。

从上述研究来看,所谓青光眼视神经损害,并不仅局限于眼部,而是波及整个视觉通路,甚至非形觉通路的损害。这也在一定程度上解释了为何部分青光眼患者即使将其眼压降至正常水平,但其视功能水平却越来越差。可能由于上位神经元的损害仍然在继续,而目前的治疗方法及手段仅局限于眼部,忽视了对于整个视觉通路的保护。

(二)青光眼与中枢脑脊液循环

一直以来,在西方国家关于原发性开角型青光眼机械力学损害经典理论的影响下,人们认为高眼压所致的筛板构型改变导致节细胞轴索内轴浆流运输紊乱是导致青光眼发生视神经损害的原因。然而,如果我们从整合医学的角度来重新审视视盘和筛板这些重要结构的力学环境,是否能看到另外一番景象呢?

整体来看,视网膜神经节细胞轴索于视乳头处会聚,穿越筛板变为视神经,筛板结构将视神经分隔于两个不同的压力区间内。从筛板的解剖结构来看,筛板前组织承受着眼内压(intraocular pressure,IOP)的作用,眼内压对筛板产生向后的作用力;筛板后则承受着视神经蛛网膜下腔脑脊液压力的作用,它对筛板产生向前的作用力。筛板前眼压与筛板后视神经蛛网膜下腔脑脊液压力之间的差值形成"筛板压力差"(translamina-pressure difference,TLPD)。从单纯力学角度分析,当筛板前的眼压较高时或者筛板后视神经蛛网膜下腔脑脊液压力降低时,均可导致筛板压力差增大,增大的筛板压力差可能在生物力学上使筛板发生后凹畸变,导致视神经损害。

北京同仁医院任若瑾、王宁利等[23]用三年时间从神经内科收取 43 例为了排除神经系统疾病,已经进行腰穿脑脊液压力测量,但最终被诊断为原发性开角型青光眼的患者(包括 14 名正常眼压青光眼和 29 名高眼压青光眼患者)以及 71 例排除青光眼但患有其他神经系统疾病的患者作为对照组,分析他们的腰穿脑脊液压力值。发现高眼压性青光眼患者脑脊液压力值(11.7mmHg)低于对照组(12.9mmHg)($p<0.001$);与高眼压性青光眼患者相比,正常眼压性青光眼患者脑脊液压力(9.5mmHg)显著较低($p<0.05$);同时,筛板压力差值与青光眼患者视野缺损程度有较强相关性($p<0.001$);任若瑾等[24]在另一项报道中还发现,高眼压症患者脑脊液压力值(16.0mmHg)显著高于对照组(12.9mmHg)($p<0.001$)。

这一研究在国际上首次通过前瞻性临床研究,发现所谓正常眼压青光眼患者颅内压偏低,导致眼压与颅内压之间跨筛板压力差增大而发生视神经损害;而高眼压症患者颅内压偏高,导致眼压与颅内压之间跨筛板压力差并未增大,从而避免了高眼压可能带来的视神经损害。基于该研究成果,北京同仁医院眼科中心成立了眼颅压力梯度相关疾病研究,即 iCOP(intracranial & intraocular pressure study)研究。

与此同时,美国杜克大学的研究团队也通过回顾性的研究证实了上述结论。他们比较了 29 名原发性开角型青光眼患者和 49 名正常对照组患者的腰穿脑脊液压力值,发现原发性开角型青光眼患者脑脊液压力值(9.2mmHg)显著低于对照组(13.0mmHg)(p<0.00005)[25]；Berdahl 等[26]在另一项更大规模的回顾性研究中,比较了 11 名正常眼压青光眼患者,57 名高眼压性开角型青光眼患者,27 名高眼压症患者以及 105 名非青光眼对照组的腰穿脑脊液压力值,发现正常眼压性青光眼和高眼压性开角型青光眼患者脑脊液压力值(8.7mmHg 和 9.1mmHg)均显著低于对照组(11.8mmHg)(p<0.0001 和 p<0.01),同时高眼压症患者脑脊液压力值(12.6mmHg)显著高于对照组(p<0.05)。

然而,鉴于直接测量视神经蛛网膜下腔脑脊液压力具有高度的风险,对患者会造成很大的创伤,因此上述均采用了腰穿测得的脑脊液压力值(cerebral spinal fluid pressure,CSF-P)作为研究指标。但腰穿脑脊液压力值所直接反映的是脊髓蛛网膜下腔脑脊液的压力,并非视神经蛛网膜下腔脑脊液压力。那么,正常眼压青光眼患者的视神经蛛网膜下腔脑脊液压力真的减小了吗?

根据物理学泊松理论,视神经鞘膜作为一个弹性组织,当其内部的脑脊液压力增大的时候,会对视神经鞘膜本身形成周向压力,造成视神经鞘膜弹性扩张。于是,iCOP 研究组进一步提出假说,认为视神经蛛网膜下腔脑脊液宽度可以作为视神经蛛网膜下腔脑脊液压力的相应指标,正常眼压青光眼患者视神经蛛网膜下腔脑脊液压力较低,因此视神经蛛网膜下腔脑脊液宽度窄于正常人及高眼压青光眼患者。

基于该假说,iCOP 研究组王宁利及解晓斌、杨迪亚等[27]从临床收集了 21 名正常眼压青光眼患者和 18 名高眼压性青光眼患者以及 21 名正常对照志愿者。利用 3.0T 磁共振对视神经蛛网膜下腔脑脊液进行成像。发现正常眼压青光眼患者视神经蛛网膜下腔脑脊液宽度的确小于正常对照组和高眼压青光眼患者,差异具有统计学意义。说明正常眼压青光眼患者的球后视神经蛛网膜下腔脑脊液压力的确减低了,更进一步证明了我们最初的假说。

在该研究基础上,iCOP 课题组又进一步深入研究脑脊液压力与人体测量参数以及视神经蛛网膜下腔宽度之间的关系,通过多元回归计算得到无创颅内压测量方程[28],并将该无创颅内压测量方法在北京眼病研究、邯郸眼病研究及印度中部眼病研究等三大眼病研究人群中得到验证[29,30]。从大规模人群样本中发现原发性开角型青光眼与眼压与颅内压直接的跨筛板压力梯度相关,而非眼压。

基于上述研究,iCOP 课题组认为:眼颅压力之间的跨筛板压力梯度差可能是导致原发性开角型青光眼视神经损害的主要原因。对于正常眼压青光眼患者,以及高眼压症患者,既往根据眼压这一表象进行分类判断的方法,无法解释其发病原因,而跨筛板压力梯度可能是解释上述临床问题的重要依据。

然而,上述研究仅表明正常眼压青光眼患者存在脑脊液压力偏低的现象,并不能说明脑脊液压力降低可以导致青光眼性视神经损害。因此,唯有通过动物实验降低颅内压,观察实验动物是否出现青光眼性视神经损害,如此才能阐明眼颅压力梯度增大与青光眼视神经损害间是否存在因果关系。

北京同仁医院 iCOP 研究组杨迪亚等[31],利用脑脊液分流的方法对猕猴进行腰池 - 腹腔脑脊液分流手术,建立猕猴低颅压动物模型。通过脑脊液分离降低猕猴颅内脑脊液压力,增加猕猴眼压与视神经蛛网膜下腔脑脊液压力之间的跨筛板压力梯度差。研究证实,通过单纯的慢性颅内压降低增大跨筛板压力差可以导致青光眼性视神经损害:猕猴在经历 6~14 个月的持续低颅压和跨筛板压力差增大的状态后,其视网膜神经纤维层厚度显著降低,出现弥漫性的神经纤维层缺损和视杯增大的现象。其中 2 例猕猴出现视网膜神经纤维层厚度的整体下降，其 RNFLT 丢失率约为 13.7% 和 27.3%，且该 2 例猕猴在 OCT 视盘扫描中均出现了盘沿高度和筛板前组织的明显丢失和 Bruch 膜终点到盘沿最短距离的减小。1 例猕猴右眼视盘颞下方出现了视盘出血，在随后的随访中，虽然整体 RNFLT 未见明显改变，但象限区域 RNFLT 分析发现其视盘出血相应处 RNFLT 显著下降。

该研究通过动物实验的方法对跨筛板压力差增大与青光眼视神经损害进行了因果关系的验证，说明眼压并非导致青光眼损害的唯一因素，而眼压与颅内压之间跨筛板压力差的增大才是导致青光眼视神经损害的主要因素。

结合该动物实验研究及前述临床研究结果，iCOP 研究组在国际上首次提出：不同成因的跨筛板压力梯度差的增大是导致青光眼视神经损害的主要因素。从目前的研究结果来看，既往所谓正常眼压青光眼及高眼压症的分类是不存在的，原发性开角型青光眼就是一种由于各种原因导致眼压与颅内压之间跨筛板压力梯度差增大而发生特征性视神经损害的神经变性性疾病。机械力学因素以及血液流变学因素均有可能参与到跨筛板压力梯度增大后的病理损害过程中。这是第一次将原发性开角型青光眼发病机制由多元论归集为一元论，是在整合医学思想下的关于原发性开角型青光眼的再认识，并将改变原发性开角型青光眼的临床实践。

五、青光眼与全身整体——"整合"理念下重看青光眼

中枢神经系统变性性疾病如阿尔兹海默病、帕金森病、亨廷顿病、肌萎缩侧索硬化症等，其基本病理变化与青光眼性视神经病变相似，均表现为轴浆流运输障碍、跨突触变性，以及轴索和神经元细胞慢性进行性变性，最终走向神经元细胞的凋亡。其中，阿尔兹海默病与青光眼最为相似。

Yoneda 等[32]发现，与对照组患者相比，青光眼及糖尿病视网膜病变患者玻璃体中 β-amyloid（1-42）水平显著降低，Tau 蛋白水平显著增高，这与阿尔兹海默病患者脑脊液中这两种特征性蛋白的变化一致[32,33]；Gupta 等[34]在人类青光眼视网膜中也发现 Tau 蛋白的异常变化，说明青光眼与阿尔兹海默病可能有共同的病理机制参与到各自神经退行性变的过程中。McKinnon 等[35]在大鼠慢性高眼压模型的研究中检测到，RGC 细胞中 Caspase-3 活化，而 Caspase-3 可以裂解淀粉样物质前体蛋白（APP）产生神经毒性片段如 β-amyloid 等，说明青光眼 RGC 死亡可能在分子水平上与阿尔兹海默病相似，均有 β-amyloid 神经毒性作用的参与。Guo 等[36]在 2007 年发表于 PNAS 的文章证明，针对 β-amyloid 形成及聚集过程中的多个靶点进行综合治疗，可以在体内有效减少青光眼 RGC 凋亡，说明针对阿尔兹海默病特征性蛋白合成通路的干预策略可能同时适合于青光眼的治疗。

除了青光眼可能出现阿尔兹海默病特征性蛋白及分子水平改变的研究证据外，也有研究数据证据显示：阿尔兹海默病患者有视神经萎缩及 RGC 丢失的表现[37,38]。此外，更有研究数据显示阿尔兹海默病患者中原发性开角型青光眼患病率显著增高[39]。Bayer 等[40,41]在一项基于德国 4 个养老院的调查中发现，阿尔兹海默病患者中青光眼的发病率为 25.9%，显著高于对照组 5.2% 的发病率；在另一项病例回顾性资料中还发现，阿尔兹海默病患者中青光眼发病率为 24.5%，帕金森病患者中青光眼发病率为 23.7%，说明青光眼发病率在这两种疾病中均有显著升高。在亚洲，Tamura 等[39]发现日本阿尔兹海默病患者中青光眼的发病

率为23.8%,显著高于对照组9.9%的发病率,并且所有患有青光眼的阿尔兹海默病患者均为正常眼压性青光眼,其眼压值与未患有青光眼的阿尔兹海默病患者没有差别。我国学者卢艳等[42]在早期阿尔兹海默病患者中发现,其视网膜神经纤维层厚度与对照组相比显著降低,说明阿尔兹海默病患者在早期即发生了视网膜神经纤维的变性。

尽管越来越多的证据表明青光眼与阿尔兹海默病相关,但仍然无法肯定两者之间是一种疾病引起了另一种疾病的发生还是两种疾病均由同一危险因素所导致。Tamura等研究发现患有青光眼的阿尔兹海默病患者其载脂蛋白 $E(APOE)\varepsilon4$ 等位基因与未患青光眼的阿尔兹海默氏患者相比没有差别,提示 $APOE\varepsilon4$ 可能并非两者共同的危险因素。近来,更有研究提示幽门螺杆菌感染可能是两者共同的危险因素[43]。此外,Kessing等[44]在丹麦进行全国性病例调查发现原发性开角型青光眼患者中阿尔兹海默病患者数量与对照组相比没有差异,说明开角型青光眼并非导致阿尔兹海默病患病率提高的危险因素。

然而,基于iCOP研究关于青光眼与脑脊液压力相关关系研究的深入[23-31],认为阿尔兹海默病患者脑萎缩后颅压处于偏低状态,提示低颅压可能与阿尔兹海默病患者发生青光眼视神经损害密切相关。

小　结

从上述所介绍内容来看,青光眼是一个与全身整体有关的疾病。真正由于眼压本身增高而导致的青光眼视神经损害仅占全部原发性开角型青光眼患者的17%左右,而对于83%的原发性开角型青光眼患者,其病因并非眼压。如果一味地盯着眼压看,必然出现如"正常眼压青光眼"以及"高眼压症"等分类,这是认识论和方法论上的局限性所造成的。

在整合医学的思维体系下,我们逐渐认识到:原发性开角型青光眼中80%以上都是由于眼部以外的原因造成的,从目前来看,颅内压是主要的因素之一,随着研究的深入,可能还会有更多的因素参与其中,譬如全身静脉压力,因为颅内压本身也是受到静脉压力影响的。身高、体重、血压、营养状况,这一系列最为简单的人体参数可能蕴藏着更大的智慧,在调节跨筛板压力梯度差中起到重要的作用。因此,原发性开角型青光眼与心血管系统、消化系统、血液系统、神经系统等均有关系,是全身病在眼部的表现。

原发性开角型青光眼,表象在眼,因在全身。需要在整合角度从局部小器官整合到大机体中,将微观的证据放在宏观思维中考证,是在了解细节的基础上的整合,是认识论和方法论上的飞跃。

(王宁利　杨迪亚　iCOP研究组)

参考文献

1. Weinreb RN, Aung T, Medeiros FA. The Pathophysiology and Treatment of Glaucoma: a Review. JAMA. 2014 May 14;311(18):1901-1911.

2. Liang YB, Friedman DS, Zhou Q, et al. Prevalence of primary open angle glaucoma in a rural adult Chinese population: the Handan eye study. Invest Ophthalmol Vis Sci. 2011;52(11):8250-8257.

3. Wang NL, Friedman DS, Zhou Q, et al. A population-based assessment of 24-hour intraocular pressure among subjects with primary open-angle glaucoma: the handan eye study. *Invest Ophthalmol Vis Sci* 2011,52(11):7817-

7821.

4. Kass MA, Heuer DK, Higginbotham EJ, et al. The Ocular Hypertension Treatment Study: a randomized trial determines that topical ocular hypotensive medication delays or prevents the onset of primary open-angle glaucoma. *Arch Ophthalmol* 2002, 120 (6): 701-713; discussion 829-830.

5. Schlamp CL, Li Y, Dietz JA, , et al., Progressive ganglion cell loss and optic nerve degeneration in DBA/2J mice is variable and asymmetric. BMC Neurosci, 2006. 7: 66.

6. Crish SD1, Sappington RM, Inman DM, et al., Distal axonopathy with structural persistence in glaucomatous neurodegeneration. Proceedings of the National Academy of Sciences, 2010. 107 (11): 5196-5201.

7. Swanson WH, Felius J, Pan F, Perimetric defects and ganglion cell damage: interpreting linear relations using a two-stage neural model. Invest Ophthalmol Vis Sci, 2004. 45 (2): 466-472.

8. Su JH, Deng D, Cotman CW, Transneuronal degeneration in the spread of Alzheimer's disease pathology: immunohistochemical evidence for the transmission of tau hyperphosphorylation. Neurobiol Dis, 1997. 4 (5): 365-375.

9. Crawford ML1, Harwerth RS, Smith EL 3rd, et al., Glaucoma in primates: cytochrome oxidase reactivity in parvo- and magnocellular pathways. Invest Ophthalmol Vis Sci, 2000. 41 (7): 1791-1802.

10. Weber AJ, Chen H, Hubbard WC, et al., Experimental glaucoma and cell size, density, and number in the primate lateral geniculate nucleus. Invest Ophthalmol Vis Sci, 2000. 41 (6): 1370-1379.

11. Yücel YH, Zhang Q, Weinreb RN, et al., Atrophy of relay neurons in magno-and parvocellular layers in the lateral geniculate nucleus in experimental glaucoma. Invest Ophthalmol Vis Sci, 2001. 42 (13): p. 3216-3222.

12. Yücel YH, Zhang Q, Gupta N, et al., Loss of neurons in magnocellular and parvocellular layers of the lateral geniculate nucleus in glaucoma. Arch Ophthalmol, 2000. 118 (3): 378-384.

13. Yücel YH, Zhang Q, Weinreb RN, et al., Effects of retinal ganglion cell loss on magno-, parvo-, koniocellular pathways in the lateral geniculate nucleus and visual cortex in glaucoma. Prog Retin Eye Res, 2003. 22 (4): 465-481.

14. Gupta N, Ly T, Zhang Q, et al., Chronic ocular hypertension induces dendrite pathology in the lateral geniculate nucleus of the brain. Exp Eye Res, 2007. 84 (1): 176-184.

15. Zhang S, Wang H, Lu Q, et al., Detection of early neuron degeneration and accompanying glial responses in the visual pathway in a rat model of acute intraocular hypertension. Brain Res, 2009. 1303: 131-143.

16. Gupta N, Ang LC, Noël de Tilly L, et al., Human glaucoma and neural degeneration in intracranial optic nerve, lateral geniculate nucleus, and visual cortex. Br J Ophthalmol, 2006. 90 (6): 674-678.

17. Gupta N, Greenberg G, de Tilly LN, et al., Atrophy of the lateral geniculate nucleus in human glaucoma detected by magnetic resonance imaging. Br J Ophthalmol, 2009. 93 (1): 56-60.

18. Duncan RO, Sample PA, Weinreb RN, et al., Retinotopic organization of primary visual cortex in glaucoma: Comparing fMRI measurements of cortical function with visual field loss. Prog Retin Eye Res, 2007. 26 (1): 38-56.

19. Qing G, Zhang S, Wang B, et al., Functional MRI signal changes in primary visual cortex corresponding to the central normal visual field of patients with primary open-angle glaucoma. Invest Ophthalmol Vis Sci, 2010. 51 (9): 4627-4634.

20. Chiquet C, Drouyer E, Woldemussie E, et al., Consequences of glaucoma on circadian and central visual systems. J Fr Ophtalmol, 2006. 29 (7): 847-851.

21. Wang HZ, Lu QJ, Wang NL, et al., Loss of melanopsin-containing retinal ganglion cells in a rat glaucoma model. Chin Med J (Engl), 2008. 121 (11): 1015-1019.

22. 王怀洲, 洪洁, 王宁利. 急性高眼压对大鼠包含黑视素的视网膜神经节细胞的影响. 眼科研究 2009. 27: 558-562.

23. Ren R, Jonas JB, Tian G, et al., Cerebrospinal fluid pressure in glaucoma: a prospective study. Ophthalmology,

2010. 117(2):259-266.

24. Ren R, Zhang X, Wang N, et al., Cerebrospinal fluid pressure in ocular hypertension. Acta Ophthalmol, 2011. 89(2):e142-8.

25. Berdahl JP, Allingham RR, Johnson DH. Cerebrospinal fluid pressure is decreased in primary open-angle glaucoma. Ophthalmology, 2008. 115(5):763-768.

26. Berdahl JP, Fautsch MP, Stinnett SS, et al., Intracranial pressure in primary open angle glaucoma, normal tension glaucoma, and ocular hypertension: a case-control study. Invest Ophthalmol Vis Sci, 2008. 49(12): 5412-5418.

27. Wang N, Xie X, Yang D, et al. Orbital Cerebrospinal Fluid Space in Glaucoma: The Beijing iCOP Study. Ophthalmology. 2012;119(10):2065-2073.

28. Xie X, Zhang X, Fu J, et al. Noninvasive intracranial pressure estimation by orbital subarachnoid space measurement: the Beijing Intracranial and Intraocular Pressure (iCOP) study. Critical Care, 2013, 17(4):R162.

29. Jonas JB, Wang N, Wang YX, You QS, Xie X, Yang D, Xu L. Body height, estimated cerebrospinal fluid pressure and open-angle glaucoma. The Beijing eye study 2011. PLoS One. 2014 Jan.29;9(1):e86678.

30. Jonas JB, Nangia V, Wang N, et al. Trans-lamina cribrosa pressure difference and open-angle glaucoma. The central India eye and medical study. PloS one 2013;8:e82284.

31. Yang D, Fu J, Hou R, et al. Optic neuropathy induced by experimentally reduced cerebrospinal fluid pressure in monkeys. Invest Ophthalmol Vis Sci 2014;55:3067-3073.

32. Yoneda S, Hara H, Hirata A, et al., Vitreous fluid levels of beta-amyloid((1-42)) and tau in patients with retinal diseases. Jpn J Ophthalmol, 2005. 49(2):106-108.

33. Engelborghs S, De Vreese K, Van de Casteele T, et al. Diagnostic performance of a CSF-biomarker panel in autopsy-confirmed dementia. Neurobiol Aging, 2008. 29(8):1143-1159.

34. Gupta N, Fong J, Ang LC, et al., Retinal tau pathology in human glaucomas. Can J Ophthalmol, 2008. 43(1):53-60.

35. McKinnon SJ, Lehman DM, Kerrigan-Baumrind LA, et al., Caspase activation and amyloid precursor protein cleavage in rat ocular hypertension. Invest Ophthalmol Vis Sci, 2002. 43(4):1077-87.

36. Guo L, Salt TE, Luong V, et al., Targeting amyloid-beta in glaucoma treatment. Proc Natl Acad Sci U S A, 2007. 104(33):13444-13449.

37. Hinton DR, Sadun AA, Blanks JC, et al., Optic-nerve degeneration in Alzheimer's disease. N Engl J Med, 1986. 315(8):485-487.

38. Blanks JC, Hinton DR, Sadun AA, et al., Retinal ganglion cell degeneration in Alzheimer's disease. Brain Res, 1989. 501:364-372.

39. Tamura H, Kawakami H, Kanamoto T, et al., High frequency of open-angle glaucoma in Japanese patients with Alzheimer's disease. Journal of the Neurological Sciences, 2006. 246(1-2):79-83.

40. Bayer AU, Keller ON, Ferrari F, et al., Association of glaucoma with neurodegenerative diseases with apoptotic cell death: Alzheimer's disease and Parkinson's disease. Am J Ophthalmol, 2002. 133(1):135-137.

41. Bayer AU, Ferrari F, Erb C. High Occurrence Rate of Glaucoma among Patients with Alzheimer's Disease. Eur Neurol 2002. 47:165-168.

42. Lu Y, Li Z, Zhang X, et al., Retinal nerve fiber layer structure abnormalities in early Alzheimer's disease: Evidence in optical coherence tomography. Neuroscience Letters, 2010. 480:69-72.

43. Kountouras J, Zavos C, Gavalas E, et al., Normal-tension glaucoma and Alzheimer's disease: Helicobacter pylori as a possible common underlying risk factor. Med Hypotheses, 2007. 68(1):228-229.

44. Kessing LV, Lopez AG, Andersen PK, et al., No Increased Risk of Developing Alzheimer Disease in Patients With Glaucoma. J Glaucoma, 2007. 16(1):47-51.

第二节 颅眼压力相关性疾病

导 读

　　位于封闭的眼球内的视网膜神经节细胞汇聚成视神经,从筛板穿出眼球,视神经包围在与大脑脑脊液系统沟通的三层脑膜组织内,投射到外侧膝状体——这是我们所熟知的视路解剖知识,所有眼科、神经科、头颈外科医师都耳熟能详,但是一直以来,大家分管着自己小专科范畴的疾病,往更尖端却更狭窄的方向研究,却忽视了潜藏在解剖基础之下的整合的必要性。本文基于解剖学基础,以整合眼科学的思维模式系统分析,以两封闭腔室的压力相关性为主导方向,提出了"颅眼压力相关性疾病"的全新概念,介绍了主要的颅眼压力相关性疾病的流行病学特征,论述了眼颅压力增大(眼内压 > 颅内压)和颅眼压力增大(颅内压 > 眼内压)所致的视神经损害的临床特征、研究现状,列举了如 Terson 综合征、硅油眼、高度近视等导致颅眼沟通性疾病的可能机制。希望以本文为例,使读者学会从整合眼科学的角度思考眼病,打破科室间的桎梏,使得那些"其症在眼"的疾病得到更全面的认识。

一、颅眼压力相关性疾病——解剖学基础下的整合理念

　　人体的视神经组织分别处于眼内腔和颅内腔两个单独封闭的压力腔内。由于颅骨骨壁坚硬,不可扩张,颅腔内压强的变化对神经组织所造成的各种应力及剪切力等均可对神经组织造成不同程度的损害;同时,眼球亦属于封闭的球体,可扩张度极小,眼内压力的变化对眼球内各种组织也会造成不同程度的损害。

　　视神经是由眼内的神经节细胞轴突在视盘处汇聚而成,穿过眼球壁进入位于眶内的视神经蛛网膜下腔,并一直延续到颅内。由于眼内压与颅内压之间本身存在一定的压力梯度(约 5~11mmHg),当眼内压或者颅内压任何一方发生变化时,均会造成视神经所处的两个压力腔之间压力梯度的改变,产生剪切力,导致视神经损害的发生。因此,任何原因造成的颅压或眼压的变化均可能造成压力相关性视神经病变。

　　同时,眼内腔与颅内腔也不仅是两个相对封闭的空间,在某些特定情况下还是会发生彼此之间的沟通,导致眼内腔和颅内腔之间发生物质交换和流动,产生各种罕见的临床症状和体征。然而,无论两个腔体之间发生怎样的沟通,若产生物质交换和流动,压力差亦是其必要条件。

　　因此,在眼内腔与颅内腔特殊的解剖构型基础上,眼内压与颅内压之间的压力梯度变化必然会带来一系列与之相关的病症,发生颅眼压力相关性视神经损害或颅眼沟通性疾病,在此,我们统称为"颅眼压力相关性疾病"。

二、颅眼压力相关性疾病的流行病学现状

　　绝大多数神经内外科疾病均可造成颅内压力的升高,如颅内占位性病变、颅内感染性疾病、颅脑损伤、脑缺氧、中毒、内分泌功能紊乱等等;其中,颅脑肿瘤是十大常见致死性肿瘤之

一,其患病率为 130.8/10 万人,估计我国约有 200 万脑肿瘤患者群体;同时,随着高速交通工具的普遍使用,建筑业的高度发展,创伤性颅脑损伤发病率已经成为导致年轻人死亡和致残的重要原因之一(发病率:250/10 万人 / 年),据统计,严重颅脑损伤患者中,约 40% 伴有难以控制的颅内压增高,造成患者终身的残疾甚至死亡。

除继发性原因外,还存在许多特发性颅内压增高患者,特发性颅高压患者在普通人群中患病率约为 1.56/10 万人,在肥胖女性中其患病率高达 85.7/10 万人;随着社会经济水平的高速发展,我国肥胖人口不断增多,预计特发性颅高压的患病率在未来将呈爆发性增长。

除了颅内压增高的疾病外,许多神经系统疾病也可能同时伴有颅内压的下降,如阿尔兹海默病、特发性低颅压综合征等。以阿尔兹海默病为例,我国 65 岁以上老年人患病率为 3%~7%,我国目前约有阿尔兹海默病患者 600 多万,预计 2050 年将超过 2000 万。颅内压力的改变均会对患者造成不同程度的视神经损害,导致视力下降甚至失明,许多患者甚至首先因为发现视力下降而去医院就诊,被最终诊断为颅内压增高或者降低。

除了颅内压高低变化可以造成颅眼压力相关性视神经损害外,眼内压力的改变也会导致视神经损害的发生,其中最直接的就是青光眼。流行病学资料显示,原发性闭角型青光眼在中国人群患病率为 0.5%,原发性开角型青光眼在中国人群中的患病率为 1.0%。随着人口的老龄化,预计到 2020 年,全球青光眼患者将增至 7964 万,1120 万人可能因青光眼发展为双眼盲。

除原发性青光眼外,许多继发因素亦会导致眼压增高,如外伤、糖皮质激素的使用、色素播散性青光眼等,该部分继发性青光眼患者在亚洲人群中占开角型青光眼患者总数的 18%。此外,随着内眼手术的发展和手术量的提高,越来越多患者术后发生低眼压综合征,这也同样会导致视神经所处的压力梯度环境变化而发生视神经损伤。

据不完全统计,由于压力梯度变化所导致的视神经损伤中,盲的发生率为 10%。因此,按照目前中国 14 亿人口计算,我国约有 3000 万人口受到颅眼压力相关性视神经损害的威胁,其中 300 万人因此而致盲,占中国盲人总数的 50%。更为可怕的是,由于颅压眼压压力梯度变化而导致的视神经损害是不可逆性的,一旦发生,则永久无法恢复视力。因此加强对于压力梯度所致的视神经损伤的预防和早期干预,降低压力梯度所致视神经损伤盲的发病率,改善患者的生活质量,降低社会的经济负担成为当前重要课题。

三、颅眼压力相关性视神经损害

(一)眼颅压力梯度增大性视神经损害(眼内压 > 颅内压)

一般情况下,眼内压与颅内压之间本身存在一定的压力梯度(约 5~11mmHg),当眼内压升高或者颅内压降低时,会造成视神经所处的两个压力腔之间压力梯度增大,产生剪切力,导致视神经损害的发生。

北京同仁医院 iCOP 研究通过对既往临床高眼压性青光眼患者、正常眼压性青光眼患者及高眼压症患者的前瞻性临床观察研究发现:眼内压与颅内压之间压力梯度的增大是发生青光眼视神经损害的主要原因。所谓正常眼压青光眼患者颅内压偏低,导致眼压与颅内压之间跨筛板压力差增大而发生视神经损害;而高眼压症患者颅内压偏高,导致眼压与颅内压之间跨筛板压力差并未增大,从而避免了高眼压可能带来的视神经损害。

同时,该研究组建立无创颅内压测量方法,通过对北京眼病研究、邯郸眼病研究及印度中部眼病研究等三项流行病学调查中的大规模自然人群样本进行验证性研究发现：视网膜神经纤维层厚度与眼颅压力梯度呈负相关，原发性开角型青光眼主要与眼颅压力梯度相关。

随后，为了进一步证明眼颅压力梯度与青光眼视神经损害之间的因果关系，该研究组又进行了猕猴低颅压研究，利用脑脊液分流的方法对猕猴进行腰池-腹腔脑脊液分流手术，建立猕猴低颅压动物模型。通过脑脊液分离降低猕猴颅内脑脊液压力，增加猕猴眼压与视神经蛛网膜下腔脑脊液压力之间的眼颅压力梯度差。研究证实，通过单纯的慢性颅内压降低增大眼颅压力差可以导致青光眼性视神经损害：猕猴在经历6~14个月的持续低颅压和眼颅压力差增大的状态后，其视网膜神经纤维层厚度显著降低，出现弥漫性的神经纤维层缺损和视杯增大的现象。

至此，该研究小组在国际上第一次建立了眼颅压力梯度差致视神经损害的学说，解决了长期依靠眼压理论和机械压力学说所不能回答的青光眼的临床问题，将原发性开角型青光眼视神经损害的多元学说归集为跨筛板压力差损害的一元学说。被国际眼科界评为改变青光眼临床实践的"里程碑"式的发现和贡献。

（二）颅眼压力梯度增大性视神经损害（颅内压＞眼内压）

然而，眼颅压力梯度增大并不是发生压力相关性视神经损害的唯一方式。颅内压也可能超过眼内压而发生颅眼压力梯度增大性视神经损害。

颅内高压症是导致发生颅眼压力梯度增大性视神经损害的主要原因。许多神经内科、神经外科和非神经系统障碍性疾病，最终都可能以颅内高压症为主要的表现。许多颅内高压症的患者，尤其是特发性高颅压患者，往往缺乏全身表现，而首先表现为眼部症状，出现一过性黑矇、复视、渐进性视力减退甚至失明。眼底检查可见视盘水肿，眼底静脉迂曲、扩张、出血。

低眼压综合征是导致发生颅眼压力梯度增大性视神经损害的另一主要原因。随着目前内眼手术的普遍开展，眼科术后低眼压的情况越来越普遍。由于眼腔内压力低于颅腔内压力，导致视网膜静脉回流受阻，而发生黄斑水肿、视盘水肿、神经纤维层增厚、眼底静脉迂曲扩张等一系列临床体征，严重时可损害患者视功能。

近年来，随着航天事业的蓬勃发展，人类在太空零重力条件下生活时间越来越长。美国国家宇航局NASA在关于宇航员视觉的最新研究中发现：经历长期低重力太空飞行的宇航员会发生远视性屈光漂移、黄斑水肿、视盘水肿、脉络膜皱褶等并发症。认为这些临床体征的出现可能与长期太空生活，颅内压增高相关，是颅眼压力梯度增大而导致的宇航员视觉及视神经损害。

从上述内容可以看出，眼颅压力梯度增大性视神经损害与颅眼压力梯度增大性视神经损害所导致的临床体征截然相反，具体表现在视盘的后凹与隆起、神经纤维层的变薄与增厚等方面。解除增大的压力梯度是治疗这两类疾病的共同手段，单独进行眼内压或颅内压的调节可能并不能达到良好的临床效果，而压力梯度的整体调节可能是未来临床治疗的方向。

四、颅眼沟通性疾病

除发生颅眼压力相关性视神经损害外，在某些特定情况下，眼内腔与颅内腔之间可能会产生彼此之间的沟通，而出现较为罕见的临床症状和体征，在此归集为颅眼沟通性疾病。如：Terson综合征、硅油眼、高度近视、视盘小凹、牵牛花综合征、视盘玻璃疣、先天性视盘缺损等。

Terson综合征主要是继发于颅内视网膜下腔出血后的玻璃体腔内出血，可导致患者出现严重视力障碍。究其玻璃体腔内出血的原因，最直接的可能就是颅内蛛网膜下腔的血液沿着视神经蛛网膜下腔到达眼球后，通过筛板而扩散进入眼内玻璃体腔；还有一种可能就是颅内压力增高后导致视网膜静脉回流受阻而发生的玻璃体腔内视网膜静脉出血。

部分玻璃体切除手术后玻璃体腔内填充硅油的患者，可能发生硅油小滴进入视神经蛛网膜下腔的情况，此种情况多考虑为眼内压偏高导致硅油顺筛孔被挤压进入视神经蛛网膜下腔内，产生了颅眼沟通的情况。

部分高度近视患者视盘周边出现大片萎缩弧，并且可能在视盘或视盘旁发生葡萄肿，使眼内物质突破玻璃体腔进入视神经蛛网膜下腔，导致视神经蛛网膜下腔与眼内完全沟通，发生玻璃体与脑脊液的混杂交换。

上述颅眼沟通性疾病在临床并不多见，但究其原因多与眼内腔与颅内腔之间比邻的解剖结构以及压力梯度条件相关，因此也可并入眼颅压力相关性疾病中来。

小　结

一直以来，无论是眼压所致的视神经损害还是颅内压所致的视神经损害，均分属于眼科或神经内外科分别进行诊治。由于职能科室的划分，神经内外科和眼科分属于不同的科室，彼此在专业上存在鸿沟，仅注重于本学科疾病的诊断和治疗，往往忽视了学科交叉性疾病，难以从对方专业角度考虑对患者的诊断和治疗，忽略了眼压与颅内压之间的压力梯度在视神经损害中所起的作用。尤其对于同时存在眼压和颅内压问题的患者来说，单纯从一个科室的角度解决单一问题并不能够从根本上解决问题，挽救患者的视力，这也是造成目前颅眼压力相关性疾病诊断和治疗困难的重要原因。

因此，对于上述疾病，其症在眼，但属于全身系统性疾病范畴，从整合医学角度将这类疾病归集在一起，建立颅眼压力相关性疾病学科，对这类疾病进行诊断、治疗及进一步研究，可能是深入认识这一类病的方向。

（杨迪亚　王宁利　iCOP研究组）

参考文献

1. Liang, Y B, Friedman DS, Wang NL, et al. "Prevalence of primary open angle glaucoma in a rural adult Chinese population: the Handan eye study." Invest Ophthalmol Vis Sci. 2011;52(11):8250-8257.

2. Wang NL, Friedman SD, Zhou Q, et al. "A population-based assessment of 24-hour intraocular pressure among subjects with primary open-angle glaucoma: the handan eye study." Invest Ophthalmol Vis Sci. 2011;52(11):7817-7821.

3. Ren R, Wang N, Li B, et al. "Lamina cribrosa and peripapillary sclera histomorphometry in normal and advanced glaucomatous Chinese eyes with various axial length." Invest Ophthalmol Vis Sci. 2009;50(5):2175-2184.

4. Ren, R., J. B. Jonas, et al. "Cerebrospinal fluid pressure in glaucoma: a prospective study." Ophthalmology. 2010;117(2):259-266.

5. Ren, R., B. Li, et al. "Central corneal thickness, lamina cribrosa and peripapillary scleral histomorphometry in

non-glaucomatous chinese eyes." Graefes Arch Clin Exp Ophthalmol. 2010;248:1579-1585.

6. Ren,R.,N. Wang,et al. "Trans-lamina cribrosa pressure difference correlated with neuroretinal rim area in glaucoma." Graefes Arch Clin Exp Ophthalmol. 2011;249(7):1057-1063.

7. Ren,R.,X. Zhang,et al. "Cerebrospinal fluid pressure in ocular hypertension." Acta Ophthalmol. 2011;89(2): e142-148.

8. Ren,R.,N. Wang,et al. "Cerebrospinal fluid pressure correlated with body mass index." Graefes Arch Clin Exp Ophthalmol. 2012;250(3):445-446.

9. Jonas,J. B. and N. Wang. "Association between arterial blood pressure,cerebrospinal fluid pressure and intraocular pressure in the pathophysiology of optic nerve head diseases." Clin Experiment Ophthalmol. 2012 May-Jun;40(4):233-234.

10. NL Wang. And DY Yang. "Clinical Forms of Glaucoma:ON sheath diameter in NTG." International Glaucoma Review,IGR 13-2;Editor's Selection. 2011.

11. NL Wang,XB Xie,DY Yang,et al. "Orbital Cerebrospinal Fluid Space in Glaucoma:The Beijing iCOP Study". Ophthalmology. 2012;119(10):2065-2073.

12. Zheng zhang,Diya Yang,Ningli Wang,et al (2012). Reproducibility of Macular,Retinal Nerve Fiber Layer and Optic Nerve Head Measurements by Optical Coherence Tomography in Rhesus Monkeys:The Beijing Intracranial and Intraocular Pressure (iCOP) Study. Invest. Ophthalmol. Vis. Sci. 2012. 53,4505-4509.

13. Li Z,Yang Y,Lu Y,Liu D,Xu E,Jia J,Yang D,Zhang X,Yang H,Ma D,Wang N. Intraocular pressure vs intracranial pressure in disease conditions:A prospective cohort study (Beijing iCOP study). BMC Neurol. 2012;12:66.

14. Jonas JB,Wang N,Yang D. Retinal Vein Pulsation is in Phase with Intracranial Pressure and not Intraocular Pressure. Invest Ophthalmol Vis Sci. 2012;53(10):6045.

15. Wang N,Yang DY,Jonas J B. Low Cerebrospinal Fluid Pressure in the Pathogenesis of Primary Open-Angle Glaucoma:Epiphenomenon or Causal Relationship? The Beijing Intracranial and Intraocular Pressure (iCOP) Study. Journal of glaucoma,2013,22:S11-S12.

16. Jonas JB,Yang D,Wang N. Intracranial pressure and glaucoma. J Glaucoma. 2013;22(5):S13-4.

17. Zhang Z,Wang X,Jonas J B,et al. Valsalva manoeuver,intra-ocular pressure,cerebrospinal fluid pressure, optic disc topography:Beijing intracranial and intra-ocular pressure study. Acta ophthalmologica,2014 Sep;92 (6):e475-80.

18. Xie X,Zhang X,Fu J,et al. Noninvasive intracranial pressure estimation by orbital subarachnoid space measurement:the Beijing Intracranial and Intraocular Pressure (iCOP) study. Critical Care,2013,17(4):R162.

19. Li Z,Yang DY,Lu Y,Liu DC,Jia JP,Jonas JB,Wang NL. Intracranial hypotension and co-existent normal-pressure glaucoma:the Beijing intracranial and intraocular pressure study. Chin Med J (Engl). 2013;126(8): 1588-9.

20. Jonas JB,Wang N,Wang YX,You QS,Xie X,Yang D,Xu L. Body height,estimated cerebrospinal fluid pressure and open-angle glaucoma. The Beijing eye study 2011. PLoS One. 2014;29;9(1):e86678.

21. Jonas JB,Wang N,Wang YX,You QS,Yang D,Xie X,Wei WB,Xu L. Subfoveal Choroidal Thickness and Cerebrospinal Fluid Pressure. The Beijing Eye Study 2011. Invest Ophthalmol Vis Sci. 2014 Mar 4;55(3): 1292-8.

22. Jonas JB,Nangia V,Wang N,et al. Trans-lamina cribrosa pressure difference and open-angle glaucoma. The central India eye and medical study. PLoS One. 2013 Dec 6;8(12):e82284.

23. Yang D,Fu J,Hou R,et al. Optic neuropathy induced by experimentally reduced cerebrospinal fluid pressure in monkeys. Invest Ophthalmol Vis Sci. 2014,15;55(5):3067-3073.

24. Jonas JB,Wang N,Xu J,et al. Diabetic retinopathy and estimated cerebrospinal fluid pressure. The beijing eye study 2011. 2014;9(5):e96273.

25. Jonas JB, Wang N, Wang S, et al. Retinal Vessel Diameter and Estimated Cerebrospinal Fluid Pressure in Arterial Hypertension: The Beijing Eye Study. Am J Hypertens. 2014 Sep; 27(9): 1170-8.

26. Liu K, Wang N, Peng X, et al. Long-term effect of laser-induced ocular hypertension on the cone electroretinogram and central macular thickness in monkeys. Photomed Laser Surg. 2014; 32(7): 371-8.

27. Jonas JB, Wang N, Wang YX, et al. Ocular hypertension: general characteristics and estimated cerebrospinal fluid pressure. The Beijing Eye Study 2011. PLoS One. 2014; 9(7): e100533.

28. Wang YX, Jonas JB, Wang N, et al. Intraocular pressure and estimated cerebrospinal fluid pressure. The Beijing eye study 2011. PLoS One. 2014; 9(8): e104267.

29. Kramer L. A., Sargsyan A E, Hasan KM, et al. Orbital and Intracranial Effects of Microgravity: Findings at 3-T MR Imaging. Radiology. 2012; 263(3): 819-827.

30. Mader TH., Gibson CR, Pass AF, et al. Optic Disc Edema, Globe Flattening, Choroidal Folds, and Hyperopic Shifts Observed in Astronauts after Long-duration Space Flight. Ophthalmology 2011; 118(10): 2058-2069.

第三节　特发性颅内压增高与视神经损害

导　读

特发性颅高压对于神经内科医师来讲，是一种再熟悉不过的疾病，它是指以头痛、视盘水肿等颅内压增高的相关症状和体征为主要临床表现，但影像学检查并未发现颅内占位性病变、血管性病变、脑积水或其他相关颅内病变，并且脑脊液成分正常的一组临床综合征。以往特发性颅高压的患者与眼科交集仅在于对视神经形态及视野状况的评价。但随着眼科医师"整合"筛板区视神经于整个视神经通路后，人们逐渐意识到，围绕视神经周围的脑脊液循环也与眼科疾病，如青光眼间存在密切的联系。它可能为研究青光眼提供了一个很好的对照模型。希望通过本文，一方面能够使眼科医师更了解特发性颅高压这个疾病，包括疾病的历史演变、流行病学、发病机制、临床表现、规范的诊断治疗等，同时希望能启发读者从颅脑疾病的角度重新认识眼科疾病。

一、介绍

特发性颅内压增高（idiopathic intracranial hypertension, IIH）又称为假性脑瘤（pseudotumor cerebri, PTC）或良性颅内压增高（benign intracranial hypertension, BIH），是指以头痛、视盘水肿等颅内压增高（intracranial hypertension, ICH）的相关症状和体征为主要临床表现，但影像学检查并未发现颅内占位性病变、血管性病变、脑积水或其他相关颅内病变，并且脑脊液（cerebrospinal fluid, CSF）成分正常的一组临床综合征。好发于育龄期的肥胖女性，但非典型病例亦可发生于男性、儿童、老年人。尽管从首次被详细描述至今已有100多年，但IIH的发病机制仍然不明。百余年来，研究人员提出多种假说，多数围绕脑脊液循环动力学以及脂肪组织的内分泌和代谢展开，但都未能很好解释该病好发于育龄期肥胖女性和未见明显脑室增大的原因。IIH主要症状为头痛、短暂性视物模糊、搏动性耳鸣、视力损害、展神经麻痹所致的复视等，可出现恶心、呕吐、闪光感等非特异性的脑膜刺激症状，亦可出现颈神经根疼痛、球后疼痛、面部疼痛等较少见的症状。临床检查以视盘水肿及由此引起的视野缺损等视力损害为主要表现,视力损害多数较稳定,但亦可渐进性的加重甚至突然加重,严重者可致失明。目前关于本病的各种治疗方法都缺乏大规模的随机对照研究,治疗的主要目的是减低颅内压、缓解头痛等ICH的典型症状以及阻止视力损害。治疗措施主要包括改变生活方式以减轻体重,药物治疗,对于视力损害严重或者进展较快这可采取外科手术治疗以降低颅内压和改善视力,如脑室腹腔分流术(lumboperitoneal shunting,LPS)、腰大池腹腔分流术(ventriculoperitoneal shunting,VPS)、视神经鞘开窗减压术(optic nerve sheath fenestration,ONSF)、颅内静脉窦支架置入术(intracranial venous sinus stenting)等。

二、IIH 的历史演变

IIH 历史上有过多种名称,诊断标准也多次更改。1893 年,Quincke[1]首次详细描述了这一疾病。在其文章中,Quincke 描述了一组以头痛、视盘水肿等ICH 的症状和体征为主要临床表现,CSF 成分正常的病例,并把病因归咎为 CSF 的异常分泌增多。由于并未发现CSF 成分的异常,故 Quincke 将该疾病称之为"浆液性的脑膜炎"。在之后不久的 1904 年,Nonne[2]首次提出了"PTC"这一说法,他描述了一组以 ICH 为特点,但并未发现颅内肿瘤的患者。由于 ICH 主要见于颅内肿瘤患者,因此该组病例在诊断上面临尴尬境地,从而引入"PTC"这一说法。鉴于当时中耳炎高发,他认为该组患者中多例可能存在继发于中耳炎的颅内静脉窦血栓形成,这一观点于 1931 年再次被 Symonds[3]强调,并将该疾病称之为"耳源性的脑积水"。这一时期,由于认识和概念的不统一,文献中出现过"中毒性脑积水"、"高压性脑膜水肿"、"非脑瘤性颅内高压"、"原因未明的脑水肿"、"病因未定的视盘水肿"等多种名称,"但"PTC"仍是这一时期应用较多的一种。随着脑室造影技术的发展,人们对于这一疾病的认识也愈趋明朗。脑室造影显示 IIH 患者的脑室体积正常或减小,从而将其与脑积水区别开来,向其真正的发病机制迈进一步。1937 年,Dandy[4]报道了 22 例"PTC"患者,并首次提出了这一疾病的诊断标准,其标准包括以下 5 个方面:①有 ICH 的症状和体征,如头痛、视盘水肿等;②CSF 压力大于 25cmH$_2$O;③除外展神经麻痹以外,无神经系统定位体征;④ CSF 成分正常;⑤脑室造影并未发现颅内占位性病变,脑室体积正常或减小。1955 年,Foley[5]为强调本病并非由临床过程常呈恶性的"肿瘤"引起,而建议采用"BIH"一词。在这之后,"BIH"成为这一疾病的主流名称。1969 年,Buhcheit 等[6][7]提出"BIH"并不良性,因为如不及时控制 ICH 和相应的视盘水肿,可以造成患者严重的视功能损害甚至失明,为避免"良性"一词造成的忽视和误解,而且基于颅内高压的病因仍不明这一事实,首次提出了 IIH 这一概念。之后的研究也一再证实 IIH 可能会导致严重的视功能损害甚至失明,1989年 Corbett 等[8]建议用 IIH 来描述这一疾病,BIH 逐渐被弃用。随着 CT 技术逐步应用于临床,1985 年,Smith[9]等对 Dandy 1937 年诊断标准进行了修订(修改版的 Dandy 标准),将 CT 引入了 IIH 的诊断标准,主要包括以下几个方面:① ICH 的症状和体征(头痛,恶心,呕吐,短暂性的视物模糊,视盘水肿);②除外展神经麻痹外,无其他神经系统定位体征;③脑脊液压力升高,但无细胞学或化学异常;④影像学检查(主要是指 CT 检查)示脑室体积正常或减小,且双侧对称。鉴于 MRI 和 MRV 的不断发展应用与临床,以及对于 IIH 和引起 ICH 的其他相关疾病认识的不断深入,Friedman 和 Jacobson[10]于 2002 年对修改版的 Dandy 标准进行了重新阐述,强调注意除外颅内静脉窦血栓形成(cerebral venous sinus thrombosis,CVST)等其他引起 ICH 的相关疾病,具体内容将在下文予以阐述。

三、流行病学

根据多个国家的发病率研究估计,IIH 在普通人群中的发病率约为 0.9/100 000;在 15~44 岁年轻女性中的发病率约为 3.5/100 000;在 20~44 岁超过标准体重 20% 以上的年轻肥胖女性中的发病率约为 19.3/100 000,但非典型病例亦可发生于男性、儿童和高龄人群[11]。在青春期前的患者群中,IIH 的发生与肥胖和性别等关系并不大,男女比例大概相等,并没有女性和肥胖人群高发的特点;45 岁以上的人群中 IIH 十分少见[17]。通过以上数据可知 IIH 好发于育龄期的肥胖女性,男女比率约为 1 : 8。随着全球范围内肥胖趋势的蔓延以及对 IIH 认识的不断深入,相信 IIH 的发病率会继续升高。

四、发病机制

自从 1893 年 Quincke 首次详细报道 IIH 一百余年以来,尽管研究人员提出多种假说试图阐明 IIH 的发病机制,但是 IIH 的具体发病机制至今依然未明。任何发病机制都必须能够解释以下几点:①好发于年轻肥胖女性;②影像学检查未见明显脑室增大;③与多种药物的联系,如四环素类、维生素 A 及其衍生物等;④与多种系统性疾病的联系,如多囊卵巢综合征、睡眠呼吸暂停等。其中尤以①、②两点最为关键和重要。

尽管各种理论不断涌现,试图解释 IIH 的发病机制,但都缺乏强有力的证据,而且没有哪种理论能够单独解释清楚 IIH 的发病机制。目前存在的几种理论主要集中在"脑脊液循环动力学障碍、性激素分泌失调、肥胖及脂肪组织的内分泌功能、凝血功能异常"等四个方面。

(一)脑脊液循环动力学障碍

主要包括脑脊液产生过多、脑脊液回流或重吸收障碍、颅内静脉窦压力升高等三个方面。其中脑脊液产生过多这一假说已被大量研究驳倒,在 IIH 患者中并未发现脑脊液分泌增多的证据,而且脑脊液产生过多(例如脉络丛乳头状瘤)导致的是脑积水和脑室增大。"脑脊液回流障碍"和"颅内静脉窦狭窄所致静脉压力升高"被越来越多的研究和证据所支持,但两者的因果关系一直存在争论。目前大量研究表明颅内静脉窦狭窄(尤其是单侧或双侧横窦狭窄,注意排除颅内静脉窦血栓形成)引起颅内静脉压力升高,从而导致蛛网膜颗粒对脑脊液的重吸收减少,致使脑脊液回流发生障碍,ICH,而 ICH 又压迫静脉窦使其狭窄进一步加重,这样就形成一个恶性循环[12]。在有些患者中,任何破坏这一循环的操作,如腰椎穿刺或者脑脊液分流术等都会使 ICH 的症状得到较长时间的缓解,也进一步证实了这一理论(图 2-3-1)。

但是正如图所揭示的那样,到底是静脉窦的狭窄导致了 ICH,还是 ICH 的压迫引起了静脉窦的狭窄,关于这一问题依然存在争议,有待进一步研究解答。

(二)性激素分泌失调

IIH 好发于年轻女性,而且许多 IIH 的患者在发病之前有月经失调的病史,也有一些将 IIH 与口服避孕药的使用和多囊卵巢综合征联

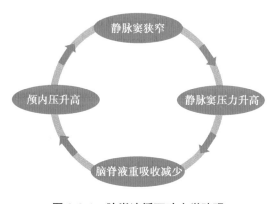

图 2-3-1　脑脊液循环动力学障碍

系起来的病例报告,这就引起了研究人员对雌激素在 IIH 发病机制中作用的兴趣。Donaldson 等学者发现雌激素在 6 例肥胖女性患者中的浓度增高,而 5 例对照组患者并未发现此变化,由此他们推测雌激素可能通过某种机制影响了脉络丛脑脊液的产生,从而引起了 ICH[13]。其他多位学者的研究也发现了类似的变化,进一步支持了这一说法。但是 Soelberg 等学者在 15 例 IIH 患者中并未发现雌激素浓度变化,尽管这其中有 12 例是肥胖女性[14]。尽管存在争议,而且具体存在着怎样的联系也不明,但是性激素分泌失调在 IIH 发病中的作用依然不能被排除,也许更大规模包括更多患者的研究才能解答这一疑问。

(三)肥胖及脂肪组织的内分泌功能

肥胖一直以来被认为与 IIH 之间存在着密切的联系,而且一系列的研究也认证和支持了这一点。Rowe 等学者在对 34 例患者(31 例女性和 3 例男性)的前瞻性研究中发现,94% 的患者体重超重(body mass index,BMI>26kg/m²),70.5% 的患者肥胖(BMI>30kg/m²)[15]。Galvin 等学者在他们的研究中发现 90% 的女性患者存在肥胖,所有 5 例男性患者都存在肥胖[16]。新诊断的 IIH 患者中,近期体重增加是一个普遍存在的现象,许多研究也进一步证实了这一点。Sugerman 等学者的观点认为肥胖引起的腹腔内脂肪组织堆积→腹内压增高→膈肌抬高→胸腔内压升高→心脏静脉回流阻力增高→ ICH[17]。但是 Kesler 等学者的研究表明脂肪沉积于下体(lower body)的肥胖人群更易患 IIH,而脂肪沉积于上体(upper body)的肥胖人群更易患高血压和糖尿病等常见疾病[18],这就使 Sugerman 等学者的观点难以立足。最近的研究观点认为脂肪组织产生和分泌的多种细胞因子以及激素在 IIH 的发生发展中起到重要作用[19],在所有细胞因子和激素中最为关键和重要,也被研究最多的是瘦素(leptin),一种参与能量代谢过程的激素。有研究表明 IIH 患者 CSF 中瘦素的浓度与对照组相比确实升高[20],但也有研究并未发现这种变化[21],所以瘦素在 IIH 的发病中发挥怎样的作用以及如何发挥作用依然未明,但是下丘脑瘦素抵抗与肥胖之间确实存在联系。

(四)凝血功能异常

在有潜在血栓形成倾向的患者中,颅内静脉窦的微血栓形成,影响了蛛网膜颗粒对脑脊液的重吸收,从而导致 ICH,但影像学检查难以发现[22],对于这一类患者要注意与颅内静脉窦血栓形成相鉴别。而且有研究表明这类患者更多见于 BMI 正常或偏低的人群中[23]。

(五)其他相关情况或疾病

除了好发于育龄期肥胖女性外,维生素 A 及其衍生物与 IIH 的关系也是被广泛研究和关注的一个方面。维生素 A 的代谢异常或中毒通过某种机制影响蛛网膜颗粒对 CSF 的重吸收从而导致 ICH,而且确实有研究表明某些 IIH 患者血清和 CSF 中视黄醇和视黄醇结合蛋白的浓度确实有所升高[24]。其他如四环素类药物、口服避孕药、SLE(系统性红斑狼疮)、女性多囊卵巢综合征、睡眠呼吸暂停综合征等多种药物和疾病与 IIH 的联系也不断见诸于文献,但具体和确切的机制仍然不明确,有待进一步的研究和确认。

五、临床表现

(一)症状

1. 头痛(headache) 90% 以上的患者可有中重度头痛,是最常见的主诉症状。多为搏动性的疼痛,有时伴有恶心、呕吐、畏光(见于 50% 以上的患者)、视力障碍等,白天较重,但并不持续存在,体位改变如弯腰、躺下或做 Valsalva 动作时加重[25]。由于本病的头痛是非特异性的,类似于偏头痛或者紧张性头痛,要注意鉴别。

2. 短暂性的视物模糊(transient visual obscurations) 70%以上的患者会出现短暂性的视物模糊,也是常见的主诉。表现为单眼或者双眼视物模糊,持续时间多为数秒,多见于站立时,由视盘水肿压迫视神经使其短暂性的缺血引起[25]。要注意其发生的频率与视盘水肿或颅内压升高的程度并不成正比,也不能判断视力预后[26]。

3. 搏动性的耳鸣(pulsatile tinnitus) 约60%的患者会出现搏动性的耳鸣,也是部分患者的主诉,但其相对其他症状来说更具有特异性[25]。其可为单侧或双侧与动脉搏动一致的耳鸣,腰椎穿刺或压迫颈静脉可使其缓解。

4. 复视(diplopia) 复视为 IIH 的另一常见症状,见于约38%的患者[25]。通常为双眼和水平复视,由单侧或者双侧展神经麻痹所致,多能被腰椎穿刺或者其他降低颅内压的治疗措施所缓解。

5. 视力障碍(visual loss) 少数患者以自觉视力障碍为首发症状,主诉为视物模糊、暗点(生理性盲点扩大所致)、管型视野等,甚至出现完全性的视力丧失[25]。视力障碍恶化的速度在不同的患者有很大的区别,多数患者可以长期稳定,少部分患者如爆发性 IIH 患者甚至在几天内出现完全性的视力丧失。早期出现视力障碍多提示预后不佳。

6. 其他症状(other symptoms) 其他少见症状如单侧或双侧球后疼痛、颈肩痛、眩晕、共济失调、感觉异常、面瘫等亦可出现。另外焦虑、抑郁、注意力不集中、记忆力下降等精神和认知症状亦可出现,而且这一方面越来越受到研究人员的关注。

(二)体征和辅助检查

1. 视盘水肿(papilledema)和眼底检查(fundus examination) 视盘水肿是 IIH 最重要和标志性的体征,通常是双侧对称性的,偶有单侧或非对称性的视盘水肿,极少数患者无视乳头水肿。早期或者轻度的视盘水肿难以被普通检眼镜(ophthalmoscope)发现,立体眼底照相(stereoscopic fundus photography)或者荧光素眼底血管造影(fundus fluorescein angiography)发现视盘水肿更具敏感性。另外要注意鉴别真性视盘水肿和假性视盘水肿,后者多见于视盘玻璃膜疣。尽管视力障碍与重度视盘水肿之间存在联系,但是视盘水肿的出现并不能判断视力预后。

2. 视力下降(visual loss)和视敏度检查(visual acuity examination) IIH 早期通常并不影响视敏度、色觉以及瞳孔功能,故患者并无视力下降主诉。视盘水肿的早期,Snellen 视敏度多数正常或接近正常,对于视力的变化情况并不敏感,因此不能作为评价视功能的唯一指标。对比敏感度(contrast sensitivity)是视力障碍早期和敏感指标,要优于视敏度,但亦不如视野检查敏感和实用。

3. 视野缺损(visual field loss)和视野检查(perimetry) 视野检查是对 IIH 患者最敏感和最常用的检查,常用 Goldman 视野检查法或者自动阈值视野检查法。常见的视野缺损类型为生理盲点扩大(blind spot enlargement)、下象限鼻侧偏盲(inferonasal loss)、向心性视野缩小(generalised constiction)[25]。

4. 眼球运动障碍(ocular motility abnormalities) ICH 引起致展神经麻痹,导致单侧或者双侧外直肌瘫痪,从而引起双眼水平复视,亦可出现内斜视。当各种治疗措施使颅内压下降后,眼球运动障碍恢复正常。

六、诊断

1937 年 Dandy 确立了 IIH 的诊断标准,之后经过多次修改,鉴于 MRI 和 MRV 的不断发展应用于临床,以及对于 IIH 和引起 ICH 的其他相关疾病认识的不断深入,Friedman 和 Jacobson[10] 于 2002 年对修改版的 Dandy 标准进行了重新阐释,以使其更加适用于临床,强调注意除外颅内静脉窦血栓形成(cerebral venous sinus thrombosis,CVST)等其他引起 ICH 的相关疾病,主要包括以下几个方面:①若有症状应仅表现为 ICH 或视盘水肿的相关症状;②若有体征应仅表现为 ICH 或视盘水肿的相关体征;③侧卧位腰穿测得 ICH(大于 250cmH$_2$O);④ 脑脊液成分正常;⑤典型患者颅脑 MRI 或增强 CT 扫描检查无脑积水、颅内占位、结构或血管性病变,其余患者需行颅脑 MRI 和 MRV 检查除外以上病变;⑥未证实有导致 ICH 的其他原因。

七、治疗

治疗的主要目的是为了缓解症状(尤其是头痛)和阻止视力损害。对于无视力障碍或视力较稳定、轻度视盘水肿的患者,密切监测视力,必要时给予保守治疗(如药物和减肥)即可。对于视力障碍严重或者进行性加重的患者,经积极保守治疗无效,可给予手术治疗。

(一)减肥和改变饮食结构

肥胖和近期体重增加是 IIH 的明确危险因素,因此减肥成为所有肥胖患者的常规治疗措施。Kupersmith 等学者的研究表明 5%~10% 的轻度体重减轻即可使 IIH 患者的颅内压降低、视盘水肿改善[14],一系列其他人员的研究也一再印证和支持了这一点,但是体重的减轻需要较长时间才能达到而且难以维持。低脂饮食可使能量摄入减少,有利于减轻体重;低盐饮食可减轻钠水潴留,故运动或手术减肥配合低盐低脂饮食可在一定程度上缓解 IIH 患者的症状。

(二)药物治疗(medications)

1. 碳酸酐酶抑制剂乙酰唑胺是治疗 IIH 的一线用药,它可以减少脉络丛 CSF 的产生,从而降低颅内压,改善症状和体征。Tomsak 等学者的研究表明乙酰唑胺对约 75% 的患者有效[15],但是到目前为止尚缺乏可靠地随机对照试验来确认其有效性。推荐的剂量为 500mg,每日两次起始,逐渐增量至最大剂量 2g,每日两次。常见的副作用为:感觉异常、味觉异常(尤其是对碳酸饮料)、食欲下降、肾结石、致畸作用等。味觉异常是最常见的副作用,一般不需要停药或特殊处理;对于孕妇,要提醒其注意该药物可能的致畸作用;对于不能耐受该药物的患者可选用醋甲唑胺作为替代药物。

2. 托吡酯既是一种抗癫痫药物,亦可轻度抑制碳酸酐酶,减少脉络丛 CSF 生成,主要用于治疗头痛,但也可用于治疗 IIH,尤其当 IIH 患者的头痛较明显时。Celebisoy 等学者的研究显示在改善轻中度 IIH 患者的症状方面,其效果与乙酰唑胺相当[16],对乙酰唑胺不能耐受者可考虑此药物。主要的副作用为体重下降、肾结石、认知功能障碍等。其亦有致畸作用,应用于孕妇需慎重;极少数情况下会导致闭角性的青光眼和近视,且难以与 IIH 所致的视力障碍相鉴别。托吡酯可导致体重下降的作用似乎预示其在治疗 IIH 方面相较其他药物更合适,但还需要更大规模的临床对照试验予以确认。

3. 呋塞米是一种袢利尿剂,具有强大的利尿作用,亦可减少脉络丛 CSF 的生成,其可单独或者配合乙酰唑胺用于治疗 IIH[17]。常见的副作用为低钾血症,在应用时注意补钾;其他副作用如脱水、皮疹、耳鸣等较少见。

4. 糖皮质激素应用于 IIH 一直富有争议,因为其可导致体重增加和体液潴留,从而加重病情,而且减量后颅内压可迅速反弹。一般推荐用于紧急情况,可短期应用改善严重视力障碍,以为进一步手术治疗争取时间,不建议长期使用。[18]一般选用大剂量甲强龙静滴。

(三)手术治疗(surgical interventions)

尽管经过积极内科治疗,但视力障碍仍进行性恶化,或者发病初始即为爆发性表现者,则可行手术治疗,但手术治疗不推荐用于单纯缓解头痛。目前最常见的术式为腰大池 - 腹腔分流术(LPS)、脑室 - 腹腔分流术(VPS)、视神经鞘开窗减压术(ONSF)以及存在争议的新兴的颅内静脉窦支架置入术(intracranial venous sinus stenting),手术治疗的目的是降低颅内压和减缓视力障碍进展。由于缺乏相关随机对照试验,无法分辨孰优孰劣,选用哪种术式目前主要取决于外科医生的个人喜好和技能以及患者的临床表现。

1. 重复腰椎穿刺(repeated lumbar puncture)　腰椎穿刺既是一种诊断措施,也是一种治疗手段,少部分患者仅通过诊断性的腰椎穿刺即可获得较长时间的症状缓解。但是腰椎穿刺在肥胖患者操作具有难度,患者难以忍受多次穿刺的疼痛,而且易引起低颅压、脑脊液渗漏、感染等并发症,一般不作为常规治疗手段。目前主要是妊娠患者病情进展的一种治疗手段。

2. 减肥手术(bariatric surgery)　通过手术方法来减轻体重,尤其对于超重和减肥失败的患者,可以有效缓解患者的症状和体征[19],但不能用于急性进展的患者,引起见效需要一段时间。

3. CSF 分流术(CSF diversion)　CSF 分流术可以降低颅内压,使 IIH 患者的症状和体征迅速缓解,主要有 VPS、LPS 两种术式,至于两种术式孰优孰劣以及 CSF 分流术的长期效果目前尚无定论,缺乏随机对照临床试验和长期随访观察的验证和支持。目前所有关于 VPS、LPS 的研究都是回顾性的,而且 VPS、LPS 都可以使患者的头痛以及视力障碍得到缓解,两种术式亦各有优缺点。由于 IIH 患者的脑室并无增大,行 VPS 多需立体定位,手术具有难度,而且会导致癫痫发作、颅内血肿等严重并发症,故 LPS 更多地被应用于临床。两种术式都会出现感染、引流管阻塞或移位、过度分流导致的低颅压以及多次手术等并发症。Burgett 等学者对 30 例患者的回顾性研究发现,82% 的患者症状和体征在 CSF 分流术后得到缓解,29% 的患者症状和体征完全消失,但再次手术的几率较高,平均 2.5 次 / 人[20]。尽管大部分患者在 CSF 分流术后早期颅内压降低,症状得到缓解,但是 CSF 分流术的长期效果仍然不是十分明确。目前的数据显示 CSF 分流术在最初 2 年内可使 50% 患者的视力障碍得到缓解,仅 20% 的患者头痛得到缓解;51% 的患者需要再次手术,31% 的患者需要多次手术[21],这表明外科手术并不是治疗 IIH 的首选,只有当药物治疗及减肥无效,或者视力障碍迅速恶化时才考虑手术治疗。

4. 视神经鞘开窗减压术(ONSF)　通常认为 ONSF 使视神经周围脑脊液压力降低,视神经受压减小,缺血改善,视盘水肿减轻,从而使手术侧视觉功能改善,约 50% 的患者对侧也有所改善,其具体机制有待进一步阐明。ONSF 在某些地区和医疗中心较多,数据显示其能够稳定甚至改善 70%~90% 患者的视力,更重要的是,与 CSF 分流术相比 ONSF 并发症较少,失败率较低[22,23],但头痛可能不会缓解,通常需要额外的药物予以治疗。Banta 等学者为评估 ONSF 的有效性和安全性,对 ONSF 术后的 86 例患者、156 只眼进行了回顾性分析,发现视敏度改善见于 94% 的患者,视野改善或稳定见于 88% 的患者,视力受限并发症(如失明、暂时性的视觉障碍等)仅见于不到 1% 的患者[24]。ONSF 不能用于无视乳头水肿的患者,多用于视力障碍较重或进展较快的患者。

5. 颅内静脉窦支架置入术　颅内静脉窦狭窄(intracranial venous sinus stenosis),尤其是横窦狭窄与 IIH 的关系使颅内静脉窦支架置入术成为治疗 IIH 的一种新兴手段,尽管存在这样或那样的争议。模型研究证实狭窄静脉窦支架置入可使静脉窦压力减小,CSF 重吸收增多,颅内压降低,症状和体征改善,即使狭窄是由 ICH 引起[25]。Higgins 等学者用此方法治疗了 12 例难治性的 IIH,其中 7 例改善,5 例未见明显变化[26]。Donnet 等学者用此方法治疗了 10 例 IIH 患者,其中 7 例症状改善,所有患者的视盘水肿消失[27]。还有许多其他的病例系列报道见诸文献,总体上都是积极的。但是静脉窦支架置入可能会发生硬膜外血肿、硬膜下血肿、听力丧失、过敏反应甚至死亡等严重并发症,而且颅内静脉窦狭窄和 ICH 的因果关系尚未明确,故限制了其在临床上的应用,一般在其他治疗措施无效时才会考虑,其安全性和远期效果有待更多的研究和观察去解答。

小　结

关于 IIH 的很多方面都是不明确的、有待解答的,尤其是其发病机制方面。IIH 好发于育龄期肥胖女性,尽管目前发病率相对较低,但是随着全球肥胖趋势的蔓延,此病的发病率将会有所升高。虽然本病治疗方法多种多样,但是缺少大规模的随机对照临床试验和长期随访观察,以指导选择最佳治疗措施和评价长期预后。

(傅继弟)

参 考 文 献

1. Quincke, H. "Meningitis serosa". Sammlung klinischer Vortrage Innere Medizin, 1893;67,655.

2. Nonne, M. Uber Falle vom Symtomkomplex "Tumor Cerebri" mit Ausgang in Heilung "Pseudotumor Cerebri". Deutsch Z. Nervenheilkunde, 1904;27,169-216.

3. Symonds, C. P. Otitic hydrocephalus.Brain, 1931;54,55-71.

4. Dandy, W. E. Intracranial pressure without brain tumor:Diagnosis and treatment.Annals of Surgery, 1937;106, 492-513.

5. Foley, J. Benign forms of intracranial hypertension:"Toxic" and "otitic" hydrocephalus.Brain, 1955;78,1-41.

6. Buchheit, W. A., & Burton, C. Nomenclature in intracranial pressure. New England Journal of Medicine, 1969; 281(1),47.

7. Buchheit, W.A., &Burton, C., Haag, B., & Shaw, D. Papilledema and idiopathic intracranial hypertension. New England Journal of Medicine, 1969;280(17),938-942.

8. Corbett, J. J., & Thompson, H. S. The rational management of idiopathic intracranial hypertension.Archives of Neurology, 1989;46,1049-1051.

9. Smith JL. Whence pseudotumor cerebri? Journal of clinical neuro-ophthalmology 1985;5:55-56.

10. Friedman DI, Jacobson DM. Diagnostic criteria for idiopathic intracranial hypertension. Neurology.2002;59: 1492-1495.

11. Friedman DI. The pseudotumor cerebri syndrome. Neurologic clinics 2014;32:363-396.

12. Wakerley B, Tan M, Ting E. Idiopathic intracranial hypertension. Cephalalgia : an international journal of headache 2014.

13. Wall M and George D. Idiopathic intracranial hypertension. A prospective study of 50 patients. Brain.1991; 114:155-180.

14. Kupersmith MJ, Gamell L, Turbin R, et al. Effects of weight loss on the course of idiopathic intracranial hypertension in women. Neurology.1998;50:1094-1098.

15. Tomsak RL, Niffenegger AS, Remler BF. Treatment of pseudotumor cerebri with Diamox (acetazolamide). J Clin Neuroophthalmol. 1988;18:93-8.

16. Celebisoy N, Gökc, ay F, Sirin H, et al. Treatment of idiopathic intracranial hypertension : Topiramate vs acetazolamide, an open-label study. Acta Neurol Scand.2007;116:322-327.

17. Schoeman JF. Childhood pseudotumor cerebri : clinical and intracranial pressure response to acetazolamide and furosemide treatment in a case series. J Child Neurol. 1994;9:130-134.

18. Liu GT, Glaser JS, Schatz N. High-dose methylprednisolone and acetazolamide for visual loss in pseudotumor cerebri. Am J Ophthalmol.1994;118:88-96.

19. Fridley J, Foroozan R, Sherman V, et al. Bariatric surgery for the treatment of idiopathic intracranial hypertension. J Neurosurg. 2011;114:34-39.

20. Burgett RA, Purvin VA and Kawasaki A. Lumboperitoneal shunting for pseudotumor cerebri. Neurology.1997; 49:734-739.

21. Sinclair AJ, Kuruvath S, Sen D, et al. Is cerebrospinal fluid shunting in idiopathic intracranial hypertension worthwhile? A 10-year review. Cephalalgia. 2011;31:1627-1633.

22. Banta JT and Farris BK. Pseudotumor cerebri and optic nerve sheath decompression. Ophthalmology. 2000; 107:1907-1912.

23. Spoor TC and McHenry JG. Long-term effectiveness of optic nerve sheath decompression for pseudotumor cerebri. Arch Ophthalmol. 1993;111:632-635.

24. Banta JT and Farris BK. Pseudotumor cerebri and optic nerve sheath decompression. Ophthalmology. 2000; 107:1907-1912.

25. Bateman GA, Stevens SA, Stimpson J. A mathematical model of idiopathic intracranial hypertension incorporating increased arterial inflow and variable venous outflow collapsibility. J Neurosurg. 2009;110:446-456.

26. Higgins JN, Cousins C, Owler BK, et al. Idiopathic intracranial hypertension : 12 cases treated by venous sinus stenting. J Neurol Neurosurg Psychiatry. 2003;74:1662-1666.

27. Donnet A, Metellus P, Levrier O, et al. Endovascular treatment of idiopathic intracranial hypertension : clinical and radiologic outcome of 10 consecutive patients. Neurology. 2008;70:641-647.

第四节　鞍区肿瘤与青光眼的相关性

导　读

　　鞍区肿瘤由于解剖位置与视神经、交叉及视束相近,容易对其造成压迫性损伤,引起视盘水肿、视神经萎缩等眼部表现,而青光眼则是一类以眼压升高为主要危险因素的视神经病变,具有特征性视盘改变和视野缺损。二者在临床表现(特别是视盘和视野)各有特征,从眼科的角度看二者的关系,过去我们关注的顶多是如何避免将蝶鞍区肿瘤误诊为青光眼或其他眼病,从而做到对鞍区肿瘤的早期诊断,防止漏诊、误诊;而从神经外科的角度,关注的也是如何避免忽略一个患有鞍区肿瘤的患者,其视神经的改变是否与青光眼有关。双方均未从整体去考虑,如果从整合医学的角度去思考,会发现有许多问题需要探讨和解答,如青光眼样视神经病变与鞍区肿瘤的同时出现是巧合还是具有内在的相关性? 如果鞍区肿瘤和青光眼同时出现在一个患者身上,是否就是一种病? 利用整合医学的思维,我们会意识到过去在临床工作中的局限性,同时会引发我们许多新的思考,比如鞍区肿瘤对前段视路的直接影响,是否会造成对青光眼性视神经损害的易感性? 或者更深层的探索,如是否存在某种机制,使鞍区肿瘤会导致青光眼? 反之呢? 二者同时出现,与其他领域如内分泌,心身医学等是否有内在联系? 而利用整合医学的理念处理此类疾病,将使得疾病的诊治更为全面、系统。

颅内肿瘤,尤其是鞍区肿瘤,由于解剖相关关系,容易对视交叉或者视束造成压迫性损伤,引起视盘水肿、视神经萎缩等眼部表现。一般观察到的眼部视神经萎缩特征为视盘的苍白及视网膜神经纤维层的中重度萎缩。

而青光眼是一类与眼压相关的,具有特征性视盘改变、视野缺损的致盲性眼病。由于其患病率高、致盲率高,且发病机制不明,一直是研究的热点[1]。目前青光眼发生的假说包括压力学说、血流学说、系统性疾病学说等,但没有一种学说能够对青光眼发病做出良好的解释。

青光眼形态学改变是青光眼诊断的主要依据。特征性病变包括盘沿缺失,视杯加深、盘沿出血、盘周脉络膜萎缩、视网膜小动脉直径变细以及局部视网膜神经纤维层缺失等。在大多数非遗传性的非青光眼性视神经病变患者中,视盘会出现颜色苍白,但不合并特征性的视盘形态变化,也没有视杯加深及脉络膜萎缩的发展和扩大。由于损害的部位均为视网膜神经纤维层,所以青光眼及非青光眼视神经病变发展到晚期可能具有一定的相似性,如慢性青光眼发展到一定阶段,有些也会出现视盘颜色的变淡,而非青光眼性视神经萎缩,在发展到晚期也可以出现视杯扩大[2]。二者鉴别关键点在于把握主要病变和次要病变,区分视盘苍白或视杯扩大等特征哪个为主,同时需要观察视网膜神经纤维层缺损是否与盘沿改变一致。通过仔细分析和对特征性细节的把握,一般不难鉴别。

但临床上偶尔会见到一些颅内肿瘤的患者,出现青光眼样的眼底表现。多个研究报道,鞍区肿瘤患者合并出现"正常眼压青光眼"[3,4],由于压迫性视神经萎缩与青光眼之间比较明确的形态学差异,我们思索除了压迫性的视神经损害之外,鞍区肿瘤是否能够导致其他类型的视神经损伤? 因此设计了如下研究[5]。

研究选取北京天坛医院2008年7月至2009年12月间确诊并实施神经外科手术的鞍区肿瘤患者501例进行回顾性研究,其中女性263例,男性238例,平均年龄为40.2±15.7岁。所有患者均进行头颅MRI及螺旋CT等放射学检查,术后常规进行病理学检查。在手术前患者常规进行眼科检查,进行眼底照相及视野检查。

按照肿瘤病理分类,有336例垂体瘤,32例鞍区脑膜瘤,89例颅咽管瘤,9例视交叉胶质瘤,以及35例其他鞍区肿瘤。根据肿瘤的位置,这些肿瘤分为鞍内肿瘤(143例,28.5%),鞍旁肿瘤(36例,7.2%),鞍上肿瘤(321例,64.1%)和鞍后肿瘤(1例,0.2%)。对肿瘤进行测量,发现长、宽、高分别为 23.1mm±11.0 mm，23.8mm±10.7mm 和 24.3mm±11.7mm。

青光眼诊断的形态学标准为盘沿形态不符合 ISNT 理论（the inferior-superior-nasal-temporal rule）[6]，视野损害标准采用 Hodapp 等人制定的青光眼视野损害标准[7]。因为眼压数据不全，并没有作为诊断指标。图 2-4-1 为鞍区肿瘤组中诊断的青光眼眼底照片图例。

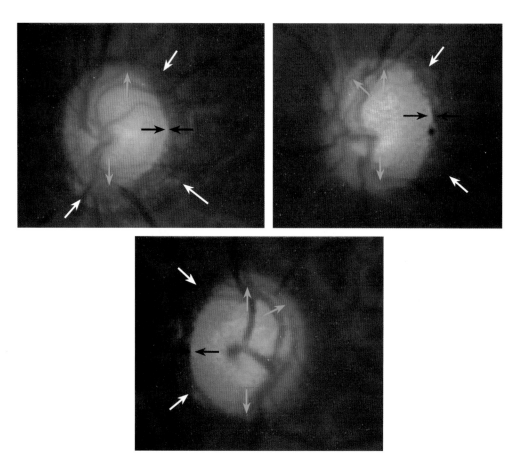

图 2-4-1　鞍区肿瘤组中诊断的青光眼眼底照片
绿色箭头：盘沿变窄　白色箭头：萎缩弧　黑色箭头：巩膜环

对照组从北京眼病研究中选取，共 454 人，平均年龄 40.9±0.8 岁[8]。之后对肿瘤组（即研究组）及北京眼病研究正常人群（对照组）的眼底照片进行双盲的定性及定量分析。

肿瘤组垂直杯盘比（VCDR）平均为 0.47±0.14；对照组中 VCDR 平均为 0.44±0.12，明显低于研究组（p=0.001）。采用形态学方法定义，研究组共有 34 名患者有至少一只眼诊断为青光眼（患病率：6.8%±1.1%），显著高于对照组的青光眼患病率（1.3%±0.5%）（P<0.001）。此 34 例青光眼双眼 VCDR 分别为右眼 0.63±0.16，左眼 0.67±0.14，显著高于对照组人群的平均值（0.44±0.12）（P<0.001）。

在鞍区脑膜瘤组视盘诊断青光眼的患病率为 12.9%±6.1%（95%CI：1.0%~24.0%），垂体瘤组为 7.8%±1.5%（95%CI：4.9%~10.6%），颅咽管瘤组为 4.5%±2.2%（95%CI：0.2%~8.8%）（表 2-4-1）。

表 2-4-1　鞍区肿瘤位置分类及青光眼患病率（形态诊断）

类型	例数	构成比（%）	年龄	青光眼 n	患病率（%）	不可判读
鞍内肿瘤	143	28.5	42.4±12.0	1	0.7±0.7	2
鞍上肿瘤	321	64.1	38.5±17.0	29	9.0±1.6	0
鞍旁肿瘤	36	7.2	46.5±14.1	4	11.4±5.5	1
鞍后肿瘤	1	0.2	51	0		0
合计	501	100.0	40.2±15.7	34	6.9±1.1	3

通过单因素分析，发现青光眼发生与年龄（$p=0.002$）、肿瘤的长度（$p=0.02$）和宽度（$p<0.001$）呈现明显正相关，它也与肿瘤的位置相关：鞍上肿瘤和鞍旁肿瘤患者中青光眼发生明显高于鞍内肿瘤患者（$p=0.010$ 及 $p=0.001$）。本研究中青光眼仅发现于脑膜瘤，垂体瘤和颅咽管瘤患者中。经过多元回归分析，发现青光眼发生仍然和患者的年龄（$p=0.001$），肿瘤位置（$p=0.016$），肿瘤的宽度（$p=0.002$）显著相关。鞍旁肿瘤越大越接近视神经管颅内端似乎青光眼样眼底表现的可能性越大。

之后对视盘旁萎缩弧进行进一步分析[9]。萎缩弧为独立于青光眼的形态结构，是青光眼的诊断和进展的标志之一。在鞍区肿瘤组确定的青光眼中，79.4% 的眼有萎缩弧，而对照组仅有 49.1%，两者差异有显著性。此外两组在萎缩弧宽度、范围、面积方面也均存在显著差异，青光眼组萎缩弧明显大于对照组。对萎缩弧的宽度及面积进行相关分析，发现其与肿瘤宽度呈现显著正相关。

这一系列研究从主观判断、客观指标测量等多方面均证实了鞍区肿瘤患者中发生青光眼的几率高于正常人群。然而，是什么机制导致这类青光眼的发生？

推测其原因首先是一些较大的肿瘤压迫颅内视神经及视交叉，阻碍蛛网膜下腔脑脊液正常循环，导致脑脊液无法进入视神经管及眼眶内。在正常情况下，球后筛板在来自颅内脑脊液的压力和眼内压双重作用下达到平衡，视盘不产生青光眼样凹陷；如果视神经蛛网膜下腔脑脊液循环受阻，脑脊液的压力就不能够传递到眼球后，眼内压与球后脑脊液存在压力差，即跨筛板压力差增大导致视盘凹陷产生青光眼样视神经病变，这种压力的变化等同于脑脊液压力正常同时眼内压升高的状态。有学者报道巨大颈内动脉瘤压迫视神经及视神经管会导致同样的青光眼样视神经改变[10]。这种假说目前从一些临床实验研究中得到间接证实，近期有学者发现正常眼压青光眼患者颅内脑脊液压力偏低[11]。Takumaru 等报道在垂体瘤手术后 26 个月蛛网膜下腔间隙明显加宽，间接证明了肿瘤体可能阻断球后脑脊液循环[12]。本研究结果进一步支持了球后脑脊液压力导致正常眼压青光眼的假说机制。

此外还有一些其他的可能机制，比如视交叉到视盘的逆行性神经退变，从而改变视乳头结构的完整性，出现青光眼样改变；肿瘤直接压迫可能引起视神经纤维损伤，在此基础上容易出现青光眼样视神经改变。

本研究存在一定的局限性。首先此研究为回顾性研究，存在回顾性偏倚；其次没有考虑眼压因素，不能排除肿瘤组存在眼压高的可能性；而且本研究只是进行了一个相关和比较，没有从机制上更进行进一步研究。

总之，本研究发现在鞍上和鞍旁肿瘤患者中，青光眼样病变的患病率明显高于以人群为基础的对照组。青光眼的发生明显与肿瘤的位置和大小有关，肿瘤越大、越接近视神经管颅口端的鞍旁肿瘤患者发生青光眼的可能性越大。肿瘤合并青光眼患者萎缩弧大小与肿瘤宽度正相关。所以我们认为鞍区肿瘤除了直接压迫视神经,造成的典型的视神经萎缩以外,还有一种机制,可能造成青光眼样视神经病变。临床上对于正常眼压青光眼患者,医生还应该留意是否合并颅内病变。

(王亚星)

参 考 文 献

1. Teng CC,De Moraes CG,et al. JM ß-Zone parapapillary atrophy and the velocity of glaucoma progression. Ophthalmology,2010,117:909-915.

2. Jonas JB,Xu L. Parapapillary chorioretinal atrophy in normal-pressure glaucoma. Am J Ophthalmol,1993,115:501-505.

3. Ahmed II,Feldman F,Kucharczyk W et al. Neuroradiologic screening in normal-pressure glaucoma:study results and literature review. J Glaucoma,2002,11:279-286.

4. Blumenthal EZ,Girkin CA,Dotan S. Glaucomatous-like cupping associated with slow-growing supra-sellar intracranial lesions. J Neuroophthalmol,2006,30:111-115.

5. Wang YX,Xu L,Yang Het al. Prevalence of glaucoma in North China. The Beijing Eye Study. Am Ophthalmol,2010,150:917-924.

6. Qu YZ,Wang YX,Xu L,et al. Glaucoma like optic neuropathy in patients with intracranial tumours. Acta ophthalmol,2011,89:e428-e433.

7. Wang YX,Xu L,Lu W,et al. Parapapillary atrophy in patients with intracranial tumours. Acta ophthalmol,2013,91:521-525.

8. Jacobson DM. Symptomatic compression of the optic nerve by the carotid artery:clinical profile of 18 patients with 24 affected eyes identified by magnetic resonance imaging. Ophthalmology,1999,106:1994-2004.

9. Ren R,Jonas JB,Tian G,et al. Cerebrospinal fluid pressure in glaucoma. A prospective study. Ophthalmology,2010,117:259-266.

10. Tokumaru AM,Sakata I,Terada H,et al. Optic nerve hyperintensity on T2-weighted images among patients with pituitary macroadenoma:correlation with visual impairment. AJNR Am J Neuroradiol. 2006,27:250-254.

第五节　青光眼的中枢损伤

导　读

　　青光眼最初被定义为一种因眼压升高而导致特征性视神经结构改变和特异性视野变化的眼局部疾病。因而一直以来临床青光眼的治疗方式以眼压控制为主,营养视神经治疗为辅。虽然人们很早就认识到青光眼是一种视神经疾病,但对于青光眼病理改变的研究仅止步于视神经的颅外段。这种离断式的研究忽略了视神经的一个重要特点,即它为中枢神经系统的一部分。因此在临床工作中也遇到一些无法解释的难题,如为何患者眼压已控制在理想范围内,而视野和视神经损害继续进展? 本文将以往认为的青光眼所导致的眼局部视神经病变重新作为完整的中枢神经系统的一部分,站在整体的高度俯视整个视路,引入"整合"的理念论述青光眼性损伤的特点:青光眼是一种全视路性的损害,不仅存在视神经节细胞的损害,同时也发生上位神经元的破坏;而且青光眼的上位神经元损伤有可能早于神经节细胞损伤;不仅影响视觉的形觉通路,也影响非形觉通路的功能,同时青光眼损伤的同时可能存在大脑皮层结构和功能的重塑。阅读此文,能够使读者从视觉通路整体的角度重新认识青光眼这个看似眼局部的疾病,为更全面地整合青光眼的诊治提供新的思路。

人们对青光眼的理解均局限在房水循环障碍和视神经损害方面。随着对青光眼和视觉科学的深入研究以及眼科神经科交叉学科的发展,跨学科的新问题被提了出来,即青光眼仅仅是一种视神经疾病吗? 它是原发于眼部但累及全视路的疾病吗? 或是某种特殊中枢神经系统疾病在眼部的表现? 这些问题迄今尚无定论,但是,有理由相信,将青光眼归为眼部和脑部神经变性性疾病对认识青光眼的发病机制、建立系统全面的治疗策略、挽救患者视力具有十分重大的意义。

一、青光眼性损伤累及全视路

随着研究的深入和神经影像学的发展,越来越多的证据显示青光眼的神经损害不仅局限于视网膜,同时还累及包括视神经、视交叉、视束、外侧膝状体、视放射以及枕叶视皮层在内的整个视路。

(一) 动物实验证据

在啮齿类和灵长类青光眼动物模型中,持续的高眼压不仅可以导致 RGCs 的丢失,还可以引起接受损伤眼纤维投射的外侧膝状体(lateral geniculate nucleus,LGN)相应层面的神经元发生萎缩和丢失,表现为细胞横截面积的减小以及细胞密度的下降[1]。同时,LGN 各层神经元的树突缩短、变粗,结构紊乱,树突的复杂性和树突野的范围显著降低[2]。在相同区域还观察到弥漫的胶质细胞增生反应[3]。接受损伤眼视觉信息输入的 LGN 层面和视皮层眼优势柱细胞色素氧化酶活性[4]、胆碱水平以及其他代谢物质的含量下降,与突触可塑性相关的蛋白,如生长锥相关蛋白 43(GAP43)的表达和分布发生明显改变。中枢神经元、胶质细胞以及蛋白表达改变的同时伴随视觉系统功能的改变。在猫的急性高眼压模型中利用细胞外记录的方法对 LGN 神经元在不同刺激条件下的反应进行研究,发现不同类型的 LGN 细胞及感受野不同组分的反应在眼内压升高后都明显下降,眼内压升高对 X 及 Y 细胞、中心和周边机制以及细胞的 Peak 和 Count 发放反应产生不同影响[5]。应用正电子发射断层显像(positron emission tomography,PET)的方法发现,单眼高眼压的猴子损伤眼接受刺激时视皮层的神经反应性明显降低。

(二) 人类青光眼患者遗体病理学研究

除了来自动物实验的资料,对于人类青光眼患者的观察也得到了相似结果。Gupta 等对一例青光眼患者的大脑标本进行了病理学研究,发现该患者 LGN 和视皮层的厚度较正常人明显变薄,神经元横截面积变小,表现出与正常长梭形不同的小球形形态[6]。

(三) 人类青光眼患者活体研究

利用 MRI 的方法对临床青光眼患者进行的在体研究结果显示,同年龄匹配的正常对照相比,青光眼患者双侧的 LGN 高度显著降低,体积明显减小,LGN 的改变与患者的杯盘比以及视网膜神经纤维层厚度之间存在密切相关关系[7]。弥散张量磁共振成像（diffusion tensor-MRI，DT-MRI）发现青光眼患者的视神经、视束和视放射的平均弥散度（mean diffusivity，MD）较正常对照显著增高，而分数各向异性（fractional anisotropy，FA）则明显降低，这些改变与青光眼的疾病分期、视网膜神经纤维层厚度、视盘结构参数之间存在线性相关关系，提示青光眼患者视神经、视束以及视放射内神经元轴突的正常结构及走行发生与疾病严重程度相一致的破坏[8]。

二、青光眼的上位神经元损伤不晚于 RGCs 损伤

（一）动物实验证据

有证据显示，LGN 神经元的损伤可能与 RGCs 的凋亡在时间上具有同步性，甚至更早发生。大鼠急性、一过性眼压升高后的第 3 天可以同时观察到大量 RGCs 的丢失以及明显的 LGN 和上丘神经元的萎缩。Crish 等人在啮齿类动物的自发青光眼模型中发现视路损伤最早的表现是 RGCs 轴突远端顺行性轴浆运输障碍，即 LGN 接受 RGC 投射区域的物质和信息交流异常。这一改变出现于 RGCs 的轴突和突触前结构变性之前，由远端向近端发展，最终累及视网膜。研究者们据此大胆推断，青光眼的起始损伤部位可能是大脑，而非视网膜[9]。

（二）青光眼患者研究

利用 BOLD 功能磁共振发现，中心视野尚正常的青光眼患者其相应视皮层对视觉刺激的反应已经减弱[10]。

三、青光眼性中枢损伤不仅累及形觉通路，也累及非形觉通路

动物实验发现，高眼压对包含黑视素的视网膜神经节细胞结构和功能产生影响。Chiquet 等在小鼠青光眼模型中除发现全视路损害外，还存在视交叉上核损害，在人类该核团与昼夜节律的同步化相关，可能起于传导至该核团的视网膜神经节细胞死亡引起的跨突触损害[11]。而临床实验发现，青光眼患者昼夜节律与正常人相比存在明显异常。

四、青光眼性损伤既有脑区萎缩，也有大脑皮层结构和功能的重塑

最近的研究利用 MRI 对青光眼患者和正常人大脑不同区域的灰质体积进行了对比分析，发现青光眼患者双侧舌回、距状回、中央后回、额上回、额下回、右侧楔叶，右侧枕下回，左侧中央旁小叶，和右侧缘上回的灰质体积较正常对照组受试者显著减小，而双侧颞中回、顶下回、角回以及左侧顶上回、楔前叶、枕中回的灰质体积则显著大于正常对照[12]。另一研究小组利用基于体素的形态学分析对青光眼患者全脑的灰质密度进行了研究，发现早期青光眼患者并没有发生大脑灰质密度的变化，而在进展期 - 晚期的青光眼患者中双侧初级视皮层（BA17 and BA18），双侧旁中央小叶（BA5），右侧中央前回（BA6），右侧额中回（BA9），右侧颞下回（BA20），右侧角回（BA39），左侧楔前叶（BA7）、左侧颞中回（BA21）以及颞上回（BA22）的灰质密度较正常人明显降低。同时，BA39 区的灰质密度则显著升高[13]。这些结果提示，青光眼患者的中枢神经元损伤不仅累及了视皮层，同时还引起了大脑皮层结构和功能的重塑[14]。

小 结

综上所述,青光眼性损害是一种全视路性的损害,而且青光眼的上位神经元损伤有可能早于神经节细胞损伤,在影响视觉的形觉通路的同时,也影响非形觉通路的功能,同时青光眼损伤发生视觉皮层萎缩的同时存在大脑皮层结构和功能的重塑。我们应该从视觉通路整体的角度重新认识青光眼这个看似眼局部的疾病,从更整体的范围进行深入的研究,从而为青光眼的诊治提供可能的新的途径。

(陈伟伟　张绍丹　王宁利　张 纯　张 青)

参 考 文 献

1. Yucel YH, Zhang Q, Weinreb RN, et al. Effects of retinal ganglion cell loss on magno-, parvo-, koniocellular pathways in the lateral geniculate nucleus and visual cortex in glaucoma. Prog Retin Eye Res 2003;22(4):465-481.

2. Gupta N, Ly T, Zhang Q, et al. Chronic ocular hypertension induces dendrite pathology in the lateral geniculate nucleus of the brain. Exp Eye Res 2007;84(1):176-184.

3. Sasaoka M, Nakamura K, Shimazawa M, et al. Changes in visual fields and lateral geniculate nucleus in monkey laser-induced high intraocular pressure model. Exp Eye Res 2008;86(5):770-782.

4. Crawford ML, Harwerth RS, Smith EL 3rd, et al. Experimental glaucoma in primates: changes in cytochrome oxidase blobs in V1 cortex. Invest Ophthalmol Vis Sci 2001;42(2):358-264.

5. 陶黎明,张南,叶翔,等. 短时程高眼压对猫外膝体细胞感受野特性的影响. 科学通报. 2004;49(10):961-964.

6. Imamura K, Onoe H, Shimazawa M, et al. Molecular imaging reveals unique degenerative changes in experimental glaucoma. Neuroreport 2009;20(2):139-144.

7. Gupta N, Ang LC, Noel de Tilly L, et al. Human glaucoma and neural degeneration in intracranial optic nerve, lateral geniculate nucleus, and visual cortex. Br J Ophthalmol 2006;90(6):674-678.

8. Hernowo AT, Boucard CC, Jansonius NM, et al. Automated morphometry of the visual pathway in primary open-angle glaucoma. Invest Ophthalmol Vis Sci 2011;52(5):2758-2766.

9. Zhang S, Wang H, Lu Q, et al. Detection of early neuron degeneration and accompanying glial responses in the visual pathway in a rat model of acute intraocular hypertension. Brain Res 2009;1303:131-143.

10. Qing GP, Wang NL. Functional MRI Signal Changes in Primary Visual Cortex Corresponding to the Central Normal Visual Field of Patients with Primary Open-Angle Glaucoma, Investigative Ophthalmology & Visual Science, 2010, 51(9):4627-4633.

11. Chiquet C., Drouyer E., Woldemussie E., et al. [Consequences of glaucoma on circadian and central visual systems]. J Fr Ophtalmol, 2006. 29(7):p. 847-851.

12. Chen Z, Lin F, Wang J, et al. Diffusion tensor magnetic resonance imaging reveals visual pathway damage that correlates with clinical severity in glaucoma. Clin Experiment Ophthalmol 2013;41(1):43-49.

13. Chen WW, Wang N, Cai S, et al. Structural brain abnormalities in patients with primary open-angle glaucoma: a study with 3T MR imaging. Invest Ophthalmol Vis Sci 2013;54(1):545-554.

14. Li C, Cai P, Shi L, et al. Voxel-based morphometry of the visual-related cortex in primary open angle glaucoma. Curr Eye Res 2012;37(9):794-802.

第六节 青光眼相关中枢损伤——神经 影像学技术在疾病认识中的作用

导 读

　　人们对于青光眼疾病的认识是一个不断整合的过程,已由最初的认为是一种眼局部疾病转变为一类以特征性视神经损伤和特异性视野缺损为表现的全视路疾病,相关内容在第五节中已经进行了详细的阐述。而这个全面整合的过程中,医学影像学技术起到了举足轻重的作用。深入研究人类疾病特征、机制的手段很多,尤其随着生命科学的飞速发展,现代分子生物学技术日新月异,使得研究可以深入到细胞水平、分子水平,但是分子生物学的手段有其不可克服的短板 - 研究对象的局限,研究者只能从各类动物模型、死亡患者的尸检、患者取的少量的局部组织寻找蛛丝马迹,再推断到人体。要认识疾病在人体的本质,只有通过人体在体状态下的形态及功能观察才最为真实有效,这是分子生物学的方法目前很难实现的,影像学技术为实现上述目的提供了手段。本文论述了神经影像学技术在青光眼中枢损伤认识过程中的作用,希望通过阅读本文,使读者了解到目前应用于眼科的各种先进神经影像学技术,从而能够整合分子生物学和影像学的研究手段、整合眼球局部和人体整体,为更深入地认识青光眼和其他眼科及神经系统疾病提供新的思路和方法。

　　以往认为青光眼是一组以特异性的视网膜神经节细胞丢失及由此引起的视野缺损为主要特征的神经退行性疾病。但是随着研究手段的发展和人们对青光眼研究的深入,"青光眼是一组影响到全视路的疾病"这一观点已经得到眼科学者的认可,神经影像学技术在这一认识过程中起到了重要的作用。

一、青光眼是一种全视路疾病

　　青光眼的病理生理及发病机制目前研究的还不是很清楚,病理性眼压升高被认为是青光眼发生和发展最主要的危险因素[1]。除此之外,血流灌注异常、免疫反应、细胞兴奋性毒性等也都与青光眼性视神经损伤存在密切相关关系[2]。对于青光眼发病机制的研究直接影响到临床有效治疗方法和策略的制定。随着对视觉科学探索的深入以及眼科与其他交叉学科的发展,我们对于青光眼这一传统意义上的眼科疾病的认识有了许多新的突破与发现[3-8]。越来越多的证据显示青光眼的神经损害不仅局限于视网膜,同时还累及包括视神经、视交叉、视束、外侧膝状体、视放射以及枕叶视皮层在内的整个视路。在啮齿类和灵长类青光眼动物模型中,持续的高眼压可以引起接受损伤眼纤维投射的外侧膝状体 LGN 相应层面的神经元发生萎缩和丢失[9-14],在相同区域还观察到弥漫的胶质细胞增生反应[15-17]。接受损伤眼视觉信息输入的 LGN 层面和视皮层眼优势柱细胞色素氧化酶活性[18-20]、胆碱水平以及其他代谢物质的含量下降,[21]与突触可塑性相关的蛋白,如生长锥相关蛋白 43(GAP43)的表达和分布发生明显改变。[22]对青光眼患者大脑标本的病理学研究获得了与动物实验相一致的结果:青光眼患者 LGN 和视皮层的厚度较正常人明显变薄,神经元发生萎缩[23]。

这些基础研究的发现是对青光眼经典认知的挑战和革新。对青光眼上位视觉中枢神经元损伤及其相关因素的研究不仅有利于我们更深入和全面的了解青光眼神经损伤的表现与机制，同时，秉持整体观念，关注整个视路神经元的保护和功能的调节也可能为青光眼的治疗带来新的突破。

二、神经影像学技术在青光眼中枢损伤研究中的作用

神经影像学的发展使得在体研究青光眼中枢损伤成为可能。目前可以用于大脑神经系统结构、功能、物质代谢和血流灌注等在体观察的手段很多，MRI、CT、PET、单光子发射断层扫描成像（single-photon emission computed tomography，SPECT）等。尤其磁共振成像，随着技术的发展，在传统扫描基础上磁共振还可以实现弥散张量成像、功能成像、波谱分析、灌注成像等功能，这些功能进一步拓宽了磁共振的应用范围和领域。利用各种传统成像技术及特殊成像序列可以完成对青光眼视觉中枢结构、代谢、物质含量、功能、血流灌注等的准确观察，并可能成为评价新的神经保护策略有效性的理想工具[24]。

（一）磁共振结构成像

磁共振成像是利用原子核在磁场内共振所产生信号经重建成像的一种成像技术，因其具有非侵入性、可重复性以及较高的空间和时间分辨率等特点而在神经影像学成像方面更具优势。利用磁共振结构像扫描的研究结果显示，同年龄匹配的正常对照相比，临床青光眼患者的视神经、视交叉、视束、LGN 及视放射的体积明显减小，LGN 的高度显著降低。LGN 的改变与患者的杯盘比以及视网膜神经纤维层厚度之间存在密切相关关系[25,26]。青光眼患者枕叶视皮层接受视野缺损区域相对应的神经纤维投射的距状裂前部灰质密度发生局限性降低[27]。最近的研究利用 MRI 对青光眼患者和正常人大脑不同区域的灰质体积进行了对比分析，发现青光眼患者双侧舌回、距状回、中央后回、额上回、额下回、右侧楔叶，右侧枕下回，左侧中央旁小叶，和右侧缘上回的灰质体积较正常对照组受试者显著减小，而双侧颞中回、顶下回、角回以及左侧顶上回、楔前叶、枕中回的灰质体积则显著大于正常对照。[28]另一研究小组利用基于体素的形态学分析对青光眼患者全脑的灰质密度进行了研究，发现早期青光眼患者并没有发生大脑灰质密度的变化，而在进展期 - 晚期的青光眼患者中双侧初级视皮层（BA17 and BA18），双侧旁中央小叶（BA5），右侧中央前回（BA6），右侧额中回（BA9），右侧颞下回（BA20），右侧角回（BA39），左侧楔前叶（BA7），左侧颞中回（BA21）以及颞上回（BA22）的灰质密度较正常人明显降低，同时，BA39 区的灰质密度则显著升高[29]。这些结果提示，青光眼患者的中枢神经元损伤不仅累及了视皮层，同时还引起了大脑皮层结构和功能的重塑。

（二）弥散张量磁共振成像（DT-MRI）

DT-MRI 是一种基于轴突内水分子弥散特性而可以无创性 2 维或 3 维重建轴突结构的技术。平均弥散度（MD）的增加和分数各向异性（FA）的降低被用以反映轴突损伤的程度。利用这一技术，研究者们发现青光眼患者的视神经、视束和视放射的 MD 较正常对照显著增高，而 FA 则明显降低，这些改变与青光眼的疾病分期、视网膜神经纤维层厚度、视盘结构参数之间存在线性相关关系，提示青光眼患者视神经、视束以及视放射内神经元轴突的正常结构及走行发生与疾病严重程度相一致的破坏[30-35]。

（三）磁共振质子波谱分析（proton magnetic resonance spectroscopy，1H MRS）

磁共振质子波谱分析是目前唯一无创伤性地研究人体器官的组织代谢、生化改变及化合物定量分析的方法，可在体检测感兴趣区域内多种微量代谢物，如肌酸（Cr）、胆碱（Cho）、脂质（lipids）、肌醇（inosine）、γ-氨基丁酸（GABA）、谷氨酸（Glu）和谷氨酰胺（Gln）、牛磺酸（taurine）、乳酸（Lac）和 N-乙酰天门冬氨酸（NAA）等代谢产物的浓度。[36]其中 NAA 主要存在于神经元内，被公认是神经元的内标志物，其含量多少可反映神经元的功能状况及神经细胞的完整性。[37]Cho 主要存在于脑胶质中，是细胞膜磷脂生物合成的主要成分，是髓鞘形成、细胞代谢和胶质增生的指标，同时还参与神经递质乙酰胆碱的合成[38]。Chan 等人利用波谱分析对青光眼大鼠模型视皮层物质含量进行分析，发现接受损伤眼纤维投射的视皮层胆碱相对含量较正常视皮层明显降低，而谷氨酸含量则相对升高[21]。这一结果在人类青光眼患者中得到进一步验证。Zhang 等人对临床青光眼患者的外侧膝状体距状裂及纹状皮层进行的波谱分析结果显示，这两个部位 NAA 及 Cho 的相对含量皆较正常对照降低[39]。但 Boucard 等的研究则显示青光眼患者视皮层 NAA 及 Cho 的含量与正常人相比并无显著差异[40]。这些研究间不一致除了方法学和纳入标准的不同之外，可能也反映了青光眼不同疾病时期视觉中枢物质代谢的差异。

（四）BOLD-fMRI

BOLD-fMRI 的工作原理是血氧水平依赖（BOLD）效应：神经元兴奋时其电活动引起局部脑血流量的显著增加，同时氧的消耗量也增加，其综合效应是局部血液氧含量增加，去氧血红蛋白含量减低。由于氧和血红蛋白和去氧血红蛋白在磁场中的性质不同，最终表现为大脑兴奋局部 T2 加权像信号的增强。fMRI 采用快速扫描的 MRI 序列，具有良好的空间分辨率和较好的时间分辨率，可直观反映不同刺激条件下大脑神经元功能变化发生的区域及特点[41]。利用 fMRI 对临床青光眼患者的观察发现，青光眼患者初级视皮层发生与视野缺损形态一致的 BOLD 反应降低。[42]王宁利等人进一步的研究结果显示，在青光眼患者残留中心"正常"视野范围内给予视觉刺激所诱发的视皮层神经元反应存在下降，提示青光眼患者视皮层神经元的损伤不仅与视野缺损相一致，更可能早于可检测到的视野缺损[42,43]。

（五）基于磁共振成像的动脉自旋标记技术（arterial spin labeling，ASL）

ASL 利用射频脉冲在近大脑的平面对流向大脑的动脉血中水分子的氢质子进行磁性反转，改变其自旋状态，实现对动脉血作磁性标记而将其作为内源性对比剂，无需注射造影剂即可完成对静息及功能活动条件下全脑或大脑多个特定区域血流灌注的定量测量，在时间和空间分辨率上都优于目前其他血流成像方法。[44]利用 ASL 技术，研究者们发现青光眼患者初级视皮层腹侧和背侧血流灌注的差异与视野上方及下方缺损的差异显著相关，提示青光眼患者视皮层静息血流灌注与视野损伤程度相一致，大脑血流灌注的改变可能参与青光眼视神经损伤并可能成为视网膜后视路损伤的标志[45]。

（六）经颅多普勒技术（transcranial doppler，TCD）

除了 ASL 技术，另一种简便的、无创的、可以敏感反映大脑血流变化的方法是 TCD。Harris 等人利用 TCD 的方法发现青光眼患者大脑中动脉（middle cerebral artery，MCA）的平均和收缩期峰值血流速度均较正常人显著降低，MCA 的平均流速与患者视网膜电图（ERG）的幅值、对比敏感度、视野缺损程度以及 LogMAR 视力存在相关关系。同时，与正常人呼吸高氧含量的气体时所表现出来的 MCA 平均和收缩期峰值流速明显降低的反应不同，青光眼患者的 MCA 表现出对高氧的无反应性。[46,47] 这些结果提示青光眼患者存在支配视路的大脑血管的调节和反应性异常，后者可能也是导致青光眼患者视功能损伤的原因之一。王宁利教授等人利用 TCD 技术对青光眼患者供应枕叶视皮层的主要血管 - 大脑后动脉（posterior cerebral artery，PCA）的血管反应性进行的观察，结果显示，静息状态下青光眼患者双侧 PCA 的血流阻力明显高于正常对照。在青光眼患者中央残留"正常"视野范围内给予视觉刺激后其双侧 PCA 血流增加的幅度明显低于正常对照。而利用 2HZ 的深快呼吸刺激增加血流阻力后，青光眼患者双侧 PCA 血流降低的幅度明显低于对照组。[48] 这一研究结果首次发现青光眼患者供应后段视路的血管的血流动力学和血管反应性存在异常，这种异常既可能是继发于后段视路神经元和胶质细胞的改变，同时也可能是患者全身血管自身调节功能下降的局部表现。由于 TCD 检查的无创性，同时 PCA 血流动力学的改变早于青光眼视野缺损，因此可能可以将其作为青光眼患者视觉中枢损伤的敏感指标应用于临床。大脑血流灌注异常为以青光眼为代表的视神经损伤疾病的中枢改变研究再次寻找到了新的思路和方向，具有重要的意义。

小 结

综上所述，利用现代的神经影像学技术，我们可以简便、无创、灵敏、准确的观察到青光眼患者视觉中枢的结构、物质代谢、神经元活性、血流灌注等的改变。这些研究结果不仅为我们更深入的了解和认识青光眼提供了依据，同时也可能为研究其他眼科及神经系统疾病提供新的思路和方法，对于开发新的有效的临床治疗方法意义深远。

（张绍丹　卿国平　王怀洲　陈伟伟　张　纯　王宁利）

参 考 文 献

1. Resnikoff S, Pascolini D, Etya'ale D, et al. Global data on visual impairment in the year 2002. *Bulletin of the World Health Organization*. 2004; 82: 844-851.

2. Weinreb RN, Khaw PT. Primary open-angle glaucoma. *Lancet* 2004; 363: 1711-1720.

3. Nicolela MT. Clinical clues of vascular dysregulation and its association with glaucoma. *Canadian journal of ophthalmology*. 2008; 43: 337-341.

4. Grieshaber MC, Mozaffarieh M, Flammer J. What is the link between vascular dysregulation and glaucoma? *Survey of ophthalmology*. 2007; 52 Suppl 2: S144-154.

5. Emre M, Orgul S, Gugleta K, Flammer J. Ocular blood flow alteration in glaucoma is related to systemic vascular dysregulation. *The British journal of ophthalmology*. 2004; 88: 662-666.

6. Tezel G, Wax MB. The immune system and glaucoma. *Current opinion in ophthalmology*. 2004; 15: 80-84.

7. Schwartz M, London A. Erratum to: Immune maintenance in glaucoma: boosting the body's own neuroprotective potential. *Journal of ocular biology, diseases, and informatics*. 2009; 2: 104-108.

8. Schori H, Kipnis J, Yoles E, et al. Vaccination for protection of retinal ganglion cells against death from glutamate cytotoxicity and ocular hypertension: implications for glaucoma. *Proceedings of the National Academy of Sciences of the United States of America*. 2001; 98: 3398-3403.

9. Yucel Y, Gupta N. Glaucoma of the brain: a disease model for the study of transsynaptic neural degeneration. *Progress in brain research*. 2008; 173: 465-478.

10. Yucel YH, Gupta N, Zhang Q, et al. Memantine protects neurons from shrinkage in the lateral geniculate nucleus

in experimental glaucoma. *Archives of ophthalmology*.2006;124:217-225.

11. Yucel YH,Zhang Q,Gupta N,et al. Loss of neurons in magnocellular and parvocellular layers of the lateral geniculate nucleus in glaucoma. *Archives of ophthalmology*.2000;118:378-384.

12. Yucel YH,Zhang Q,Weinreb RN,et al. Atrophy of relay neurons in magno-and parvocellular layers in the lateral geniculate nucleus in experimental glaucoma. *Investigative ophthalmology & visual science*.2001;42: 3216-3222.

13. Yucel YH,Zhang Q,Weinreb RN,et al. Effects of retinal ganglion cell loss on magno-,parvo-,koniocellular pathways in the lateral geniculate nucleus and visual cortex in glaucoma. *Progress in retinal and eye research*. 2003;22:465-481.

14. 孙刚,王诤华,骏雪静,等 . 慢性高眼压大鼠外侧膝状体神经元的损伤眼科新进展 . 2005;6:522-524.

15. Sasaoka M,Nakamura K,Shimazawa M,et al. Changes in visual fields and lateral geniculate nucleus in monkey laser-induced high intraocular pressure model. *Experimental eye research*.2008;86:770-782.

16. Wang X,Sam-Wah TS,Ng YK. Nitric oxide,microglial activities and neuronal cell death in the lateral geniculate nucleus of glaucomatous rats. *Brain research*. 2000;878:136-147.

17. Zhang S,Wang H,Lu Q,et al. Detection of early neuron degeneration and accompanying glial responses in the visual pathway in a rat model of acute intraocular hypertension. *Brain research*.2009;1303:131-143.

18. Crawford ML,Harwerth RS,Smith EL 3rd,et al. Experimental glaucoma in primates:changes in cytochrome oxidase blobs in V1 cortex. *Investigative ophthalmology & visual science*.2001;42:358-364.

19. Crawford ML,Harwerth RS,Smith EL 3rd,et al. Glaucoma in primates:cytochrome oxidase reactivity in parvo-and magnocellular pathways. *Investigative ophthalmology & visual science*.2000;41:1791-1802.

20. Vickers JC,Hof PR,Schumer RA,et al. Magnocellular and parvocellular visual pathways are both affected in a macaque monkey model of glaucoma. *Australian and New Zealand journal of ophthalmology*.1997;25:239-243.

21. Chan KC,So KF,Wu EX. Proton magnetic resonance spectroscopy revealed choline reduction in the visual cortex in an experimental model of chronic glaucoma. *Experimental eye research*.2009;88:65-70.

22. Lam DY,Kaufman PL,Gabelt BT,To EC,Matsubara JA. Neurochemical correlates of cortical plasticity after unilateral elevated intraocular pressure in a primate model of glaucoma. *Investigative ophthalmology & visual science*. 2003;44:2573-2581.

23. Gupta N,Ang LC,Noel de Tilly L,et al. Human glaucoma and neural degeneration in intracranial optic nerve, lateral geniculate nucleus,and visual cortex. *The British journal of ophthalmology*.2006;90:674-678.

24. Nucci C,Martucci A,Cesareo M,et al. Brain involvement in glaucoma:advanced neuroimaging for understanding and monitoring a new target for therapy. *Current opinion in pharmacology*. 2013;13:128-133.

25. Dai H,Mu KT,Qi JP,et al. Assessment of lateral geniculate nucleus atrophy with 3T MR imaging and correlation with clinical stage of glaucoma. *Ajnr*.2011;32:1347-1353.

26. Hernowo AT,Boucard CC,Jansonius NM,et al. Automated morphometry of the visual pathway in primary open-angle glaucoma. *Investigative ophthalmology & visual science*. 2011;52:2758-2766.

27. Boucard CC,Hernowo AT,Maguire RP,et al. Changes in cortical grey matter density associated with long-standing retinal visual field defects. *Brain*. 2009;132:1898-1906.

28. Chen WW,Wang N,Cai S,et al. Structural brain abnormalities in patients with primary open-angle glaucoma:a study with 3T MR imaging. *Investigative ophthalmology & visual science*.2013;54:545-554.

29. Li C,Cai P,Shi L,et al. Voxel-based morphometry of the visual-related cortex in primary open angle glaucoma. *Current eye research*.2012;37:794-802.

30. Garaci FG,Bolacchi F,Cerulli A,et al. Optic nerve and optic radiation neurodegeneration in patients with glaucoma:in vivo analysis with 3-T diffusion-tensor MR imaging. *Radiology*.2009;252:496-501.

31. Chen Z,Lin F,Wang J,et al. Diffusion tensor magnetic resonance imaging reveals visual pathway damage that correlates with clinical severity in glaucoma. *Clinical & experimental ophthalmology*.2013;41:43-49.

32. El-Rafei A,Engelhorn T,Wärntges S,et al. Glaucoma classification based on visual pathway analysis using diffusion tensor imaging. *Magn Reson Imaging*.2013;31 (7):1081-1091.

33. Chang ST,Xu J,Trinkaus K,et al. Optic Nerve Diffusion Tensor Imaging Parameters and Their Correlation With Optic Disc Topography and Disease Severity in Adult Glaucoma Patients and Controls. *J Glaucoma* 2013 ;23(8): 513-520.

34. Murai H,Suzuki Y,Kiyosawa M,et al. Positive correlation between the degree of visual field defect and optic radiation damage in glaucoma patients. *Jpn J Ophthalmol*. 2013;57:257-262.

35. Dai H,Yin D,Hu C,et al. Whole-brain voxel-based analysis of diffusion tensor MRI parameters in patients with primary open angle glaucoma and correlation with clinical glaucoma stage. *Neuroradiology*.2013;55:233-243.

36. Boucard CC,Mostert JP,Cornelissen FW,et al. Visual stimulation,1H MR spectroscopy and fMRI of the human visual pathways. *European radiology*.2005;15:47-52.

37. Block W,Traber F,Flacke S,et al. In-vivo proton MR-spectroscopy of the human brain:assessment of N-acetylaspartate (NAA) reduction as a marker for neurodegeneration. *Amino acids*.2002;23:317-323.

38. Gomez-Anson B,Alegret M,Munoz E,et al. Decreased frontal choline and neuropsychological performance in preclinical Huntington disease. *Neurology*.2007;68:906-910.

39. Zhang Y,Chen X,Wen G,et al. Proton magnetic resonance spectroscopy ((1)H-MRS) reveals geniculocalcarine and striate area degeneration in primary glaucoma. PloS one 2013;8(8):e73197.

40. Boucard CC,Hoogduin JM,van der Grond J,Cornelissen FW. Occipital proton magnetic resonance spectroscopy (1H-MRS) reveals normal metabolite concentrations in retinal visual field defects. *PloS one*.2007;2:222.

41. Ogawa S,Lee TM,Kay AR,et al Brain magnetic resonance imaging with contrast dependent on blood oxygenation. *Proceedings of the National Academy of Sciences of the United States of America*. 1990;87:9868-9872.

42. Duncan RO,Sample PA,Weinreb RN,et al. Retinotopic organization of primary visual cortex in glaucoma: Comparing fMRI measurements of cortical function with visual field loss. *Progress in retinal and eye research*. 2007;26:38-56.

43. Qing G,Zhang S,Wang B,et al. Functional MRI signal changes in primary visual cortex corresponding to the central normal visual field of patients with primary open-angle glaucoma. *Investigative ophthalmology & visual science*. 2010;51:4627-4634.

44. Floyd TF,Ratcliffe SJ,Wang J,Resch B,Detre JA. Precision of the CASL-perfusion MRI technique for the measurement of cerebral blood flow in whole brain and vascular territories. *J Magn Reson Imaging*. 2003;18: 649-655.

45. Duncan RO,Sample PA,Bowd C,et al. Arterial spin labeling fMRI measurements of decreased blood flow in primary visual cortex correlates with decreased visual function in human glaucoma. *Vision research*. 2012;60: 51-60.

46. Harris A,Siesky B,Zarfati D,et al. Relationship of cerebral blood flow and central visual function in primary open-angle glaucoma. *Journal of glaucoma*. 2007;16:159-163.

47. Harris A,Zarfati D,Zalish M,et al. Reduced cerebrovascular blood flow velocities and vasoreactivity in open-angle glaucoma. *American journal of ophthalmology*. 2003;135:144-147.

48. Zhang S,Xie Y,Yang J,et al. Reduced Cerebrovascular Reactivity in Posterior Cerebral Arteries in Patients with Primary Open-Angle Glaucoma. *Ophthalmology*. 2013;120:2501-2507.

第 三 章　生命活动和眼病

第一节　近日节律与眼的生理与病理

导　读

随着"整合医学"概念的提出及推广,人们把视角从一个个孤立的器官转移到宏观的人体,站在人体整体的角度,向内探讨人体与局部器官间的相互关系和影响,向外分析大环境与机体之间的互动。从"整合"的角度,从一些以往看似风马牛不相及的事物寻找出内在的、密切的联系。就拿"近日节律"来讲,对于大多数眼科医师来讲是一个极其陌生的词语,远离我们的研究范围。但实际上"近日节律"是生物体内最强的节律体系,根据太阳照射周期调整机体的生理节律和行为。光线变化是节律中枢调节的重要刺激信号,作为直接感受外界光线的眼睛必然与近日节律有着错综复杂的联系。本章节描述了生物节律的基本概念,论述了与视觉最为相关的近日节律的物质基础和调控机制,同时对近日节律和眼生理及眼病理的相互影响进行了介绍,希望通过阅读本文,使得读者对生物节律与眼科学的联系有所了解,从而进一步利用整合医学的理念,将生物节律相关的知识体系与眼病进行深层次的整合,更加优化眼病的诊疗。

一、生物节律概述

在地球上,从蓝藻到人类所有生物的生命活动均存在着一定的规律,具有周期性。这种节律性的生命活动称为生物节律。生物节律是生命活动的基本特征之一,是在生物的进化过程中,为了与环境变化相适应而逐渐形成的[1-4]。

根据节律周期的不同,生物节律大概可以分为以下几类:

(一) 近日节律(circadian rhythm)

其周期在 20~28 小时之间,是生物体内最强的生物节律。因为太阳的照射是环境变化最主要的一个因素,所以,几乎所有生物都会根据太阳的照射周期调整了它们的生理节律和行为[4-6]。在人类,许多生理和行为节律,包括睡眠 - 觉醒周期,体温和激素水平均具有近日节律的特点。

(二) 超日节律

其周期小于 20 小时。人类常见的超日节律有心脏搏动,其周期约 1 秒,呼吸运动,其周期约 3 秒。海洋生物由于受到潮汐周期的影响,多具有近半日节律,周期大概 12 小时,与潮汐的周期 12.4 小时接近。

(三) 亚日节律

其周期大于 28 小时。常见的有如下几种:

1. 近 3.5 日节律　其周期为 70~98 小时,大概 3.5 天。宇宙射线、太阳电磁场、地球磁场均存在近 3.5 天的节律变化,人类的血压、心率等生理活动也表现出这种节律。

2. 近 7 日节律(circaseptan rhythm)　是亚日节律中常见的一种生物节律,周期为 140~196 小时,即大约 7 天。动物的生命活动,如活动度、体温和血压等变化存在着近 7 日节律。

3. 近月节律　周期为 25~35 天,大约一个月。女性的月经活动是最为典型的近月节律,另外,内分泌、血压和机体的代谢活动也存在近月节律。

4. 近年节律　周期为 305~425 天,植物的生根、发芽、开花、结果等均以年为周期循环往复,候鸟的冬去春来,都是典型的近年节律。人体的生命活动也有近年节律的变化。

二、近日节律的物质基础和调控

近日节律是最基础的生物节律。地球的自转是引起地球自然环境变化的最主要因素,自转造成昼夜光线(包括紫外线)及温度的改变,从而,在生物的进化过程中,使得几乎所有的生物都产生了近日节律,即根据外界的环境改变而调整了其内在的生命活动。

能够影响近日节律的外界因素称为授时因子,在哺乳动物,光、食物以及药物等均可以作为授时因子影响和调节近日节律,但光线是最重要的授时因子。在无任何授时因子引导的条件下,哺乳动物自身的节律(即自由运转节律)并不是与地球明暗周期相一致的 24 小时,它会发生偏离。只有通过外界光信号等授时因子的引导作用,生物体自身节律调节系统才能使机体的近日节律保持与外界环境同步,而光线是最重要的授时因子,这一过程称为近日节律的光引导作用。这种光引导作用同样可以使这个内在生物钟根据旅行途中所在时区不同以及不同季节昼夜时间的长短进行调整。内在生物钟根据外界环境的变化进行同步调整对于保持良好的生理和心理状态是十分必要的。如果内在生物钟不能进行及时调整,就会出现时差反应等诸多不适[3]。

在哺乳动物,近日节律在细胞、组织和器官水平均广泛存在。在整体水平,也存在着近日节律调控系统,其由视网膜、视交叉上核和松果体等相互联系的多个部分组成。视网膜可以感受光线的变化,视交叉上核是近日节律系统中枢,在近日节律的产生、维持和调控中起主要作用。松果体为视交叉上核信号输出的靶器官,其产生的褪黑素可以作用于周围组织,调节近日节律,并且褪黑素还可以反馈影响到视交叉上核本身。外界光线被视网膜感知后,视网膜产生的信号通过视网膜下丘脑束传递到视交叉上核,导引近日节律,引起近日节律位相的移动,使机体内在的近日节律与外界环境的昼夜循环保持同步[1,4]。

三、眼生理与睡眠调控的关系

近日节律的调控依赖于光线的变化,而光线的变化是通过眼睛的接收进而影响调控中枢。因此,眼睛除了具有视物的功能外,还具备近日节律的调控、瞳孔对光反射等非形觉功能。

近年来的研究发现,哺乳动物的视网膜中,有一类具有内源性光感受性的视网膜神经节细胞,黑视素(melanopsin)为其感光色素。黑视素是一种新的视蛋白样的分子,具有视网膜视觉色素特性。它包含视黄醛生色基团,和所有的 G 蛋白偶联的受体一样,黑视素有 7 段跨膜结构,在第 7 个跨膜结构中有赖氨酸残基,它是视蛋白的特异性结构,是视黄醛生色基团附着部位。此类包含黑视素的视网膜神经节细胞具有直接的光反应性,可以将电磁辐射转化为跨膜的接收电位,因此这些细胞也被称为具有内源性光感受性的视网膜神经节细胞。这类细胞的吸收光谱峰值在 480nm。和视锥视杆光感受器不同的是,这些内源性光感受性的视网膜神经节细胞在光照下具有持续的光反应,即使在没有外源性的生色基团供应的情况下仍可持续数小时[5-7]。

这类具有内源性光感受性的视网膜神经节细胞表达黑视素。它们在形态学上和第三类视网膜神经节细胞相似,有较小的细胞体(16~20μm),2~3 个较少分支的长树突,通常可以延伸到 300μm,树突末端分布于内丛状层的 OFF 和 ON 亚层。大鼠视网膜上此类视网膜神经节细胞约占所有视网膜神经节细胞的 2.5%,小鼠视网膜中这类细胞约占 1%[8]。Gooley 和 Morin 等[9,10]研究显示,包含黑视素的视网膜神经节细胞除了直接投射到视交叉上核参与调节近日节律以外,还投射到膝间小叶,橄榄顶盖前核等和近日节律调节、瞳孔对光反射有关的脑区以及脑室周围腹下区和视前核腹外侧区,这些区域参与了睡眠和节律的调节。

虽然包含黑视素的视网膜神经节细胞和视锥视杆系统共同参与非形视觉功能,但是它们在其中的功能并非完全一样。Lucas[12]等对黑视素基因敲除小鼠的瞳孔对光反射进行研究,当用明亮的单色光刺激小鼠瞳孔时,野生型小鼠瞳孔收缩比黑视素基因敲除小鼠的要快,瞳孔收缩程度也大;当用暗光刺激时,野生型小鼠和黑视素基因敲除小鼠相比,瞳孔收缩的速度和程度均无显著差异,而之前 Lucas[13]对视锥视杆细胞变性丢失的小鼠(rd/rd,cl)研究发现其瞳孔对光反射敏感性显著下降,但是在亮光刺激下瞳孔收缩程度与野生型小鼠无显著差异。这些实验结果提示,包含黑视素的视网膜神经节细胞和视锥视杆细胞在介导瞳孔对光反射过程中是互补的两条通路,亮光环境中主要由包含黑视素的视网膜神经节细胞介导瞳孔对光反射,而暗光环境中主要由视锥视杆细胞介导。为了定量测量它们之间的互补关系,Lucas 等测量了相同光照刺激下黑视素基因敲除、视锥视杆变性小鼠和野生型小鼠的瞳孔对光反射,绘制不同光照强度刺激下三种小鼠瞳孔收缩程度的曲线图,并根据相应公式把黑视素基因敲除小鼠、视锥视杆变性小鼠的瞳孔收缩情况求和得出的预期瞳孔收缩程度值,发现预期值和野生型小鼠瞳孔收缩程度的实际值完全吻合,提示除了包含黑视素的视网膜神经节细胞和视锥视杆细胞以外,再无其他光感受器存在的可能。

Hatter 等[14]制作了黑视素及视杆、视锥三基因敲除小鼠,破坏黑色素视蛋白基因以及视杆视锥基因。结果破坏了包含黑色素的视网膜神经节细胞的内在光反应以及传统的视杆视锥感受器的光传导。这些小鼠完全失去瞳孔对光反应,不能根据明暗周期产生生理节律。Pandan 等[15]将 rd 突变小鼠的黑色素视蛋白基因敲除,得到了同样的结果,该小鼠生理节律和遮盖反应均消失。

由此证明,内源性光感受性的视网膜神经节细胞系统及传统视杆视锥系统是眼睛的光感知系统,在近日节律、瞳孔对光反射等非形视觉功能中均起重要作用,并且再无其他系统参与非图形视觉功能。

包含黑视素的视网膜神经节细胞通路与视锥视杆通路不仅在功能上有互补性,在解剖结构上也存在联系。形态学研究结果发现大约 1/4 的包含黑视素的神经节细胞和双极细胞、无长突细胞之间确实存在着直接的突触联系[16],电生理研究结果也显示,部分包含黑视素的视网膜神经节细胞上存在 α- 氨基 -3- 羟基 -5- 甲基 -4- 异噁唑丙酸(α-amino-3-hydroxy-5-methyl-4-isoxazole-propionic acid receptor,AMPA)和 γ- 氨基丁酸(γ-aminobutyric acid,GABA)A 型受体[17]。最新的研究结果提示,视锥视杆细胞通路与包含黑视素的视网膜神经节细胞通路正是在包含黑视素的视网膜神经节细胞上进行功能上的整合,从而参与对非形觉功能的调控[18]。在灵长类哺乳动物包含黑视素的神经节细胞不但和双极细胞、无长突细胞有解剖上的联系,而且其感光特性亦受视杆、视锥细胞的影响,短波长的视锥细胞信号传入削弱其光反应,而视杆细胞、中、长波长视锥细胞的信号传入可以增强其光反应[19]。

到目前为止,哺乳动物的非形觉通路已基本明晰,即外界光线经过眼的屈光系统到达视网膜后,光信号可直接经由包含黑视素的视网膜神经节细胞或通过视锥视杆细胞将信号传导至包含黑视素的视网膜神经节细胞,共同传递至视交叉上核、外侧膝状核腹侧、膝间小叶及橄榄顶盖前核等视觉中枢,完成近日节律的产生与调节、瞳孔对光反应等非形觉功能。

四、眼病理对近日节律的影响

因此,不难想象,对于可能损害包含黑视素的视网膜神经节细胞、视锥视杆细胞等的眼部疾病,除了破坏形觉功能外,同时会影响病人非形觉通路的信号传导,从而导致其近日节律的紊乱(可表现为睡眠障碍)、瞳孔对光反射异常等等。

授时因子的缺乏会导致昼夜节律的失调,通常会引起睡眠障碍。昼夜节律失调,定义为睡眠 - 觉醒周期和环境中昼夜周期时间的不匹配,可因暴露于光照 - 黑暗周期(昼夜节律最重要的授时因子)的不足或眼部疾病引起的光信号传递的减少(如老年型的小瞳孔、白内障、糖尿病视网膜病变、老年黄斑变性、视网膜色素变性及青光眼等)而引起[20,21]。如有关于视网膜色素变性(retinitis pigmentosa,RP)病人睡眠质量的对照研究结果表明同年龄组 RP 病人的睡眠质量比正常人群差,且视力损害程度与睡眠质量减退程度成正比[22]。这些异常是由于缺乏传导生物钟的光信号引起的并且与光感受器丢失的程度有关。

在人类,已有报道多种眼部疾病引起的不同程度失明的病人会表现出睡眠障碍及异常的昼夜节律。部分失明的病人由于失去了光引导作用,内源性昼夜节律无法与外界的光照 - 黑暗周期同步,出现与外界 24 小时不同步的独立节律(free-running)或不规则的昼夜节律等表现。有研究通过检测失明病人褪黑素的分泌节律证实部分病人仍表现出正常的昼夜节律并与外界 24 小时的光照 - 黑暗周期同步,部分未表现出明显的昼夜节律,其余病人变为free-running。后来又有研究证明昼夜节律的改变与病人感光的程度直接相关。如有一关于49 名失明病人的研究,其中 19 名有部分光感,其余 30 名无光感。19 名有部分光感的病人中有 14 名(74%)保持有正常的昼夜节律,且在有光感组中视力的下降并不影响昼夜节律异常发生的几率;30 名无光感的病人中有 23 名(77%)无正常的昼夜节律,其中 17 名(74%)表现为 free-running, 其中单眼或双眼球摘除者更甚[21,22]。这些失去正常昼夜节律的病人表现出一系列的睡眠障碍, 包括周期性的失眠、入睡时间延迟、睡眠时间减短、睡眠中觉醒增加及白天易困等症状。并且拥有最低水平光感的病人表现出最严重的睡眠障碍。

作为一种典型的视神经退行性病变, 青光眼特征性的损害是慢性进行性视网膜神经节细胞及其轴突的变性和丢失, 由此引发神经纤维层缺损、视神经萎缩等病理改变; 临床上则表现为视功能下降, 特征性的眼底视盘改变和视野缺损。那么, 青光眼是否会造成此类视网膜神经节细胞的损伤并影响到生物节律呢?

视网膜神经节细胞可被分为投射到上丘的视网膜神经节细胞 (superior collicular retinal ganglion cells, scRGCs) 和包含黑视素的视网膜神经节细胞 (melanopsin-containing retinal ganglion cells, mcRGCs) 两类。以前的很多研究关注的是 scRGCs, 并发现眼压升高会引起 scRGCs 的丢失。既往临床研究表明, 青光眼病人在疾病的早期表现出相对瞳孔传入障碍, 晚期则有出现睡眠紊乱的倾向[23,24]。国外有研究发现青光眼病人发生失眠、打鼾, 严重者为阻塞性睡眠呼吸暂停综合征 (obstructive sleep apnea, OSA)[25,26] 和白天睡眠等问题的几率明显高于正常对照组。国内也有临床研究发现, 原发性青光眼病人存在睡眠障碍的比例明显高于对照组的正常人[27]。上述研究是否说明青光眼确实造成了生物节律的改变? 其机制如何? 由于既往尚不明确生物节律调控的机制, 无法对此结果做出具体分析。

随着包含黑视素的视网膜神经节细胞的发现, 研究出现了新的进展。动物实验证实, 急性高眼压可造成小鼠 mcRGC 的病理改变, 表现为细胞密度下降, 树突分支减少, 其投射到视交叉上核的轴浆运输减慢、减少, 其损伤程度同 scRGCs 损伤程度近似。慢性高眼压可以造成大鼠 mcRGCs 的密度下降, mcRGCs 减少的严重程度与 scRGCs 相似。以上研究提示, 高眼压对形觉系统和非形觉系统都产生了损伤, 其损伤程度类似[28,29]。Drouyer 等研究[30] 发现实验性青光眼引起小鼠视网膜向脑投射纤维的全面性减少 (约 60%), 这种减少在视交叉上核尤为严重, 减少了约 71%。外侧膝状体背侧核、膝间小叶、橄榄顶盖前核减少约 60%~65%, 外侧膝状体腹侧核、上丘减少约 50%。并且, 慢性眼压升高造成了小鼠转轮运动节律的改变。

但是, 也有动物实验的研究发现, 在慢性高眼压诱导模型中, 在实验眼发现有 scRGCs 显著的丢失, 并且差异有统计学意义 ($P<0.001$), 与以前的研究发现一致。但是, 在 12 周的慢性高眼压的诱导后, 未发现有明显的 mRGCs 的丢失 ($P>0.05$), 并且也没有发现任何其树突形态的病理性改变[31]。

尽管多数的动物实验都支持高眼压损伤了非形觉系统并影响到生物节律, 但临床上是否也存在这种现象呢? 匹兹堡睡眠质量指数问卷 (Pittsburgh sleep quality index, PSQI), 是常用的睡眠质量的主观评价方法, 具有良好的可靠性和可重复性。通过对 99 例原发性开角型青光眼、52 例原发性闭角型青光眼病人以及 199 位正常人群的 PSQI 睡眠质量分析, 发现原发性开角型青光眼和原发性闭角型青光眼病人的睡眠障碍比例明显高于正常人群, 两组病人之间的睡眠障碍比例无明显差异。睡眠障碍的比例和视野损伤的严重程度正相关。对于开角型青光眼病人, 均进行了 24 小时眼压测量, 根据其眼压峰值出现的时间, 分为出现在夜间组和出现在白天组。而两组之间睡眠障碍的比例无明显差别, 从而说明, 病人睡眠障碍并非由夜间眼压升高引起。上述研究提示, 原发性青光眼病人可能由于包含黑视素的视网膜神经节细胞损伤, 进而损伤到非形觉通路, 从而造成生物节律调节障碍, 而出现睡眠 - 觉醒周期障碍[32]。

小　结

生物节律是生命活动的基本特征之一，对生物学行为具有重要的影响。随着视网膜神经环路基础领域的研究深入，对视网膜疾病的临床认识与治疗也必然随之提高。视网膜疾病同生物节律之间的关系也愈来愈清晰。上述研究提示，由于眼部疾病，造成光线不能有效进入眼内，将影响到生物节律的调控。而一些光感受器损伤的疾病，也会由于不能有效接受光线的刺激，造成光引导作用减弱甚至消失。对于青光眼病人，基础研究和临床试验已证明其存在生物节律调控异常。因此，在临床工作中，对于可能影响非形觉通路的眼部疾病病人来说，不仅应关注其视觉功能的损害，同时应注意其近日节律紊乱等症状，并可适当对损伤严重的病例进行临床干预。

（王怀洲　王宁利）

参 考 文 献

1. Halberg F. Chronobilolgy：a science in tune with the rhythms of life. Bolger Publications，1986，9-10.

2. Breaus T，Cornelissen G，Halberg F，et.al. Temporal associations of life with solar and geophysical activity. Annles Geophysics，1995，13：1211-1222.

3. Smolensky MH. Intraduction to chromobiology. New York：springer Verlag，1983，1-12.

4. 王正荣. 时间生物学. 北京：科学出版社，2006.

5. Lucas，R.J.，R.H. Douglas，and R.G. Foster，*Characterization of an ocular photopigment capable of driving pupillary constriction in mice.* Nat Neurosci，2001. 4（6）：621-626.

6. Provencio I，Jiang G，De Grip WJ，Hayes WP，Rollag MD. Melanopsin：An opsin in melanophores，brain，and eye. Proceedings of the National Academy of Sciences of the United States of America 1998；95：340-345.

7. Provencio I，Rodriguez IR，Jiang G，Hayes WP，Moreira EF，Rollag MD. A novel human opsin in the inner retina. The Journal of neuroscience：the official journal of the Society for Neuroscience 2000；20：600-605.

8. Hattar S，Liao HW，Takao M，Berson DM，Yau KW. Melanopsin-containing retinal ganglion cells：architecture，projections，and intrinsic photosensitivity. Science 2002；295：1065-1070.

9. Gooley JJ，Lu J，Fischer D，Saper CB. A broad role for melanopsin in nonvisual photoreception. The Journal of neuroscience：the official journal of the Society for Neuroscience 2003；23：7093-7106.

10. Morin，LP.，Blanchard JH，Provencio I，*Retinal ganglion cell projections to the hamster suprachiasmatic nucleus，intergeniculate leaflet，and visual midbrain：bifurcation and melanopsin immunoreactivity.* J Comp Neurol，2003. 465（3）：401-416.

11. Berson DM.，Dunn FA，Takao M. *Phototransduction by retinal ganglion cells that set the circadian clock.* Science，2002. 295（5557）：1070-1073.

12. Lucas RJ，Hattar S，Takao M，Berson DM，Foster RG，Yau KW. Diminished pupillary light reflex at high irradiances in melanopsin-knockout mice. Science 2003；299：245-247.

13. Lucas RJ，Freedman MS，Munoz M，Garcia-Fernandez JM，Foster RG. Regulation of the mammalian pineal by non-rod，non-cone，ocular photoreceptors. Science 1999；284：505-507.

14. Hattar S，Lucas RJ，Mrosovsky N，et al. Melanopsin and rod-cone photoreceptive systems account for all major accessory visual functions in mice. Nature 2003；424：76-81.

15. Panda S，Provencio I，Tu DC，et al. Melanopsin is required for non-image-forming photic responses in blind mice. Science 2003；301：525-527.

16. Belenky MA，Smeraski CA，Provencio I，Sollars PJ，Pickard GE. Melanopsin retinal ganglion cells receive

bipolar and amacrine cell synapses. The Journal of comparative neurology 2003;460;380-393.

17. Perez-Leon JA, Warren EJ, Allen CN, Robinson DW, Brown RL. Synaptic inputs to retinal ganglion cells that set the circadian clock. The European journal of neuroscience 2006;24;1117-1123.

18. Hatori M, Le H, Vollmers C, et al. Inducible ablation of melanopsin-expressing retinal ganglion cells reveals their central role in non-image forming visual responses. PloS one 2008;3;e2451.

19. Dacey DM, Liao HW, Peterson BB, et al. Melanopsin-expressing ganglion cells in primate retina signal colour and irradiance and project to the LGN. Nature 2005;433;749-754.

20. Waller EA, Bendel RE, Kaplan J. *Sleep Disorder and the Eye.* Mayo Clin Proc, 2008,83(11);1251-1261.

21. Lockley SW, Skene DJ, Arendt J, et.al. Relationship between melatonin rhythms and visual loss in the blind. J Clin Endocrinol Metab, 1997,82(11);3763-3770.

22. Gordo MA, Recio J, Sanchez-Barcelo EJ. Decreased sleep quality in patients suffering from retinitis pigmentosa. J Sleep Res, 2001, 10(2);159-164.

23. Jean-Louis G, Zizi F, Lazzaro DR, et al. Circadian rhythm dysfunction in glaucoma;A hypothesis. Journal of Circadian Rhythm, 2008, 6;1.

24. Waller EA, Bendel RE, Kaplan J, et al., Sleep Disorder and the Eye. Mayo Clin Proc. 2008,83(11);1251-1261.

25. McNab A.A., The eye and sleep apnea. Sleep Med Rev, 2007, 11(4);269-276.

26. Sergi M, Salerno DE, Rizzi M, et al. Prevalence of normal tension glaucoma in obstructive sleep apnea syndrome patients. J Glaucoma 2007;16;42-46.

27. 杨锦峰、林兆红. 原发性青光眼病人的睡眠障碍表现调查. 中国误诊学杂志, 2007, 7;2168-2169.

28. Wang HZ, Lu QJ, Wang NL, et al. Loss of melanopsin-containing retinal ganglion cells in a rat glaucoma model. Chin Med J(Engl), 2008, 121(11);1015-1019.

29. 王怀洲、洪洁、王宁利. 急性高眼压对大鼠包含黑视素的视网膜神经节细胞的影响. 眼科研究, 2009, 27(7);558-562.

30. Drouyer E, Dkhissi-Benyahya O, Chiquet C, et al. Glaucoma alters the circadian timing system. PLoS One, 2008, 3(12);e3931.

31. Li RS. Melanopsin-expressing retinal ganglion cells are more injury-resistant in a chronic ocular hypertension model. Invest Ophthalmol Vis Sci. 2006 Jul;47(7);2951-8.

32. Huaizhou Wang, Ye Zhang, Jianming Ding, et.al. Changes in the Circadian Rhythm in Patients with Primary Glaucoma. PLos One, 2013, 8(4), e62841.

第二节　全身生理病理与眼压的关系

导读

　　眼压是眼球内容物作用于眼球壁的压力,对于维持眼球形态及生理功能至关重要。眼压如同血压,处于动态平衡的状态。它的稳定取决于房水生成率、房水排出率及上巩膜静脉压三者之间的动态平衡,任何引起该平衡变化的因素均会影响眼压的变化。以往人们习惯于将眼球脱离人体作为独立器官进行研究,甚至经常忽略上巩膜静脉压的作用。但从整合医学的概念出发,从整体的观点来看,机体的整体循环、活动以及其与周围环境间的相互作用均与器官息息相关。机体的生理状态:如性别、血压、呼吸等,生活方式:如饮食、运动、体位等,病理状态:如糖尿病、高血压、血液透析等,均会对眼压产生影响。而眼压的改变又会反过来影响全身的生理及病理状况。希望读者通过阅读此文,从整体的角度重新审视眼压,在分析眼压水平及变化时能够综合考虑机体各方面的因素。

眼内压(简称眼压)是眼球内容物作用于眼球壁的压力,生理参考值范围 15.27mmHg±2.57mmHg(10~21mmHg),呈偏向右的非正态 Gaussian 分布。眼压的稳定取决于房水生成率、房水排出率及上巩膜静脉压三者之间的动态平衡,任何引起该平衡变化的因素均会影响眼压的变化。

眼压与全身生理因素密切相关,包括内在的生理特征和外在的生理活动。在生理情况下,眼压存在一定范围内的昼夜波动性,然而,眼压的显著升高或降低与生理状态失衡有关,在某种程度上反映了全身相应的病理变化。本章节依照眼压与全身生理以及病理的关系逐一叙述如下:

一、眼压与全身生理的关系

(一)生理特征

1. 年龄 眼压随着年龄的变化而发生改变,总体来说,眼压随着年龄的增长而增加,成人的眼压较婴幼儿偏高。在 20~40 岁之间,眼压呈 Gaussian 分布,随着年龄的增长而增高。然而,有研究认为眼压随着年龄的增加而降低[1]。在新加坡的一项队列研究中,60 岁之前,眼压随着年龄的增长而增加,而在 60 岁之后,随着年龄增长眼压反而降低[2]。Mansouri 等[3]比较正常老年人(53~71 岁)和正常青年人(18~25 岁)昼夜眼压的波动幅度和峰期,发现两个年龄组眼压波动幅度无差别,但老年组较青年组峰期显著延迟。眼压随年龄变化的原因推测与房水的生成和流出随年龄变化有关。

2. 性别 既往研究报道女性眼压较男性偏高[4],但也有研究未证实这一结论。在一项对 7313 名受检者进行的眼压测量中,认为不同性别之间的差异尚无统计意义[5]。妇女月经周期不引起眼压变化,但排卵期或妊娠期眼压稍偏低,绝经后,其平均眼压比同龄男性高。

3. 眼轴和屈光状态 在不考虑体位变化的情况下,既往研究[6,7]证实眼压与眼轴以及屈光状态存在相关性。大量研究表明,近视病人(长眼轴)眼压偏高,同时,眼压增高也可引起眼轴的增加。

在考虑体位变化的情况下,对于体位变化引起的眼压波动,远视组(短眼轴)的平卧位眼压与坐位眼压的差值较近视组(长眼轴)的更大,即认为眼轴越短,体位变化引起的眼压波动越大;同时,近视程度越严重,眼压波动越小。因此眼轴越短,越增加了体位变化引起的眼压波动。上述原因[8]推测与较短的眼轴导致脉络膜血流再分配变动较大有关。

4. 血压 眼压与系统血压之间存在相关性。研究表明,血压每升高 100mmHg,眼压升高 2mmHg[9]。一般来说,动脉压在每个循环周期中的变化可引起眼压 1~3mmHg 的变化[10]。

上巩膜静脉压与眼压存在正相关关系,研究表明两者之间的升高或降低的程度处于平行状态。

5. 呼吸运动 呼吸可以导致灌注压的瞬时变化,进而导致眼压发生瞬时变化。呼气阻力增加,葡萄膜充血加重,眼压升高。如管弦乐演奏者,在短暂的 12 秒内可以使眼压由 24mmHg 升高到 46mmHg[11]。因此,长期、频繁的屏气动作(valsalva)是青光眼特征性视野损害的危险因素。

6. 激素分泌 眼压的波动可能与激素分泌的昼夜变化相关。糖皮质激素、促肾上腺皮质激素、促肾上腺皮质激素释放激素、生长激素可引起眼压升高;黄体酮、雌激素、绒毛膜促性腺激素可引起眼压降低[12]。

7. **神经调节**　　大量研究表明,眼压受神经系统调控。一般来说,交感神经兴奋可以引起眼压的瞬时下降,以及房水滤过速率的增加;肾上腺素受体激动剂和环磷酸腺苷类正是通过此机制降低眼压。

副交感神经也可调节眼压。刺激动眼神经可引起眼压的下降;翼突腭神经节是另外一个支配眼的主要副交感神经节,阻断青光眼病人的翼突腭神经节引起眼压下降[13]。

中枢神经系统对眼压存在调节作用。刺激脑的许多部位,例如刺激下丘脑后侧腹侧区,以及下丘脑背侧可引起眼压的相应变化。

8. **昼夜节律**　　在正常人,昼夜眼压在测量体位保持不变的前提下,眼压昼夜波动3~6mmHg,青光眼病人昼夜波动更加明显。既往研究认为,大多数人昼夜眼压波动遵循可重复的模式,即眼压峰值出现在上午,谷值出现在下午或夜间。1990 年 David[14]回顾分析了用 Goldmann 压平眼压计完成坐位测量的 690 条眼压曲线,得出平均眼压波动在正常眼(84 例)是 5.0mmHg±2.7mmHg,开角型青光眼(140 例)5.8±2.9mmHg,高眼压症(350 例)6.8mmHg±3.2mmHg,有 40% 的曲线眼压高峰出现在早晨,65% 的曲线高峰出现在中午之前。然而,也有部分人眼压峰值出现在夜间。排除昼夜体位变化的因素,昼夜眼压存在波动的原因可能在于房水生成的昼夜波动,但近期有研究认为该因素并不是眼压昼夜波动的主要原因,因为房水生成在夜间减少,日间升高,与部分人眼压峰期出现在夜间不相一致。另有研究认为,眼压的昼夜变化伴随着激素水平的周期性变化而波动,特别是,眼压峰值较规律地出现在血浆皮质醇释放的 3~4 小时之后。

(二)生理活动

1. **体位变化**　　生理情况下的体位变化可引起眼压的相应变化,青光眼病人与正常人相比,体位变化引起的眼压波动更加明显,特别是对于正常眼压青光眼病人[15]。回顾既往研究,青光眼病人体位变化引起的眼压升高幅度为 3.9~9.3mmHg[15-17],正常人为2.9~8.6mmHg[6,15-18]。体位变化导致的眼压增高机制更多地被解释为脉络膜充血和上巩膜静脉压增高[19]。Kiuchi 等[20]认为正常眼压青光眼病人的视野进展与体位变化引起的眼压升高幅度相关,推测平卧位睡眠加速了该类病人的病情进展。Jain 等[21]让受试者使用高12.7cm 的枕头,使头部抬高大约 15°,缓解了由平卧位引起的眼压升高。Buys 等[22]使青光眼病人的头部在夜间睡眠时水平抬高到 30°,眼压较平卧位时下降了 3.2mmHg,下降幅度达到 20%。Baskaran 等[23]得出倒立位的眼压变化是坐位的两倍。最近,有学者关注侧卧位的眼压变化。Lee 等[24]分析了正常人侧卧 5 分钟、30 分钟的眼压,认为位置偏低侧眼的眼压较平卧位明显升高,且维持 30 分钟不变,在恢复平卧位后,该眼压显著下降。

2. **运动锻炼**　　早在 1963 年,有学者发现运动可降低眼压。青光眼病人在有氧运动后,眼压平均降低 4.6mmHg。首先,根据不同的运动方式,分为等张运动和等长运动,前者包括步行、慢跑和快跑三种方式,在正常人眼压下降分别为 2.43mmHg±0.30mmHg、3.85mmHg±0.55mmHg、4.00mmHg±0.37mmHg[25],青光眼病人眼压下降程度高于正常人。等长运动指肌肉收缩而肌纤维不缩短的运动,如屈肘时举重物并维持一个固定的姿势等。关于等长运动是否可以降眼压,目前尚无统一结论。Dickerman 等[26]发现运动员举重前后眼压由 13mmHg±2.8mmHg 升高至 28.0mmHg±9.3mmHg。其次,根据不同运动强度[27],当达到最大运动强度的 70%、55%、40% 时,正常人眼压下降幅度依次减小。再有,根据不同运动时间,长期运动降眼压效果优于短时运动[28]。

3. 饮食摄入　摄入含咖啡因的食物、饮酒、吸烟等可影响眼压的变化。其中，饮酒可降低眼压，研究表明，饮酒的人群较非饮酒人群的高眼压症发生率降低，推测饮酒可能抑制了抗利尿激素的释放，导致组织间液进入眼部减少，直接抑制了房水的生成。

大量饮水可导致眼压升高，因此饮水试验被用作检测青光眼病人眼压峰值的一种方式。

二、眼压与全身病理的关系

（一）高血压

流行病学调查表明，高血压与眼压之间存在正相关性。蓝山眼病研究[29]发现，收缩压由小于 110mmHg 变化为大于 200mmHg，眼压增高了 3.4mmHg；舒张压由小于 70mmHg 变化为大于 120mmHg，眼压同样增高了 3.4mmHg。

（二）糖尿病

流行病学调查表明，糖尿病与眼压之间同样存在正相关性。新加坡马来眼病研究[30]对 3280 位年龄在 40~80 岁的受检者进行检查，证实糖尿病的发生与眼压轻度增高相关。

（三）肥胖

研究表明，肥胖与眼压升高相关。可能的机制包括，眼眶的脂肪组织过度堆积，增加了上巩膜静脉压，阻碍了房水的外引流；肥胖引起的内皮功能紊乱及自我调节失衡，在糖尿病病人中尤为显著。另外，眼压升高与肥胖引起的系统疾病关系密切，如高血压、糖尿病等。

（四）炎症

机体发生炎症反应可引起眼压的下降，与发生炎症反应时房水生成减少有关。但是，若炎症反应对房水流出通路损伤的作用大于生成通路受阻的情况，眼压存在升高的可能。

（五）其他

除上述因素外，其他与眼压相关的病理状态还包括，高热、呼吸睡眠障碍暂停综合征、血红蛋白凝集、肢端肥大症等，均可引起眼压升高；肌强直性营养不良、获得性人免疫缺陷综合征（human immunodeficiency virus，HIV）等，则可引起眼压降低。

小　结

眼压与全身生理特征和生理状态的变化密切相关，涉及全身多个系统。在多种调控机制的共同作用下，眼压维持着动态平衡。任何影响动态平衡的因素均可引起眼压的变化，在一定程度上与全身病理变化密切相关。临床工作中，注重眼压与全身生理，以及病理的关系，可为相应疾病的诊断提供一定参考，并为从整体上把握疾病提供了重要信息。

（郝　洁　王宁利）

参 考 文 献

1. Shiose Y. The aging effect on intraocular pressure in an apparently normal population. Arch Ophthalmol. 1984; 102（6）：883-887.

2. Wong TT，Wong TY，Foster PJ，et al. The relationship of intraocular pressure with age，systolic blood pressure，and central corneal thickness in an asian population. Invest Ophthalmol Vis Sci. 2009；50（9）：4097-4102.

3. Mansouri K, Weinreb RN, Liu JH. Effects of aging on 24-hour intraocular pressure measurements in sitting and supine body positions. Invest Ophthalmol Vis Sci. 2012;53(1):112-116.

4. Leske MC, Connell AM, Wu SY, et al. Distribution of intraocular pressure. The Barbados Eye Study. Arch Ophthalmol. 1997;115(8):1051-1057.

5. Fukuoka S, Aihara M, Iwase A, et al. Intraocular pressure in an ophthalmologically normal Japanese population. Acta Ophthalmol. 2008;86(4):434-439.

6. Liu JH, Kripke DF, Hoffman RE, et al. Nocturnal elevation of intraocular pressure in young adults. Invest Ophthalmol Vis Sci. 1998;39(13):2707-2712.

7. Loewen NA, Liu JH, Weinreb RN. Increased 24-hour variation of human intraocular pressure with short axial length. Invest Ophthalmol Vis Sci. 2010;51(2):933-937.

8. Malihi M, Sit AJ. Effect of head and body position on intraocular pressure. Ophthalmology. 2012;119(5):987-991.

9. Bulpitt CJ, Hodes C, Everitt MG. Intraocular pressure and systemic blood pressure in the elderly. Br J Ophthalmol. 1975;59(12):717-720.

10. Langham ME, To'Mey KF. A clinical procedure for the measurements of the ocular pulse-pressure relationship and the ophthalmic arterial pressure. Exp Eye Res. 1978;27(1):17-25.

11. Schuman JS, Massicotte EC, Connolly S, et al. Increased intraocular pressure and visual field defects in high resistance wind instrument players. Ophthalmology. 2000;107(1):127-133.

12. 王宁利,叶天才.临床青光眼图谱.北京:人民卫生出版社;2007.

13. 李美玉.青光眼学.北京:人民卫生出版社;2004.

14. David R, Zangwill L, Briscoe D, et al. Diurnal intraocular pressure variations: an analysis of 690 diurnal curves. Br J Ophthalmol. 1992;76(5):280-283.

15. Tsukahara S, Sasaki T. Postural change of IOP in normal persons and in patients with primary wide open-angle glaucoma and low-tension glaucoma. Br J Ophthalmol. 1984;68(6):389-392.

16. Fogagnolo P, Orzalesi N, Ferreras A, et al. The circadian curve of intraocular pressure: can we estimate its characteristics during office hours? Invest Ophthalmol Vis Sci. 2009;50(5):2209-2215.

17. Krieglstein G, Langham ME. Influence of body position on the intraocular pressure of normal and glaucomatous eyes. Ophthalmologica. 1975;171(2):132-145.

18. Liu JH, Kripke DF, Twa MD, et al. Twenty-four-hour pattern of intraocular pressure in the aging population. Invest Ophthalmol Vis Sci. 1999;40(12):2912-2917.

19. Prata TS, Kanadani FN. Eye pressure and head position. Ophthalmology. 2010;117(11):2236-2237; author reply 2237.

20. Kiuchi T, Motoyama Y, Oshika T. Relationship of progression of visual field damage to postural changes in intraocular pressure in patients with normal-tension glaucoma. Ophthalmology. 2006;113(12):2150-2155.

21. Jain MR, Marmion VJ. Rapid pneumatic and Mackey-Marg applanation tonometry to evaluate the postural effect on intraocular pressure. Br J Ophthalmol. 1976;60(10):687-693.

22. Buys YM, Alasbali T, Jin YP, et al. Effect of sleeping in a head-up position on intraocular pressure in patients with glaucoma. Ophthalmology. 2010;117(7):1348-1351.

23. Baskaran M, Raman K, Ramani KK, et al. Intraocular pressure changes and ocular biometry during Sirsasana (headstand posture) in yoga practitioners. Ophthalmology. 2006;113(8):1327-1332.

24. Lee JY, Yoo C, Jung JH, et al. The effect of lateral decubitus position on intraocular pressure in healthy young subjects. Acta Ophthalmol. 2012;90(1):e68-72.

25. Qureshi IA. Effects of mild, moderate and severe exercise on intraocular pressure of sedentary subjects. Ann Hum Biol. 1995;22(6):545-553.

26. Dickerman RD, Smith GH, Langham-Roof L, et al. Intra-ocular pressure changes during maximal isometric

contraction：does this reflect intra-cranial pressure or retinal venous pressure? Neurol Res. 1999；21（3）：243-246.

27. Kiuchi Y，Mishima HK，Hotehama Y，et al. Exercise intensity determines the magnitude of IOP decrease after running. Jpn J Ophthalmol. 1994；38（2）：191-195.

28. 梁远波，吴越，李思珍，等 . 运动与眼压 . 中华眼科杂志 . 2011；47（9）：4.

29. Mitchell P，Lee AJ，Wang JJ，et al. Intraocular pressure over the clinical range of blood pressure：blue mountains eye study findings. Am J Ophthalmol. 2005；140（1）：131-132.

30. Tan GS，Wong TY，Fong CW，et al. Diabetes，metabolic abnormalities，and glaucoma. Arch Ophthalmol. 2009；127（10）：1354-1361.

第三节　以整合的思维考虑心理异常与青光眼

导　读

  作为人体"整体"的一部分，眼势必受到"整体"环境的影响。而这种"整体"环境，除了我们最常提及的生理状态如血压、呼吸、激素等水平外，心理环境也对眼局部状态及疾病的发生产生影响，这也正是"整合眼科学"的理念。青光眼是一种古老的疾病，最初人们仅视其为一种独立的眼科疾病，对于它的研究也仅限于眼局部的解剖和病生理功能改变。早在 19 世纪人们已意识到青光眼和心理因素具有一定的相关性。随着心理学研究手段的发展，青光眼与心理因素之间相关性的研究不断深入。那么，心理因素是如何影响青光眼的发病和进展的？ 这两个至少在传统的解剖生理上并无关联的两种情况是如何互相影响的？ 这正是我们应该从整体医学角度去考虑的问题。本文对青光眼病人的心理个性特征、情绪特征进行了总结，并介绍了常用的评估的方法，同时对病情发展与心理特征的联系进行了阐述。希望通过此文的阅读，能够使读者意识到对于病人情绪的调整可以作为辅助青光眼治疗的手段之一，在将来的临床工作中，有意识地将病人的性格心理状态考虑到对病人疾病的诊断和治疗过程中。

  早在 19 世纪人们已意识到青光眼和心理因素具有一定的相关性。有研究者发现情绪诱因可以导致部分青光眼病人眼压升高急性发作[1-3]。随着研究的进一步深入，Ripley 等人[3,4]发现情绪的起伏不仅可以导致病人青光眼的症状性发作（病人眼压急剧增高），还会影响到日常生活中眼压的波动，并进一步指出情绪不稳定、过分焦虑以及疑病倾向是青光眼病人普遍具有的心理特征。自此之后人们开始对青光眼病人进行心理评估，并将他们同其他病人进行比较[5-6]。但是针对于青光眼病人情绪个性特征的早期研究存在着一些缺陷，如研究样本量较少、未考虑统计学意义，并且更重要的是青光眼的诊断分类也同现在具有较大差异[7]，从慢性单纯性青光眼、急性充血性青光眼发展为现在的开角型青光眼、闭角型青光眼，并且越发重视视神经损伤在青光眼诊断中的地位[8]。

  近期针对于青光眼病人的心理调查主要是在开角型青光眼病人中进行的[1,7,9-13]。这些研究得出的结论是开角型青光眼病人同正常人群或患其他眼病的病人相比，具有情绪易于波动的特点（神经质）。基于这些研究，我们推测闭角型青光眼病人同开角型青光眼病人一样具有情绪不稳的特征，特别是那些有急性发作的青光眼病人可能情绪更加易于波动。但是目前针对于闭角型青光眼病人的相关研究还比较缺乏。在我国闭角型青光眼病人占较大比例,为了更加全面了解青光眼人群所具有的心理特征,以及青光眼发病状态及其他相关因素对病人心理的影响,我们开展了一项调查。研究的对象包括了原发性房角关闭(PAC)、原发性闭角型青光眼(PACG)以及原发性开角型青光眼(POAG)病人。研究的主要目的是比较 PACG 病人同 POAG 病人在心理特征方面是否具有差异,并探索影响病人心理状态的相关因素。

心理状态评定指标主要可分为两类心理变量。其一为病人的个性特征,这类特征相对比较稳定,能够反映个体的意识、情感以及行为倾向[14]。我们使用了艾森克人格调查问卷(Eysenck personality questionnaire,EPQ)来评定病人的个性特征。另一项为病人的情绪特征,相对于个性特征其具有短暂易变的特点[14]。此调查中我们主要针对病人的焦虑以及抑郁情绪进行评估,使用的问卷为 Zung 抑郁自评量表(self-rating depression scale,SDS)和 Zung 焦虑自评量表(self-rating anxiety scale,SAS)。

艾森克人格调查问卷是基于艾森克人格理论而总结出的人格评估量表。由龚耀先教授[15]主持对其中文版进行了验证以及常模的制作。中文版的问卷包含 88 个问题,共评估四个纬度上的人格特征:E 代表内外向性,N 代表神经质性,P 代表精神质性以及 L 代表掩饰性。常模的制作基于对 6418 人(2517 成人和 3901 儿童)使用该问卷检测的结果。将调查对象所得原始分转换为 T 分后进行评估,转换依据为调查对象的性别以及所处年龄段整体人群的平均分和标准差。T 分的平均值为 50,标准差为 10。

Zung 抑郁自评量表是一个含有二十个条目的自评量表,其评定的结果显示病人所具有的抑郁症状。依据症状的发作频率每个条目评分由 1 至 4,评分越高表明发作越频繁。该量表的评分虽然不能作为临床诊断抑郁症的标准,但是可表明抑郁症状的严重程度。总分的评定分为四级:"低于 40 分"代表正常或无明显病理症状,"40~47 分"代表轻度抑郁,"48~55 分"代表中度抑郁,"56 分以上"代表重度抑郁[16]。中文版的验证以及常模制作基于对 1340 人的调查[17]。该量表在我国的平均分为 33.46,标准差为 8.55。

Zung 焦虑自评量表是一个含有二十个条目的自评量表,其检测的对象为病人所具有的焦虑症状。该问卷的结构同 SDS 相同,中文版问卷翻译自英文版,并经验证,正常分值范围为 20~40 分[18]。

通过对不同类型青光眼病人的病史、眼科检查以及心理状态的研究,我们的调查结果显示:青光眼病人组(POAG 组和 PACG 组)在 EPQ 神经质上的评分要显著高于非青光眼病人组(PAC 组和白内障对照组)。在焦虑症状评分(SAS)抑郁症状评分(SDS)以及 EPQ 的其他三项评分(内外向性、精神质以及掩饰性)上,各组病人间并不存在显著差异。神经质是基于艾森克人格理论得出的四项人格特征之一。在该项上的高分提示病人具有情绪易于波动,易于发生神经质类的情绪问题。神经质类的情绪问题主要包括焦虑症,恐慌,抑郁症,恐惧症,疑病症,偏执以及歇斯底里等[19-20]。Lim 等人[9]研究发现开角型青光眼病人相较于对照组具有疑病倾向、歇斯底里以及更加关心健康问题等心理特征。可见,依据 Lim 的研究,青光眼病人所具有的心理问题主要是同健康状态相关的。

疾病的形式对于病人的心理状态起到了一定的影响。基于我们的调查结果,急性发作对于青光眼病人的神经质评分起到降低的作用,即在其他条件相同的情况下,那些经历过急性发作的青光眼病人相较于无急性发作的青光眼病人情绪更加稳定。为何会有这个结果呢？在针对于其他的疾病研究中曾有报道[21-22]，在病人被治愈或者病人的疾病症状得到明显缓解后，其神经质以及疑病倾向的评分会显著低于未被治愈或症状未缓解之前。而那些症状未得到缓解的病人则保持神经质的心理特征[21]。对于青光眼病人来说，眼压增高的急性发作是一个十分戏剧化的过程。其症状包括剧烈眼痛、恶心呕吐、头痛、视物不清或虹视等。这些症状在经过及时恰当的治疗后均可消失。即时治疗不够及时导致了青光眼视神经损伤的发生，由于病人们已不再承受前述的种种症状，他们依然会感觉已被治愈。而对于慢性青光眼病人，在疾病的初始阶段不会感觉到任何症状。在治疗后病人也不会在主观上感觉到任何好转，甚者有可能由于青光眼手术治疗[23]或者长期的眼部用药[24]导致其不适感的加重。以上这些原因可能解释了为何急性发作的 PACG 组相较于慢性 PACG 和 POAG 组具有较低的神经质评分。

我们收集的数据还显示，青光眼病人的 N 评分同青光眼的诊断年限是相关的。病人随青光眼诊断年限的延长 N 评分增高。病人的诊断年限不仅和 N 评分正相关还同 SAS 评分正相关（相关系数 =0.325，p=0.007），但同 SDS 评分无相关性（相关系数 =0.027，p=0.829）。依据我们所搜集到的资料，目前为止没有类似的报道。这也许是由于不同的研究使用的心理测评工具，评价标准以及评定人群不同。由于我们只是进行横断面的调查研究，并不能确定是病人的神经质以及焦虑水平会随着诊断时间的延长而增高，还是长期坚持医院就诊的病人具有更高的神经质以及焦虑水平。由于我们的研究对象只是来医院就诊的青光眼病人，此结果并不能应用于非医院随诊病人，因为人们的心理状态会影响到其行为特征。想要更客观的进行此项研究需要进行人群调查，并随访病人在诊断前后的心理变化。

通过该项调查我们发现：青光眼病人（PACG 以及 POAG）的情绪同非青光眼病人（PAC以及白内障对照组）相比较更加易于波动；青光眼的发病形式（是否存在急性发作）会对病人的情绪稳定性产生影响。由于病人情绪的起伏可通过神经系统影响其眼压的变化[4]。对于病人情绪的调整可以作为辅助青光眼治疗的手段之一。了解影响青光眼病人心理状态的相关因素可以使医生在对病人进行心理调节时做到有的放矢。

（冬雪川　张　纯）

参 考 文 献

1. Pache M, Flammer J. A Sick eye in a sick body? Systemic findings in patients with primary open-angle glaucoma. Surv Ophthalmol 2006;51:179-211.

2. Schoenberg MJ. Psychosomatic Relationships and Their Therapeutic Implications in Glaucoma. Trans Am Ophthalmol Soc 1939;37:134-149.

3. Ripley H, Wolff HG. Life Situations, Emotions, and Glaucoma. Life Situations, Emotions, and Glaucoma. Psychosom Med 1950;12:215-224.

4. Erb C, Thiel HJ, Flammer J. The psychology of the glaucoma patient. Curr Opin Ophthalmol 1998;9:65-70.

5. Berger AS, Zimet CN. Personality Features of Patients with Primary Glaucoma: A Medico Psychosocial Exploration. Psychosom Med 1959;21:389-396.

6. Zimet CN, Berger AS. Emotional Factors in Primary Glaucoma: An Evaluation of Psychological Test Data. Psychosom Med 1959;22:391-399.

7. Mabuchi F, Yoshimura K, Kashiwagi K, et al. Personality Assessment Based on the Five-factor Model of

Personality Structure in Patients with Primary Open-Angle Glaucoma. Jpn J Ophthalmol 2005;49:31-35.

8. Foster PJ, Buhrmann R, Quigley HA, et al. The definition and classification of glaucoma in prevalence surveys. Br J Ophthalmol 2002;86:238-242.

9. Lim MC, Shiba DR, Clark IJ, et al. Personality Type of the Glaucoma Patient. J Glaucoma 2007;16:649-654.

10. Erb C, Batra A, Lietz A, et al. Psychological characteristics of patients with normal-tension glaucoma. Graefe's Arch Clin Exp Ophthalmol 1999;237:753-757.

11. Jampel HD, Frick KD, Janz NK, et al. Depression and Mood Indicators in Newly Diagnosed Glaucoma Patients. Am J Ophthalmol 2007;144:238-244.

12. Wilson MR, Coleman AL, Yu F, et al. Depression in Patients with Glaucoma as Measured by Self-report Surveys. Ophthalmology 2002;109:1018-1022.

13. Pappa C, Hyphantis T, Pappa S, et al. Psychiatric manifestations and personality traits associated with compliance with glaucoma treatment. J Psychosom Res 2006;61:609-617.

14. Scheier MF, Bridges MW. Person Variables and Health:Personality Predispositions and Acute Psychological States as Shared Determinants for Disease. Psychosomatic Medicine 1995;57:255-268.

15. 龚耀先. 艾森克个性问卷手册. 长沙:湖南地图出版社. 1992.

16. 汪向东,王希林,马弘. ZUNG 抑郁自评量表. 心理卫生评定量表手册(增订版). 北京:中国心理卫生杂志社;1999:194-197.

17. 王春芳. 抑郁自评量表对 1340 例正常人评定分析. 中国神经精神疾病杂志,1986,12(5):267-268.

18. 吴文源. 焦虑自评量表(SAS). 上海精神医学,1990,2(增):44.

19. Tyrer P, Alexander J, Remington M, et al. Relationship between neurotic symptoms and neurotic diagnosis:a longitudinal study. J Affect Disord. 1987;13:13-21.

20. 中华精神病协会:中国精神障碍分类与诊断标准第 3 版(CCMD-3). 中华精神病协会,2001.

21. Jess P, Bech P. The validity of Eysenck's neuroticism dimension within the Minnesota Multiphasic Personality Inventory in patients with duodenal ulcer. The Hvidovre Ulcer Project Group. Psychother Psychosom 1994;62:168-175.

22. Barnes D, Gatchel RJ, Mayer TG, et al. Changes in MMPI profile levels of chronic low back pain patients following successful treatment. J Spinal Disord 1990;3:353-355.

23. Feiner L, Piltz-Seymour JR. Collaborative Initial Glaucoma Treatment Study:a summary of results to date. Curr Opin Ophthalmol 2003;14:106-11.Baudouin C. Side effects of antiglaucomatous drugs on the ocular surface. Curr Opin Ophthalmol 1996;7:80-86.

24. Denis P, Nordmann JP, Elena PP, et al. central nervous system control of intraocular pressure. Fundam Clin Pharmacol 1994;8:230-237.

第四节　运动和眼生理及病理

导读

　　"生命在于运动"、"运动不止生命不息"、"流水不腐,户枢不蠹"。自古至今,无论中外,学者们都在意识到并强调运动对于人类生命的重要性。运动固然重要,但是否对于每个个体,所有的运动都适合? 是否同样的运动在所有个体都能产生相似的效果呢? 这实际就是整合医学研究的思路——将疾病或局部器官的研究整合于机体整体和更为广阔的环境中进行,同时,在相同环境和干扰因素下研究疾病或局部器官功能时,又不能忽视个体的个性。"人体欲得劳动,但不当使极耳,动摇则谷气得消,血脉流通,病不得生"。这个论述正体现出中国古人在人体与环境"整合"的思路下,审视运动与人体健康的关系。作为机体的重要器官,运动又会对"眼"产生哪些影响?本文将运动对眼压的影响及其机制、运动对眼相关血清因子的影响、运动对眼血流的影响进行了详细论述,同时对运动可能对眼睛造成的危害进行了描述。希望通过阅读此文,给读者启示,使读者从新的视角、从整合的观点来理解运动与眼部生理及病理的关系,对病人进行诊疗时把"运动调整"作为考量的因素之一。

运动一直以来能够降低多种全身系统性疾病发生、发展的风险,如糖尿病、高血压病及其他心血管病变[1]。运动对眼的影响主要表现为对眼压、眼血流和血清因子的影响。在眼的病变中,青光眼与运动的联系最为紧密。

一、运动与眼压

有学者注意到,在日常生活中,眼压与人的饮食、行为等生活方式密切相关[2]。运动降眼压最早被 Janiszewska-Zygier[3] 于 1963 年提出,后来相继有大量的文献报道。近半个世纪的关于运动和眼压的研究,已经明确证实,快速运动包括动态运动与等长运动,能够快速降低眼压[4]。有氧运动[5]后正常人可降低 1~8mmHg,跳跃运动[6]后眼压降低 5.07mmHg±1.76mmHg,爬山运动后眼压降低 9.5~15.5mmHg。

(一)运动对青光眼眼压的影响

原发性开角型青光眼与全身性心血管疾病、低血压、贫血或免疫异常等有关[7]。早在 1965 年,Cooper 等[8]进行了运动与青光眼的研究,发现运动后眼压降低,而且在青光眼病人降眼压的幅度可能更大[9],青光眼病人运动后眼压可降低 12.86mmHg±2.05mmHg,而且眼压降低的幅度与运动强度密切相关[10]。

开角型青光眼病人低强度(20% 最大功率运动 10 分钟)及高强度(60% 最大功率运动 5 分钟)运动后右眼眼压分别为 16.60mmHg±4.15mmHg 和 13.71mmHg±3.73mmHg,较运动前 19.40mmHg±4.23mmHg 明显降低。左眼眼压分别为 16.74mmHg±4.83mmHg 和 13.58mmHg±4.64mmHg,较运动前 19.13mmHg±4.08mmHg 明显降低。

局部应用抗青光眼药物治疗的开角型青光眼病人,运动后眼压最大降幅可达 56%,平均 5.72mmHg±3.34mmHg。

运动后眼压随时间的变化规律为:运动后即刻眼压降到最低,之后 1 小时恢复最快,2 小时眼压达到稳定状态,具体见图 3-4-1。

青光眼病人在运动后眼压恢复中,1 小时后眼压恢复到运动前水平的最多,约占 52%,平均 1.5 小时,2 小时恢复的约占 26%,0.5 小时、3 小时和 4 小时恢复者约占 7%,具体见图 3-4-2。

(二)屈光状态与运动降眼压

流行病学研究已经证实屈光状态与青光眼性视神经损害关系密切,特别是高度近视[11-13]。合并高度近视的开角型青光眼病人呈现出平均眼压高[14],昼夜眼压波动小的特点,而运动后眼压波动明显大于非高度近视眼[15],而高度远视眼呈现出平均眼压低,昼夜眼压波动大的特点[16]。

合并高度近视(近视 6.00D 以上)的开角型青光眼病人在低强度(20%Wmax)运动 10 分

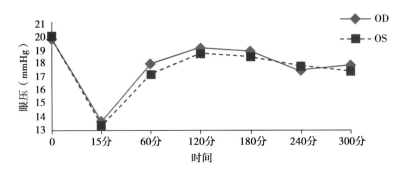

图 3-4-1　双眼运动后眼压恢复随时间变化规律图

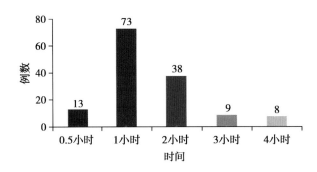

图 3-4-2　运动后眼压恢复时间在各时间段的人数分布图

钟后,眼压降幅为 3.41mmHg±2.77mmHg,显著大于合并非高度近视(近视 6.00D 以下,但超过 0.75D)的开角型青光眼病人的 1.51mmHg±2.98mmHg 和合并非近视(近视 0.75D 以下,且远视 0.75D 以下)开角型青光眼的 3.17mmHg±3.02mmHg。

合并高度近视的开角型青光眼病人在高强度(60%Wmax)运动 5 分钟后,眼压降幅为 7.45mmHg±3.47mmHg,显著大于合并非高度近视开角型青光眼病人的 4.78mmHg±2.58mmHg 和合并非近视开角型青光眼的 4.75mmHg±3.38mmHg。

而且,三组不同屈光状态的开角型青光眼病人高强度运动后眼压降幅均显著大于低强度运动后(图 3-4-3)。

(三)长期运动对眼压的影响

人们普遍认为,通过长期运动改善身体状况后,青光眼病人基线眼压会降低,运动后的眼压波动减小[17]。Senol 研究发现[18]3 个月有氧运动眼压可降低 20%,运动停止后 3 周眼压恢复到锻炼前水平。青光眼病人经过 3 个月有氧运动后早 8 点的眼压右眼为 18.44mmHg±3.91mmHg,明显低于没有运动的青光眼病人眼压 20.49mmHg±4.83mmHg。左眼也呈现下降趋势,运动者为 19.16mmHg±3.55mmHg,而没有运动者为

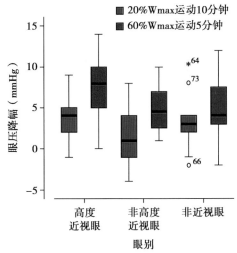

图 3-4-3　不同屈光状态开角型青光眼病人不同强度运动后眼压降幅分布图

19.67mmHg±4.83mmHg,这可能与大多数人晨起运动习惯有关。而且24小时昼夜平均眼压呈现降低的趋势,3月有氧运动后,青光眼病人平均眼压为19.19mmHg±2.89mmHg(右眼)和19.26mmHg±3.15mmHg(左眼),而没有运动的病人眼压分别为19.26mmHg±3.15mmHg(右眼)和19.80mmHg±4.12mmHg(左眼)。

(四)运动对眼压波动的影响

眼压波动是否是青光眼进展独立的危险因素,是存在争议的[19-21]。Asrani[22]报道日间眼压波动是青光眼进展的危险因素,而Liu[23]等研究发现POAG病人24小时眼压波动情况与正常人之间比较无显著差异。Medeiros[24]等和Early Manifest Glaucoma Trial(EMGT)[25]报道长期眼压波动与青光眼进展不相关,而Advanced Glaucoma Intervention Study(AGIS)[26]研究表明,眼压波动增高1mmHg,青光眼进展风险增加31%。24小时平均眼压波动在运动者为0.48mmHg±2.22mmHg,非运动者为0.27mmHg±3.58mmHg左右。3月长期眼压波动运动者约为2.58mmHg±0.96mmHg(右眼)和2.30mmHg±0.89mmHg(左眼),非运动者为2.13mmHg±0.94mmHg(右眼)2.39mmHg±1.02mmHg(左眼),差异不大。

(五)运动降眼压机制

虽然许多学者进行了运动降眼压机制的研究,但均缺乏有效的证据支持。较为认可的运动降眼压机制有如下:

1. 运动后眼压的降低依赖于相对负荷而不是绝对负荷[27,28]。
2. 基线眼压越高,运动后眼压降幅越大[29]。
3. 青光眼病人的眼压降幅较正常人明显[30]。
4. 年龄越大眼压降幅越小。
5. 眼压降低的幅度与运动强度成正比,高强度运动后眼压降幅约高出低强度运动后眼压降幅约1~4mmHg。
6. 运动后眼压降低被大多数人认为可能是血浆渗透压增加的结果[31]。

二、运动与眼相关血清因子

与眼相关血清因子主要分为五大类11个血清因子,分别为与免疫调节和效应功能/神经修复相关因子:IL-6(白细胞介素-6),TNF-a(肿瘤坏死因子);与神经组织的生长分化修复再生相关因子:IGF-1(胰岛素样生长因子-1);与增加血管通透性相关因子:VEGF(血管内皮成长因子);与神经损伤相关因子:NSE(血清神经元特异性烯醇化酶);与视神经保护相关因子:HSP27、70(热休克蛋白),Glu(谷氨酸)、ACE(血管紧张素-Ⅱ)、ADP(二磷酸腺苷)、NOS(NO合成酶),这些因子在有氧运动前后变化均不明显(表3-4-1)。

表3-4-1 各血清因子在有氧运动后变化表($\bar{x}$±SD,单位:pg/ml)

n=90	有氧运动前	有氧运动后	P值
HSP 70	5.79±2.69	6.40±2.92	0.28
HSP 27	12.63±8.52	15.37±13.17	0.21
IL-6	107.34±99.49	114.31±102.24	0.06
IGF-1	644.46±411.35	549.21±422.02	0.10
TNF-α	32.74±12.39	34.51±11.44	0.07

续表

$n=90$	有氧运动前	有氧运动后	P 值
VEGF	186.71±144.14	185.25±139.96	0.75
NSE	7.68±2.17	7.83±3.26	0.74
ADP	33.00±7.95	34.07±11.85	0.43
ACE	1.47±0.39	1.50±0.46	0.71
NOS	1.89±0.58	1.47±0.49	0.38
GLU	14.03±5.16	12.86±5.34	0.31

注:HSP70/27:热休克蛋白 70/27,IL-6:白细胞介素 -6,IGF-1:胰岛素样生长因子 -1,TNF-α:肿瘤坏死因子 -α,VEGF:血管内皮细胞生长因子,NSE:神经元特异性烯醇化酶,ADP:二磷酸腺苷,ACE:血管紧张素 -Ⅱ,NOS:NO 合成酶,GLU:谷氨酸

三、运动与眼血流

与运动对眼压的影响比较,运动对眼血流的影响的文章较少。可能是由于很难获得数据。过去几年,低的眼灌注压一直被认为是开角型青光眼发生和发展的重要因素[32]。运动引起眼压降低,同时血压升高,导致眼灌注压的增加。在动态运动中,眼压在恢复到基线前眼血流短暂增加[33],而且波动性的血流也增加了[34]。运动后收缩压由运动前的 128.00mmHg±14.98mmHg,在低强度运动后轻度降低为127.84mmHg±13.92mmHg,高强度运动后显著增加为 131.72mmHg±15.69mmHg。而运动后舒张压由运动前的79.71mmHg±9.95mmHg,在低强度运动后轻度升高为79.72mmHg±9.05mmHg,高强度运动后降低为76.81mmHg±9.34mmHg。提示:低强度运动后收缩压和舒张压变化不大,视神经血供较为稳定,利于视神经血供;而高强度运动后收缩压增加,心脏负荷增加,舒张压降低,血管收缩,血供减少,表明低强度运动对眼是有利的。然而,研究已经表明,等长运动和动态运动可以导致眼灌注压的增加,但整个眼的灌注保持相对稳定,提示眼血流存在自我调节[35]。血流轻度增加后,自我调节在灌注压达到基线的 70% 以上时才起作用,然后逐渐降低调节能力[36]。目前,还不能区别青光眼病人和同年龄组的对照组的自我调节机制。显然,眼血流的增加对青光眼病人是有益的,可以延缓青光眼进展,因此,从眼血流调控角度来看,运动对青光眼似乎是无害的。

四、运动对眼可能存在的危害

近年发现,合并有高度近视的开角型青光眼病人,青光眼进展速度显著增快[37]。对于高度近视眼,由于运动后眼压降幅较大,再加上高度近视眼本身存在眼灌注不足的问题,过大的眼压波动可能会相应的减少眼的血供,相当于重复的缺血再灌注损伤[38,39],造成视神经损伤。因此,对于合并高度近视的开角型青光眼病人,运动,尤其是高强度运动是否有益,尚需要进一步深入研究。

另外,年轻的进展期的青光眼病人在运动中可能存在眼缺血的问题,而导致暂时失明[40],色素性青光眼病人运动后眼压增加[41]。对于这些病人,不推荐进行运动。

小 结

有氧运动可以进一步降低药物治疗中的开角型青光眼病人眼压,长期低强度有氧运动是一种安全有效、简便易行的降眼压方法,并可以提高机体免疫力,增加眼血流,因此,可以作为开角型青光眼现有治疗手段的补充。但对于特殊疾病病人,如合并高度近视眼的青光眼病人,由于运动后眼压波动增大,运动是否存在风险,需要进一步研究。

(杨迎新　王宁利)

参 考 文 献

1. Leighton DA, Phillips CI. Effect of moderate exercise on the ocular tension. Br J Ophthalmol, 1970; 54: 599-605.

2. Louis R. Pasquale, Jae Hee Kang. Lifestyle, Nutrition and Glaucoma. J Glaucoma, 2009; 18 (6): 423-428.

3. Janiszewska-Zygier A. Intraocular pressure changes after effort. Klin Oczna, 1963; 33: 385-389.

4. Myers KJ. The effect of aerobic exercise on intraocular pressure. Invest Ophthalmol, 1974; 13: 74-76.

5. Schulzer M, Drance SM, Douglas GR. A comparison of treated and untreated glaucoma suspects. Ophthalmology, 1991; 98: 301-307.

6. Qureshi IA. Effects of mild, moderate and severe exercise on intraocular pressure of sedentary subjects. Ann Hum Biol, 1995; 22: 545-553.

7. Leopold Schmetterer. Glaucoma: a systemic condition. Br J Ophthalmol, 2012; 96: 613-615.

8. Leske MC, Heijl A, Hussein M, et al. Factors for glaucoma progression and the effect of treatment: the early manifest glaucoma trial. Arch Ophthalmol, 2003; 121: 48-56.

9. Qureshi IA. The effects of mild, moderate, and severe exercise on intraocular pressure in glaucoma patients. Jpn J Physiol, 1995; 45: 561-569.

10. Qureshi IA. Effects of mild, moderate and severe exercise on intraocular pressure of sedentary subjects. Ann Hum Biol, 1995; 22: 545-553.

11. Mitchell P, Hourihan F, Sandbach J, et al. The relationship between glaucoma and myopia: the Blue Mountains Eye Study. Ophthalmology, 1999; 106: 2010-2015.

12. Chihara E, Liu X, Dong J, et al. Severe myopia as a risk factor for progressive visual field loss in primary open-angle glaucoma. Ophthalmologica, 1997; 211: 66-71.

13. Lee YA, Shih YF, Lin LL, et al. Association between high myopia and progression of visual field loss in primary open-angle glaucoma. J Formos Med Assoc, 2008; 107: 952-957.

14. Yang YY, Wang NL, Wu L, et al. Effect of high myopia on 24-hour intraocular pressure in patients with primary open-angle glaucoma. Chinese Medical Journal, 2012; 125 (7): 1282-1286.

15. Yang YX, Li Z, Wang NL, et al. Intraocular pressure fluctuation in patients with primary open-angle glaucoma combined with high myopia. Journal of Glaucoma. 2014; 23 (1): 19-22.

16. Loewen NA, Liu JH, Weinreb RN. Increased 24-hour variation of human intraocular pressure with short axial length. Invest Ophthalmol Vis Sci, 2010; 51: 933-937.

17. Passo MS, Elliot DL, Goldberg L. Long-term effects of exercise conditioning on intraocular pressure in glaucoma suspects. J Glaucoma, 1992; 1: 39-41.

18. Senol D. Lone-term effects of mild exercise on intraocular pressure in athletes and sedentary subjects. Intern. J. Neuroscience, 2006; 116: 1207-1214.

19. Caprioli J, Coleman AL. Intraocular pressure fluctuation a risk factor for visual field progression at low intraocular pressures in the advanced glaucoma intervention study. Ophthalmology, 2008; 115: 1123-1129.

20. Dayanir V, Aydin S, Okyay P. The association of office intraocular pressure fluctuation in ocular hypertension with frequency doubling technology perimetry abnormality. Int Ophthalmol, 2008; 28: 347-353.

21. Hong S, Seong GJ, Hong YJ. Long-term intraocular pressure fluctuation and progressive visual field deterioration in patients with glaucoma and low intraocular pressures after a triple procedure. Arch Ophthalmol, 2007; 125: 1010-1013.

22. Asrani S, Zeimer R, Wilensky J, et al. Large diurnal fluctuations in intraocular pressure are an independent risk factor in patients with glaucoma. J. Glaucoma, 2000; 9: 134-142.

23. Liu J, Zhang X, Kripke D, et al. Twenty-four-hour intraocular pressure pattern associated with early glaucomatous changes. Invest Ophthalmol Vis Sci, 2003; 44: 1586-1590.

24. Medeiros FA, Weinreb RN, Zangwill LM, et al. Long-term intraocular pressure fluctuations and risk of conversion from ocular hypertension to glaucoma. Ophthalmology, 2008; 115: 934-940.

25. Caprioli J, Coleman AL. Intraocular pressure fluctuation a risk factor for visual field progression at low intraocular pressures in the advanced glaucoma intervention study. Ophthalmology, 2008; 115: 1123-1129.

26. Nouri-Mahdavi K, Hoffman D, Coleman AL, et al. Predictive factors for glaucomatous visual field progression in the Advanced Glaucoma Intervention Study. Ophthalmology, 2004; 111: 1627-1635.

27. Ozmerdivenli R, Simsek E, Bulut S, et al. Comparison of the effects of acute and regular exercise on intraocular pressure in Turkish athlete and sedentarians. Int J Neurosci, 2006; 116: 351-360.

28. Harris A, Malinovsky V, Martin B. Correlates of acute exercise-induced ocular hypotension. Invest Ophthalmol Vis Sci, 1994; 35: 3852-3857.

29. Natsis K, Asouhidou I, Nousios G, et al. Aerobic exercise and intraocular pressure in normotensive and glaucoma patients. BMC Ophthalmol, 2009; 9: 6-12.

30. Passo MS, Goldberg L, Elliot DL, et al. Exercise training reduces intraocular pressure among subjects suspected of having glaucoma. Arch Ophthalmol, 1991; 109: 1096-1098.

31. Ashkenazi I, Melamed S, Blumenthal M. The effect of continuous strenuous exercise on intraocular pressure. Invest Ophthalmol Vis Sci, 1992; 33: 2874-2877.

32. Bonomi L, Marchini G, Marraffa M, et al. Vascular risk factors for primary open angle glaucoma: the Egna-Neumarkt Study. Ophthalmology, 2000; 107: 1287-1293.

33. Okuno T, Sugiyama T, Kohyama M, et al. Ocular blood flow changes after dynamic exercise in humans. Eye (Lond), 2006; 20: 796-800.

34. Lovasik JV, Kergoat H. Consequences of an increase in the ocular perfusion pressure on the pulsatile ocular blood flow. Optom Vis Sci, 2004; 81: 692-698.

35. Nemeth J, Knezy K, Tapaszto B, et al. Different autoregulation response to dynamic exercise in ophthalmic and central retinal arteries: a color Doppler study in healthy subjects. Graefes Arch Clin Exp Ophthalmol, 2002; 240: 835-840.

36. Riva CE, Titze P, Hero M, et al. Choroidal blood flow during isometric exercises. Invest Ophthalmol Vis Sci, 1997; 38: 2338-2343.

37. Kaiser HJ, Schoetzau A, Stumpfig D, et al. Blood-flow velocities of the extraocular vessels in patients with high-tension and normal-tension primary open-angle glaucoma. Am J Ophthalmol. 1997; 123: 320-327.

38. Flammer J. Glaucomatous optic neuropathy: a reperfusion injury. Klin. Monatsbl. Augenheilkd, 2001; 218: 290-291.

39. Golubnitschaja-Labudova O, Liu R, Decker C, et al. Altered gene expression in lymphocytes of patients with normal-tension glaucoma. Curr. Eye Res, 2000; 21: 867-876.

40. Shah P, Whittaker KW, Wells AP, et al. Exercise-induced visual loss associated with advanced glaucoma in young adults. Eye (Lond), 2001; 15: 616-620.

41. Gallenga PE, Mastropasqua L, Costagliola C, et al. The use of a standardized exercise as a provocative test in pigmentary dispersion syndrome. Acta Ophthalmol Scand Suppl, 1997; 66: 26-27.

第五节 环境变化和眼表疾病

导 读

　　"整合眼科学"的理念,是要人们把视角从一个个孤立的器官转移到宏观的人体,站在人体整体的角度,不仅要整合各个局部器官,同时也要分析大环境与机体之间的互动。本文中的"环境"指以人为主体的外部世界,是人类生存发展的物质基础,也是与人类健康密切相关的重要条件。环境的变化势必会对人类的生活与健康造成影响,尤其是对于直接暴露于外界环境下的眼表组织,其影响是显而易见的。本文对环境污染包括大气污染、水污染、固体废弃物污染对人体健康的影响进行了简单介绍,重点论述了环境因素导致的两大眼表疾病:过敏性结膜炎和干眼,对其流行病学特征及其与环境的关系、临床特征及诊断、治疗、预防进行了全面的描述。希望以眼表疾病为例,使得广大眼科工作者了解环境在眼病的发生发展中的重要作用,以"整合眼科学"的思维将环境因素的分析作为指导眼病诊疗的重要环节。

　　随着近代工业化的发展,全球范围内都不同程度地出现了环境污染问题,蓝天白云的日子越来越少,山清水秀的地方逐渐消失。从天空到大地,从江河到大海,我们可以看到地球上所有生命依赖生存的土壤、空气、水都已经被不同程度地污染。尤其是某些化学污染是自然界难以在几十年甚至几百年内自洁恢复。在这些污染物中包含了许许多多,形形色色的化学毒性物质以及对人体过敏的物质。在眼科领域,最容易损害的就是眼表组织,造成眼病疾病的发病率增高,本章详细论述环境污染与眼表疾病的关系,并提出具体防治方法。

　　环境污染的定义一:环境中出现的因其化学成分或数量而阻碍自然界的自净过程并产生有害于环境和健康的物质。定义二:外来物质或能量的作用,导致生物体或环境产生不良效应的现象。环境污染的来源主要有以下几方面:①工厂排出的废烟、废气、废水、废渣和噪音;②人们生活中排出的废烟、废气、噪音、赃水、垃圾;③交通工具(所有的燃油车辆、轮船、飞机等)排出的废气和噪音;④大量使用化肥、杀虫剂、除草剂等化学物质的农田灌溉后流出的水;⑤矿山废水、废渣[1]。

一、环境污染与人体健康

　　随着环境污染的日益严重,许多人终日呼吸着污染的空气,饮用着污染的水,吃着从污染的土壤中生长出来的农产品,耳边响着噪声……环境污染严重地威胁着人体的健康。

(一)大气污染与人体健康

　　我国的大气污染属于煤炭型污染,主要的污染物是烟尘和二氧化硫,此外,还有氮氧化物和一氧化碳等。这些污染物主要通过呼吸道进入人体内,不经过肝脏的解毒作用,直接由血液运输到全身。此外这些污染物还会作用于体表及眼表产生一定的危害性。这种危害可以分为慢性中毒、急性中毒和致癌作用三种。

(二)水污染与人体健康

　　河流、湖泊等水体被污染后,对人体健康会造成严重的危害,这主要表现在以下三个方面。第一，饮用污染的水和食用污水中的生物，能使人中毒，甚至死亡。第二，被人畜粪便和生活垃圾污染了的水体，能够引起病毒性肝炎、细菌性痢疾等传染病。第三，一些具有致癌作用的化学物质，如砷(As)、铬(Cr)、苯胺等污染水体后，可以在生物体内蓄积，产生毒性作用。

（三）固体废弃物污染与人体健康

固体废弃物是指人类在生产和生活中丢弃的固体物质，如采矿业的废石，工业的废渣，废弃的塑料制品，以及生活垃圾。往往含有多种对人体健康有害的物质。

二、环境污染与眼表疾病

（一）过敏性结膜炎

1. 过敏原与流行病学资料　环境污染物中包含了许许多多，形形色色的过敏物质。从我们的衣，食，住，行包括了多种过敏原[2]。

衣：化学纤维及纺织品加工过程中使用的染料、柔软剂等化学处理剂。

食：食物中残留的农药、化肥、加工食物中的添加剂等。

住：居家装潢和家具中使用的油漆、黏合剂、涂料、清洁剂、洗涤剂、塑料制品、化妆品、所谓的空气清洁剂等以及空调管道中的各种污染物等。

行：汽车尾气，车厢内装饰材料中的化学制品等。

环境空气：污染的空气中含有大量的 NO_2 及 PM2.5 颗粒等。

可以说人类已经生活在形形色色的过敏原的包围中。环境污染变化的速度远远超过了人类适应环境的速度，人类的免疫系统不能适应日益变化的外界环境。正常人群的体质不断被各种新出现的过敏原致敏，原来属过敏体质的人群，更是处于高度敏感状态，结果必然使过敏性疾病的发病率越来越高。

早在 20 世纪 80 年代就有资料报道，欧洲、北美、大洋洲等发达国家，在近二十年内发现哮喘病人增多，死亡率增高，认为工业污染是其原因之一。我国也有数据统计，表明近 20 年来过敏性结膜炎发病率呈逐年上升。1992 年过敏性结膜炎回顾性分析发现其中有家族过敏史的占 36.1%，2010 年对 2012 例过敏性结膜炎病人的病案资料作统计分析，其中有家族过敏史的占 25.2%，没有家族过敏史的占 64.7%，说不清的占 10.2%。这些数据改变了以往对过敏性结膜炎发病因素的看法，即遗传的过敏体质是过敏性疾病发病的主要因素，而当前环境污染已成为过敏性疾病发生的重要因素[2]。

过敏性结膜炎是过敏性眼病最常见的类型，据统计，世界上约 5% 以上的人曾因过敏性眼病而就诊，其中过敏性结膜炎的比例超过 50%。近年来，由于眼部化妆品的使用、隐形眼镜的佩戴、空气污染加重等因素，其发病率进一步上升。

2. 发病机制及分类　过敏性结膜炎是由于接触过敏性抗原引起的结膜过敏反应，它主要是由 IgE 介导的 I 型变态反应。正常结膜及其附属器组织含有肥大细胞，每个肥大细胞中含有数百个异染颗粒，细胞膜上含有数十万个 IgE 受体。当致敏原(抗原)溶于泪液膜中进入结膜与结膜内的 B 淋巴细胞结合就会产生浆细胞，浆细胞能合成并释放出特异性 IgE 抗体，这些 IgE 抗体与肥大细胞表面的 IgE 受体结合。当再次接触致敏原时，这些抗原会通过泪液膜与肥大细胞表面的 IgE 抗体作用，导致肥大细胞内异染颗粒产生脱颗粒变化，并释放多种炎症介质，包括组胺、白三烯、前列腺素、趋化因子等，引起一系列化学反应，产生过敏性结膜炎的炎症反应和眼部刺激和瘙痒症状[3]。

凡对特异性抗原有遗传的或体质上易感的人,在接触这种抗原时,可导致过敏性疾病发生的原因速发型或迟发型过敏性结膜炎,常伴有过敏性鼻炎等。季节性过敏性结膜炎以中青年最常见,起病迅速,接触致敏原即可发生,脱离致敏原后症状缓解,而常年性与季节性的主要区别在于过敏症状常年存在;接触性过敏性结膜炎有明确接触史,例如药物或化妆品接触史;巨乳头性结膜炎常有隐形眼镜(角膜接触镜)佩戴史;春季角结膜炎多见于小儿,常在春夏季发生或加重;特应性结膜炎多见于中年男性,早期常有轻度过敏史。某些春季角结膜炎和特应性结膜炎可产生严重的角膜并发症甚至危害视力。

3. 症状体征 奇痒难忍是大多数过敏性结膜炎病人的主要症状,另外,可伴随有结膜充血、水肿,有黏液性分泌物,眼睑皮肤红肿等症状,并且越靠近眼角部分,情况越严重,病人一般没有眼痛,也无明显视力障碍,瞳孔反射正常。有研究显示,在过敏性结膜炎就诊病人中超过75%是以眼痒为主要就诊原因。当儿童出现经常揉眼、流泪、频繁眨眼并可能伴有过敏性鼻炎表现、连续打喷嚏、咳嗽等现象时,应注意是否患有了过敏性结膜炎,需及时诊治。

过敏性结膜炎的症状会随着季节的变化时好时坏,反复发作,也就是说除了与病人过敏体质有关外,气候变化及病人的活动环境都是发病的重要因素,一般而言,在高温干燥、空气污浊、花草较多的环境中,症状会明显加重,有的病人除了眼部不适外,还可能产生鼻腔过敏症状,即伴随过敏性鼻炎的发生。

春季角结膜炎多见于小儿,常在春夏季发生或加重。特应性结膜炎多见于中年男性,症状较轻;但某些春季角结膜炎和特应性结膜炎者可产生严重的角膜并发症甚至危害病人的视力。

儿童过敏性结膜炎在眼部体征上主要表现有黑眼圈、眼睑肿胀、结膜充血水肿、滤泡和乳头增生、角膜缘胶样增生,重者可能会出现角膜的浸润。相对成人而言,儿童过敏性结膜炎出现球结膜及穹隆部的结膜水肿和黑眼圈更具有临床诊断意义。且儿童过敏性结膜炎长存在症状和体征的不平衡性。

4. 诊断及鉴别诊断 准确及时的诊断对于对症治疗过敏性疾病非常重要,能够及时控制疾病进展、减少不必要的损伤。

诊断主要有以下四方面。①病史:明确的过敏原接触史,或虽无明确的过敏原但在某一特定的季节、污染的环境、气候等发病;伴有其他变应性疾病,这对儿童不典型的过敏性结膜炎诊断具有决定性意义;既往发病史;②症状和体征:具有眼痒、眼红、流泪、畏光、睑结膜乳头和滤泡等;③抗过敏治疗效果显著;④必要时细胞学检查或血清IgE水平测定均有助于过敏性结膜炎的诊断。

该病主要与各类感染性结膜炎相鉴别。

5. 治疗

(1) 物理治疗:眼部冷敷能够降低局部温度、血管收缩,减轻瘙痒、灼热等症状。在症状较轻的病人,冷敷是一种方便、快捷、有效的缓解措施。

(2) 药物治疗:①局部用药:局部用药具有起效快、副作用小的特点,是治疗过敏性结膜炎最常见的方法,根据作用机制主要分为以下几大类:抗组胺药、肥大细胞稳定剂、非甾体类抗炎药、激素类药物,在病情较重的病人可使用免疫抑制剂。以上药物均应在眼科医生指导下使用,不可自行使用。②全身用药:口服药物一般可提高顺应性,且在大多数情况下是有效的,主要为口服抗组胺药,具有作用持久的特点。

(3) 手术治疗:一般情况下,儿童过敏性结膜炎均能靠药物治疗得到很好的缓解,对于严重并发症如角膜斑翳等可采用手术治疗刮除斑翳、覆盖羊膜等,促进角膜的修复。

(4) 特异性免疫治疗:又称脱敏治疗。临床实践证实,经过正规的脱敏治疗者多可终身受益,是一般的药物治疗难以达到的,但目前没有对过敏原缺乏标准化标准,且很多过敏原无法找到,所以该治疗仍需进一步研究。

大部分病人经过避免接触过敏原、物理治疗、药物治疗后均能得到很好的预后,但由于过敏性结膜炎是环境与遗传共同作用的一类疾病,环境污染的控制也不容忽视。

(二) 干眼

1. 干眼的定义及其与环境污染的关系　干眼(dry eye)是由任何原因所致泪液质和量及动力学的异常,从而导致泪膜不稳定和(或)眼表面的异常,并伴有眼部不适症状的一类疾病[4]。临床调查显示,干眼是目前最为常见的眼表疾病(美国的流行病学调查发现 48 岁以上人群中 14.4% 患有干眼,而中国台湾的资料表明 65 岁以上人群中 33.7% 患有干眼;虽然我国至今没有明确的流行病学数据,但估计此病病人在 8000 万以上),也是重要的致盲性眼病之一,是近年来眼科的研究重点及难点[5-7]。

2011 年美国眼科学年会上,Thomas 曾发布过一项研究报告,空气污染指数的升高会增加干眼症的发病率。研究者分析了近 400 个眼科诊所 2006—2011 年间超过 60 万份病人的干眼诊疗记录,并用此与同期的各个城市空气污染数据相对比。结果发现,大部分主要城市空气污染程度较高,干眼症发病概率随其污染指数的升高而增加(干眼发病率为 17%~21%)。

2. 干眼的原因分析　干眼症是由于泪液量减少、或质量改变,使眼睛不能得到足够湿润和润滑而出现的一系列不适症状。临床已证实,环境污染如烟尘、化学污染尤其是 PM2.5 颗粒,其浓度增加 $10\mu g/m^3$,泪膜渗透压将降低 10.9mOsm/kg,眼表症状评分增加 8~12 分,杯状细胞产生的 MUC5AC 减少,干眼疾病发生;此外,干眼还与眼部的手术、外伤病史有关;类风湿性关节炎、干燥综合征等全身免疫性疾病;糖尿病病人均易发生干眼;每天长时间在电脑前工作;以及习惯于长期在有空调的干燥环境下工作和生活的人容易发生干眼症。高龄病人,睡眠不足,精神紧张等生理原因,也引起泪液质量下降。服用部分降压药及某些精神安定剂对泪液的产生均有影响,如服用氯苯那敏对泪液的产生具有抑制作用,普萘洛尔和目前某些避孕药能减少泪液产生等[8-9]。

3. 症状体征　干眼的症状包括眼干涩、烧灼、异物感、视疲劳、眼红、刺痛、分泌物增多等现象,眼干是初期的表现,门诊中常有一些病人不认为自己得的是干眼症,主诉眼不干,只是外界任何刺激都会觉得眼部不舒服,譬如迎风流泪,经常"眼泪汪汪"等,其实这就是干眼的表现,由于反射性刺激造成泪液分泌增加。

4. 临床检查

(1) 泪液分泌实验:正常为 10~15mm,<10mm 为低分泌,<5mm 为干眼。无眼部表面麻醉情况下,测试的是主泪腺的分泌功能;表麻后检测的是副泪腺的分泌功能(基础分泌),观察时间同为 5 分钟。

(2) 泪膜破裂时间:<10 秒为泪膜不稳定。

(3) 泪液蕨类实验:黏蛋白缺乏者,例如眼类天疱疮、Stevens-Johnson 综合征,"蕨类"减少甚至消失。

(4) 活检及印迹细胞学检查：干眼症病人结膜杯状细胞密度降低、细胞核浆比增大、上皮细胞鳞状化生，角膜上皮结膜化。通过计算结膜中杯状细胞密度，可间接评估疾病严重程度。

(5) 角结膜荧光素染色：阳性代表角膜上皮缺损。还可以观察泪河的高度。

(6) 虎红染色：其敏感性高于荧光素染色，角、结膜失活细胞着染色为阳性细胞。

(7) 泪液溶菌酶含量：含量 <1200μg/ml，或溶菌区 <21.5mm²，则提示干眼症。

(8) 泪液渗透压：干眼症和接触镜佩戴者，泪液渗透压较正常人增加 25mOsm/L，如大于 312mOms/L，可诊断干眼症。此项具有特异性，有较高的早期诊断价值。

(9) 乳铁蛋白：69 岁以前如低于 1.04bg/ml，70 岁以后如低于 0.85mg/ml，则可诊断干眼症。

(10) 泪液清除率检查：目的在于了解泪液清除有无延迟。应用荧光光度测定法检测。

(11) 干眼仪或泪膜干涉成像仪了解泪膜脂质层：干眼尤其 LTD 病人，可见泪膜脂质层异常，与标准图像比照，可推测干眼严重程度。

(12) 角膜地形图检查：了解角膜表面的规则性，干眼病人的角膜表面规则参数（表面规则指数和表面不对称指数）比正常人增高，且增高程度与干眼严重程度呈正相关。

(13) 血清学检查：了解自身抗体的，SS 病人常见 ANA 抗体、类风湿因子等阳性。此项有利于免疫性疾病所致干眼症的诊断。

5. 临床诊断 目前，干眼症的诊断标准未统一。由于干眼症是泪膜质或量的异常所引起，所以其诊断标准既要反映泪膜量的异常，还要反映质的异常。Tsu botaK 提出的诊断标准较好地反映了这一要求，其诊断标准为：①干眼症状，如眼干，异物感，视觉疲劳等；②虎红染色或荧光素染色阳性；③泪膜动力学异常，如 BUT 异常（小于 5 秒），schirmer 试验异常（小于 5mm），三项全符合可诊为干眼症。我国张汉承也提出了一个干眼症诊断标准：有干眼症状并有以下三项体征中两项者诊为干眼症：①虎红染色阳性；②BUT 小于 5 秒；③Schimmer 试验小于 5mm。

6. 干眼治疗 目前干眼已成为一种常见的眼表疾病，其病因复杂，干眼治疗的中心原则为保护病人的视功能，通过补充或恢复泪液正常成分，恢复眼表面的正常解剖结构，抑制眼表面的炎症，最终达到恢复眼表及泪膜的正常解剖及生理功能的作用。目前临床上可见到 10 大类药物治疗干眼：如人工泪液替代和润滑剂、促进泪液分泌药、P2Y2 受体激动剂、黏液溶解药、维生素 A 类制剂、皮质类固醇、非甾体抗炎药、环孢霉素 A、FK506[3] 及自体血清[10]。人工泪液替代治疗可相对改善眼表润滑程度同时增加眼表湿度，甚至有助于提高视力。当前的人工泪液有几种不同的剂型，包括溶液、凝胶和软膏。其主要差别在于黏度、组成及是否含防腐剂。低黏度的人工泪液是治疗轻度干眼一线药物，高黏度的药物用于中、重度干眼的治疗。软膏用于夜间治疗。聚乙二醇滴眼液属高分子聚合物，具有亲水性和成膜性，在适宜浓度下，附着于眼表，保护眼表起类似泪液的作用，用于暂时缓解由于眼睛干涩引起的灼热和刺痛症状。通过本研究发现聚乙二醇滴眼液使用后，干眼病人症状有所改善，且多数病人具有舒适感，看书或看电脑持续时间延长，是干眼病人较为满意的一种人工泪液替代品。

已发表的文献中，有三个研究专门观察聚乙二醇滴眼液对 TBUT 的影响。第一个研究是由 Pollard 等开展的先期研究。其得出的阳性结果使 Carels 等进行了更详细的随机双盲研究。Carels 等对聚乙二醇滴眼液与产品 Refresh Tears 及 Refresh Endura 对比，其结论为：

与对照产品相比,滴用 30 分钟后,聚乙二醇滴眼液确实明显改善了 TBUT。他们得出的聚乙二醇滴眼液可延长 TBUT 的结果可能成为 Christensen 等报道的聚乙二醇滴眼液可改善眼表染色的直接原因。这也与本研究结果相似,作者提出 TBUT 延长与眼表染色之间的存在一定的关联性,因为许多研究指出持续使用人工泪液能通过修复眼表而使泪膜得到改善。Guillon 等[8]做的另外一个研究发现,在滴用后更长时间里,每个测量间期(30 分钟)直到 120 分钟,聚乙二醇滴眼液均能显著延长 TBUT,而对照产品(透明质酸钠)只在滴用后 120 分钟时才有明显的延长。至于泪膜稳定性,作者发现聚乙二醇滴眼液的增厚脂质层的发生率高于透明质酸钠,且在 120 分钟差异具有显著性。脂质层厚度的增加可能为 Carels 提出的"减缓泪液清除速度的某种物质"提供了解释。

7. 干眼的预防

(1) 切忌"目不转睛"。经常眨眼,眨眼至少要保证 4~5 次/分。

(2) 户外环境污染时,代保护性眼镜或减少外出,不吹太久的空调。避免座位上有气流吹过,并在座位附近放置茶水,以增加周边的湿度。

(3) 多吃水果、蔬菜、乳制品、鱼类等富含维生素的食品。

(4) 保持良好的生活习惯,睡眠充足,不熬夜。

(5) 避免长时间连续操作电脑,注意中间休息。通常连续操作 1 小时,休息 5~10 分钟。休息时,可以远眺或做视力保健操。

(6) 保持一个最适当的姿势,使双眼平视或轻度向下注视荧光屏。

(7) 房间光线较暗时,打开日光灯,缓解屏幕光线对眼睛的集中照射;周围环境的光线要柔和,电脑屏幕的亮度要适当,清晰度要好,桌椅的高度要和电脑的高度匹配。

(8) 如果你本来泪水分泌就少,眼睛容易干涩,在电脑前就不适合使用隐形眼镜,要戴框架眼镜。在电脑前佩戴隐形眼镜的人,也最好使用透氧程度高的品种。

(9) 对于女性朋友,建议避免浓妆。

小结

环境污染对眼部的损害是巨大的,涉及面广,危害程度高,且难以治理。我们必须做好每一步环境污染的防治工作,保护自己的眼睛,坚持预防为主,防治结合,综合治理的原则,真正地把环境保护与治理同经济、社会持续发展相协调。

(梁庆丰　王宁利)

参考文献

1. 张世秋. 环境与健康;北京:社会科学文献出版社,2011.

2. 徐红. 儿童过敏性结膜炎合并干眼症分析. 医药论坛杂志,2010,21(5):117.

3. Gehlsen U, Cursiefen C, Steven P. Basic immunology and current therapeutic concepts in ocular allergy. Klin Monbl Augenheilkd. 2014,231(5):490-495.

4. The Definition and Classification of Dry Eye Disease: Report of the Definition and Classification Subcommittee of the International Dry Eye Workshop (2007) OculSurf. 2007;5:75-92.

5. Rahman A, Yahya K. Validity of Symptoms as Screening Toll for Dry Eye. Pak J Ophthalm. 2007;23(4):198-203.

6. Schiffman RM, Christianson MD, Jacobsen G, et al. Reliability and Validity of the Ocular Surface Disease Index. Arch Ophthalmol. 2000;118:615-621.

7. Moss SE, Klein R, Klein BE. Prevalence and Risk Factors for Dry Eye Syndrome. Arch Ophthalmol. 2000;118:1264-1268.

8. Lee AJ, Lee J, Saw SM, et al. Prevalence and Risk Factors Associated With Dry Eye Symptoms:A Population-based Study in Indonesia. Br J Ophthalmol. 2002;86:1347-1351.

9. Chia EM, Mitchell P, Rochtchina E, et al. Prevalence and Associations of Dry Eye Syndrome in An Older Population:the Blue Mountains Eye Study. Clin Experiment Ophthalmol. 2003;31:229-232.

10. Schaumberg DA, Sullivan DA, Buring JE, et al. Prevalence of Dry Eye Syndrome Among US Women. Am J Ophthalmol. 2003;136:318-326.

第六节　太空微重力对眼病理生理的影响

导　读

"天地玄黄,宇宙洪荒,日月盈昃,辰宿列张。"足见中国古人对于浩瀚宇宙的认识和探究神秘太空的愿望。随着空间技术的发展,使以往虚无缥缈的太空旅行梦想成为现实。使人类的足迹真正地摆脱地球引力的束缚,踏入一个浩瀚无垠、变幻莫测的全新世界。站在太空,地球仅为沧海一粟。脱离了上百万年来,通过不断进化演变而完美适应的地球"微环境"的人类机体,在高真空、强辐射和微重力等太空特有的大环境中,会发生怎样的结构变化,又是通过何种途径实现生理功能的调试,得以适应生存环境的巨变,这都是人类发展"太空旅行"亟待研究和解决的问题。而这一命题的开展要求研究者从整合医学的角度出发,在这样一个特殊的环境下审视"眼"这个器官,除了射线照射对于眼局部的影响外,作为机体的一部分,由于真空及微重力下机体整体血液循环状态改变,势必会对眼部产生继发的影响。同时,通过对于这一特殊环境下眼及机体结构和功能变化的研究又会为我们提供一个独特的"模型",辅助我们进一步了解和认识当下所面临的疾病。

太空旅行是人类探索未知世界、未知空间,扩展人类认识和文明的重要途径,太空技术的发展是一个国家综合国力和科技实力的体现,太空资源的占有也是一个国家和民族战略的体现。目前仅有美国、俄罗斯和中国掌握了载人航天技术。据报道,美国国家航空航天局每年投入约 177 亿美元进行载人航天技术的研究。我国从 2003 年开始大力发展载人航天技术,每年航天经费投入约 20 亿元人民币。

目前我国载人航天依然处于短期太空旅行阶段(最长 15 天),而美国和俄罗斯已经达到最长在空时间 378 天。在未来的载人航天研究中,人类需要更长时间的太空停留,目前国际上已经开展了火星 500(MARS 500)计划,模拟人类长期外太空生存状态,以探索人类长期太空生存的可能性。太空环境与地球环境存在着诸多的不同,如高真空、微重力、强辐射等。这些不同为人类提供了丰富的科学研究资源与科学环境,但也同时会对宇航员身体造成危害。人们目前已经可以利用宇航服来对抗真空与强辐射状态,但太空微重力环境仍然是目前航天飞行所无法避免的。因此,微重力环境对于人体生理结构和机制的损害机制和相关保护措施的研究成为载人航天研究的重点。

一、太空微重力概述

太空和地球表面环境有很大的不同,地球表面为 1 重力单位(gravity unit,G),而太空处于真空状态,即 0G。微重力是指重力或其他的外力引起的加速度不超过 $10^{-5} \sim 10^{-4}$G。处于太空微重力环境中的宇航员和在地面上的人感受完全不同,全身各个器官和系统都会受到微重力的影响而出现相应的病理生理改变(图 3-6-1)。

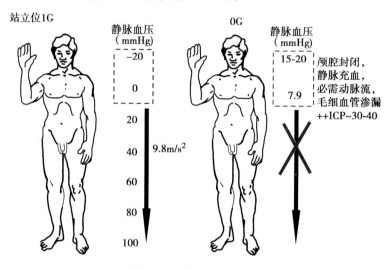

图 3-6-1　微重力示意图

二、太空微重力对全身系统的影响

美国国家航空航天局(national aeronautics and space administration,NASA)研究显示,由于缺乏重力的向下吸引,全身体液会向上半身和头部转移,可出现肌肉萎缩[1]、骨骼矿物质脱失[2]、心血管功能失调[3]、前庭和感觉器官功能失调[4-5]、新陈代谢和营养系统[6]、免疫系统调节异常[7],并且这些改变出现的幅度与太空飞行的时间、个体在微重力环境下的适应能力以及是否采取应对措施有关[8]。

三、太空微重力对眼部的影响

根据美国 NASA 最新的研究表明,长时间的太空飞行不仅会对全身骨骼和内脏产生影响,也会对人眼组织多种功能与结构造成影响,对宇航员的太空作业能力产生极大威胁。除了暴露于太空多种射线和紫外线环境下,宇航员眼白内障形成危险增加外,部分宇航员表现为眼底视盘水肿、远视性漂移、脉络膜皱褶、棉絮斑,甚至导致永久性眼底损伤,且这些损害在飞行结束后一年仍然存在[9-11]。美国 NASA 将上述损害统称为视觉损伤颅内压(visual impairment intracranial pressure,VIIP)综合征。

(一)视力

太空微重力对视力的影响主要表现为远视性漂移,即近视力明显下降而远视力无明显改变。发生远视性漂移的主要原因是眼轴的缩短,进而引起平行光线进入眼内后在视网膜之后形成焦点,外界物体在视网膜不能形成清晰的影像所致。

眼轴每缩短 1mm,相当于远视增加 3 个屈光度(图 3-6-2)。

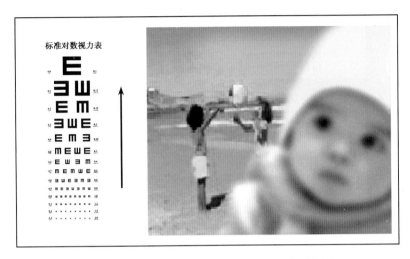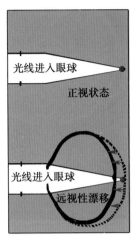

图 3-6-2 远视性漂移

(二) 脉络膜

在微重力环境下,全身静脉血向头颈部转移,而脉络膜是眼部富含血管的组织,分为大血管层、中血管层和毛细血管层,因此,脉络膜组织在微重力的作用下会出现厚度增加和皱褶的产生(图 3-6-3)。

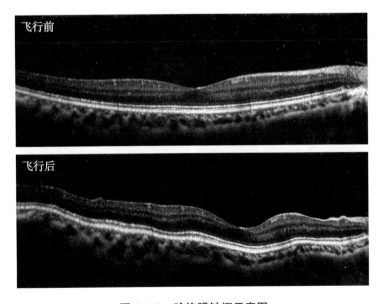

图 3-6-3 脉络膜皱褶示意图

(三) 视网膜及视神经

长时间太空飞行后,部分宇航员会出现多种眼底改变,主要包括:视盘水肿、视神经鞘增宽和眼球后部变平等(图 3-6-4,图 3-6-5)。

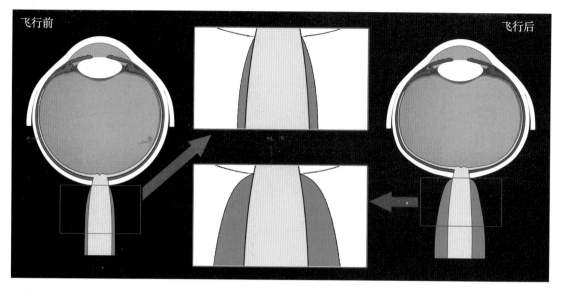

图 3-6-4　视神经鞘增宽示意图

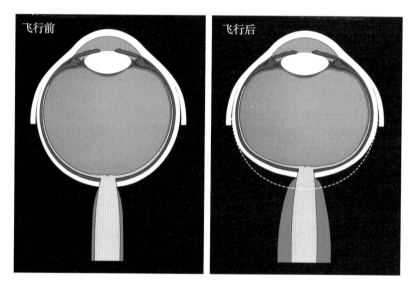

图 3-6-5　眼球后部变平示意图

四、太空微重力对眼病理生理的影响的可能机制

迄今为止,VIIP 发生的主要原因及潜在机制尚不明确。不同的研究者提出了不同的理论和假说。Kramer 等[12]通过对 26 名宇航员的磁共振成像的回顾性分析发现,宇航员出现的眼球及颅脑改变与特发性高颅压病人的表现很相似,认为微重力环境下颅内压的升高可能是导致出现上述症状的主要原因。但是,也有一些学者提出不同观点,他们发现:那些眼部出现损害的宇航员无一人有慢性头痛的症状出现,而且眼部症状与宇航员飞结束后的腰穿脑脊液压力推测出的颅内压大小也不相称。因此,他们认为:颅内压的增高并不是 VIIP 综合征发生的唯一因素,而微重力诱导的头向性液体转换才是其最初始的原因[11]。此外,

飞行舱 CO_2 浓度增高、高盐饮食、飞行舱内高强度抵抗性运动、颈内静脉压以及基因倾向性导致的机体代谢途径的而不同等也被认为与 VIIP 综合征的发生有关[6,10,13]。

首都医科大学附属北京同仁医院王宁利教授及领导下的 iCOP 课题组长期从事眼压与颅内压对眼部结构影响的研究,在前期研究中发现临床正常眼压青光眼病人可能存在颅内压偏低,跨筛板压力差增大的现象,提出不同成因跨筛板压力差增大可能导致不同视神经损害。认为:当发生眼压高于颅内压的顺向跨筛板压力差增大时,将会出现如视网膜神经纤维层变薄、视杯增大、盘沿缩窄等类似于青光眼样的视神经特征性损害;而当发生颅内压高于眼内压的逆向跨筛板压力差增大时,将出现与青光眼相反的视神经损害,表现为视网膜神经纤维层增厚,视杯减小,盘沿增大等特征性神经改变。iCOP 课题组分析美国 NASA 关于宇航员太空视觉损害及颅内压改变的研究资料,发现宇航员所出现的视盘水肿、脉络膜皱褶、棉绒斑、远视性漂移等症状与逆向跨筛板压力差增大的表现相似,同时宇航员在太空长期停留会发生颅内压的增高和眼内压的降低[10],从而推测宇航员所出现眼部结构损害可能与颅内压高于眼内压而引起的逆向跨筛板压力差增大有关。综合现有的研究结果,目前认为:人体对微重力的反应分为两个阶段,第一阶段为持续几小时至几天的动态调整期,是对微重力的即时效应;第二阶段为第一阶段之后的长期的顺应改变期[14]。这种顺应可能与血管的自我调节和重塑,以及脑脊液和房水的动力学有关眼压和颅压的不匹配最终引起 VIIP 综合征的发生[14-15]。

为证实上述猜测,iCOP 课题组对此进行了系列研究。首先需要模拟微重力环境,观察在模拟微重力环境下研究对象能否出现与宇航员相同的眼部及视觉损害,才能进一步探讨其机制。然而,由于重力场在地球上无处不在,目前只能通过头低脚高位卧床实验模拟太空微重力环境[13]。由于我们无法将假定的损害因素直接施加于人体进行实验,因此亟须寻找能够替代人类进行这类实验的方法。灵长类动物如猕猴,由于其眼球及神经系统的解剖结构和功能与人类及其相似,且其与人类疾病的模拟度高于其他动物,并易于观察,而成为眼科研究的最佳动物模型之一。研究采用固定猕猴于 $-10°$ 头低脚高卧位方法模拟微重力环境(图 3-6-6),并对猕猴眼压、眼底像、视网膜神经纤维层及视盘相关结构进行观察。研究证实,通过 6 周头低脚高卧位实验,猕猴平均眼压显著升高,平均升高 4.75mmHg(20.69%);平均视网膜神经纤维层厚度显著增加 9.02μm(9.31%),以鼻侧为著。在视盘相关参数中,盘沿面积显著增加 15 433.35μm²(10.96%),但是 Bruch 膜间距离、视杯深度、筛板厚度并无显著改变。

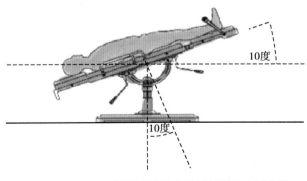

图 3-6-6 $-10°$ 头低脚高卧位方法模拟微重力示意图

从研究中可以得到,猕猴经过六周 –10° 头低脚高卧位后,眼压显著升高。既往研究者们对此进行多项研究,不同的试验对象,不同角度头低位,不同的卧位时长得出的眼压变化结果并不相同。在 2 分钟至 48 小时的急性试验中,眼压显著升高,幅度为 2~5mmHg[16-19],并与头低脚高卧位的时间与倾斜的角度有关。在青光眼病人中,此种现象更加明显[20]。研究表明可能与微重力环境下体液循环变化相关。如脉络膜血管血液循环受阻充血膨胀,压迫巩膜组织,造成眼压骤然升高,并且与表面巩膜静脉压升高相关[21]。但在慢性试验中,实验结果各异。Chiquet 等[22]进行的 7 日 –6° 健康志愿者头低脚高卧位实验中显示眼压与第 5 和 7 天显著降低,并在实验 2 天后恢复至基线水平。本研究中得到与健康志愿者慢性头低脚高卧床实验相反的结论,原因尚不清楚。首先,我们考虑可能与猕猴自身与眼部结构相关。猕猴在自然环境生活,习性多以树枝间跳跃行动为主,为适应此种生活模式,猕猴眼部血管调节力与调节方式可能与人类存在着差异。其次,在既往研究中,眼压降低的原因可能是因为长期卧床实验下,因静脉回流受阻,尤其是涡静脉回流受阻,导致脉络膜水肿,进而发生浅脱离,从而发生眼压降低。而猕猴长期习惯树枝间跳跃生活,脉络膜与巩膜连接更为紧密,故不易发生脉络膜脱离。另一种可能的解释为猕猴行动以腹部向下四足着地行走多见,故体液循环适应长时间处于平行位,而人类多以两足直立行走,故体液循环适应长时间头高直立位,因此人类进行 –6° 头低脚高卧位对人类循环造成的改变远大于猕猴 –10° 头低脚高卧位对猕猴自身的改变,猕猴血液循环系统可能并未对 –10° 头低脚高卧位产生慢性适应,从而产生体液循环改变,故考虑可能为眼压升高可能机制之一。

研究中对猕猴头低脚高卧位模型进行眼底 OCT 扫描,发现猕猴视网膜神经纤维层厚度及盘沿面积显著增大。Taibbi 等[23]研究存在着相似的结果,他们观察一名 25 岁高加索男性健康志愿者,在 30 天内连续保持 –6° 头低脚高卧位眼部改变,然后进行眼压、视力、视野、OCT 的测量。结果表明双眼眼压出现 4mmHg 的下降,双眼视野对称性出现下方盲点。OCT 扫描发现 19.4μm(+5.2%)视乳头旁视网膜厚度的增加,视杯容积出现 0.03mm³(+5.0%)的增加。在此项研究中,健康志愿者并无不适主诉,且并无视乳头水肿的临床症状出现。在实验结束后 6 个月,对该男性再次进行眼科检查发现所有变化均回归实验前基线水平。对于此种变化,他们认为是头低脚高卧位倾斜导致体液循环发生变化所导致,可能与人类靠上方的静脉缺乏静脉瓣相关。而另一种可能机制为颈内静脉回流受阻引起的脑脊液和房水流出适应性调节所致,但此种机制可能并不会在 1 个重力场下的头低脚高卧位模型中出现,故其在一定程度上解释了该健康志愿者并无不适主诉的原因。由此推断,在我们的研究中猕猴眼视网膜神经纤维层厚度及盘沿面积增加的机制可能与该研究类似。上述实验证明在灵长类动物上模拟微重力会出现宇航员的类似眼部表现,为微重力眼部损伤的致病机制研究提供了工具,深入的研究将可能为载人航天技术提供有力的支持。

小 结

综上所述,太空微重力对眼病理生理的影响是多方面的,主要表现为 VIIP 综合征。其潜在机制尚不完全清楚,目前主流学说认为:微重力环境导致血液及脑脊液循环系统流体静水压的丢失,进而引起眼内和颅内液体流动的改变,并最终导致眼内压和颅内压的不匹配是 VIIP 综合征产生的最重要的原因。只有对该病病因和发病机制进一步深入地探索和研究,才有望针对病因采取行之有效的预防和治疗措施,从而尽可能减少该病的发生率。

(李 静 陈伟伟 王宁利)

参考文献

1. Gopalakrishnan R, Genc KO, Rice AJ, et al. Muscle volume, strength, endurance, and exercise loads during 6-month missions in space. Aviat Space Environ Med. 2010;81:91-102.

2. Keyak JH, Koyama AK, LeBlanc A, et al. Reduction in proximal femoral strength due to long-duration spaceflight. Bone. 2009;44:449-453.

3. Stenger MB, Brown AK, Lee SM, et al. Gradient compression garments as a countermeasure to post-spaceflight orthostatic intolerance. Aviat Space Environ Med. 2010;81:883—887.

4. Bock O, Weigelt C, Bloomberg JJ. Cognitive demand of human sensorimotor performance during an extended space mission: a dual-task study. Aviat Space Environ Med. 2010;81:819—824.

5. Reschke MF, Bloomberg JJ, Paloski WH, et al. Postural reflexes, balance control, and functional mobility with longduration head-down bed rest. Aviat Space Environ Med. 2009;80(Suppl 5):A45-54.

6. Smith SM, Zwart SR. Nutritional biochemistry of spaceflight. Adv Clin Chem. 2008;46:87-130.

7. Crucian BE, Stowe RP, Pierson DL, et al. Immune systemdysregulation following short vs long duration spaceflight. Aviat Space Environ Med. 2008;79:835-843.

8. Payne MW, Williams DR, Trudel G. Space flight rehabilitation. Am J Phys Med Rehabil. 2007;86:583-591.

9. Chylack LT Jr, Peterson LE, Feiveson AH, et al. NASA study of cataract in astronauts(NASCA). Report 1: Cross-sectional study of the relationship of exposure to space radiation and risk of lens opacity. Radiat Res. 2009;172:10-20.

10. Zhang LF, Hargens AR. Intraocular/Intracranial pressure mismatch hypothesis for visual impairment syndrome in space. Aviation, space, and environmental medicine 2014;85:78-80.

11. Mader TH, Gibson CR, Pass AF, et al. Optic disc edema, globe flattening, choroidal folds, and hyperopic shifts observed in astronauts after long-duration space flight .Ophthalmology 2011;118:2058-2069.

12. Kramer LA, Sargsyan AE, Hasan KM, et al.. Orbital and intracranial effects of microgravity: findings at 3-T MR imaging. Radiology 2012;263:819-827.

13. Pavy-Le Traon A, Heer M, et al.From space to Earth: advances in human physiology from 20 years of bed rest studies(1986-2006). European journal of applied physiology, 2007. 101(2):143-194.

14. Watenpaugh DE, Hargens AR . The cardiovascular system in microgravity. In: Handbook of physiology: environmental physiology. New York: American Physiological Society;1996:631-674 .

15. Zhang LF, Hargens AR. Intraocular/Intracranial pressure mismatch hypothesis for visual impairment syndrome in space. Aviat Space Environ Med. 2014 Jan;85(1):78-80.

16. Ventura LM, Golubev I, Lee W, et al. Head-down posture induces PERG alterations in early glaucoma. Journal of glaucoma, 2013. 22(3):255-264.

17. Kaeser P, Orgul S, Zawinka C, et al. Influence of change in body position on choroidal blood flow in normal subjects. Br J Ophthalmol. 2005;89:1302-1305.

18. Longo A, Geiser MH, Riva CE. Posture changes and subfovealchoroidal blood flow. Invest Ophthalmol Vis Sci. 2004;45:546-551.

19. Xu X, Cao R, Tao Y, et al. Intraocular pressure and ocular perfusion pressure in myopes during 21 min head-down rest. Aviat Space Eviron Med. 2010;81:418-422.

20. Prata TS, De Moraes CG, Kanadani FN, et al. Posture-induced intraocular pressure changes: considerations regarding body position in glaucoma patients. SurvOphthalmol. 2010;55:445-453.

21. Mader TH, Gibson CR, Caputo M, et al. Intraocular pressure and retinal vascular changes during transient exposure to microgravity. Am J Ophthalmol. 1993;115:347-350.

22. Chiquet C, Custaud MA, Le Traon AP, et al. Changes in intraocular pressure during prolonged (7-day) head-

down tilt bedrest. J Glaucoma. 2003；12：204-208.

23. Taibbi G，Kaplowitz K，Cromwell RL，et al.. Effects of 30-day head-down bed rest on ocular structures and visual function in a healthy subject. Aviat Space Environ Med，2013. 84（2）：148-154.

第七节　从器官角度看待房水的生成和流出

导　读

　　房水是重要的眼内容物，在维持眼球形态、眼内压力以及营养眼前节组织方面发挥至关重要的作用。以往人们习惯于将眼球脱离人体作为独立器官进行研究，离体眼球灌注研究认为房水是以被动的方式顺眼压和上巩膜静脉压间形成的压力梯度流出眼外，在这个过程小梁网通路仅发挥引流渠的作用。但从整合医学的概念出发，研究任何一个器官都不能脱离机体这个整体。机体的整体循环、活动以及其与周围环境间的相互作用均与器官息息相关。因此从整合医学的角度，当我们将眼球作为机体的一部分，从人体整体的角度来分析房水的生成和流出时，我们惊奇地发现，当每搏心输出量不同，当眼球运动和眼睑闭合时，或当人体体位发生变化时，眼内压力会瞬时改变，而在相对较长的时间内，眼内压力又是维持在一个相对稳定的状态。这就不禁使我们联想到心脏的泵血功能，依靠其完备的解剖构成及精细的自我调节，使血压处于长期稳定状态。人们重新审视房水的动力学，意识到它是以一种脉动方式流出眼外的，而房水流出通路，特别是小梁网通路，在其中发挥自主调节的作用。因此人们认识到房水的流出通路实际是一个在人体这个大系统基础上构成的一个精妙、功能完善、调控准确的微小器官。

　　房水是重要的眼内容物，在维持眼球形态、眼内压力以及营养眼前节组织方面发挥至关重要的作用。房水始终处于一种动态的平衡状态，自睫状突无色素上皮以主动分泌方式产生，经小梁网和葡萄膜巩膜通路流出眼外，其中小梁网通路发挥主要作用，引流近 90% 的房水。生理状态下眼压为 15mmHg，上巩膜静脉压为 7~8mmHg，房水顺着这种由心脏建立的压力梯度由前房经小梁网和 Schelmm 管（Schlemm's Canal，SC）最终流入上巩膜静脉。以往认为房水是以被动方式流出眼外，且在房水外流过程中小梁网通路组织为硬性结构，不发生弹性形变。但实际上，眼动脉的灌注量随心输出量的变化而变化，在心收缩期眼动脉内压力增高，血液灌注增加，脉络膜扩张，使眼内容积减小，眼压升高，而在心舒张期眼动脉内压力下降，血液灌注减少，脉络膜回退，眼容积增大，相应眼压下降[1]。由此看来，眼压如同血压，在心动周期内需要局部组织的自主调节，才能使其处于一个相对稳定的状态，房水是以一种脉动方式流出眼外的。人们也逐渐认识到小梁网通路不是简单地"引流渠"，而是一个构成精妙、功能完善、调控准确的微小器官。

一、房水脉动式流出的概念

　　房水脉动式流出指当眼压发生短期波动时，邻管组织（juxtacanlicular tissue，JCT）-SC 区感受眼压的变化，通过自身及小梁网板层结构的形变，调节房水外流量，从而使眼压达到动态平衡。为了更好地理解各组织结构在房水脉动式流出过程中发挥的作用,我们首先来复习一下血压的维持过程(图 3-7-1)。血压的动态平衡一方面凭借具有单向阀作用的心脏瓣膜,另一方面依靠稳定的心搏出量。心搏出量的维持取决于三个因素,即心肌正常的扩张和收缩能力,心室舒张末期容积(前负荷)和主动脉压(后负荷)。除心肌的正常收缩舒张能力外,前后负荷的维持依赖于瓣

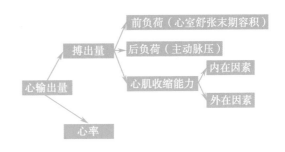

图 3-7-1 血压的维持过程

膜的精确调节。以往研究证实,在房水的搏动性排出过程可以模拟血压维持的调节过程,但相较血压维持其结构更为复杂(图 3-7-2),调控因素也更为复杂(图 3-7-3)。

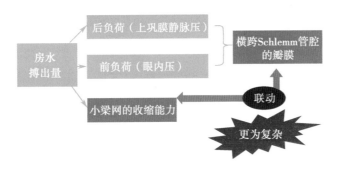

图 3-7-2 眼压的调节过程

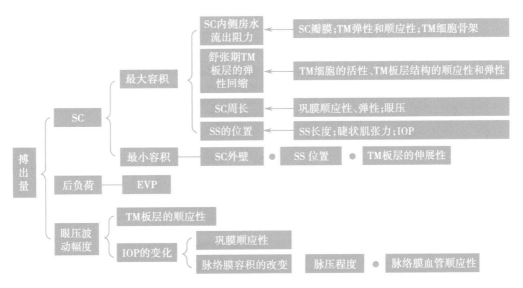

图 3-7-3 青光眼患者的搏动式房水流出的调控因素

二、房水脉动式流出的组织学基础

房水的搏出量也取决于三方面的因素,即眼内压(前负荷)、上巩膜静脉压(episcleral venous pressure,EVP)(后负荷)和小梁网的收缩和舒张能力。前后负荷的维持需要依靠防止房水逆流的瓣膜结构,首先通过对上巩膜静脉中房水成分的形态观察,证实房水确实存在脉动式流出的现象[2-4]。Johnstone MA 等人观察饮水试验前后上巩膜静脉内房水的流动情况,证实在收缩期由于 IOP 增高,房水外流增多,而舒张期由于 EVP 增高,血液回流,房水排除量减少(图 3-7-4)。Stegmann 等人利用房角镜观察心动周期内 SC 的充盈情况证实,在收缩期由于 IOP 增高,SC 内充满房水,而舒张期 EVP 增高,SC 内充满血液[4]。在这个实验中,虽然血液回逆流入 SC,但始终无血液进入前房,同时提示了另外一个限制血液回流入前房的重要结构——瓣膜的存在,并将其定位于 SC。

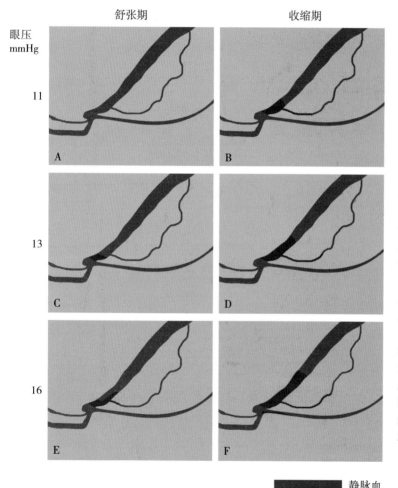

图 3-7-4　饮水实验前后上巩膜静脉内房水的流动情况

A 和 B 分别为饮水试验前眼压为 11mmHg 时舒张期和收缩期图像,C 和 D 分别为饮水试验后 30 分钟,眼压为 13mmHg 时舒张期和收缩期图像,E 和 F 分别为饮水试验后 60 分钟,眼压为 16mmHg 时舒张期和收缩期图像。红色代表静脉血,蓝色代表房水。可以看到,A 在舒张期由于静脉压升高,上巩膜静脉内的血液回流,使更多的血液与房水混合,上巩膜静脉内充满血液。在收缩期,B 图显示,由于眼内压升高,大量房水外流,在上巩膜静脉内一部分完全被房水充盈。在饮水试验后,基础眼压值升高,房水外流量增多,因此无论收缩期还是舒张期上巩膜静脉内的房水充盈成分增多

在手术显微镜和解剖显微镜下可以观察到这种瓣膜结构(图 3-7-5)[5-7]。在手术显微镜下瓣膜为透明的含有管腔的圆柱状结构,横跨 SC 内外壁。当用钝器分离或较大力量牵拉 SC 外壁时,瓣膜破裂,房水由断端流出。在光镜下同样可以观察到 SC 腔瓣膜结构[8-10]。并观察

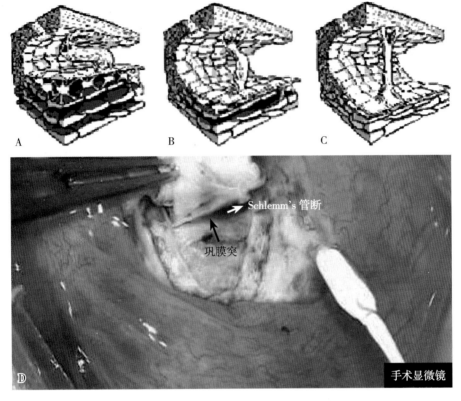

图 3-7-5 手术显微镜和解剖显微镜下 SC 瓣膜形态

到,当将晶状体后移时 SC 瓣膜伸长[10]。SC 瓣膜管腔中的不定性物质与 JCT 区的细胞为基质成分接近,提示 SC 瓣膜不仅与小梁网在结构上相关,而且其存在转运房水的功能[11]。因为瓣膜不仅有单向阀的作用,同时参与到液体的转运过程,因此我们认为眼压动态平衡的维持过可能复杂与血压的维持。电镜下我们更能清晰地看到 SC 瓣膜的超微结构[9]。

那么谁在房水外流过程中发挥类似心肌的顺应性形变及自主收缩和舒张功能呢?Johnstone MA 等人首先证实小梁网在眼压和 EVP 变化过程中的顺应性形变现象[12]。当 EVP 高于眼压时,血液逆流至 SC,SC 内压力增高,小梁网板层压缩,空隙减少,增加房水外流阻力,减少房水外流。而当眼压高于 EVP 时,小梁网板层扩张,部分小梁网疝入 SC 内,空隙增大,房水外流阻力下降,房水外流增加。同时大量文献已证实小梁网细胞具有收缩能力,改变小梁网细胞骨架结构以及收缩能力的药物目前已成为青光眼药物治疗方面的热点之一[13]。

由以上内容我们可以看出,在房水的外流过程实际是一种自我调节的过程,房水在小梁网细胞自主收缩和舒张作用下,在 SC 瓣膜的控制下,跨眼压和 EVP 梯度以脉动的方式持续流出眼外。

三、最新研究进展

虽然就房水的脉动式流出的观点逐渐被大家认识和接受,但是目前仍缺乏在人体自然状态下观察到房水在小梁网通路脉动式流出的证据。最近 Wang ZK 等人利用相位敏感光相干断层成像技术(phase-sensitive optical coherence tomography,PhS-OCT)成功在活体人眼中观察到心动周期中小梁网的脉动式运动[14]。其试验证实在心动周期中，小梁网的运动频率与脉搏节律一致的，且延迟与脉搏的搏动。推测小梁网的脉动式运动主要源于由于心输出量的周期性振荡所引起的眼部血流动力学改变所导致的眼压短期波动。他们同时观察到舒张期，小梁网向前房方向运动，而收缩期，小梁网向 SC 方向运动，且越接近 SC 区，小梁网运动强度最强，越向前房方向，小梁网运动强度逐渐减弱，因此提示小梁网运动的能量起源靠近 SC 腔部位。再者，经统计分析后得出以下结论：①小梁网脉动式运动与血液脉搏运动间的时间延迟程度随心率的加快而变短；②小梁网脉动式运动与血液脉搏运动间的时间延迟程度随年龄的增大而变短。虽然在他们的研究中尚无法真正观察到 SC 的形态变化情况，但毋庸置疑，随着这种观察手段的出现以及未来技术的改进我们最终将能够实现在活体人体上观察到房水的脉动式搏出过程。

最近，Michael P. Fautsch 等人利用先进的 micro-CT 技术成功的观察到小梁网外流通路结构，并实现对图像的三维重建[14]。通过这项新技术可实现对集液管及 SC 周围容积数据的分析，他认为由于房水需经过集液管最终流入静脉系统，因此眼前节系统可依据集液管分为不同区域，在生理状态下，仅有一部分集液管处于功能状态，而其他集液管则为储备能量，当年龄或青光眼病人一部分集液管所属的房水流出通路（SC 和小梁网）由于年龄或病理改变无法完成房水引流作用时，启动处于储备状态的集液管开始工作，当全部集液管引流功能耗竭时，将无法维持房水的外流，病人眼压持续升高。因此，他提出了类似肾脏滤过功能的以集液管及其所属的 SC 和小梁网组织房水引流"肾小球"理论，并认为通过对于一个个集液管区域引流功能的认识对于青光眼手术方式及位置的选择将存在积极的意义。

随着研究的深入、多学科的合作以及扩学科知识的应用，对于眼科医师来讲，小梁网通路再也不适以往的简单地"引流渠"，而成为一个构成精妙、功能完善、调控准确的微小器官。

（辛　晨　王宁利）

参 考 文 献

1. Johnstone, M.A. Aqueous humor outflow. In: Stamper, R., Lieberman, M.F., Drake, M.V. (Eds.), Diagnosis and Therapy of the Glaucomas. Mosby, St. Louis, pp., 2009; 25-46.

2. Goldmann H. Abfluss des Kammerwassers beim Menschen. Ophthalmologica. 1946; 111: 146152.

3. Goldmann H. Weitere Mitteilung über den Abfluss des Kammerwassers beim Menschen. Ophthalmologica. 1946; 112: 344-346.

4. Johnstone MA. The aqueous outflow system as a mechanical pump. International Glaucoma Review. 2003; 5: 14.

5. Stegmann R, Pienaar A, Miller D. Viscocanalostomy for open-angle glaucoma in black African patients. J Cataract Refract Surg. 1999; 25: 316-322.

6. Smit BA, Johnstone MA. Effects of viscocanalostomy on the histology of Schlemm's canal in primate eyes. Invest Ophthalmol Vis Sci. 2000; 41: S578.

7. Smit BA, Johnstone MA. Effects of viscoelastic injection into Schlemm's canal in primate and human eyes: potential relevance to viscocanalostomy. Ophthalmology. 2002; 109: 786-792.

8. Johnstone MA. Pressure-dependent changes in configuration of the endothelial tubules of Schlemm's canal. Am J Ophthalmol. 1974; 78: 630-638.

9. Johnstone MA, Tanner D, Chau B. Endothelial tubular channels in Schlemm's canal. Invest Ophthalmol Vis Sci. 1980; 19: 123.

10. Van Buskirk EM. Anatomic correlates of changing aqueous outflow facility in excised human eyes. Invest Ophthalmol Vis Sci. 1982;22:625-632.

11. Zhou L, Zhang SR, Yue BY. Adhesion of human trabecular meshwork cells to extracellular matrix proteins. Roles and distribution of integrin receptors. Invest Ophthalmol Vis Sci. 1996;37:104-113.

12. Johnstone MA, Grant WM. Pressure-dependent changes in structure of the aqueous outflow system in human and monkey eyes. Am. J. Ophthalmol. 1973;75:365-83.

13. Johnstone MA. Intraocular pressure regulation: findings of pulse-dependent trabecular meshwork motion lead to unifying concepts of intraocular pressure homeostasis. J Ocul Pharmacol Ther. 2014 Mar-Apr;30(2-3):88-93.

14. Li P1, Shen TT, Johnstone M, Wang RK. Pulsatile motion of the trabecular meshwork in healthy human subjects quantified by phase-sensitive optical coherence tomography. Biomed Opt Express. 2013 Sep 6;4(10):2051-65.

第 四 章　全身肿瘤与眼肿瘤

导 读

　　恶性肿瘤是当前威胁人类健康最严重的疾病之一。随着对肿瘤本质认识的不断深入，恶性肿瘤逐渐地被看成一种全身性疾病。近年来，眼部恶性肿瘤发病率逐年增加，再加上我国人口基数大，我国有相当量的眼部肿瘤患者。眼肿瘤医生亟须借鉴大肿瘤的诊断治疗经验以及新方法，利用整合医学的思维将其运用于眼肿瘤的临床工作中，以期推进眼肿瘤的诊疗效果。同时，随着肿瘤学、免疫学以及分子生物学等学科的迅速发展和交叉渗透，肿瘤免疫治疗的研究突飞猛进。从整合医学层面看，学科的发展不断深入研究到微观层次，针对细胞和分子水平的问题。随着分子靶向药物的出现，如何合理有效地布局总体治疗策略和选择合适的分子靶向药物已成为普遍性的问题。因此，本章首先介绍了"肿瘤的免疫抑制与免疫治疗"这一新的生物治疗技术，通过抗体的靶向治疗等手段，将免疫学研究成果应用到肿瘤的治疗中，为眼肿瘤的治疗提供新的理念。同时，针对眼科最常见的眼内恶性肿瘤视网膜母细胞瘤和葡萄膜黑色素瘤，本章介绍了其临床组织病理特征，主要治疗手段，高危因素和遗传学特征。将肿瘤基础研究与临床研究相整合，为眼肿瘤的诊断、治疗和预后提供了新的诊疗理念。

第一节　整合医学角度看视网膜母细胞瘤

导 读

　　视网膜母细胞瘤(retinoblastoma，RB)是儿童眼内常见的原发性恶性肿瘤。视网膜母细胞瘤基因(Rb 基因)是人类发现的第一个肿瘤抑制基因。目前已证实,人类所有肿瘤细胞中均存在 Rb 通路的异常。纵观视网膜母细胞瘤的研究历史,半个多世纪以来在其发病机制及治疗理念上发生了重大转变:①以往的观念认为,视网膜母细胞瘤形成是由于 RB1 肿瘤抑制基因功能缺失所造成的,2013 年《柳叶刀肿瘤学》发表的相关研究则证明 MYCN 原癌基因的激活亦可导致其发生;②传统的治疗理念认为眼球摘除和外部放射治疗是 RB 治疗学的两大基石,而近年来化学减容法联合局部疗法的个体综合化治疗逐步上升为一线治疗。"整合医学"所倡导的是理念上实现医学整体和局部、宏观与微观的统一,而 RB 最宏观的问题莫过于如何有效地降低其发生率、致死率、提高生存质量,若将此类问题付诸于微观层次:疾病的易感与耐受、机体与环境变化的因果联系,如何从基因层次深入解释其机制？病因学机制新的发现是否能开辟新的基因筛查或治疗模式？如何通过细胞遗传学特征或组织细胞病理变化有效地评价 RB 转移的高危因素和评估预后？通过整合医学的理念,立足于多学科合作,规范视网膜母细胞瘤诊疗模式,建立我国 RB 治疗的区域中心,眼科医师的责任任重而道远。

视网膜母细胞瘤(RB)是小儿最常见的眼内恶性肿瘤,其发生率仅次于白血病,占小儿恶性肿瘤的第二位。90% 的患儿在 3 岁前发病,单眼或双眼受累,双眼可以先后或同时罹患。RB 容易发生颅内转移和全身转移。

RB 在美国新出生婴儿中的发病率约为 1/16 000~1/34 000。在英国,据 1969 年 ~1980 年的统计,活产儿中的发病率约为 1/15 000~1/20 000[1]。目前在中国仍缺乏大样本的统计资料,1980 年上海沈福民报道其发病率约为 1/11 800~1/23 160。它的致盲率约占儿童致盲眼病的 5%,约占 5 岁以下儿童恶性肿瘤的 6.1%[2]。该肿瘤无明显的种族、地域及性别差异。RB 患儿的生存率在世界范围内差距较大,在发达国家可以达到 95%,而在全世界范围内仅为 50%。在中国,双眼 RB 的存活率约为 30%,单眼 RB 的存活率约为 50%。随着医学水平的提高以及各种综合治疗方法的问世,RB 患儿的生存率大大提高。根据北京同仁医院 RB 患儿的大样本统计,RB 的生存率可以达到 80% 以上。

在美国每年大约有 350 例新发病例,全球大约有 5000~8000 例左右的新发病例。根据美国的数据分析以及西方人口的测算方式,我国每年大约有 1000 例左右的新发病例。近年来,RB 的发病率有不断上升的趋势[3]。北京同仁医院大样本调查显示[4],RB 平均发病年龄为 23 个月,1 岁以内大约占 29%,2 岁以内大约占 64%,3 岁以内大约占 84%,5 岁以内大约占 96%。对于发病眼别的差异来讲,双眼 RB 大约为 15 个月,单眼 RB 大约为 27 个月。在具有家族史的 RB 患儿中,单眼占 7%,双眼占 35%;遗传型占 40%,非遗传型大约占 60%。从其中可以发现,遗传型 RB 双眼多灶性肿瘤约占 100%,而单眼约占 15%。RB 具有较高的自发退行率。

一、病因和发病机制

RB 的发生要经过两次突变。遗传型 RB 是生殖细胞的突变同时合并体细胞(视网膜细胞)的突变;非遗传型指的是同一个视网膜体细胞发生两次突变。约 40% 病例属遗传型,由患病父母或父母为突变基因携带者遗传,或由正常父母的生殖细胞突变所致。此型为常染色体显性遗传,多为双侧,视网膜易发生多个肿瘤灶,可以伴发其他部位的第二肿瘤。60%为非遗传型,是由于患者本人视网膜体细胞发生了突变,此型一般不遗传,发病较晚,往往单眼发病,视网膜上只有单个病灶,发生第二肿瘤的几率较小。

已有研究证实了 RB 基因突变的位点和类型,*Rb* 基因位于 13 号染色体长臂 1 区 4 带。研究发现 *Rb* 基因的缺失或失活是肿瘤发生的关键,从而进一步提出了肿瘤抑制学说。

二、RB 的生长方式

RB 的生长方式分为内生型和外生型。发生于视网膜内核层的肿瘤属于内生型,肿瘤向玻璃体腔内生长,而更容易被发现(图 4-1-1)。玻璃体内可以见大小不等的白色团块,如大量雪球状漂浮物。外生型 RB 起源于视网膜的外核层,向视网膜下生长,容易较早侵犯脉络膜组织,此型往往发生无裂孔的视网膜脱离,外生型 RB 特别需要与 Coats 病进行鉴别诊断。

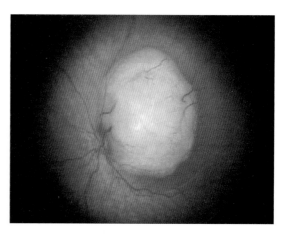

图 4-1-1　内生型视网膜母细胞瘤 瘤体位于后极部视神经旁,呈团块状突起向玻璃体腔内生长,累及黄斑中心凹

RB 临床分期:按 RB 的临床过程将其分为眼内期、青光眼期、眼外期和全身转移期。早期不容易被家长发现,往往患者发生白瞳症(图 4-1-2),斜视等视力障碍时才被发现。裂隙灯检查有时,可见前房内有灰白色漂浮的子瘤,也可以在前房下方见到一些肿瘤细胞的集落,即假性前房积脓(图 4-1-3)。对于大龄不典型的 RB 患儿,在虹膜表面可以看到绒球样或滚雪球样的假性小结节。在青光眼期,肿瘤不断生长使得眼内体积不断增大,眼压升高后伴发青光眼,此时可以检出假性"牛眼"外观(图 4-1-4)。

眼外期是 RB 一个非常严重的结局。肿瘤组织主要通过筛板和视神经向颅内侵袭转移(图 4-1-5)。此外,还可以侵犯脉络膜组织(图 4-1-6),可通过巩膜导管发生全身转移。全身

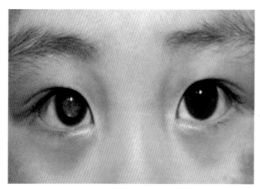
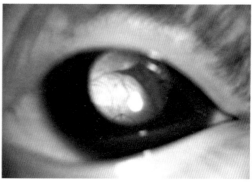

图 4-1-2　视网膜母细胞瘤 临床表现为白瞳,裂隙灯下可见肿物表面异常视网膜血管

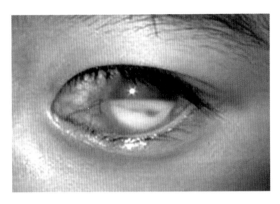

图 4-1-3 视网膜母细胞瘤向前生长侵犯前房,可形成"假性前房积脓"

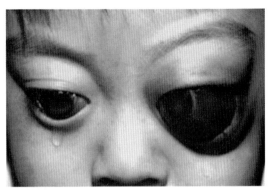

图 4-1-4 视网膜母细胞瘤青光眼期 肿瘤可穿出巩膜导管进入眶内,形成巨大肿瘤,导致眼球突出

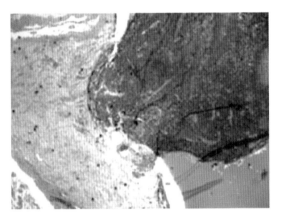

图 4-1-5 视网膜母细胞瘤侵犯视神经,可穿过筛板进入颅内

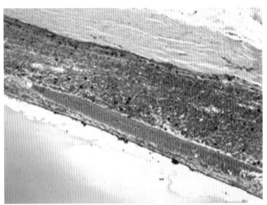

图 4-1-6 视网膜母细胞瘤侵犯大范围脉络膜(最大直径≥3mm)

转移期可以发生在临床任何一个时期。如果肿瘤发生于视乳头表面或视乳头附近,即使肿瘤比较小,也可以在青光眼发生之前,沿视神经发生蔓延和转移。就 RB 转移途径而言,RB 中多数经视神经或眶上裂进入颅内,也可以通过巩膜导管途径转移至骨及肝脏或全身其他器官,部分也可经淋巴结发生转移。

三、辅助检查

B 超、彩超检查可以发现肿瘤钙化并测量肿瘤大小。通过 CT、磁共振成像等影像学检查,可以见到球内高密度肿块、典型的钙斑及视神经增粗等改变。眼底荧光素血管造影:早期动脉期肿瘤就可以显荧光,静脉期增强,有一定的荧光消退和延迟,具有一定的诊断价值,目前国外已采用,但由于患儿比较小,在国内不作首选。近几年来 Retcam 眼底检查为 RB 的诊疗开辟了一个新的纪元,可以根据肿瘤部位、大小、侵及范围、视网膜下渗液等决定 IIRC 分期,从而确定下一步的治疗方案。

四、RB 的组织分型

主要分为未分化型和分化型。未分化型的肿瘤细胞核较大,裸核,几乎无胞浆,密集排列。此型分化程度低,恶性程度较高,但其对放疗敏感。分化型又称为神经上皮型,它是由肿瘤细胞形成很多的接近于视网膜组织结构的"9+0"的结果,即蔷薇花结构,肿瘤细胞核较小,含有一定的胞浆,它的外观形态比未分化型的肿瘤细胞分化的要更好些。这一型分化程度高,它的恶性程度相对较低,对放疗不敏感。但是,分化型 RB 并不意味着不会发生转移,这只是其组织病理学的分型。

RB 国际分类:化疗联合局部治疗,即化学减容疗法的兴起,使得过去传统的针对放疗的R-E 分期已经不再能适应新的需求。20 世纪 90 年代,为了更好地指导临床及评估预后,美国的 Linn Murphree 等人针对 RB 提出了新的 RB 国际分期。参与的国家有美国、加拿大、法国、瑞典、墨西哥,原因是外放射已经不能作为首选治疗方法,化学减容成为了主要的治疗方法。2005 年,全世界共有 27 个中心参与,包括北京同仁医院,证明了 RB 国际分期对化疗的指导作用。RB 分期共分为五级:A、B、C、D、E 级。A 级风险很低,B 级风险较低,C 级风险中等,D 级高风险,E 级风险极高。

A 期:肿瘤的任一直径,不管是基底径还是高度均小于 3mm,局限于视网膜内的肿瘤,肿瘤距离中心凹大于 2PD,肿瘤距视盘大于 1PD。

B 期:无玻璃体或视网膜下播种的其余散在视网膜肿瘤。

C 期:散在限局性病变,伴轻微局部视网膜下或玻璃体腔播散。

D 期:弥漫性病变,明显的视网膜下或玻璃体播散。

E 期:极高风险。肿瘤造成了眼球解剖上或者功能上的任何损害,无法挽救。出现以下任何一个体征或者多项体征联合都属于此期:肿瘤隆起接触晶状体,新生血管性青光眼,肿瘤浸润侵犯至前玻璃体,弥漫浸润性 RB,眼内大量出血,角膜血染,与肿瘤坏死相关的无菌性眼眶蜂窝织炎,眼球痨。

RB 诊断:RB 的诊断特别要与白瞳症相关的几种疾病进行鉴别诊断,包括 ROP,Coats 病,先天性白内障,视网膜脱离,眼内炎,星形细胞错构瘤,有髓神经纤维。

术后病理:眼摘以后进行组织病理学检查非常重要,要仔细观察筛板、筛板后的视神经及视神经切除断端,观察脉络膜组织及 RPE 结构。国际上根据 RB 侵犯视神经的程度分为四级:I 级:肿瘤侵犯至视乳头前;II 级:肿瘤侵犯筛板;III 级:肿瘤侵犯筛板后但未累及视神经切除断端;IV 级:肿瘤侵犯视神经切除断端。RB 中以 I 级到 III 级为多见。有报道 814 例RB 患者中 I 级到 IV 级的死亡率,I 级占 10%,II 级占 29%,III 级占 42%,IV 级占 78%。即使 I级中肿瘤仅侵犯到视乳头前,也有 10% 的死亡率,这正说明了采用早期干预性化疗的重要性。

五、RB 的组织病理学高危因素

RB 的组织病理学高危因素包括肿瘤侵犯穿过筛板,肿瘤侵犯大范围脉络膜,肿瘤侵犯巩膜,肿瘤侵犯眼前节,肿瘤突破眼球穿出至球外。大范围或显著的脉络膜受侵犯,肿瘤所在单个病灶或者多个病灶连在一起,肿瘤或其侵犯范围的最大直径大于等于 3mm 称为高危因素的关键标准[5,6]。另外,国际上 Kaliki S 的研究总结了辅助化疗的指征[7]:肿瘤侵犯前房、大范围脉络膜受侵犯、筛板后视神经受侵犯、伴有任何程度视神经受侵的非大范围后部脉络膜受侵。

六、RB 的治疗原则

首先是挽救生命,其次是保留眼球,再者是保留视力。RB 的治疗理念:早发现、早就诊、早治疗,特别要强调实行个体化的综合治疗。当前,我国视网膜母细胞瘤的治疗手段,主要是以眼球摘除为主,化疗为辅,现代 RB 的治疗理念是在治疗肿瘤的同时注重保存患儿的视力。较小的眼内期肿瘤进行局部治疗,包括冷冻、激光、放射性敷贴、经瞳孔温热疗法等;对于较大的肿瘤,要进行眼球摘除。眼外期肿瘤要进行手术和化疗,必要时辅助进行外放射。对于眼外期肿瘤、具有复发转移高危因素的眼内期肿瘤,以及肿瘤发生颅内蔓延或远处转移者,均需进行辅助化疗。近年来,通过引入基因治疗,干细胞治疗以及中医中药治疗的介入,使得视网膜母细胞瘤的治疗,包括患儿的生存率,有了一定程度的提高。

近年来,欧美一些发达国家,多学科的联合应用以及个体化的综合治疗方案,使得眼内期 RB 患儿的五年生存率达到了 95%。在今后的眼科临床工作中,如何使更多的 RB 患儿得到合理化、规范化的治疗,进一步提高患儿的生存率和生活质量,要求我们进行多学科的交叉合作,包括眼科、小儿科、肿瘤科及眼科病理多学科的联合,开展多中心的合作临床研究。

对于视网膜母细胞瘤,我们应该充分了解我们的国情,在此基础上借鉴国外先进的治疗经验,努力探索建立起符合中国国情的视网膜母细胞瘤的规范化、合理化的治疗,进一步提高患儿的生存率,改善 RB 患儿的生活质量。

(李　彬)

参 考 文 献

1. Abramson DH. Retinoblastoma in the 20th century:past success and future challenges the Weisenfeld lecture. Invest Ophthalmol Vis Sci,2005,46(8):2683-2691.
2. 钱江. 视网膜母细胞瘤治疗中应注意的若干问题. 眼科,2009,18(6):367-369.
3. 李永平、冯官光、易玉珍. 国内视网膜母细胞瘤的研究现状及展望. 中华眼科杂志,2004,40(4):217-219.
4. Bai S,Ren R,Shi J,et al.Retinoblastoma in the Beijing Tongren Hospital from 1957 to 2006:clinicopathological findings.Br J Ophthalmol,2011,95(8):1072-1076.
5. Chantada GL,Dunkel IJ,de Dávila MT,et al. Retinoblastoma patients with high risk ocular pathological features: who needs adjuvant therapy? Br J Ophthalmol. 2004,88(8):1069-1073.
6. Suryawanshi P,Ramadwar M,Dikshit R,et al. A Study of Pathologic Risk Factors in Postchemoreduced, Enucleated Specimens of Advanced Retinoblastomas in a Developing Country. Arch Pathol Lab Med. 2011,135: 1017-1023.
7. Kaliki S,Shields CL,Rojanaporn D,et al. High-risk retinoblastoma based on international classification of retinoblastoma:analysis of 519 enucleated eyes.Ophthalmology,2013,120(5):997-1003.

第二节　肿瘤的免疫抑制和逃逸与免疫治疗

导　读

对于肿瘤的治疗,已有诸多的选择,比如外科手术、化疗、放疗等,当前临床医生会结合患者的病情、病程、肿瘤分型等因素选择合理的治疗,实际上已具有整合医学的雏形。免疫系统的紊乱在肿瘤的发生发展中发挥了重要的作用,随着研究的进一步深入,特别是 2011 年诺贝尔生理学或医学奖获得者在免疫学方面的重大发现,证实免疫治疗在肿瘤治疗领域的巨大潜力,但是肿瘤的免疫抑制和免疫逃逸问题在当前阶段限制了肿瘤治疗的进程。系统深入的探索免疫抑制和逃逸的机制,利用整合医学的思维加以统筹,推动免疫治疗的进展,将是未来肿瘤研究领域的重大命题。本节从宿主和肿瘤本身两个层面详细论述了肿瘤免疫抑制及逃逸的特点,分析了目前研究的现状及可能的发展方向,希望读者通过阅读本文,了解免疫抑制和逃逸,并用整合眼科学的思维,将免疫抑制和逃逸的理论体系结合到眼肿瘤的研究探索中,推动眼肿瘤免疫治疗的进程。

肿瘤的免疫治疗是临床外科手术、化疗、放疗之外的一种重要的生物治疗技术。然而,肿瘤的免疫抑制和免疫逃逸问题仍然困惑着这个领域向前发展。肿瘤的免疫抑制,有两方面因素:一方面是宿主的因素(host-side factors),另一方面是肿瘤本身的因素(tumor-side factors),称为肿瘤免疫编辑(cancer immunoediting)[1](图 4-2-1)。

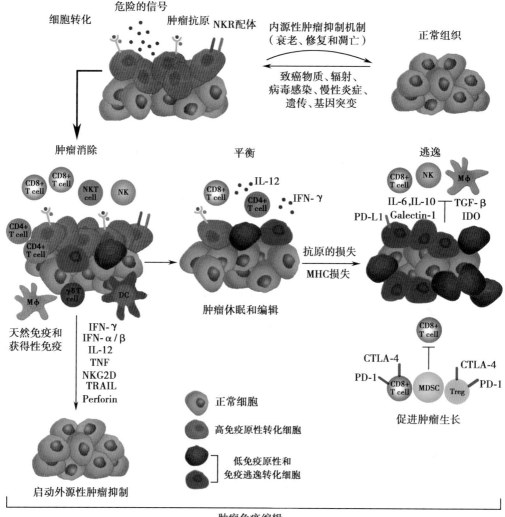

图 4-2-1 肿瘤免疫编辑

一、肿瘤的免疫抑制——宿主的因素

宿主的因素实际是免疫系统本身的功能紊乱,包括免疫细胞功能紊乱和凋亡。如调节性 T 细胞(regulatory T cells,Tregs)、骨髓来源的免疫抑制细胞(myeloid-derived suppressor cells,MDSCs)、肿瘤相关的巨噬细胞(tumor-associated macrophages,TAMs)等免疫抑制细胞增多,辅助 T 细胞(T-helper 2,Th2)偏移等等,均可导致发生肿瘤的免疫抑制。目前临床应用较多的肿瘤免疫治疗方法是采用单克隆抗体的靶向治疗药物,然而,单抗免疫的杀伤能力还是相对比较弱的,通常是基于抗体依赖的细胞毒性和补体依赖的细胞毒性来进行杀伤的,这种杀伤能力虽然比较弱,但它的优势就是靶向识别能力很强。所以,这样的抗体在临床的应用,经常局限于肿瘤的诊断学。目前针对肿瘤的单克隆抗体药物的研发仍基于靶向肿瘤细胞表面受体、酶和肿瘤新生血管。由于抗体类的药物靶向性很强,但是杀伤能力不够。进一步的研究包括抗体携带药物或者细胞毒性物质的杀伤、抗体介导的巨噬细胞的杀伤、抗体介导的 NK 细胞的杀伤,或者抗体介导的 DC 细胞的杀伤。未来在免疫治疗非常有希望和前途的是抗体介导的 T 淋巴细胞的免疫杀伤。目前,针对眼科葡萄膜黑色素瘤(uveal melanoma)的单抗药物有靶向 VEGF 的贝伐单抗(Bevacizumab)和靶向 CTLA-4 的伊匹单抗(Ipilimumab),已经进入临床 1 期。针对肿瘤的单克隆抗体药物,临床已广泛使用,但是它仍然存在一些问题。单抗的靶效性大约 10%。我们知道,肿瘤多是异质性的,由于单抗的药物是单一靶点,就像盲人摸象没有打到肿瘤要害靶点,因此,靶向性在用药之前要用一些检测,患者的治疗费用、检测费用相当高。抗体药物也存在诱导耐药问题,其有效性有限,这是单抗存在的问题。

2011 年诺贝尔生理学或医学奖揭晓,美国、法国、加拿大三位科学家因在免疫学方面的发现获奖。特别是拉尔夫·斯坦曼(Ralph M. Steinman)的获得性免疫中树突细胞及其功能对癌症治疗的贡献推动了 T 细胞对于肿瘤的免疫治疗的研究。T 细胞的治疗肿瘤的最初研究发现黑色素瘤组织内可分离出一种肿瘤浸润性 T 淋巴细胞(tumor-infiltrating lymphocytes,TILs),具有免疫杀伤能力,但靶向性和肿瘤识别能力弱一些,从肿瘤组织分离获得的细胞数目较少,再加上肿瘤本身的微环境也是一种免疫抑制环境,限制了 TILs 细胞对肿瘤治疗的作用。

实际上在肿瘤发生存在"3E"的过程。第一个"E"是针对肿瘤的免疫监视,即"发现肿瘤细胞并清除"(elimination)。肿瘤发生的最初期,免疫细胞可发现肿瘤细胞,并消灭肿瘤细胞,以维持正常组织的微环境。第二个"E"是免疫细胞与肿瘤细胞平衡对抗的阶段。此时免疫系统具有杀伤能力的淋巴细胞,但还有很多免疫抑制细胞,免疫系统不能完全消灭那些肿瘤组织,但是起到一个免疫保护作用,与肿瘤细胞抗衡(equilibrium),临床也称此期为肿瘤细胞休眠期,有的人此期很长,甚至达到 20 年。然而,肿瘤的免疫抑制和逃逸终究会发生,此为第三个"E"(escape)。此时,免疫系统中的抑制性 T 细胞如 Treg 和 MDSC 细胞可抑制免疫杀伤细胞 CD8+ 和 NK 的功能。免疫抑制微环境主要表现在 6 个方面,即抗原呈递细胞树突状细胞(dendritic cell,DC)的功能下降;杀伤肿瘤的效应 T 细胞凋亡;免疫抑制的细胞增加;产生免疫抑制分子;HLA 分子表达下调;存在肿瘤干细胞。已有文章报道,OCM1 和 OMM1 葡萄膜黑色素瘤细胞可以导致 DC 细胞的功能缺失和效应 T 细胞的凋亡。

实际上我们的机体,在免疫监视、免疫保护的过程中,具有天然的免疫保护,如 NK 细胞,和获得性的免疫保护,如抗原呈递的 DC 细胞和巨噬细胞。在 T 细胞的免疫杀伤过程中需要几个因素,HLA Class 1 分子完成抗原的呈递、T 细胞表面受体,以及供刺激分子加强相关信

号。APC 属于抗原呈递细胞,它依赖于 MHC Class 1 的抗原的呈递,通过 T 淋巴细胞表面受体、CD3 分子和 B7/CD28 共刺激分子介导重要的免疫杀伤机制。CD8+ 细胞毒性 T 细胞识别 MHC Class 1 的抗原被激活,对肿瘤的杀伤作用是通过穿孔素(perforin)、颗粒素(granzyme)和 FasL 诱导肿瘤凋亡信号。CD4+ 的辅助淋巴细胞,通过 MHC Class Ⅱ 进行抗原呈递和释放淋巴因子,如 IL-2、干扰素、IL-12 等。在肿瘤发生的过程中,由于出现了肿瘤组织本身营造的免疫抑制微环境,调节性 T 淋巴细胞聚集在肿瘤周围,它是免疫抑制的一类重要的细胞。属于免疫抑制性 T 细胞有两类:一类是 Treg,一类是来自于骨髓的抑制性细胞,叫 MDSCs。Treg 在体内的作用可抑制效应 T 细胞,进而抑制前体 DC 细胞的成熟;Treg 细胞抑制 DC 细胞负载呈递抗原和释放因子。Treg 的通常表面标志是 CD4+/CD25+/Foxp3+。Treg 细胞还有一个重要的标志 CTLA-4,是一个非常强烈的免疫抑制信号。Treg 细胞分泌 IL-10。另一类免疫抑制性 T 细胞是骨髓来源的抑制细胞 MDSCs,表面标志是 CD14+/HLA-DR-。当有肿瘤出现的时候,有一些刺激因子动员骨髓内的单个核细胞出髓,抑制 DC 细胞、CD-4、CD-8 和 NK 细胞,还通过 Treg 的抑制作用,导致整个身体内的免疫抑制,出现肿瘤逃逸的情况。

参与肿瘤免疫抑制微环境形成的还有肿瘤相关巨噬细胞(tumor-associated macrophages, TAMs),分为两种:M1、M2。M1 具有肿瘤杀伤作用,M2 是抑制性的。它们有共同的前体,在不同的情况下,它们分化成两类不同的巨噬细胞,具有不同的表面标志,M1 为 NOS2+,M2 为 ARG1+/CD163+/CD206+。免疫系统非常复杂,TAMs 随着微环境可以向两个方向进行分化。辅助 T 细胞 Th2 倾斜也是促进肿瘤免疫抑制的另一个帮凶。辅助淋巴细胞又分为 Th1 和 Th2 两类,Th1 分泌 IFN-γ、IL-2 和 TNF-β,参与 T 细胞的免疫杀伤作用;Th2 分泌 IL-4、IL-5 和 IL-10,参与机体内的体液免疫杀伤作用和过敏反应。本来这两个辅助淋巴细胞是一个平衡的,但是在肿瘤出现的时候,就向 Th2 倾斜,Th1 的免疫杀伤作用降低了。综上所述,在肿瘤发生过程中,Tregs,TAMs,辅助淋巴细胞等,免疫微环境随着肿瘤的发生出现了微妙的改变,使机体的免疫系统维持处于一个不良的状态。此外,皮肤肿瘤、肝癌、肺癌含成纤维的肿瘤里,已发现另一个参与免疫抑制的细胞,这个细胞在肿瘤的一些因子的刺激下,就会被激活,就变成了肿瘤相关的成纤维细胞(cancer-associated fibroblasts,CAFs),促进肿瘤新生血管,促进肿瘤发生,也属于一类免疫抑制的细胞,这也是最近很受关注的一类免疫抑制细胞。肿瘤发生可介导抗原呈递 T 淋巴细胞耐受,肿瘤分泌的很多因子,导致了抗原呈递细胞耐受。DC 前体细胞分化成熟细胞被抑制,形成了一个反馈性的恶性循环,即耐受 DC 细胞刺激 Tregs 抑制性细胞增殖,加重 DC 细胞的耐受。

二、肿瘤的免疫抑制——肿瘤本身的因素

肿瘤细胞分泌很多免疫抑制分子,下调 HLA 的表达,存在肿瘤干细胞三类因素可导致机体免疫抑制。肿瘤能够分泌免疫抑制因子非常多,这些因子都存在眼科的肿瘤中,特别是葡萄膜黑色素瘤里均有文献报道,如 TGF-β,MIF,Fas ligand 等。肿瘤细胞本身分泌免疫抑制分子,中和免疫细胞分泌的分子,直接抑制免疫系统,使免疫系统的免疫杀伤能力下降。肿瘤细胞的本身 HLA 的抗体抗原的表达很低,特别肿瘤干细胞表达更低。肿瘤细胞和肿瘤干细胞还分泌胎儿着床时胎盘高表达的 HLA-G 分子。在肿瘤发生的时候,HLA 其他的分子下调,而 HLA-G 上调,促成肿瘤免疫抑制的微环境形成。

肿瘤干细胞是潜藏在肿瘤细胞内的一小群可逃避放疗和化疗,细胞周期 G0 期的细胞。

如果不能有效地消灭肿瘤干细胞就会导致肿瘤的复发。但现在最新的观点认为,体内的免疫抑制微环境,是真正的造成肿瘤干细胞形成的元凶。目前针对肿瘤的免疫有一些疫苗,报道最多的是 DC 细胞疫苗。实际上无论肿瘤疫苗、放疗和化疗药物,如果没有针对肿瘤干细胞的杀伤,仍然会导致肿瘤的复发。

对于肿瘤的治疗,未来免疫治疗是一个非常重要的领域。目前针对 DC 细胞疫苗的研发集中在如何提高特异性,增强反应性,抑制副作用,提高患者生存期。最新的关于肿瘤的免疫治疗研究策略,采用联合抗体的免疫识别能力强和 T 细胞的免疫杀伤作用,构建嵌合抗原受体(chimeric antigen receptors),简称 CAR(图 4-2-2)。1989 年以色列科学家 G. Gross 等人设计 CAR,现在已经到了第三代。CAR 是一种融合蛋白,细胞外部分是来源与小鼠的单克隆抗体,可以识别特定的抗原。细胞内部分起调控信号传递的作用,一般由 CD3 的 ζ 亚基或 CD8 的胞内部分组成。将 CAR 转导患者的 T 淋巴细胞,不用通过抗原呈递完成免疫识别和肿瘤杀伤,这是现在对于免疫治疗最新的一个理念。

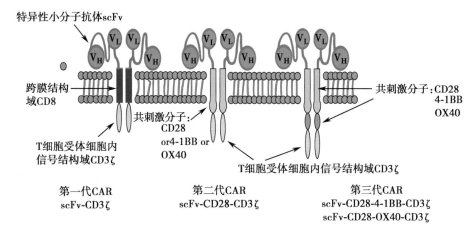

图 4-2-2　嵌合抗原受体(Chimeric antigen receptors,CAR)的示意图

左侧:第一代 CAR,融合特异性小分子抗体(scFv)、跨膜结构域 CD8 和 T 细胞受体细胞内信号结构域 CD3ζ,scFv-CD3ζ。第二代 CAR 的组合包括共刺激分子 CD28、或 4-1BB、或 OX40,scFv-CD28-CD3ζ。第三代 CAR 组合了两个共刺激分子,scFv-CD28-4-1BB-CD3ζ,或 scFv-CD28-OX40-CD3ζ

(沈　丽)

参 考 文 献

1. Schreiber RD, Old LJ, Smyth MJ. Cancer immunoediting:integrating immunity's roles in cancer suppression and promotion. Science. 2011 Mar 25;331(6024):1565-1570.

2. Yu P, Fu YX. Tumor-infiltrating T lymphocytes:friends or foes? Lab Invest. 2006 Mar;86(3):231-245.

3. Biswas SK, Allavena P, Mantovani A. Tumor-associated macrophages:functional diversity,clinical significance, and open questions. Semin Immunopathol. 2013 Sep;35(5):585-600.

4. Wang JC, Dick JE. Cancer stem cells:lessons from leukemia. Trends Cell Biol. 2005 Sep;15(9):494-501.

5. Park JH, Brentjens RJ. Adoptive immunotherapy for B-cell malignancies with autologous chimeric antigen receptor modified tumor targeted T cells. Discov Med. 2010 Apr;9(47):277-288.

第三节　葡萄膜黑色素瘤的整合思考

导读

　　纵览眼科疾病,眼肿瘤可能是最适合整合医学理念的实践领域之一。近些年来,在眼科专科领域,通过在宏观与微观领域中不同层次的学科交流,从组织、细胞、分子等不同水平对疾病进行探索,在肿瘤的发病机制的认识、诊断、治疗、预防理念都有较大的转变,主要体现在:①随着病理学、影像学、玻璃体切割技术及细胞遗传学的发展,解决了某些疾病鉴别诊断困难的问题;②在治疗上,将眼球摘除为主的治疗方式转变为个体化综合治疗,提高了患者的生存质量;③细胞遗传学的发展,为疾病的预后评估提供了更为可靠的客观指标。如此诊断"由难变易",治疗由"摘除变保留",预后由"不治变部分可治"的变化过程,说明在肿瘤治疗的科学思维中,强调和坚持多学科、多层次结合的整合医学思维是极其重要的。

一、葡萄膜黑色素瘤概况

　　葡萄膜黑色素瘤是成人最常见的原发性眼内恶性肿瘤。到目前为止,它的确切病因还不清楚。该病与种族有关,白种人中的发病率大约是黑种人中的 150 倍[1]。该病也和眼部的其他疾病有关,比如眼部黑变病或者皮肤黑变病的患者葡萄膜黑色素瘤的发生率相对比较高,脉络膜多发色素痣的患者,葡萄膜黑色素瘤的发病率也很高[2]。另外,遗传倾向和环境因素也都与该肿瘤的发生有关。紫外线照射与皮肤黑色素瘤很有关系,但是在阳光照射越多的地方,眼部的黑色素瘤发病率反而不高,这或许和基因有关[3]。

二、葡萄膜黑色素瘤的临床诊断

　　近年来,在葡萄膜黑色素瘤的临床诊断方面的进步较大。比如在影像学诊断,针刺活检,以及在诊断性玻璃体切割方面的进步,在临床诊断和鉴别诊断中都是非常有价值的辅助诊断工具[4]。尤其是对于脉络膜痣、脉络膜出血、脉络膜血管瘤、脉络膜转移癌、脉络膜黑色素细胞瘤,以及 RPE(视网膜色素上皮)肿瘤。在临床上,我们很难将这些病变与黑色素瘤相鉴别,但是自从有了这些辅助诊断工具,我们就可以很好地进行鉴别诊断。如图 4-3-1 所示是一例脉络膜的黑色素瘤,通过这个广角造影图像,我们了解到不同的眼内肿瘤的影像学特点是不同的,这对于我们鉴别这些肿瘤是很有意义的。

　　在超声诊断方面,眼部超声诊断在脉络膜

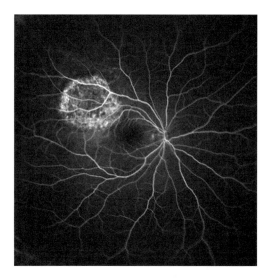

图 4-3-1　广角眼底血管造影示脉络膜黑色素瘤

肿瘤的鉴别诊断中有重要的价值。尤其是最近我们做了一些眼内肿瘤的超声造影,发现超声造影在眼内肿瘤的鉴别诊断上有极其重要的意义,尤其是在鉴别真性肿瘤还是假性肿瘤,良性肿瘤还是恶性肿瘤方面很有帮助[5]。当然 MRI 在鉴别葡萄膜黑色素瘤方面也是很有特点的,尤其是 MRI 的强化扫描,在鉴别有一部分肿瘤非常有价值。作为一个平扫的 MRI,不一定能够鉴别真性肿瘤还是假性肿瘤,良性的还是恶性的,但是通过增强扫描,就可以帮助来我们做鉴别诊断[6]。

尽管如此,临床上还是有 5% 的肿瘤通过影像学没有办法诊断,这时可以做一个诊断性玻璃体手术。通过玻璃体切除手术,取出少许标本,让我们可以做肿瘤的病理学诊断以及细胞遗传学检测,对可疑的肿瘤进行临床诊断、分型,并且对它的预后进行评估,这是非常有意义的[4]。

三、葡萄膜黑色素瘤的治疗

在葡萄膜黑色素瘤的治疗方面,近些年也有一些进展。尽管到目前为止,在治疗上仍然存在两大争议,一个是摘除眼球,一个是保留眼球。其实目前还没有一种方法能够改变葡萄膜黑色素瘤患者的生存状况,事实是我们仍然没有办法来阻止肿瘤的转移。COMS 是多年前北美做的一个非常有价值的临床研究,是一个多中心的前瞻性的随机临床研究,一直持续十多年了,已经做了 3000 多个病例。它比较了眼球摘除和放疗对葡萄膜黑色素瘤的疗效差异,结果显示,眼球摘除和巩膜敷贴放射治疗对中等大小的肿瘤治疗效果没有显著差异,也就是说不一定要摘眼球[7]。欧洲在 2008 年又做了一次研究,发现近十年采取综合治疗以来,患者的五年的生存率没有较以前恶化,也就是说用保眼球的治疗方法以后,并没有较眼球摘除增加了患者的转移率和死亡率[8]。这说明两层意思,一方面综合治疗对于预后没有产生负面影响,另一方面,也证明了患者的生存率一直无明显的提高。

所以,对于葡萄膜黑色素瘤的理想的综合治疗,现在大家已经达到共识。大的肿瘤仍然是眼摘,但是中小的肿瘤还是应该保留眼球,并且尽可能保留视力,首选的方法是巩膜敷贴治疗,其次的方法包括经瞳孔的温热治疗,质子束放射治疗,立体定向放射治疗,还有肿瘤的局部切除等等。

巩膜敷贴放射治疗是保守治疗的首选[9]。放射粒子的种类非常多,不管你选择哪一种粒子,临床的疗效差别并不是很大。我们和北美的研究都是选择的碘 125,如图 4-3-2 所示为我们和中国原子能科学院合作做的一个国产的巩膜敷贴器,目前正在进行临床试验,至今已经积累了 200 多例的临床试验经验了[10]。碘 125比较好管理,属于 γ 射线,1mm 厚的金属屏蔽就可以把它屏蔽了,因此就可以减少一些放射治疗的副作用。经过一定剂量照射以后,敷贴器就可以取出。图 4-3-3 所示为一个临床病例,放疗以后,黑色素瘤明显缩小,周围的脉络膜也萎缩了,说明敷贴器的大小是合适的,涵盖了整个肿瘤。但是肿瘤放疗,无论距离远近时间久

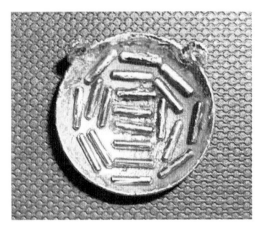

图 4-3-2　国产巩膜敷贴器

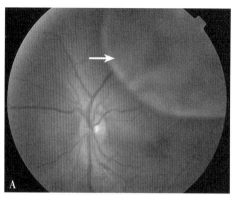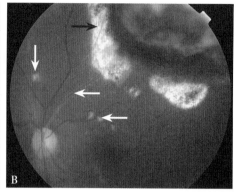

图 4-3-3 经巩膜敷贴器治疗后的脉络膜黑色素瘤病例
A 图为治疗前;B 图为治疗后

了都有可能发生放射性视网膜病变。这个病例是放射治疗两年以后,大家可以看到后极部有一些棉绒斑,这是和放射性的视网膜病变有关系的。

脉络膜黑色素瘤的放疗和脉络膜血管瘤、脉络膜转移癌是明显不一样的,血管瘤放疗以后瘤体可以完全萎缩,但是黑色素瘤不会完全萎缩,只会变薄一些。如图 4-3-4 所示病例,放疗后第一个反应就是视网膜下液减少,患者在放疗前可以看到黄斑是有视网膜脱离的,放疗以后一个月黄斑的脱离就消失了,网膜下液的减少和消失说明我们的放疗是有效的。然而一部分患者,放疗以后,网膜下液吸收了,代之出现黄斑囊样水肿,如图 4-3-5 所示,这属于放疗的一个副作用。

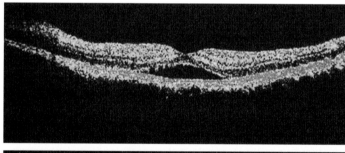

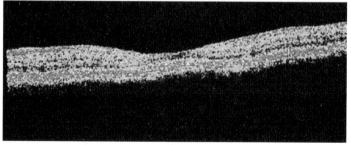

图 4-3-4 经巩膜敷贴器治疗后的脉络膜黑色素瘤患者的 OCT 图像
上图为治疗前,OCT 示黄斑区限局性神经上皮层浅脱离;下图为治疗后,OCT 示黄斑区脱离的神经上皮层复位

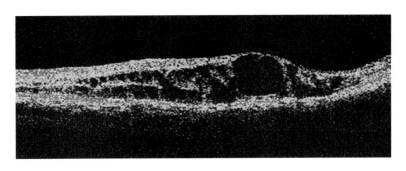

图 4-3-5　OCT 图像示葡萄膜黑色素瘤放射治疗后黄斑囊样水肿

　　不管是什么样的放疗,均可以出现放射性视网膜病变,目前也有一些办法来解决这个问题。有一部分可以经过温热治疗,也就是肿瘤的厚度在 4mm 以下的,可以单独通过经瞳孔温热疗法(transpupillary thermotherapy,TTT),如果肿瘤超过 4mm,我们可以选择所谓的"三明治"治疗办法,也就是巩膜敷贴联合 TTT,在这方面我们也积累了一定的经验在 2011 年进行了相关报道[10]。还有就是质子束的放射治疗,这个需要加速器。另外我们可以进行立体定向放射治疗,由于立体定向放射外科的发展,通过立体定向也可以对一些中大的肿瘤进行治疗。我们和中国医学科学院肿瘤医院也进行了一个长期的合作,通过立体定向放射治疗,治疗了相当一部分中大的肿瘤,对于挽救患者的眼球和生命起到了一定的作用[11]。当然,我们很早就开始做一些局部切除手术,对于一些虹膜的肿瘤、睫状体的肿瘤、脉络膜肿瘤,通过局部切除,还是可以很好地挽救患者的眼球,甚至于比较好地救患者的视力。同时利用切除的标本,我们很好地做了一些临床病理学和分子病理的研究。

　　尽管如此,转移仍然是葡萄膜黑色素瘤不可忽视的一个最大的临床问题,也是影响该肿瘤生存率的一个主要原因。葡萄膜黑色素瘤主要转移到肝脏,发生肝脏转移以后,生存期普遍不到一年[12]。通过 COMS 的研究,发现肿瘤的转移比例还是比较高的,生存率比较低,一年生存率小于 19%,两年生存率小于 10%[13]。所以说,转移是该肿瘤最大的问题。临床特别关注的是怎么能把这些恶性度比较高的肿瘤患者筛查出来,其实也就是预后因素的研究。传统的预后指标主要包括组织病理学特征,如细胞类型、微血管的密度、肿瘤浸润的巨噬细胞等,以及肿瘤基底径、肿瘤是否侵犯了睫状体等大体解剖特点,其准确性和特异性已经不能满足临床需要。现在发现了一些新的预后指标,在细胞遗传学特征方面,已经发现 3 号染色体的缺失是一个重要的肿瘤转移的预测指标,另外还有 8 号染色体的增加等等,因此,细针穿刺活检和诊断性玻切活检对肿瘤的预后非常有价值[14,15]。此外,还可以通过基因表达谱的分析,把葡萄膜黑色素瘤分成两种类型,I 型属于低转移风险,7 年的生存率可以超过95%;II 型属于高转移风险,7 年的生存率只有 30%[16]。细胞遗传学的指标和传统的指标相比,可以更加准确,更客观的预测转移的风险,这对临床是非常有意义的[17]。对于那些预后较好的患者,可以免除过度的心理负担和不必要的频繁检查,而对于那些预后较差的患者,需要进行密切的临床监测或者考虑进入全身用药的临床试验。

　　葡萄膜黑色素瘤治疗未来的方向,主要是肿瘤分子靶向药物治疗、肿瘤免疫治疗以及抗血管生成治疗。

（魏文斌）

123

参考文献

1. Egan KM, Seddon JM, Glynn RJ, et al. Epidemiologic aspects of uveal melanoma. Surv Ophthalmol. 1988 Jan-Feb; 32(4): 239-251.

2. Singh AD, Damato B, Howard P, et al. Uveal melanoma: genetic aspects. Ophthalmol Clin North Am. 2005 Mar; 18(1): 85-97, viii.

3. Singh AD, Rennie IG, Seregard S, et al. Sunlight exposure and pathogenesis of uveal melanoma. Surv Ophthalmol. 2004 Jul-Aug; 49(4): 419-428.

4. 魏文斌, 屠颖. 诊断性玻璃体手术临床应用及其微创化前景. 中华眼科杂志. 2010, 46(11): 1052-1056.

5. 杨文利, 魏文斌, 李栋军. 脉络膜黑色素瘤的超声造影诊断特征. 2013, 49(5): 428-432.

6. 何立岩, 鲜军舫, 王振常. 葡萄膜黑色素瘤的 MRI 诊断. 临床放射学杂志. 2005, 24(9): 779-781.

7. Diener-West M, Earle JD, Fine SL, et al. The COMS randomized trial of iodine 125 brachytherapy for choroidal melanoma, III: initial mortality findings. COMS Report No. 18. Arch Ophthalmol. 2001 Jul; 119(7): 969-982.

8. Virgili G1, Gatta G, Ciccolallo L, et al. Survival in patients with uveal melanoma in Europe. Arch Ophthalmol. 2008 Oct; 126(10): 1413-1418.

9. Jampol LM, Moy CS, Murray TG, et al. The COMS randomized trial of iodine 125 brachytherapy for choroidal melanoma: IV. Local treatment failure and enucleation in the first 5 years after brachytherapy. COMS report no. 19. Ophthalmology. 2002 Dec; 109(12): 2197-2206.

10. 周金琼, 魏文斌, 王光璐. 敷贴放射联合经瞳孔温热疗法治疗脉络膜黑色素瘤的初步观察. 中华眼底病杂志. 2011, 27(1): 29-32.

11. 肖建平, 徐国镇, 苗延浚. 脉络膜恶性黑色素瘤立体定向放射外科治疗初探. 中华肿瘤杂志. 2005, 27(4): 241-244.

12. Rietschel P, Panageas KS, Hanlon C, et al. Variates of survival in metastatic uveal melanoma. J Clin Oncol. 2005 Nov 1; 23(31): 8076-8080.

13. Diener-West M, Reynolds SM, Agugliaro DJ, et al. Screening for metastasis from choroidal melanoma: the Collaborative Ocular Melanoma Study Group Report 23. J Clin Oncol. 2004 Jun 15; 22(12): 2438-2444.

14. Prescher G, Bornfeld N, Hirche H, et al. Prognostic implications of monosomy 3 in uveal melanoma. Lancet. 1996 May 4; 347(9010): 1222-1225.

15. Sisley K, Rennie IG, Parsons MA, et al. Abnormalities of chromosomes 3 and 8 in posterior uveal melanoma correlate with prognosis. Genes Chromosomes Cancer. 1997 May; 19(1): 22-28.

16. Onken MD, Worley LA, Ehlers JP, et al. Gene expression profiling in uveal melanoma reveals two molecular classes and predicts metastatic death. Cancer Res. 2004 Oct 15; 64(20): 7205-7209.

17. Robertson DM. Cytogenetics in the management of uveal melanoma: are we there yet? Arch Ophthalmol. 2008 Mar; 126(3): 409-410.

第四节　葡萄膜黑色素瘤的整合分析

导　读

　　恶性肿瘤的治疗难度反映了生命科学的复杂性,既往组织病理学诊断获知的组织细胞变化、多种影像学诊断提供肉眼所见的影像变化,为肿瘤的诊断及预后评估提供了不可替代的信息,近年来分子生物学的发展,为肿瘤科学的难题提供了可解决的方案。肿瘤的转移实质上是指癌细胞的"侵袭性",追根溯源,其实质是一系列基因改变的结果。基因突变在哪种条件下转变成安分守己的"痣",而何时又转变成具有侵袭性的"黑色素瘤"? 从辩证法的角度,是否有可能存在相互转化的通路呢? 如何将恶性肿瘤的转移性这类宏观问题,通过微观层次寻求解决途径,而又回到个体的宏观层面,实现对疾病转移的预测或新型药物的开发,在整合医学的理念的指导下,我们期待着一个有希望的未来。

葡萄膜黑色素瘤是一种特殊的眼病,是一种致死性的眼内肿瘤,代表着一种全身病,不仅严重影响患者的视功能,而且很可能发生转移致死。这种肿瘤的特殊性体现在:它从一发生就分为两类,比较幸运的那类患者,只要妥当的处理眼部的原发肿瘤,患者预后良好。至于如何是妥当呢? 著名的葡萄膜黑色素瘤研究 COMS 已经给出了比较明确的答案。对于那类不太幸运的患者来说,肿瘤迟早是要发生转移的,而且在诊断肿瘤的 15 年之内,大约有一半的患者发生转移致死[1,2]。对于已发生肿瘤转移的患者至今尚无有效的治疗措施。肿瘤发生转移的机制至今仍然不太清楚。眼病理大师 Zimmerman 早在 35 年前就提出了这样的假说,眼球摘除到底是阻止了还是加速了肿瘤的播散[3]? 35 年后的今天,我们仍然无法回答这个问题,因为我们对于肿瘤转移的机制还是不太清楚。

随着医学生物学的进步,我们对于这个肿瘤的认识,也是一个逐步进展的过程。过去我们的认识一直局限在传统的组织病理学方面,而且这也是我们认识它的主要工具。直到 20 年前,人们对于它染色体改变的认识,其至最近五年,在该肿瘤分子遗传学上的重大发现,使我们对它的认识有了突飞猛进的进展。下面我将从四个方面阐述对于葡萄膜黑色素瘤的认识过程,分别是组织病理学特征、染色体改变、基因表达谱、分子信号通路异常。

一、组织病理学特征

过去在缺少分子生物学手段的时候,组织病理学特征对于判断葡萄膜黑色素瘤的预后是非常重要的,最为大家公认的是梭形细胞肿瘤的预后要比上皮样细胞型的肿瘤好(图4-4-1),它不容易发生转移[4]。类似的指标还有很多,比如,肿瘤最大基底径,肿瘤侵犯睫状体(图 4-4-2),肿瘤侵犯巩膜导管(图 4-4-3),或者有血管生成拟态等。这些其实都是一些细

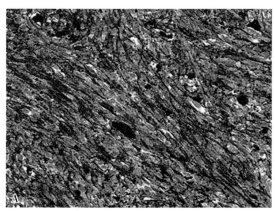
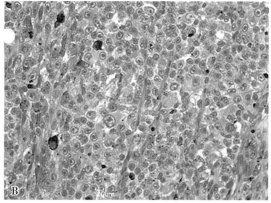

图 4-4-1　葡萄膜黑色素瘤的组织病理学细胞类型
A 图是梭形细胞型,B 图上皮样细胞型

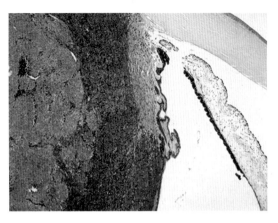

图 4-4-2　葡萄膜黑色素瘤侵犯睫状体

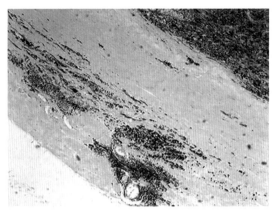

图 4-4-3　葡萄膜黑色素瘤侵犯巩膜导管

胞形态学方面的特征,或者大体解剖学方面的指标。这些指标在相当长一段时间内对于评估葡萄膜黑色素瘤的预后非常重要。

二、染色体异常

1992 年有人报道葡萄膜黑色素瘤中存在染色体异常。这些异常可能累及 1 号、3 号、8 号染色体,最为常见的是 3 号染色体单体的缺失。在 1996 年,《柳叶刀》上一篇文章报道了葡萄膜黑色素瘤中 3 号染色体单体缺失与转移密切相关[5]。从 1996 年到现在,多年以来,单体性染色体 3 一直是公认的预测葡萄膜黑色素瘤转移的一个可靠的指标,对于这个可靠指标的检测也有很多手段,常用的是荧光原位杂交技术(Fluorescence in situ hybridization,FISH)和多重连接探针扩增技术(multiplex ligation-dependent probe amplification,MLPA)等。在西方国家,对于葡萄膜黑色素瘤单体性染色体 3 的检测,已经成为一种常规的检测。2010 年美国学者 Harbour 等在单体性染色体 3 上发现 BAP1 基因突变,而且 BAP1 基因的突变几乎发生于所有的转移性的葡萄膜黑色素瘤中,这个重要的发现,对于阐明这个肿瘤的转移机制是有重大意义的[6]。

三、基因表达谱

Harbour 等通过基因表达谱以及聚类分析,能够把葡萄膜黑色素瘤的患者分成 Class1 和 Class2。Class1 的患者转移风险低,生存好,很少会有单体性染色体 3,而且 BAP1 基因突变很少。而 Class2 的患者,恰恰相反。目前该技术已经转化成为临床诊断试剂[7]。

四、分子通路异常

葡萄膜黑色素瘤的分子通路异常,涉及 RB1,P53,PI3K,MAKP 通路等。葡萄膜黑色素瘤中已明确存在 MAPK 通路激活,但一直没有发现该通路上的关键基因突变。在皮肤黑色素瘤中,MAKP 通路的激活是有明确原因的,如 BRAF 基因突变或 NRAS 基因突变,这些突变导致了 MAPK 通路的激活。基于这些突变,目前已经有相应的分子靶向药物,在临床治疗中取得显著的疗效。2008 年,在葡萄膜黑色素瘤中发现 GNAQ 和 GNA11 基因突变,它们编码 MAPK 通路上游的 G 蛋白的,总体突变率是 83%。GNA11 突变更多地发生于转移的黑色素瘤中,而且通过细胞功能学实验和动物实验,发现它是能够促进葡萄膜黑色素瘤的转移[8]。

综上所述,葡萄膜黑色素瘤中的主要分子事件可以总结如下:黑色素细胞,因为有 *GNAQ* 和 *GNA11* 基因的突变,可能发生异常的增殖,可能变成痣,也可能变成黑色素瘤,但肿瘤发生恶性转化的关键限速步骤可能是在于 3 号染色体和 *BAP1* 基因,而 *GNAQ* 和 *GNA11* 基因突变则可能是发展过程中的早期事件。

在此基础上,我们的研究团队,也检测了中国人葡萄膜黑色素瘤患者中 *GNAQ* 和 *GNA11* 的基因突变情况,发现总突变率是 38%,与高加索人突变率为 83% 的报道相差较多。我们后续将继续检测 *GNAQ* 和 *GNA11* 基因的全部外显子,以期望能够发现中国人特异性的致病基因突变[9]。

如果说单体性染色体 3 和基因表达谱在葡萄膜黑色素瘤的转移预测方面有很大的价值,那么,*GNAQ* 和 *GNA11*,以及 *BAP1*,对于设计对抗葡萄膜黑色素瘤转移的分子靶向药物是有空前意义的。虽然目前从技术上还很难设计直接针对它们二者的靶向药物,但是,初步研究已经显示针对 MAPK 通路下游的分子靶向药物对于葡萄膜黑色素瘤是有抑制作用的,部分已经进入治疗葡萄膜黑色素瘤的临床试验阶段[10]。

尽管现有的手段对于已经发生转移的葡萄膜黑色素瘤患者,治疗效果非常有限。但是基于目前的研究进展,对于转移的预测,以及分子靶向药物的开发,我们还是有理由期望一个非常有希望的未来。

(项晓琳)

参 考 文 献

1. Jampol LM, Moy CS, Murray TG, et al. The COMS randomized trial of iodine 125 brachytherapy for choroidal melanoma: IV. Local treatment failure and enucleation in the first 5 years after brachytherapy. COMS report no. 19. Ophthalmology. 2002 Dec; 109 (12): 2197-2206.

2. Diener-West M, Reynolds SM, Agugliaro DJ, et al. Screening for metastasis from choroidal melanoma: the Collaborative Ocular Melanoma Study Group Report 23. J Clin Oncol. 2004 Jun 15; 22 (12): 2438-2444.

3. Zimmerman LE, McLean IW, Foster WD. Does enucleation of the eye containing a malignant melanoma prevent or accelerate the dissemination of tumour cells. Br J Ophthalmol. 1978 Jun; 62 (6): 420-425.

4. Damato B, Eleuteri A, Taktak AF, et al. Estimating prognosis for survival after treatment of choroidal melanoma. Prog Retin Eye Res. 2011 Sep; 30 (5): 285-295.

5. Prescher G, Bornfeld N, Hirche H, et al. Prognostic implications of monosomy 3 in uveal melanoma. Lancet. 1996 May 4; 347 (9010): 1222-1225.

6. Harbour JW, Onken MD, Roberson ED, et al Frequent mutation of *BAP1* in metastasizing uveal melanomas. Science. 2010 Dec 3; 330 (6009): 1410-1413.

7. Onken MD, Worley LA, Ehlers JP, et al. Gene expression profiling in uveal melanoma reveals two molecular classes and predicts metastatic death. Cancer Res. 2004 Oct 15; 64 (20): 7205-7209.

8. Van Raamsdonk CD, Griewank KG, Crosby MB, et al. Mutations in *GNA11* in uveal melanoma. N Engl J Med. 2010, 363: 2191-2199.

9. Xu XL, Wei WB, Li Bin, et al. Oncogenic *GNAQ* and *GNA11* mutations in uveal melanomas in Chinese. Plos One. under review.

10. Infante JR, Papadopoulos KP, Bendell JC et al. A phase 1b study of trametinib, an oral Mitogen-activated protein kinase kinase (MEK) inhibitor, in combination with gemcitabine in advanced solid tumours. 2013, 49: 2077-2085.

第 五 章　心脑血管疾病与眼病

导　读

　　近年来心脑血管系统疾病,如动脉粥样硬化、高血压等疾病的发病率与日俱增,眼科医生在临床上见到的由于心脑血管系统疾病引发的眼部疾病也日益增多,且其发病率与死亡率呈现逐年递增的趋势。本章从不同角度向眼科医师介绍心脑血管疾病与眼血管疾病的整合,对心脑血管疾病引发的眼缺血疾病进行再思考,目的是启示眼科同仁以患者为核心,摒弃学科的分野,将各科医学知识和防治手段有机融合,构建一个新的整合医学体系。

　　本章主要内容包含以下几个方面:①视网膜血管作为活体直接观察人体循环状态的唯一窗口,同时也是医师评价心脑血管疾病状态的窗口。基于影像学探索视网膜血管管径,形态与高血压,冠心病的相关性。②眼动脉作为颈动脉的分支,颈动脉与眼血管息息相关。介绍颈动脉的解剖与眼血流,以及颈动脉狭窄的治疗。③眼缺血综合征由颈动脉狭窄或堵塞引起,为全身多器官疾病,主要涉及心脑血管等器官。以往眼科医师一直作为血管性眼病的主体,但随着对疾病认识的加深,多学科合作,建立跨学科综合诊疗模式成为该类疾病诊疗的必然。现代眼血管疾病的诊疗一定是眼科,心内科,神经内科,神经外科,血管外科以及介入放射科多个工作团队共同完成。突破传统各亚专业各自为政的弊端,将各学科的技术及学术优势进行融合,建立"整合医学"理念,从而形成一个符合现代心脑血管及眼血管多学科整合诊疗的工作模式。

第一节　冠心病与视网膜动静脉直径比值的相关性

导读

　　以冠心病为首的心血管疾病是目前死亡率最高的一大类疾病,其主要危险因素包括高血压、高血脂、年龄、家族史、吸烟、糖尿病、肥胖等。视网膜血管是人体唯一可以活体观察到的血管,它们属于小血管范畴,是全身微循环的一部分。传统眼科学局限于对高血压或动脉硬化视网膜病变的临床分期,为其诊断或治疗提供临床证据。而从心脑血管科的角度出发,视网膜血管的体征仅仅是为疾病的早期诊断和判断提供的一个参考依据。如局限于亚专科形成的纵向思维,我们会发现有许多待解之谜尚未解决,最宏观的问题诸如在冠心病众多的危险因素中,哪些因素与视网膜血管的改变相关?视网膜血管改变的表现形式多样,它们背后分别代表的疾病本质是什么?如以整合医学的思维审视视网膜血管与心脑血管疾病关系的研究历程,我们发现其认知规律符合分合循环、分合适宜的哲学思想。在研究之始,基于两者的共同组织来源及眼底镜的发展,粗泛的视网膜血管评价成为专科医师评价心脑血管疾病状态的窗口。随着生物工程学的发展,视网膜血管改变的评价手段趋向无创化及精准化;与此同时,基础实验的研究结果不仅显示不同部位或形式的视网膜血管改变具有不同的病理生理学背景,更精准到视网膜动脉与静脉重塑具有不同的细胞免疫学基础及生理学效应;通过融合上述学科研究的最新理念,以人群为基础的研究证实了不同类型的视网膜微血管改变指标与心脑血管疾病的关联性,使研究者萌生了通过视网膜微血管改变能否预测高血压、冠心病自然病程的假设。整合医学的理念使视网膜血管改变与心脑血管疾病的复杂关系将得以全方位、立体化、多视角地被研究,未来生物医学工程、基础实验、流行病学研究的发展与联合将使设计个体化预防与治疗的综合方案成为可能。

一、从整体医学角度看视网膜血管直径变化与冠心病

　　冠心病的主要风险因素包括高血压、高脂血症、年龄、家族史、吸烟、糖尿病、肥胖等,其中高血压是最主要的风险因素。这些风险因素中不仅导致冠状动脉疾病的发生,同时也改变了视网膜血管的形态,导致视网膜血管直径的改变。

　　19世纪由Gunn首先发现由高眼压引起的视网膜动脉系统的损害,视网膜是唯一可以直接观察到小血管形态改变的窗口。视网膜血管是评估全身微血管功能的重要器官,其管径的变化可能表明结构损伤或功能改变,对心血管疾病具有一定提示作用。越来越多的证据表明,视网膜血管的体征,提供了一个有利的途径,有助于判断全身血管循环系统的变化特征,为疾病的早期诊断和判断提供了一个参考。

　　视网膜血管直径改变的病理生理机制,并不是特别清楚,可能与多因素有关,这些因素,更多的是年龄、长期的高血压、动脉硬化、炎症、血管内壁功能的障碍及其他血管因素。血管感受各种刺激并引起相应的形态改变的时候,这种结构与功能的改变,造成我们所谓的血管

重塑,病理学的基础就是细胞数量增加、细胞肥大、纤维增厚、基质增加,在不同管径的血管中表现不尽相同。一般来讲,小动脉壁表现为小动脉管径内径的缩小,向内肥厚性的重塑。而在视网膜血管没有肾上腺素能缩血管神经来支配血管张力的变化,据推测,视网膜血流量取决于动脉血管张力的肌源性变化,或伴有其他机制参与,如内皮功能和代谢的自身调节[1]。其中,一氧化氮(nitric oxide,NO)依赖性内皮功能障碍可能参与视网膜动脉狭窄的病理过程[1]。视网膜静脉血管直径增宽,提示缺血的改变,和系统性的炎症因子升高及血管内皮功能障碍有关。静脉扩张影响一系列炎性因子包括C反应蛋白及白细胞介素-6的浓度[2]。此外,扩张的静脉还有助于NO生成量增加、炎性因子从活化的血管内皮细胞释放[3]。因此,我们推测小血管管径内直径的变化是判断高血压病理状态的一个基础,对疾病的预后和转归的判断有重要意义。

目前,对视网膜血管直径和冠心病关系的大样本流行病学研究主要有以下几项:美国心血管健康研究(cardiovascular health study,CHS)、社区人群动脉硬化危险因素研究(atherosclerosis risk in communities study,ARIC)、多种族动脉硬化研究(multi-ethnic study of atherosclerosis,MESA)、血脂研究门诊-冠心病初级预防试验(lipid research clinics coronary primary prevention trial,LRC-CPPT)、Beaver Dam眼科研究(beaver dam eye study,BDES)、Wisconsin流行病研究(wisconsin epidemiologic study,WES)、Pittsburgh糖尿病并发症流行病研究(Pittsburgh epidemiology of diabetes complications,EDC)。澳大利亚Blue Mountains眼科研究(blue mountains eye study,BMES)、新加坡马来人群眼科研究(singapore malay eye study,SiMES)、荷兰Rotterdam研究(rotterdam study,RS)。

二、高血压视网膜病变

高血压是冠心病最主要的风险因素之一,也是导致视网膜静脉阻塞等一些视网膜病变的主要因素。高血压视网膜病变是指血压升高引起的视网膜微循环的变化[4]。高血压视网膜病变的分期目前还没有一个统一的标准,比较广泛接受的分期为Keith Wagener Barker(KWB)分期法[5](表5-1-1),此分期法为Keith及其同事1939年的一项研究中提出,是经典高血压视网膜病变的分类法,但是此分期法中高血压视网膜病变的早期改变如I期病变中所指的视网膜动脉的轻度狭窄在临床中有时难以界定。于是在近年的一些研究者将这种分类法进行改革和简化,其中Tien Wong等人发表在N Enlang J的分期法比较有代表性,也得到广泛的接受(表5-1-2)[4]。相对于Keith Wagener Barker(KWB)分期法,这一分期方法的1期和2期更好区分,具有更好的临床应用价值。

表 5-1-1 Keith Wagener Barker(KWB)高血压视网膜病变分期

I期	视网膜动脉轻度狭窄
II期	视网膜动脉狭窄并伴有动脉局部缩窄和动静脉交叉改变
III期	I、II改变并合并视网膜出血、微动脉瘤、硬性渗出和棉绒斑
IV期	上述改变并合并视盘水肿和黄斑水肿

表 5-1-2　Tien Wong 等的高血压视网膜病变分期

1 无明显病变	无明显的眼底病变
2 轻度	出现如下一种或几种病变:视网膜动脉广泛狭窄、视网膜动脉局部缩窄、动静脉交叉改变、动脉壁的浑浊(如铜丝或银丝样改变)
3 中度	出现如下一种或几种病变:视网膜出血(点状、墨迹状或火焰状)微动脉瘤、硬性渗出和棉绒斑
4 恶性	3 期改变合并高血压导致的视盘水肿

高血压视网膜病变的分期是基于血压升高导致视网膜微循环系统发生的病理生理学改变。视网膜微循环系统对于血压升高的早期改变是血管的痉挛和血管平滑肌张力的升高,临床上表现为广泛的视网膜动脉的狭窄。长期的高血压导致视网膜微循环系统的慢性动脉硬化性病损出现,如发生视网膜动脉的内膜增厚、基质层增生和透明样变性。在临床中表现为弥漫或局限的小动脉的狭窄、小动脉壁的浑浊(动脉铜丝或银丝样改变)和动静脉交叉处发生交叉压迫现象。更为显著的血压升高可以导致血视网膜屏障的破坏,导致血液、脂质从血管中渗透出来,临床表现为视网膜浅层的出血和硬性渗出,而神经纤维层的缺血导致棉絮斑的形成。当血压升到到一定程度时,颅内压的升高和与之伴随的视神经的缺血会导致视盘的水肿,此种视神经病变通常称为高血压性视神经病变,而此种病变通常标志着恶性高血压的发生[6]。

需要指出的是,高血压视网膜病变的进展并不是按照分期标准从 1 期逐渐进展到 4 期的。有的患者如突然发作的高血压,可以没有明显的视网膜动脉硬化而出现视网膜出血和视盘以及黄斑的水肿。实际上 1、2 期改变多见于长期慢性的高血压患者,此类血压的升高的过程不是很剧烈;而急进性高血压或恶性高血压患者血压突然升高,其眼底多出现 3、4 期的眼底改变。而欧洲及 WHO 高血压协会也一般认为 3~4 期高血压视网膜病变具有较大的临床意义,意味着高血压引起靶器官损害[7,8]。

三、视网膜血管直径的评价

早期的针对视网膜血管直径的评价是通常通过临床的眼底镜观察来确定动静脉的比例,这一方法目前依然广泛的应用于临床。但是,这种评估手段太过粗略,也很难以定量。

很多眼底照相机和眼底照相设备均具有在图像上测量点到点的距离的功能,可以用于血管直径的测量,但是此种测量方法也存在一些问题,如血管边界在图片上难以非常精确的描画,不同研究者测量,存在一定的误差,及较为耗费时间和人力等。

近年来,基于人群的研究多使用计算机辅助程序测量动脉及静脉直径。目前应用较多的软件是新加坡 I 血管测量软件(singapore I vessel assessment,SIVA)和 Wisconsin-Madison 大学研发的血管测量软件等,此类软件可以较为精确的测量一定区域内视网膜血管的直径,且重复性较好,在人群研究中有重要的价值。[9]此类对视网膜血管直径的测量方法大致相同,仅存在少许差异。概括起来,首先,每位参与者均进行彩色眼底照相,单眼或双眼,分别以视盘和黄斑为中心。BDES、BMES 和 EDC 使用 Zeiss FF3 照相机,采取 30° 视野;ARIC 和 CHS 使用 Canon CR6-45NM 照相机,采取 45° 视野;RS 使用 Topcon TRC-SS2 照相机,采取 20° 视野。其次,以视盘为中心,使用计算机辅助软件分别画出距离视盘边缘 0.5DD 和 1DD

的圆形区域,分析这两个圆形之间的环形区域的视网膜血管直径。最后,通过不同公式,如 Parr 和 Spears 公式及后期的 Hubbard 公式,计算出视网膜血管的投射直径(以当量表示)。实际上,这些程序主要生成 3 个变量:视网膜中央动脉投射出的管径尺寸(视网膜中央动脉当量,CRAE),视网膜中央静脉投射出的管径尺寸(视网膜中央静脉当量,CRVE)以及这两个变量的比值(动静脉直径比,AVR)。由于影响因素较多,测量结果差异较大。SiMES 报道的亚洲人群指标为:视网膜中央动脉平均直径 $139.5\mu m\pm15.7\mu m$,视网膜中央静脉平均直径 $219.3\mu m\pm22.2\mu m$。

随着 OCT 技术的进步,国内外一些研究中也在尝试采用 OCT 进行血管测量。目前还应用较少,但是随着 OCT 技术的进步,分辨率的增加,可能会观察到高血压导致的视网膜血管壁结构上的改变,对疾病有更进一步的认识。

还有一些新的商业化的设备比如动态血管分析系统(dynamic vessel analyzer,DVA)可以分析闪光刺激下视网膜血管壁的变化,从而对内皮细胞的功能进行评价[10]。此类新技术、新设备的发展,也会使人们更为深入的认识视网膜血管高血压状态下的变化。

四、视网膜血管直径变化与冠心病的相关性

关于视网膜血管直径变化与冠心病之间关系的研究主要基于前文所述的几个人群研究。这些研究所采用的对视网膜直径的研究方法有所不同,其研究结论也有差异,甚至有完全不同的研究结论。

(一) Beaver Dam 眼科研究(BDES)

这是一组美国威斯康星州 Beaver Dam 镇以人群为基础的研究。其中的一项队列研究结果表明,视网膜动静脉管径比值变小与心血管病死亡率增加无明显相关[11]。而在同一地区的病例-对照研究中发现,缺血性心脏病死亡率上升和分支处视网膜动脉的管径比例、分离角度欠佳及动脉弯曲度降低相关,可能和微血管循环损害、血管内皮功能失调有关[12]。

(二) 心血管健康研究(CHS)

该项研究对象为美国 4 个不同调查中心的 65 岁以上老年人。结果显示:在老年人群中,将年龄、性别、种族、血压、血糖及血脂等因素校正后,视网膜静脉直径变宽与突发性冠心病正相关($rr=3.0$),视网膜动脉狭窄也提示冠心病高发($rr=2.0$)、5 年发病风险增加[13]。此外,对于这 4 个社区的非糖尿病老年人群,视网膜病变与冠心病患病率相关($OR=1.7$),而视网膜动脉局部或广泛狭窄、动静脉交叉压迹与动脉硬化的各项指标均无明显相关[14]。

(三) 社区人群动脉硬化危险因素研究(ARIC)

在对美国 4 个社区人群的调查研究发现,年龄介于 51 至 72 岁的 9648 位居民在平均随访 3.5 年后,84 名女性和 187 名男性发生冠心病意外。将平均动脉压、糖尿病及吸烟史等因素控制后,女性人群 AVR 比值降低和冠心病意外的危险性增加有相关性($rr=1.37$),而男性人群则无明显相关($rr=1.00$)。因此,微血管病变在女性人群冠心病的发生过程中可能发挥更重要的作用[15]。在此后的另外一项非糖尿病患者群的流行病调查中,将 Framingham 危险评分差异校正后,女性人群的视网膜静脉管径变宽和动脉狭窄均是发生冠心病意外的高危信号,提示冠心病 10 年发病的风险增加,而男性人群的视网膜管径变化和冠心病意外无明显相关[16]。

(四) 多种族动脉硬化研究(MESA)

在一项对美国 6 个社区无临床心血管病史的 5979 位多种族居民进行的横断面研究显

示:视网膜动静脉管径和一系列心血管危险因素相关,包括高血压、糖尿病、肥胖及血脂异常等。静脉管径还和全身炎症存在相关性。[17]在2002年至2004年期间进行的另外一项调查中,将年龄、性别、血压、糖尿病及吸烟史校正后,视网膜病变和中重度冠状动脉钙化(coronary artery calcification,CAC)评分相关(OR=1.43),而视网膜血管管径变化与CAC评分无明显相关性[18]。对其中的明尼苏达一个社区的212位调查者进行的流行病学研究表明,对于没有冠状动脉钙化的无症状成年人,视网膜动脉狭窄和心肌血流量、灌注量储备降低相关,但传统的心血管危险因素也参与部分调节。该研究提示视网膜动脉狭窄可以作为预示冠状动脉微血管病变的一项指标。[19]

(五) 血脂研究门诊 - 冠心病初级预防试验(LRC-CPPT)

美国血脂研究门诊 - 冠心病初级预防试验研究随访了560名高血压、高血脂的中年男性,结果显示:高血压视网膜病变提示发生确切冠心病事件的风险增加一倍;广泛或局部动脉狭窄预示冠心病风险增加两倍。但该研究没有采取标准的眼底彩照分级系统计算视网膜血管直径,而是通过直接检眼镜来评估是否存在视网膜血管损害(广泛或局限性视网膜动脉狭窄、动静脉交叉、视网膜动脉反光增强等)[20]。

(六) Blue Mountains 眼科研究(BMES)

通过调查澳大利亚Blue Mountains地区的3654名中老年居民发现,在49岁至75岁人群中,视网膜静脉管径增宽和冠心病引起的死亡相关,男性和女性的危险系数(RR)分别为1.8和2.0。对于此年龄段的女性人群,AVR比值减小及视网膜动脉狭窄也预示冠心病相关的死亡率增加,RR分别为1.5和1.9[21]。

(七) 新加坡马来人群眼科研究(SiMES)

对3280位新加坡Malay地区的居民进行的横断面调查显示,在该地区亚洲人群中,视网膜动脉直径变窄和高血压相关,静脉直径变宽和吸烟、血脂异常、高血糖、高体重指数等心血管疾病的危险因素相关[22]。

(八) 荷兰 Rotterdam 研究(Rotterdam study)

在荷兰Rotterdam一个地区55岁以上参与者的调查结果显示,视网膜静脉管径存在变异,直径变宽与动脉硬化、炎症及血胆固醇水平相关,提示其在预测冠心病方面具有独特作用[23]。

(九) Wisconsin 流行病研究(WES)

通过研究美国Wisconsin地区的1型糖尿病群体发现,AVR比值较小和心肌梗死的死亡率相关[24]。

(十) Pittsburgh 糖尿病并发症流行病研究(EDC)

该调查是美国Pittsburgh对儿童期发病的1型糖尿病患者的一项前瞻性队列研究。最终研究对象为无视网膜光凝史的448名参与者。结果显示:仅在女性人群中,视网膜动脉变细提示冠心病发生的危险性增加[25]。

(汪　军)

参 考 文 献

1. Delles C,Michelson G,Harazny J,et al. Impaired endothelial function of the retinal vasculature in hypertensive patients. Stroke,2004,35(6):1289-1293.

2. Klein R, Klein BE, Knudtson MD, et al. Are inflammatory factors related to retinal vessel caliber? The Beaver Dam Eye Study. Arch Ophthalmol, 2006, 124(1):87-94.

3. Chester AH, Borland JA, Buttery LD, et al. Induction of nitric oxide synthase in human vascular smooth muscle: interactions between proinflammatory cytokines. Cardiovasc Res, 1998, 38(3):814-821.

4. Wong TY, Mitchell P. Hypertensive retinopathy. N Engl J Med, 2004, 351(22):2310-2317.

5. Grosso A, Veglio F, Porta M, Grignolo FM, Wong TY. Hypertensive retinopathy revisited: some answers, more questions. Br J Ophthalmol, 2005, 89(12):1646-1654.

6. Wong TY, Mitchell P. The eye in hypertension. Lancet, 2007, 369(9559):425-435.

7. European Society of Hypertension-European Society of Cardiology Guidelines C. 2003 European Society of Hypertension-European Society of Cardiology guidelines for the management of arterial hypertension. Journal of hypertension 2003, 21:1011-1053.

8. Whitworth JA. 2003 World Health Organization (WHO)/International Society of Hypertension (ISH) statement on management of hypertension. J Hypertens, 2003, 21(11):1983-1992.

9. Li LJ, Cheung CY, Chia A, et al. The relationship of body fatness indices and retinal vascular caliber in children. Int J Pediatr Obes, 2011, 6(3-4):267-274.

10. Lim M, Sasongko MB, Ikram MK, et al. Systemic associations of dynamic retinal vessel analysis: a review of current literature. Microcirculation, 2013, 20(3):257-268.

11. Wong TY, Knudtson MD, Klein R, et al. A prospective cohort study of retinal arteriolar narrowing and mortality. Am J Epidemiol, 2004, 159(9):819-825.

12. Witt N, Wong TY, Hughes AD, et al. Abnormalities of retinal microvascular structure and risk of mortality from ischemic heart disease and stroke. Hypertension, 2006, 47(5):975-981.

13. Wong TY, Kamineni A, Klein R, et al. Quantitative retinal venular caliber and risk of cardiovascular disease in older persons: the cardiovascular health study. Arch Intern Med, 2006, 166(21):2388-2394.

14. Wong TY, Klein R, Sharrett AR, et al. The prevalence and risk factors of retinal microvascular abnormalities in older persons: The Cardiovascular Health Study. Ophthalmology, 2003, 110(4):658-666.

15. Wong TY, Klein R, Sharrett AR, et al. Retinal arteriolar narrowing and risk of coronary heart disease in men and women. The Atherosclerosis Risk in Communities Study. JAMA, 2002, 287(9):1153-1159.

16. McGeechan K, Liew G, Macaskill P, et al. Risk prediction of coronary heart disease based on retinal vascular caliber (from the Atherosclerosis Risk In Communities [ARIC] Study). Am J Cardiol, 2008, 102(1):58-63.

17. Wong TY, Islam FM, Klein R, et al. Retinal vascular caliber, cardiovascular risk factors, and inflammation: the multi-ethnic study of atherosclerosis (MESA). Invest Ophthalmol Vis Sci, 2006, 47(6):2341-2350.

18. Wong TY, Cheung N, Islam FM, et al. Relation of retinopathy to coronary artery calcification: the multi-ethnic study of atherosclerosis. Am J Epidemiol, 2008, 167(1):51-58.

19. Wang L, Wong TY, Sharrett AR, et al. Relationship between retinal arteriolar narrowing and myocardial perfusion: multi-ethnic study of atherosclerosis. Hypertension, 2008, 51(1):119-126.

20. Duncan BB, Wong TY, Tyroler HA, et al. Hypertensive retinopathy and incident coronary heart disease in high risk men. Br J Ophthalmol, 2002, 86(9):1002-1006.

21. Wang JJ, Liew G, Wong TY, et al. Retinal vascular calibre and the risk of coronary heart disease-related death. Heart, 2006, 92(11):1583-1587.

22. Sun C, Liew G, Wang JJ, et al. Retinal vascular caliber, blood pressure, and cardiovascular risk factors in an Asian population: the Singapore Malay Eye Study. Invest Ophthalmol Vis Sci, 2008, 49(5):1784-1790.

23. Ikram MK, de Jong FJ, Vingerling JR, et al. Are retinal arteriolar or venular diameters associated with markers for cardiovascular disorders? The Rotterdam Study. Invest Ophthalmol Vis Sci, 2004, 45(7):2129-2134.

24. Klein BE, Klein R, McBride PE, et al. Cardiovascular disease, mortality, and retinal microvascular characteristics in type 1 diabetes: Wisconsin epidemiologic study of diabetic retinopathy. Arch Intern Med,

2004,164(17):1917-1924.

25. Miller RG,Prince CT,Klein R,et al. Retinal vessel diameter and the incidence of coronary artery disease in type 1 diabetes. Am J Ophthalmol,2009,147(4):653-660.

第二节　从整合医学角度看颈动脉狭窄与眼部缺血性疾病

导 读

颈动脉是血液由心脏通向头面部的主要血管,颈动脉狭窄是缺血性脑卒中最主要的发病原因之一。眼部缺血性疾病是一组眼部各组织缺血而发生病理生理改变的疾病。很多颈动脉狭窄患者以眼部缺血性疾病为首发症状而首诊于眼科,然而不论是一过性的还是持续性的,出现眼部体征的颈动脉狭窄患者,往往已发生严重的颈动脉狭窄。如单从眼科角度看,缺血性眼病虽病因复杂,但均可导致眼底神经组织及血管组织的病理变化,造成早期确诊困难,而晚期常为挽救残存视功能而反复手术治疗。从整合医学的角度出发,颈动脉与眼动脉在解剖上的同源性决定了两者密不可分的关系,眼部缺血性疾病本质上是血液循环障碍性眼病,我们应该跨越器官水平看待问题,在分析眼部血循环情况时不仅仅要考虑视网膜中央动脉等终末血管供血情况,还要溯本求源探明颈动脉情况。而另一方面,若从整合医学的角度来探寻眼缺血综合征,发现其本质是眼动脉的上游血管即颈动脉的血流下降,导致整个眼球而非单纯眼底组织的慢性或急性缺血,因此,治疗理念中应跳出亚专科考虑的思维定式,解决问题实质所在,其他症状方能迎刃而解。

一、颈动脉与眼部血循环解剖结构的整体性

颈动脉是血液由心脏通向头面部的主要血管,解剖结构上颈动脉分为颈外动脉系统和颈内动脉系统,颈外动脉分出面动脉,甲状腺上动脉,舌动脉,耳后动脉等,其中面动脉主要供应颜面部血液,其分出的内眦动脉,鼻背动脉等供应部分眼附属器血液。颈内动脉的第一主要分支即为眼动脉,眼动脉继而分出视网膜中央动脉系统和睫状血管系统,这两个系统主要包括视网膜中央动脉、睫状后短动脉、睫状后长动脉、睫状前动脉等分支血管,以供应眼球的前后节血液,其中视网膜中央动脉及睫状后短动脉分别是供应视网膜及脉络膜血液循环的主要血管。

正常情况下眼部供血由上述循环途径完成,但是当颈动脉狭窄,眼动脉灌注压下降时人体的自身代偿可以通过开放颈外动脉与眼动脉的侧支循环使血液逆行流入眼动脉代偿眼部供血,侧支循环的有效建立和开放需要侧枝血管的完整性以及压力梯度的变化,只有在通常情况下颈内动脉至眼动脉的正向血流压力下降不足以抵消颈外动脉与眼动脉侧枝血流压力时才会开放,代偿供血[1,2,3]。

总之,在分析眼部血循环情况时不仅仅要考虑视网膜中央动脉,睫状动脉血管这样的终末血管供血,还要寻本溯源探明颈动脉情况,甚至要分析眼-脑之间的侧支循环情况,从整

体角度探寻眼部血循环的解剖学变化。

二、颈动脉狭窄与眼部缺血疾病的整体性证据

眼部缺血性疾病主要包括视网膜血管栓塞,糖尿病视网膜病变,高血压视网膜病变,缺血性视神经病变,视网膜静脉周围炎等,这类疾病主要是由于供应眼部的血管发生病变,致使眼部血循环发生紊乱,从而影响视网膜功能[4]。供应眼部的血管病变可以是直接供应眼球血液的终末血管异常(如视网膜中央动脉,睫状后短动脉等),也可以是供应眼部血液的较大血管异常(如眼动脉,颈内动脉等),从整体医学角度分析即便明确的眼部终末血管病变导致的眼部缺血性疾病(如糖尿病视网膜病变,视网膜静脉周围炎等)也不能忽视大血管异常(比如颈动脉狭窄)造成的眼部整体血液灌注下降的基础影响[5],虽然颈动脉与眼部血循环解剖学结构上的整体性构成了颈动脉狭窄与眼部缺血性疾病的发病基础,但是颈动脉狭窄与眼部缺血性疾病的发病相关性证据还需要进一步的检查验证。

目前诊断颈动脉狭窄的方法主要有无创性的彩色多普勒超声(color duplex flow imaging,CDFI)和有创性的数字减影血管造影(digital subtraction angiography,DSA),这些影像学检查均可显示颈动脉狭窄的部位、程度和附壁斑块的情况,这些方法也是目前研究颈动脉狭窄与眼部缺血性疾病的主要手段。

DSA是目前确诊颈动脉狭窄的金标准[6,7],通过直接血管内测量颈动脉残余管径从而计算出颈动脉狭窄的程度,DSA技术在检查颈动脉这样的大血管同时也能较好的显示眼动脉,这对于了解颈动脉与眼动脉的解剖,探讨颈动脉狭窄与眼缺血性疾病的关系有很大帮助。目前的DSA技术仍不能很好的显示如视网膜中央动脉,睫状动脉这样的眼部终末血管,但随着血管内造影技术的进步和血管内造影材料的改善,相信DSA技术对于颈动脉狭窄时眼部终末血管的检查会更加深入,这对于我们了解颈动脉狭窄时眼部侧支循环的建立和作用更有帮助。

CDFI作为一项无创伤,且具有良好重复性的血管检查技术在检查和诊断血管性疾病方便具有重要的优势,CDFI依据眼眶内解剖关系可以准确确定眼的主血管(如眼动脉、视网膜中央动脉、睫状后动脉等),不受药物与屈光间质影响、该技术同时为我们提供了定性和定量的血流动力学信息,其主要血流指标有:收缩期峰值速度(peak systolic velocity,PSV),舒张末期速度(end diastolic velocity,EDV)等,PSV反映了血管充盈及血流供应度,该值下降表示血流供应不足,EDV反映了远端组织的血液灌注状况,该值下降提示远侧组织血供不足。近年来随着CDFI技术的进步,我们对于颈动脉狭窄与眼缺血性疾病的关系认识更加清楚,颈动脉狭窄程度对眼部血循环可以造成影响的证据也更加令人信服:第一,颈动脉狭窄90%以上时,检测到视网膜中央动脉灌注压下降50%以上[8];第二,颈动脉狭窄50%以上视网膜中央动脉的血流峰值流速,舒张末期流速明显降低,阻力指数明显升高[9];第三,颈动脉轻度狭窄时也能检测到视网膜中央动脉的血流阻力增加,导致眼部血液灌注的困难[10]。

以上通过CDFI和DSA检查技术可以较明确的探讨颈动脉狭窄和眼缺血性疾病的关系,并一定程度上证明了两大疾病间的整体性。另一方面,通过观察颈动脉狭窄治疗后眼部缺血症状改变,眼部血循环的变化也能进一步探明颈动脉狭窄与眼缺血性疾病两者的整体关系。

临床上治疗严重颈动脉狭窄最直接和有效的方法是手术,颈动脉内膜剥脱术(carotid

endarterectomy,CEA)和颈动脉血管成形术(carotid artery stenting,CAS)是目前治疗颈动脉狭窄的主要术式,通过观察颈动脉狭窄手术后眼部缺血症状的改善以及眼部血流的变化也能从另一角度证明颈动脉狭窄和眼部缺血性疾病的整体性。Marx 等[11]对颈动脉狭窄所致的眼缺血综合征患者进行 CEA 手术,术后患者眼部缺血表现(包括视力下降、一过性黑矇、视物模糊等)症状完全消失。Ishikawa 等[12]报道颈动脉狭窄 CEA 后,颈动脉狭窄得以解决,同侧眼球后血流量增加,眼动脉、视网膜中央动脉及颞侧睫状后短动脉收缩期及舒张末期血流流速的峰值也显著提高,同时血管阻力指数显著降低,眼底缺血性改变好转,Marx 等[11]还评估了颈动脉狭窄 CAS 手术对眼部血循环和慢性眼部缺血的疗效,观察的 38 例颈动脉起始部狭窄 >80% 的眼部缺血综合征患者,其中 13 例眼动脉逆向血流在 CAS 手术后转为前向血流,手术后 24 小时所有患者眼动脉血流流速的平均峰值显著提高,手术后平均随访 2.8 年,其中 7 例视力提高,平均视网膜动脉压及臂视网膜循环时间明显改善,该学者还报道了 3 例由颈动脉狭窄引发的眼缺血患者,在进行 CAS 手术后,患者的颅内灌注均有提高,眼底荧光血管造影检查结果显示,2 例患者动静脉转换时间缩短,1 例患者眼动脉逆向血流得以纠正,患者视力保持稳定或提高。Ho 等[13]观察了 1 例双侧颈内动脉狭窄 90%~95% 的眼缺血综合征患者,双侧颈内动脉 CAS 后 1 个月视力由手术前的 0.4 提高至 1.0,手术后 6 个月随访时视网膜出血完全吸收。以上研究中颈动脉狭窄程度改善后无论眼缺血症状还是眼部供血的血流动力学指标的好转均显示了颈动脉狭窄与眼缺血性疾病的发生有千丝万缕的联系[14,15]。

总之,颈动脉狭窄与眼缺血性疾病的整体性证据提醒眼科医生在关注眼部缺血性疾病时要有整体理念。

三、颈动脉狭窄与眼缺血综合征

眼缺血综合征(ocular ischemic syndrome,OIS)是由于颈动脉狭窄或闭塞导致眼灌注显著减少引起的眼前后节缺血疾病[16],好发于 50 岁以上的男性[17],平均发病年龄(63±8)岁[18],该综合征属眼部缺血性疾病中的严重病例,2/3 的 OIS 患者都有中度至重度的颈动脉狭窄[16,19]。所以,OIS 和颈动脉狭窄关系密切,故在此单独介绍:

OIS 由于发病机制不同分为急性缺血和慢性缺血,目前认为颈动脉狭窄引起眼缺血的发病机制主要有两个方面:一方面,狭窄动脉内粥样斑块脱落,使视网膜中央动脉栓塞导致视网膜动脉循环的急性缺血[20];另一方面,颈内动脉粥样硬化性狭窄,引起眼部灌注压降低,视网膜慢性持续的低灌注则引起慢性缺血改变[21,22]。

由于 OIS 常常发生在老年人,该病患者又常常伴有糖尿病,高血压等全身系统疾病,该病发生症状与糖尿病视网膜病变,视网膜静脉阻塞以及高血压视网膜病变等相似[23,24,25,26],故该病常易被误诊。

所以在早期眼部缺血时重视颈动脉情况的筛查,对于 OIS 的鉴别诊断和 OIS 的发生发展,治疗预后等均具有重要意义[27]。

OIS 主要病因是颈动脉狭窄或闭塞,故该病预后与颈动脉狭窄的治疗有密切关系,Costa 等[28]以及 Kawagushi[29]研究显示 OIS 侧颈动脉狭窄 CEA 手术后,眼球后血流得到明显改善,患者的视力提高,随访 32 个月也未再出现视力下降症状,Ishikawa[12],Kozobolis 等[30]学者也有相同的报道,证明了颈动脉狭窄 CEA 手术在阻止 OIS 患者的进一步眼球缺血,改善眼部血流方面的有效性。相反 Sivalingam 等[31]随访了 17 例 OIS 施行 CEA 手术 1 年患者，研究发现该患者中 7% 的视力有所改善，33% 没有变化，保持稳定，60% 患者视功能还在进一步下降，Minzener 等[32]也进行了 OIS 患者 CEA 手术组与非手术组的对比观察研究发现两组在视力预后方面无统计学差别。同样 CAS 作为高风险 CEA 手术的替代手术在改善 OIS 方面也意见不同，尽管 Marx[11]以及 Ho[13]等认为 CAS 手术后可以改善 OIS 患者眼球供血，但是仍有很多学者认为目前该类研究的样本量较少，随访时间较短，CAS 手术是否可以有效阻止 OIS 的发生和发展尚有争议[11,13,33,34,35]。分析以上关于颈动脉狭窄手术（包括 CEA 和 CAS）对于 OIS 的预后方面的争论目前认为 OIS 由于是眼缺血性疾病的严重病例，所以该病不同于一般眼缺血性疾病，该病与颈动脉狭窄的关系更为密切，一方面颈动脉狭窄改善后眼部供血恢复，OIS 症状消失，眼部视功能能得以部分恢复；另一方面由于眼球长期处于低灌注状态，眼球的神经组织已经坏死严重，即便颈动脉狭窄情况改善后，眼部缺血相应好转后视功能也不可恢复。

总之颈动脉狭窄的程度对于 OIS 发生，发展，预后方面的不同观点也反映了两者具有密切的关系，不能孤立地诊断和治疗，故关注颈动脉狭窄患者的早期眼部血供变化的检测，重视 OIS 时的整体治疗是无论眼科医生还是神经科医生不可忽视的问题，树立整体医学观念是纠正"头痛治头，脚痛医脚"的错误理念的最佳途径。

小　结

随着人口老龄化的发展，心脑血管疾病的发病率逐年增加，据统计 60 岁以上老年人颈动脉粥样硬化性狭窄发生率达到 10%[36]，由于颈动脉与眼部供血的关系密切，眼部缺血性疾病也逐年增加，重视眼部缺血性疾病的全身发病基础，树立整体医学理念，对于眼科医生，神经科医生都具有重要意义。

（孙　冉　刘大川）

参考文献

1. Li XP, Zhang B. Relationship of cerebral infarction with carotid atherosclerosis and blood-lipid. J Mod Med, 2004, 14 (21): 137-138.

2. Hendrikse J, Hartkamp MJ, Hillen B, et al. Collateral ability of the circle of Willis in patients with unilateral internal carotid artery occlusion: border gone infarcts and clinical symptoms. Stroke, 2002, 32 (12): 2768-2773.

3. Telman G, Kouperberg E, Spreeher E, et al. Assessment of ophthalmic artery collateral path way in the hemispheric cerebral hemodynamies in patients witll severe unilateral carotid stenosis. Neurol Res, 2003, 25 (3): 309-311.

4. 葛坚, 赵家良, 崔浩. 眼科学. 北京: 人民卫生出版社. 2005: 88-93.

5. Hsu HY, Yang FY, Chao AC, et al. Distribution of carotid arterial lesions in Chinese patients with transient monocillar blindness. Stroke, 2006, 37 (2): 531-532.

6. Dhonge M, De Laey JJ. The ocular ischemic syndrome. BullSoc Belge Ophtalmol, 1989, 231: 1-13.

7. Holdswomh Rl, MeCollum PT, Bryce JS, et al. Symptoms, stenosis and carotid plaque morpholngy. Vasc Endovasc Surg, 1995, 9 (1): 80-85.

8. Kobayashi S, Hollenhorst RW, Sundt TM Jr. Retinal arterial pressure before and after surgery for carotid artery

stenosis. Stroke,1971,2:569-575.

9. Jacobs NA,Trew DR. Occlusion of the central retinal artery and ocular neovascularisation:an indirect association? Eye(Lond),1992,6(6):599-602.

10. 黄少敏,熊星,童绎援,等. 彩色多普勒对颈动脉粥样硬化患者眼动脉的血流检测. 中华眼底病杂志, 2001,17(2):150-151.

11. Marx JL,Hreib K,Choi TS. Percutaneous carotid artery angioplasty and stenting for ocular ischemic syndrome. Ophthalmology,2004,111(12):2284-2291.

12. Ishikawa K,Kimura I,Shinoda K,et al. In situ confirmation Of retinal blood flow improvement after carotid endarterectomy in a patient with ocular ischemic syndrome. Am J Ophthalmol,2002,134(2):295-297.

13. Ho TY. I,in PK. Huang CH. White centered retinal hemorrhage in ocular ischemic syndrome resolved after carotid artery stenting. J Chin Med ASSOC,2008,71:270-272.

14. Rennie CA. Flanagan DW. Resolution of proliferative venous stasis retinopathy after carotid endarterectomy. Br J Ophthalmol,2002,86:117-118.

15. Rose L,Zamir E. Reversite anterior segment ischaemia after carotid endarterectomy. Clin Experiment Ophthalmol,2007,35:94-95.

16. Lawrence PF,Oderich GS. Ophthalmologic findings as predic-toys of carotid artery disease. Vase Endovascular Surg,2002,36(6):415-424.

17. Alizai AM,Trobe JD,Thompson BG,et al. Ocular ischemic syndrome after occlusion of both external carotid arteries. Journal of neuro-ophthalmology:the official journal of the North American Neuro-Ophthalmology Society,2005,25:268-272.

18. Chen KJ,Chen SN,Kao LY. Ocular ischemic syndrome.Chang Gung Med J,2001 Aug,24(8):483-491.

19. Munch IC,Larsen M.[The ocular ischemic syndrome]. Ugeskrift for laeger 2005;167:3269-3273.

20. Kawaguchi S,Sakaki T,Iwahashi H,et al. Effect of carotid artery stenting on ocular circulation and chronic ocular ischemic syndrome. Cerebrovascular diseases 2006;22:402-408.

21. 唐维强,魏世辉,李生,等. 与颈动脉狭窄相关眼部表现的临床分析. 中华眼底病杂志,2006,22(6):376-378.

22. Foncea Beti N,Mateo I,Diaz La Calle V,et al. The ocular ischemic syndrome. Clin Neurol Neurosurg,2003, 106:60-62.

23. Bigou MA,Bettembourg O,Hebert T,et al. Unilateral ocular ischemic syndrome in a diabetic patient. J Fr Ophthalmol,2006,29:e2.

24. Chen CS,Miller NR. Ocular ischemic syndrome:review of clinical presentations,etiology,investigation,and management. Compr Ophthalmol Update,2007,8:17-28.

25. Welch HJ,Murphy MC,Raftery KB,et al. Carotid duplex with contralateral disease:The influence of vertebral artery blood flow. Ann Vasc Surg,2000,14:82-88.

26. Klijn CJ,Kappelle LJ,van Schooneveld MJ,et al. Venous stasis retinopathy in symptomatic carotid artery occlusion:prevalence,cause,and outcome. Stroke,2002,33:695-701.

27. Wang YL,Zhao L,Li M. Improved circulation in ocular ischemic syndrome after carotid artery stenting Chin Med J,2011,124(21):3598-3600.

28. Costa VP,Kuzniec S,Molnar U,et al. The effects of carotid endarterectomy on the retrobulbar circulation of patients with severe occlusive carotid artery disease:an investigation by color Doppler imaging. Ophthalmology, 1999,106:306-310.

29. Kawaguchi S,Okuno S. Sakaki T,et al. Effect of carotid endarterectomy on chronic ocular ischemic syndrome due to internal carotid artery stenosis. Neurosurgery,2001,48:328-333.

30. Kozobolis VP,Detorakis ET,Georgiadis GS,et al.Perimetric and retrobulbar blood flow changes following carotid endarterectomy.Graefes Arch Clin Exp Opthalmol,1957,43(4 part 1):583-589.

31. Sivalingam A, Brown GC, Magargal LE. The ocular ischemic syndrome. III. Visual prognosis and the effect of treatment. Int Ophthalmol, 1989, 15(1): 15-20.

32. Miaener JB, Podhajsky P, Hayreh SS. Ocular ischemic syndrome. Ophalmology. 1997; 104(5): 859-886.

33. Kawaguchi S, Sakaki T, Iwahashi H. et al. Effect of carotid artery stenting on ocular circulation and chronic ocular ischemic syndrome. Cerebrovasc Dis, 2006, 22(5-6): 402-408.

34. Nussbaumer-Ochsner Y, Eberli FR, Baumgartner RW, et al. Sirolimus-eluting stenting of the external carotid artery for the treatment of ocular ischemia. JEndovasc Ther, 2006, 13(5): 672-675.

35. Onizuka M, Masuya N, Miyazaki H.〔Placement of stent for internal carotid artery stenosis in the cervical portion improved ocular ischemic syndrome〕.No To shinkei, 2001, 53(7): 679-682.

36. Luo RJ, Liu SR, Li XM, et al. Fifty-eight cases of ocular ischemic diseases caused by carotid artery stenosis. Chin Med J (Engl), 2010, 123(19): 2662-2665.

第三节　眼缺血综合征跨学科综合诊疗模式的建立

导读

　　眼缺血综合征是由慢性严重的颈动脉狭窄或闭塞所致脑和眼供血不足而产生一系列脑和眼部症状的临床综合征,动脉粥样硬化是其最常见的原因。眼缺血综合征患者除眼部缺血体征外,常合并高血压、糖尿病、周围血管病等全身系统性疾病,且5年死亡率可高达40%,心脑血管事件是最常见的致死原因。因此,在降低视功能损害的同时防治更严重的缺血性心脑血管疾病也显得尤为重要,基于整合的复杂性,多学科综合诊疗模式是解决目前眼缺血综合征治疗所面临问题的发展方向。通过阅读本文,能使我们对临床多学科综合诊疗模式这一全新概念有所了解,就眼缺血综合征来说,诊治应为眼科、心内科、神经内科、神经外科、血管外科及介入放射科等多个科室团队共同完成,这样才能够使患者及时得到最佳救治,在挽救患者视力的同时避免或减轻可能危及生命的全身缺血性疾病的发生。

　　眼缺血综合征(OIS)是颈动脉阻塞或狭窄所致的脑和眼供血不足而产生的一系列脑和眼部的症状,是一类涵盖眼科、神经内外科等多学科的疾病,其5年病死率高达40%[1,2]。但由于OIS起病隐匿,缺血严重程度不一,导致眼部及全身表现复杂多样,临床上容易误诊或漏诊。尽管如此,眼作为直观反映循环状态的重要器官,在OIS的局部或全身表现中,眼部表现可能最早出现并对全身其他脏器的缺血性损害具有"预警"作用。所以,眼科医师首先应对OIS的临床表现和危害引起足够重视。此外,OIS的根本原因为颈动脉阻塞或狭窄,所以其诊断、治疗需要眼科与神经内外科、心内科等不同学科专业协作。在以器官为中心建立学科专业的传统医疗分工模式下,如何根据患者病史、临床表现及相关辅助检查建立新的多学科综合诊疗模式,提高OIS诊治水平是我们必须要面对的一个重要问题。

一、OIS 研究面临的问题

　　Hollenhorst[3]在124例颈内动脉管腔阻塞或狭窄患者中,发现有眼底改变者15例。OIS极少情况下可由颈外动脉管腔阻塞或由上一级大动脉即主动脉弓发出的大动脉如锁骨下动脉阻塞所致[4]。Kearns 和 Hollenhost[5]称这种眼底改变为淤滞性视网膜病变。Hedges[6]认为,这种眼底并不是由于静脉淤滞而是由颈动脉管腔阻塞或狭窄导致眼动脉长期灌注不足所致,称为低灌注视网膜病变更恰当。之后又有研究者发现,此类患者除有眼底改变外,尚伴有眼前部病变、视神经病变、脑和全身症状,故称为 OIS 更全面[7-9]。随着对 OIS 研究的不断深入,近年来研究发现,动脉粥样硬化是造成颈内动脉狭窄或闭塞的最常见的原因[10];OIS 可能发生的机制包括微栓子移动、血管痉挛、血流动力不足等[11],但其具体发生机制不明,仍在进一步探索研究中。

经颅多普勒超声(TCD)对颈内动脉起始段狭窄或闭塞部位、程度及颅内侧支循环的判断均具有良好的敏感性和特异性,是目前诊断颅内和颈部大血管狭窄或闭塞的较为可靠的方法[12];磁共振血管造影(MRA)可以显示颈部或颅内大血管的形态改变和管径异常;数字减影血管造影(DSA)是确诊颈动脉狭窄的金标准,但 DSA 毕竟有一定创伤及风险,因此无创检查手段 TCD、MRA 越来越受到重视。但是这些方法都不能准确定性或定量分析颈动脉狭窄程度、范围以及与 OIS 之间的相互关系。所以,开发探讨够准确评估量化颈动脉狭窄程度、范围以及 OIS 相互关系的新技术和新方法,是早期诊断 OIS 并进行合理干预首先需要解决的问题。

OIS 治疗存在较多争议。目前针对颈动脉狭窄的主要干预手段有药物、颈动脉支架置入手术(CAS)、颈动脉内膜切除手术(CEA)等。选择何种治疗方法,往往根据颈动脉狭窄的程度、患者年龄和全身情况综合而定。常规药物治疗对 OIS 无明显效果。而不同手术方法治疗颈动脉狭窄,对 OIS 的治疗效果也存在较多不确定因素。有研究表明,虽然手术治疗有助于脑部和眼部血供改善,但并不能提高视力[13-15]。也有人认为,近 20% 的患者经介入治疗或手术治疗的疗效不确定或根本无效[16]。探索能改善 OIS 缺血状态、促进视力恢复,并且简便易行,并发症少的手术方式是面临的另外一个问题。

OIS 患者中大约 73% 合并有高血压,56% 合并糖尿病,19% 合并有周围血管疾病[2]。患者 5 年死亡率达 40%,最常见有致死原因为心脑血管事件。其中,心血管疾病(主要是心肌梗死)占 63%,脑梗死占 19%;而且糖尿病发生率明显增高[2,17,18]。因此,在降低首诊于眼科的 OIS 患者视功能损害的同时,如何防范患者出现更严重的缺血性心脑疾病是 OIS 临床诊疗工作必须引起足够重视的严重问题。

二、多学科综合诊疗模式是解决 OIS 研究面临问题的发展方向

(一)构建临床多学科综合诊疗模式

传统医疗模式对某种疾病的认识往往局限于单一科室,这种单一学科的诊疗方式无法提供全方位诊疗策略,不能满足医患双方的需求。临床多学科综合诊疗团队(MDT)是传统疾病诊疗模式转变的一种全新概念。通常指来自两个以上相关学科,一般包括多个学科的专家,形成相对固定专家组,针对某一器官或系统疾病,通过定期、定时、定址的会议,提出诊疗意见的临床诊疗模式。MDT 在国外的大型医院已经成为疾病诊疗的重要模式。美国和其他国家一些重要的肿瘤治疗中心均建立了 MDT 治疗工作模式。在英国,国家健康保险计划(The NHS cancer plan)已经把直肠癌 MDT 的治疗模式列入其中[19]。德国等医疗中心相对集中的国家,MDT 模式已经成为医院医疗体系的重要组成部分。

过去眼科医师一直作为 OIS 诊治的主体,但随着对疾病认识的加深,多学科合作成为该

疾病诊治的必然。现代 OIS 的诊治一定是眼科、心内科、神经内科、神经外科、血管外科及介入放射科等多个工作团队共同完成。要形成这样一个符合现代 OIS 多学科诊疗理念的工作模式，首先是相关学科专业的医务人员要充分认识到 MDT 模式在 OIS 诊治中的重要性，从学术发展的角度予以推动和积极参与；在此基础上，医院行政主管部门从制度设计和资源配置方面对 MDT 模式予以引导和充分支持，形成规范并提供必要的空间、时间以及各种物质保障。从而建立临床多学科综合诊疗团队，有效地动员多学科主动参与，针对临床病例实际情况，结合本专业临床经验，参照循证医学证据，开展临床病例讨论，就单个患者的诊疗提出最佳治疗方案。强调会诊时效性与连续性，体现多学科救治患者共同责任，及时利用多学科先进诊疗技术，使 OIS 患者及时得到最佳救治，努力挽救患者视力，避免或者是减轻危及生命的全身缺血性疾病的发生。

从"患者找医生"到"医生找患者"这种多学科诊疗模式，是对传统专科诊疗模式的挑战。临床与医技多科室共同阅片、集体讨论决策，多学科专家们凭借丰富的临床经验，为 OIS 患者明确诊断，争取宝贵的治疗时机，提高诊疗的时效性与连续性。为患者带来切实利益的同时，加深医生对疾病整体认识和对相关科室新进展的了解。

(二) 建立多学科一站式诊疗体系

"一站式服务"的提法，其来源是英文的"One-Stop"，不仅意味着服务"量"的变化，更是服务"质"的提高。从理论上讲，"一站式服务"就是服务的集成整合，既可以是服务流程的整合，也可以是服务内容的整合[20]。将相关科室整合的"一站式"多学科综合诊疗体系，缩短患者等候时间，减少就诊环节，提高单位时间内的就诊率。

在 OIS "一站式"多学科诊疗模式中，无论是缺血性眼病专科门诊，还是心脑血管专科门诊接诊的患者，一旦发现疑似病例，进入 OIS 规范的诊疗流程，完成必要的检查，眼科及相关多学科专家联合诊疗，对疾病集中进行系统分析，共同确诊并制定最佳治疗方案，真正方便患者，缩短诊疗时间，尽量挽救患者视功能及生存质量。实现医学资源整合，满足患者需求，同时也是"以患者为中心"服务理念的最佳体现。

(三) 规范 OIS 诊疗流程，建立 OIS 患者数据库

OIS 是涉及全身多系统多器官的疾病综合征，建立 OIS 患者数据库势在必行。OIS 患者数据库的建立，使临床资料统一、规范，方便完成临床资料的查询、汇总、分类、统计等工作，便于患者随访，总结临床经验，提高医疗质量。要建立好 OIS 数据库，对目前 OIS 诊疗流程规范涉及的相关问题必须了解。

初诊：临床疑似 OIS 患者，将患者一般情况、病史、实验室检查、危险因素、靶器官损害等输入数据库。

筛查：行荧光素眼底血管造影检查，评价缺血所致眼部病变；行 TCD、CT 血管成像或 MRA，必要时行 DSA，寻找病因及治疗依据；同时行血压、血糖、血脂及相关实验室检查，评价全身情况。

确诊：综合病史、症状、体征、辅助检查结果，联系相关科室，包括心内科、神经内科、神经外科、血管外科及介入放射科等 MDT 专家会诊，同时除外某些特殊类型血管性疾病，如巨细胞动脉炎、多发性大动脉炎等。各学科综合评价患者缺血靶器官受累程度。以上数据均输入数据库。

治疗：眼缺血综合征的治疗，以治疗眼部缺血并发症为主，延缓眼部缺血的进展，明确并控制血管疾病的危险因素,合理把握手术时机,从而降低心脑血管意外发生。依据疾病的严重程度,采取不同治疗方案:①病因治疗:针对无靶器官损害,无手术指征患者,病因治疗是关键。控制高血压,血压降低 10mmHg/5mmHg(1mmHg=0.133kPa)即能获得益处。控制糖尿病,控制血糖接近正常水平,以降低微血管并发症,治疗期间糖化血红蛋白 <7%。控制高脂血症,血脂目标水平为低密度脂蛋白 - 胆固醇(LDL-C)<2.58mmol/L,对于高危患者应控制 LDL-C<1.81mmol/L。戒烟、节酒、减肥,控制基础代谢率为体重指数 $18.5\sim24.9kg/m^2$。血管痉挛被认为是 OIS 的病因,有报道称,用钙通道阻滞剂维拉帕米治疗 OIS,视力改善,虹膜新生血管退化,眼压降低[21]。②外科治疗:颈动脉狭窄是眼缺血综合征最主要原因,外科手术干预解除颈内动脉狭窄,恢复眼球血液灌注,在一定程度上能改善患者的视功能。CEA 对于尚未并发新生血管性青光眼,颈动脉狭窄度≥70% 的早期 OIS 患者有较好的疗效[22]。CAS 主要用于 CEA 禁忌的患者。颅内 - 颅外动脉搭桥术是通过吻合颞浅动脉与大脑中动脉分支来增加脑部供血量,减缓脑部缺血的发展,适用于颈动脉或颈内动脉完全阻塞,或颈内动脉狭窄部位不易手术的患者,对于改善眼部症状具有一定疗效。③眼部治疗:眼部治疗以控制眼前段炎症,改善局部视网膜缺血和预防新生血管性青光眼发生为主。对于视网膜缺血患者,及时进行激光全视网膜光凝能有效控制眼部新生血管,防止新生血管性青光眼的发生[18];对于眼底无法行激光光凝治疗的患者,全视网膜冷冻将有助于控制病情[23,24]。玻璃体腔注射抗血管内皮生长因子药物为新生血管性青光眼的控制提供了新的途径。复方樟柳碱等药物局部治疗主要为改善眼部血液循环,保护视神经,挽救视功能。

随访:为每一患者建立个人健康档案,提供教育、咨询、定期检查和随访。每次检查,根据病情提供治疗方案,告知下次随访的时间和项目。对于患者病情的评估,病情严重者则需更频繁的随访和检查次数。定期检查和随访对 OIS 患者尤其重要,应告知其重要性,并定期通知患者,提高检查治疗的依从性,及时防控病变的发展。通过网络系统,建立服务信息的沟通渠道,外地患者随时可将其检查资料异地传输,结合既往资料,远程接受 MDT 专家对其进行个体化诊疗和健康指导,使其诊疗更加规范,消除地域限制,真正实现医疗资源共享。资料及时、同步、可终生监测、操作简便,更便于定期进行回顾性分析,评估原有诊疗体系,并不断改进,逐步完善 OIS 的疾病管理模式。

数据库可用于临床科研,发现有价值的规律,指导临床工作,同时可将数据库连入计算机网络,为相关机构及同行提供数据库资料,实现数据共享,便于进行学术交流及互相提高[25]。

三、展望

以器官为中心建立学科专业的传统医疗分工模式下,OIS 研究面临不少难以避免的问题和挑战。新的多学科综合诊疗模式是解决 OIS 研究面临问题的发展方向。构建临床多学科综合诊疗模式,建立多学科一站式诊疗体系,规范 OIS 诊疗流程,建立 OIS 患者数据库,搭建新的临床、科研、教学平台,将有助于探索 OIS 发生发展规律,及时利用多学科先进诊疗技术,使 OIS 患者及时得到最佳救治,努力挽救患者视力,避免或者是减轻危及生命的全身缺血性疾病的发生。尽管构建多学科综合诊疗模式是一项涉及层面和因素复杂繁多的系统工程,但医疗模式的转变和医学技术的进步已展露出这一发展趋势的曙光。让我们积极投身和参与到推动这一转变的伟大变革中,共同努力,为提高 OIS 诊治水平作出贡献。

（王艳玲）

参 考 文 献

1. 王艳玲. 眼缺血综合征的基本知识 // 眼缺血综合征的诊断与治疗. 北京: 人民军医出版社, 2012: 1-20.

2. Sivalingam A, Brown GC, Magargal LE, et al. The ocular ischemic syndrome: II: Mortality and systemic morbidity. Int Opthalmol, 1989, 13: 187-191.

3. Hollenhorst RW. Ocular manifestations of insufficiency or thrombosis of the internal carotid artery. Am J Ophthalmol, 1959, 47: 753-767.

4. Alizai AM, Trobe JD, Thompson BG, et al. Ocular ischemic syndrome after occlusion of both external carotid arteries. J Neuroophthalmol, 2005, 25: 268-272.

5. Kearns TP, Hollenhorst RW. Venous stasis retinopathy of occlusive disease of the carotid artery. Proc Staff Meet Mayo Clin, 1963, 38: 304-312.

6. Hedges TR Jr. Ophthalmoscopic findings in internal carotid artery occlusion. Bull Johns Hopkins Hosp, 1962, 3: 111: 89-97.

7. oung LH, Appen RE. Ischemic oculopathy: a manifestation of carotid artery disease. Arch Neurol, 1981, 38: 358-361.

8. Brown GC, Magargel LE. The ocular ischemic syndrome: clinical, fluorescein angiographic and carotid angiographic features. Int Ophthalmol, 1988, 11: 239-251.

9. 郭彤, 张惠蓉. 眼缺血综合征的临床特点和颈动脉彩色超声多普勒图像特征. 中华眼科杂志, 2011, 47: 228-234.

10. Paraskevas KI, Mikhailidis DP, Liapis CD. Internal carotid artery occlusion: association with atherosclerotic disease in other arterial beds and vascular risk factors. Angiology, 2007, 58: 329-335.

11. Mendrinos E, Machinis TG, Pournaras CJ. Ocular ischemic syndrome. Survey of Ophthamology, 2010, 55: 2-34.

12. 吴中耀, 杨华胜, 李雪梅. 彩色多谱勒诊断仪在眼内病变中的应用. 中华眼科杂志, 1997, 33: 88-90.

13. Havelius U, Bergqvist D, Hindfelt B, et al. Improved dark adaptation after carotid endarterectomy: evidence of a long-term ischemic penumbra. Neurology, 1997, 49: 1360-1364.

14. Costa VP, Kuzniec S, Molnar LJ, et al. The effects of carotid endarterectomy on the retrobulbar circulation of patients with severe occlusive carotid artery disease. Opthalmology, 1999, 106: 306-310.

15. Wolintz RJ. Carotid endarterectomy for ophthalmic manifestations: is it ever indicated? J Neuroophthalmol, 2005, 25: 299-302.

16. 刘韶瑞, 骆荣江, 李小敏, 等. 颈动脉狭窄伴眼部缺血性表现的临床特征和治疗效果. 中华眼底病杂志, 2010, 26: 310-313.

17. Mizener JB, Podhajsky P, Hayreh SS. Ocular ischemic syndrome. Ophthalmology, 1997, 104: 859-864.

18. Chen KJ, Chen SN, Kao LY, et al. Ocular ischemic syndrome. Chang Gung Med J, 2001, 24: 483-491.

19. Sharma A, Sharp DM, Walker LG, et al. Colorectal MDTs: the team, s perspective. Colorectal Dis, 2007, 10: 63-68.

20. 钱燕萍. 我院开展门诊一站式服务的初步实践. 中华医院管理杂志, 2003, 19: 437.

21. Winterkorn JM, Beckman RL. Recovery from ocular ischemic syndrome after treatment with verapamil. J Neuro-ophthalmol, 1995, 15: 209-211.

22. Kozobolis VP, Detorakis ET, Georgiadis GS, et al. Perimetric and retrobulbar blood flow changes following carotid endarterectomy. Graefes Arch Clin Exp Ophthalmol, 2007, 245: 1639-1645.

23. Gross R. Neovascular glaucoma and ocular ischemic syndrome. J Glaucoma, 2000, 9: 409-412.

24. Sivak-Callcott JA, O'Day DM, Gass JD, et al. Evidence based recommendations for the diagnosis and treatment of neovascular glaucoma. Ophthalmology, 2001, 108: 1767-1776.

25. 赵露, 王艳玲. 慢性疾病 Access 数据库的建立和应用. 中国中医眼科杂志, 2010, 20: 241-243.

第 六 章　内科学与眼病

第一节　幽门螺杆菌感染与青光眼

导　读

幽门螺杆菌(HP)是一种寄生于人类胃黏膜表面和黏膜层之间的微需氧革兰阴性螺旋杆菌,具有多种毒力因子。青光眼则是一类以眼压升高为主要危险因素的特征性的视神经病变,其本质是视网膜神经节细胞的凋亡。两者分属于两个系统水平,以往从眼科医生角度看待胃肠疾病,仅仅会局限于青光眼眼压急骤升高时发生的应激反应,而内科医生通常会将急性闭角型青光眼当作内科急症疼痛症状的鉴别疾病之一。若从整合医学的角度深入理解二者本质,一方面幽门螺杆菌作为微需氧菌,其本身的抗原性及侵袭性可在人体多部位引起复杂多变的病理免疫反应;另一方面,青光眼性视网膜神经节细胞的凋亡介导需有自身免疫机制的参与,结合亚专科的最新研究进展,我们可以发现,看似两个毫不相关的疾病,在不同层面存在着共性:①基于分子细胞生物学层面发病机制的关联;②流行病学研究的生态学关联;③病例对照试验中两者的免疫学关联;④临床试验中根治 HP 与青光眼视功能损害的关联;⑤两者均为心身疾病。尽管目前由于认识的局限性,还不能确定这种关联是疾病的伴随现象或是因果关联,但随着各亚专科的发展与整合,两者间的关系之谜在不远的未来终将揭示。

整合医学(holistic Integrative medicine,HIM)是从人的整体出发,通过整合现有最先进的医学知识、去粗取精、去伪存真,用更适合更符合人体全身情况的诊疗方法给患者带来福祉,整合医学是传统医学观念的创新与革命,是医学发展历程中从专科化到整体化发展的新阶段;整合医学不仅要求把现在已知各生物因素加以整合,更要求将心理因素环境因素加以整合,不仅需要将现存与医学相关各领域最先进的医学发现加以整合更需要将现存与医疗相关各专科最有效的临床经验加以整合。幽门螺杆菌与青光眼关系的探讨应该说是整合医学概念的一种诠释。

一、幽门螺杆菌

2005 年诺贝尔的医学和生理学奖颁给了发现并阐明幽门螺杆菌(helicobacterpylori,HP)在胃炎及消化性溃疡致病当中作用的澳大利亚学者胃肠科 Marshall 医生和病理科 Warren 医生,表彰他们解释了幽门螺杆菌与慢性胃炎及消化性溃疡的关系,完全改变了以往无酸无溃疡的概念,使既往反复发作的溃疡病变成了一种在某种程度上可以治愈的疾病。临床实践证实,自从 HP 根除治疗以后,溃疡病患者的复发率大大降低,同时出血、穿孔、幽门梗阻等溃疡病的常见并发症也大大减少。

幽门螺杆菌是一种寄生于人类胃黏膜表面和黏膜层之间的微需氧革兰阴性螺旋杆菌,具有多种毒力因子,其中 CagA 和 VacA 是主要的毒力因子,尿素酶、动力、热休克蛋白和黏附素也参加致病过程。2000 年前后开始有了 HP 感染与胃肠外疾病疾病关系的报告,其中包括青光眼与 HP 相关的研究报告。

二、幽门螺杆菌感染与青光眼

青光眼为位列全球第二的不可逆致盲性眼病,关于青光眼的发病机制、早期诊断及有效治疗方法等的研究已成为眼科研究的热门课题之一。

青光眼致盲常与眼压升高有关,当眼压超过眼内组织尤其是视网膜和视神经所能承受的限度,就会带来视功能的损害,表现为病理性高眼压、视神经萎缩、视野缺损及视力下降等;靶细胞为视网膜神经节细胞,是由多种因素引起的不可逆性视神经病变。目前已有多位学者通过不同的研究方法得出幽门螺杆菌感染可能与青光眼的发病机制相关联的结论[1,2,3,4,5,6,14,20]。

Christos Zavos、Jannis Kountouras 等学者在其共同研究中指出,在 43 例 HP 阳性的原发性开角型青光眼患者的房水和虹膜标本中,有 5 例检测出幽门螺杆菌,而在其他患者的标本中未检测出 HP,其分析认为,只有 5 位患者而不是所有患者的房水和虹膜标本中能检出 HP 的可能原因为:①从眼睛获取的或者从小梁切除术中取得的组织样品量非常小,可能导致 HP 缺失;②在手术之前应用了标准的防腐技术,可能导致 HP 缺失[1,13,19]。

(一)HP 的检测方法

检测血清和(或)房水中幽门螺杆菌特异性免疫球蛋白抗体 G(Hp CagA-IgG)的表达情况或通过碳 13/14 尿素呼气试验判断检测幽门螺杆菌的现症感染,通过胃镜检查采集胃黏膜行病理检查确定是否 HP 感染。

Jannis Kountouras 等在研究中测得 HP-IgG 抗体在不同实验组中的血清及房水中的结果,通过血清得出的 HP-IgG 抗体浓度为:原发性开角型青光眼组为(69.96 ± 9.69)U/ml,闭角型青光眼组为(81.37 ± 10.62)U/ml,对照组为(44.16 ± 6.48)U/ml;通过房水得出的 HP-IgG 抗体浓度为:原发性开角型青光眼组为(14.27 ± 3.86)U/ml,闭角型青光眼组为(14.25 ± 3.39)U/ml,对照组为(4.67 ± 1.07)U/ml,经统计学分析,均有统计学意义;但其 IgG 浓度在原发性开角型青光眼组和闭角型青光眼组的分析中无统计学意义,其结论为在原发性开角型青光眼和闭角型青光眼患者的血清和房水中,HP-IgG 抗体浓度均高于对照组,说明 HP 与青光眼之间有关联[3]。

(二)青光眼类型与 HP 的关系

文献报告中与幽门螺杆菌感染有关联的青光眼类型包括原发性开角型青光眼和正常眼压性青光眼[6,15]。其中多数学者认为 HP 感染与原发性开角型青光眼有关联[1,4,8,9,10,11,13,19,20,22],不同地区有相似的结论[12]。

(三) HP 根除治疗对青光眼的影响

在对实验组进行 HP 根除治疗后,Jannis Kountouras、Nikolaos Mylopoulos 等发现,约 83% 的青光眼患者的平均眼压和视野得到明显改善,而对照组患者却无明显改善[17,19]。

(四) HP 致青光眼可能的发病机制

在 HP 感染与青光眼的关联性中,研究结果显示 HP 感染致青光眼的机制可能为:

1. HP 感染促进血小板和血小板-白细胞聚集,释放 IL-1、6、8、10、12、TNF-a、干扰素-g 等促炎因子和血管活性物质,破坏血-脑脊液屏障和血房水循环,进而参与神经病变包括青光眼的发病[2]。

2. HP 感染刺激单核细胞,激活纤维原蛋白转化为纤维蛋白[6,17]。

3. HP 感染诱导氧化应激反应和脂质过氧化反应,氧化损伤对分隔带网状物及视神经的损伤可能导致青光眼[11]。

4. HP 诱导不规则的体液应答和细胞内免疫应答,与神经组织有共同的分子模拟、交叉应答,促使神经组织受损,导致神经退行性病变,包括青光眼[6]。

5. HP 通过释放 TNF-a 远距离的间接影响神经系统,TNF-a 可通过上调基质金属蛋白酶来参与血-脑脊液屏障的破坏,HP 特异性抗体则可能通过破坏的血脑或血眼屏障进入房水循环,破坏视网膜细胞,参与青光眼的进展[7]。

6. 由于自体吞噬缺陷,HP 感染细胞可通过破坏的血脑和血眼屏障导致 HP 在自体囊泡中复制,可能会引起青光眼神经病变[2]。

7. HP-VacA 能促使细胞内的细菌存活,调整宿主免疫应答[18]。

8. 口腔是 HP 的永久寄居地,HP 可通过鼻腔到达眼部,导致眼内病变,包括青光眼[1,21]。

9. HP 感染和青光眼共有 Fas/FasL 和线粒体调控的凋亡过程,HP 抗体与睫状上皮抗原存在交叉反应,可通过自身免疫等机制介导凋亡,通过凋亡过程影响青光眼神经病变自身产生和发展,导致视神经退行性病变[5]。

10. 有研究表明在虹膜中检出 HP 感染释放的 NO 是一种有效的神经毒素,会促使青光眼视觉神经病变的视网膜神经节细胞的凋亡死亡,Kountouras J, Zavos C 等通过实验证明视网膜神经细胞凋亡在抗 TNF-a 抗体中和或选择性抗化剂诱导 NOS 后减弱了,说明 TNF-a 或可诱导的同型 NOS2 的压制可能在原发性开角型青光眼的神经保护治疗中提供一种治疗目标[13]。

11. HP 产生的致癌基因 ki-67、p-53、Bcl-2 和 T 淋巴细胞参与细胞增殖和凋亡,Christos Zavos、Jannis Kountouras 等在研究中发现:p-53 在 31.25% 的 HP 感染者中呈阳性,在未感染者中呈阴性;Bcl-2 在 68.75% 的 HP 感染者中呈阳性,在未感染者中仅 1 例阳性;ki-67、Bcl-2、p-53 在 HP 感染者中过度表达分别为 19%、25%、37.5%,在未感染者中未过度表达;T 淋巴细胞在 100% 的 HP 感染者中呈阳性,未感染者中仅 1 例阳性,而 B 淋巴细胞在 HP 感染者中仅 1 例阳性[21]。

12. HP 相关的 HSP(热休克蛋白)引发自身免疫机制,导致自身免疫失调,引起包括青光眼在内的多种疾病,Jannis Kountouras、Christos Zavos 等观察发现有保护性活动的自身 HSP-27 能够被自身抗体调整成 HSP-27,视网膜神经节细胞的凋亡细胞死亡能够被纯化的抗神经元特异性烯醇酶抗体诱导,能提供青光眼的一种基于免疫机制的调整凋亡细胞死亡的基本原理,Gulgun Tezel、Martin B. Wax 等学者也提供了外源性 hsp-27 抗体通过内吞机制进入人类视网膜的神经细胞,并通过形态学改变、DNA 裂解、半胱氨酸天冬氨酸蛋白酶活化等特征促进凋亡细胞死亡[21]。

13. 与 HP 感染密切相关的 Ghrelin 能够通过血眼屏障影响房水 Ghrelin 水平,Ghrelin 是一种缩氨酸,内源性促生长素,有内分泌和旁分泌功能,可通过刺激生长激素的释放作用于中枢神经系统的脑下垂体和丘脑下部,也参与体内代谢平衡和能量平衡,对免疫系统和骨骼肌肉系统发挥作用,影响细胞增殖及识别功能、胃肠道能动性和心血管功能,Andreas Katsanos 等研究认为,视觉组织中 Ghrelin 的作用尚未确定,但在动物模型中 Ghrelin 被认为对虹膜平滑肌有舒张作用,而且,在小鼠眼已证实有 Ghrelin-mRNA 存在,其研究小组也检测出:比较血浆中 Ghrelin 水平在原发性开角型青光眼及对照组患者,结果虽无统计学差异,但前者高于后者;房水中 Ghrelin 水平在原发性开角型青光眼患者明显低于对照组;原发性开角型青光眼患者血浆 / 房水 Ghrelin 比例明显高于对照组,说明青光眼患者的 Ghrelin 水平高于对照组组[22]。

小　结

研究结果显示幽门螺杆菌感染是青光眼的发病因素之一,尤其是原发性开角型青光眼;对 HP 阳性青光眼患者进行幽门螺杆菌根除治疗后,其眼压和视野与对照组相比有明显改善,也表明青光眼的发生发展与 HP 感染密切相关。今后还需在更多的青光眼患者中做进一步的研究来验证幽门螺杆菌的存在是否会影响青光眼的进展,并研究其发病机制,为青光眼的诊治提供更好的方向。

(钱冬梅)

参 考 文 献

1. Kountouras J,Zavos C Helicobacter pylori Infection as a Risk Factor for Both Primary Open-Angle Glaucoma and Pseudoexfoliative Glaucoma in Thessaloniki Eye Study.Am J Ophtholmol. 2011:152,1079-1080.

2. Kountouras J,Zavos C,Deretzi G,et al. Neuroprotection in glaucoma:Is there a future role of Helicobacter pylori eradication? Experimental Eye Research. 2011:92:436-438.

3. Jannis Kountouras,Nikolaos Mylopoulos,Panagiota Boura,et al. Relationship between Helicobacter Pylori Infection and Glaucoma. Ophthalmology. 2001:108(3),599-604.

4. Peter H. G,Simon J. W,Muhammad G. M,et al.Helicobacter pylori Infection and the Risk for Open-angle Glaucoma. Ophthalmology. 2003:110(5),922-925.

5. Jannis K,Christos Z,Dimitrios C. Induction of apoptosis as a proposed pathophysiological link between glaucoma and Helicobacter pylori infection.Med hypotheses. 2007:68(1),91-93.

6. Jannis K, Christos Z, Emmanuel G, et al. Normal-tension glaucoma and Alzheimer's disease: Helicobacter pylori as a possible common underlying risk factor. Med hypotheses. 2007: 68(1), 228-229.

7. Christos Z, Jannis K, Lemonia S, et al. Mitogen-activated protein kinase (MAPK) intracellular signalling in the aqueous humour activated by Helicobacter pylori may have a role in glaucoma. Med hypotheses, 2007: 68(4), 928-929.

8. Christos Z, Jannis K, Panagiotis K, et al. Modern industrialisation may increase primary open-angle glaucoma prevalence through easier transmission of Helicobacter pylori infection. Med hypotheses. 2011: 76, (5)766-767.

9. Angelo Z, Lorenzo R, Cesare H, et al. Glaucoma and Helicobacter pylori: Eyes wide shut?.Digestive and Liver Disease, 2012 44, 627-628.

10. Jannis K, Christos Z, Panagiotis K, et al. Glaucoma and Helicobacter pylori: Eyes "wide open"!.Digestive and Liver Disease 2012: 44, 962-966.

11. Alessandro Bagnis, Alberto Izzotti, Sergio Claudio Saccà, Helicobacter pylori, oxidative stress and glaucoma. Digestive and Liver Disease 2012: 44, 962-963.

12. Jannis Kountouras, Christos Zavos, Panagiotis Katsinelos, Nikolaos Grigoriadis, Georgia Deretzi, Dimitrios Tzilves, Greek and Israeli Patterns of Helicobacter pylori Infection and Their Association With Glaucoma: Similarities or Diversities?. J Glaucoma.2008: 17(6), 503-504.

13. Christos Zavos Jannis Kountouras Georgios Sakkias Ioannis Venizelos Georgia Deretzi Stergios Arapoglou, Histological Presence of Helicobacter pylori Bacteria in the Trabeculum and Iris of Patients with Primary Open-Angle Glaucoma. Ophthalmic Res 2012: 47: 150-156.

14. A Izzotti, S C Sacca', A Bagnis, S M Recupero, Glaucoma and Helicobacter pylori infection: correlations and controversies.Br J Ophthalmol, 2009: 93, 1420-1427.

15. Joon Mo Kim, Seok Hwan Kim, Ki Ho Park, So Young Han, and Hyoung Sub Shim. Investigation of the Association between Helicobacter pylori Infection and Normal Tension Glaucoma. Invest Ophthalmol Vis Sci, 2011, 52(2), 665-668.

16. Zavos Ch, Kountouras J, Katsinelos P, Stergios A. Polyzos, Deretzi G, Zavos N, Gavalas E, Tsiaousi E, Giartza-Taxidou E, Tzilves D, Arapoglou S, Low aqueous humor ghrelin levels in open-angle glaucoma patients may correlate with Helicobacter pylori-associated apoptotic mechanisms.Hippokratia.2011: 15(3), 287-288.

17. Fani Tsolaki, Eleni Gogaki, Filippos Sakkias, Christina Skatharoudi, Chrysanthi Lopatatzidi, Vassilios Tsoulopoulos, Stefania Lampoura, Fotios Topouzis, Magdalini Tsolaki, Jannis Kountouras. Helicobacter pylori infection and primary open-angle glaucoma: is there a connection?. Clin Ophthalmol.2012: 6, 45-47.

18. Christos Zavos, Jannis Kountouras, Increaased levels of helicobacter pylori IgG antibodies in aqueos humor of patients with primary open angle and exfoliation glaucoma.Archiv fur ophthalmologie 2003: 241(11), 884-890.

19. Jannis Kountouras, Nikolaos Mylopoulos, Dimitrios Chatzopoulos, Panagiota Boura, Anastasios G.P.Konsta, John Venizelo, Eradicaton of Helicobacter pylori May Be Beneficial in the Management of Chronic Open-Angle Glaucoma. Arch intern med.2002: 162(11)1237-1244.

20. 彭波, 王明丽, 张千帆, 等. 幽门螺杆菌感染与原发性开角型青光眼的关系. 白求恩军医学院学报.2012; 10(6), 459-461.

21. Gulgun Tezel and Martin B. Wax. The Mechanisms of hsp27 Antibody-Mediated Apoptosis in Retinal Neuronal Cells. The Journal of Neuroscience. 2000: 10(10), 3552-3562.

22. Andreas Katsanos, Anna Dastiridou, Panagiotis Georgoulia, Pierros Cholevas, Maria Kotoula, Evangelia E Tsironi, Plasma and aqueous humour levels of ghrelin in open-angle glaucoma patients. Clinical and Experimental Ophthalmology 2011; 39, 324-329.

第二节　糖尿病与糖尿病眼病

 导　读

众所周知,糖尿病可以导致糖尿病眼病。目前,我们对糖尿病所导致的眼病已经有了详细的了解,对治疗也有许多措施。不足的是,眼科医师缺乏对糖尿病的整体认识,这种认识上的局限性使我们在糖尿病眼病的防治上始终处于被动状态。利用整合医学的思维考虑,就会发现有许多的问题需要系统的论证和阐述,比如我们不懂得为什么同样控制下的糖尿病,有人患严重眼病而有人则眼部健康? 哪些眼病与糖尿病直接相关? 什么是糖尿病视网膜病变的确切的发病机制? 糖尿病性眼病与糖尿病性其他疾病(如肾病)有什么关系? 等等。意识到这些问题的存在,经过整合医学理念的梳理,整合各相关学科的前沿理论和先进技术,我们才有可能对糖尿病性眼病有全面的认识,才不会"坐等"眼病的发生才去干预,才会"一叶知秋",通过眼病去了解全身病,最后,才会在糖尿病性眼病的防治上化被动为主动,化局部为整体;才能临床上真正达到对糖尿病视网膜病变的早期干预和有效治疗,降低其致盲率。

随着社会经济的发展和人们生活方式的改变,糖尿病已经从一种主要发生在发达国家人群中的疾病进展成为世界范围内影响全球公共健康的流行病。糖尿病是一种复杂的多因素多系统疾病,并可伴有多种慢性并发症,其中糖尿病眼病,尤指糖尿病视网膜病变(diabetic retinopathy,DR),是糖尿病最常见的并发症之一,也是当前人类致盲的主要原因。

一、糖尿病简介

世界卫生组织(WHO)于 1999 年将糖尿病定义为"胰岛素分泌相对或绝对不足的一种状态,以高糖血症、微血管及大血管并发症的患病风险为特征"[1]。糖尿病可以分为 1 型(胰岛素缺乏)和 2 型(胰岛素抵抗)两种类型。

糖尿病是一种全球性的流行病,据估计,2005 年全世界糖尿病患者近 2 亿[1]。饮食结构及运动形式的改变将造成患病率的进一步增加,预计到 2025 年,全球约有 3 亿人患糖尿病[2]。而世界范围内大部分新增病例出现在发展中国家,WHO 的数据估计,在亚洲有 5240 万糖尿病患者[3],并将在未来 25 年中急剧增加至约 1.218 亿[4]。

糖尿病的慢性并发症包括动脉硬化、冠状动脉粥样硬化性心脏病、脑卒中和周围血管疾病等大血管并发症,以及周围和自主神经病变、肾功能不全和衰竭及 DR 等微血管并发症。糖尿病眼病是糖尿病最常见的并发症之一,可分为 DR 和非视网膜眼部并发症。

二、糖尿病视网膜病变

DR 是糖尿病的常见并发症,约 1/3 糖尿病患者有不同程度的 DR,为 20~74 岁人群的主要致盲原因,其发病率和致盲率逐年上升[5-6]。DR 的发生和进展与多种因素相关,常见的危险因素包括糖尿病病程、血糖控制水平、高血压、肾脏病变等,在超过 20 年病程的糖尿病患者中,几乎所有的 1 型糖尿病患者以及超过 60% 的 2 型糖尿病患者会形成一定程度的视网膜病变[1]。早期诊断并积极治疗对防止或延缓其进展至关重要[1]。

(一)病理改变及发病机制

糖尿病引起组织病理改变的机制是错综复杂的,可能继发于慢性高血糖引起的代谢调节异常。视网膜内变化包括微血管壁基底膜增厚、周细胞减少、微血管瘤形成、出血、棉絮斑、渗出、血管管径异常变化以及视网膜内微血管异常(intraretinal microvascular abnormalities, IRMA)[1]。此外还包括新生血管形成,这些异常血管可在视乳头或视网膜表面形成,导致眼底出血、玻璃体牵拉、黄斑变形和视网膜脱离的发生[1]。

(二)临床表现

1. 眼底表现

按病变严重程度将 DR 分为非增生期(nonproliferative diabetic retinopathy, NPDR; or background diabetic retinopathy, BDR)和增生期(proliferative diabetic retinopathy, PDR)。NPDR 的眼底表现包括视网膜静脉扩张、微血管瘤、深层和浅层出血、硬性渗出、棉絮斑、视网膜水肿(黄斑水肿);PDR 则为当损害进一步加重,较大面积毛细血管闭塞缺血,发生视网膜新生血管,进而新生血管由视网膜表面长入内界膜与玻璃体后界膜之间,形成纤维血管膜。新生血管易破裂出血,大量玻璃体积血、机化,最终导致牵拉性视网膜脱离。国际临床 DR 严重程度分级标准见表 6-2-1[7-9]。

表 6-2-1 国际临床糖尿病视网膜病变严重程度分级标准

建议的病变严重程度	散瞳后眼底镜下所见
无明显视网膜病变	无异常
轻度 NPDR	仅有微血管瘤
中度 NPDR	病变程度介于轻度与重度 NPDR 之间
重度 NPDR	具有下列各项中的任何一项(4-2-1 规则): ◆ 4 个象限中任何一个象限都有 20 个以上的视网膜内出血点 ◆ 2 个象限有确切的视网膜静脉串珠样改变 ◆ 1 个象限出现明确 IRMA 此外,无 PDR 表现
PDR	具有下列各项中的一项: ◆ 新生血管生成(虹膜、房角、视盘或其他位置) ◆ 玻璃体积血或视网膜前出血

注:NPDR:非增生性糖尿病视网膜病变;IRMA:视网膜内微血管异常;PDR:增生性糖尿病视网膜病变

糖尿病性黄斑水肿(diabetic macular edema, DME)可发生于上述的任一阶段,国际 DME 严重程度分级见表 6-2-2[7,10]。

2. 视功能改变 早期可无自觉症状,病变累及黄斑后由于视网膜神经元细胞功能改变而导致有不同程度的视力减退。

(三)诊断

1. 糖尿病病史。

2. 裂隙灯及前房角镜检查,仔细观察虹膜或房角有无新生血管。

3. 药物散瞳,利用前置镜查眼底,观察有无视网膜新生血管和黄斑水肿,间接检眼镜可用来检查周边部视网膜。

表 6-2-2　国际临床糖尿病性黄斑水肿严重程度分级标准

建议的病变严重程度	散瞳后眼底镜下所见
DME 明确不存在	眼底后极部无明显的视网膜增厚或硬性渗出
DME 明确存在	眼底后极部可见到明显的视网膜增厚或硬性渗出
如有 DME,可按下列规定进行分类	
建议的病变严重程度	散瞳后眼底镜下所见
轻度 DME	远离黄斑中心的后极部分视网膜增厚和硬性渗出
中度 DME	视网膜增厚和硬性渗出接近黄斑但未涉及黄斑中心
重度 DME	视网膜增厚和硬性渗出累及黄斑中心

注:DME:糖尿病性黄斑水肿

4. 测量空腹血糖、糖化血红蛋白,必要时检测葡萄糖耐量,并检测血压。

5. 眼底荧光血管造影(fundus fluorescein angiography,FFA)检查明确是否存在视网膜血管异常灌注区、黄斑中心凹缺血、微动脉瘤、IRMA 等。

6. 光学相干断层扫描(optical coherence tomography,OCT)检查评估是否存在黄斑水肿及水肿程度[1,9-10]。

(四)治疗

对 DR 进行早期诊断和及时治疗,可以有效地减少视力损伤和失明。关于 DR 临床研究的两个里程碑糖尿病视网膜病变研究(diabetic retinopathy study,DRS)和早期治疗糖尿病视网膜病变研究(early treatment diabetic retinopathy study,ETDRS)显示,对 DR 进行有效治疗可以减少90%的视力丧失[11-12]。

1. 有临床意义的黄斑水肿　有临床意义的黄斑水肿需要治疗,应考虑黄斑局灶或格栅样光凝。诊断标准为下述中的任一项:①距黄斑中心凹500μm 直径范围内的视网膜增厚;②距黄斑中心凹500μm 直径范围内的硬性渗出,引起相邻视网膜增厚;③视网膜增厚范围大于1个视盘面积,部分位于黄斑中心凹一个视盘直径的范围内[1,9]。对于出现广泛黄斑水肿、孤立的中心凹下水肿、黄斑水肿伴中心凹缺血或光凝治疗效果差的患者,可采用玻璃体腔注射抗 VEGF 药物或皮质醇类激素药物,或者玻璃体腔注药联合光凝治疗,可能有效[1,9]。

2. 增生性糖尿病视网膜病变　当出现下述任一种情况时应采取全视网膜光凝(panretinal photocoagulation,PRP)治疗:①大小介于1/4~1/3视盘直径的视盘新生血管;②伴视网膜前出血或玻璃体积血的各种程度的视盘新生血管;③大于1/2视盘直径的视网膜新生血管伴视网膜前出血或玻璃体积血;④虹膜或房角新生血管形成[1,9-10]。

3. 玻璃体切除　当出现下述任一种情况时应采取玻璃体切除术进行治疗:①致密的玻璃体积血致视力下降,尤持续数月者;②牵拉性视网膜脱离累及黄斑区,并不断进展;③黄斑前膜或新近出现的黄斑移位;④对光凝治疗不敏感的严重视网膜新生血管及纤维增生膜;⑤致密的黄斑前出血[1,9-10]。

(五)随访

对于未发生 DR 的糖尿病患者应每年散瞳一次进行眼底检查,轻度 NPDR 患者应每6~9个月进行一次散瞳眼底检查,中到重度 NPDR 患者应每4~6个月进行一次散瞳眼底检查,PDR 患者应每2~3个月进行一次散瞳眼底检查[1,9-10]。

三、非视网膜眼部并发症

糖尿病引起的其他组织病理变化包括角膜敏感性和角膜内皮细胞黏附性降低、晶状体渗透性膨胀和白内障形成、脉络膜毛细血管损害、脉络膜和睫状体色素上皮基底膜增厚、虹膜新生血管(红变)和虹膜网状孔泡形成,引起多种DR以外的眼部并发症[13-18]。

(一)结膜

表现为梭形或囊状的深红色小点状微血管瘤,多发生于睑裂部,易误诊为球结膜下出血;其次是静脉迂曲、囊样扩张、血柱不均匀,毛细血管呈螺旋状,毛细血管和细小静脉血流缓慢,常有红细胞聚集[10]。

(二)角膜

糖尿病患者有可能存在角膜敏感度的显著下降,而下降的严重程度通常与DR的严重程度呈正相关[19]。有研究报道糖尿病与干眼症有关,且干眼症的严重程度与DR的严重程度呈正相关[20]。此外,糖尿病患者接触镜相关的细菌性角膜炎和神经性角膜溃疡发病率较高[21-22]。糖尿病患者易患复发性角膜糜烂,尤其是在光凝或者玻璃体手术后[23]。

(三)虹膜

1. 虹膜睫状体炎 糖尿病患者机体抵抗力下降,易发生感染,且血-房水屏障受损,血管通透性增强引起血浆成分向前房内流出,导致虹膜睫状体炎[24]。

2. 虹膜新生血管 糖尿病患者虹膜新生血管的发生率为1%~17%,在已发生PDR者可高达65%[25-27]。广泛的视网膜缺血,诱发血管内皮生长因子,刺激虹膜和房角的新生血管形成,表现为虹膜表面特别是瞳孔缘处细小弯曲、不规则的新生血管,又称虹膜红变[8,10]。

(四)晶状体

1. 屈光改变 糖尿病患者血糖升高,血液内无机盐含量降低,可引起房水渗透压降低,房水渗入晶状体,使晶状体屈光度改变而发生近视。当血糖降低时房水渗透压升高,晶状体内水分外渗,形成相对的远视,这种短期内屈光度的迅速变化是糖尿病引起晶状体屈光度改变的特征,可达3~4个屈光度[10]。

2. 白内障 糖尿病患者发生白内障的风险大约比非糖尿病个体高2~4倍[28-29]。糖尿病患者血糖升高,进入晶状体内的葡萄糖增多,醛糖还原酶活化,山梨醇在晶状体内蓄积,细胞内渗透压升高,晶状体纤维吸水肿胀而变性混浊,发生白内障。可分为真性糖尿病性白内障和合并老年性皮质性白内障两种类型,前者见于年轻糖尿病患者(1型糖尿病),可表现为晶状体前囊下乳白色雪片状混浊,且发展迅速;后者形态上通常与年龄相关性白内障无明显区别,但与非糖尿病个体相比发病时间可提前20~30年[1,10]。

(五)青光眼

早期虹膜新生血管多表现为瞳孔缘小血管簇,当这些血管跨过虹膜表面时,常伴有纤维组织收缩,牵拉小梁网产生粘连,且房角处的新生血管可阻塞小梁网,发生新生血管性青光眼[1,10]。尽管广泛应用了全视网膜光凝(PRP),增生性糖尿病视网膜病变(PDR)仍是新生血管性青光眼的主要原因[1]。

(六)视神经异常

糖尿病患者的视神经病变发生率较高,临床表现多种多样,DR越严重,发生视神经病变的可能性越大,但两者并不平行[30]。可以表现为前段缺血性视神经病变、视盘水肿、急性视神经炎样改变、视盘新生血管以及视神经萎缩等[30]。

（七）脑神经异常

因局部小血管阻塞伴有缺血性脱髓鞘作用,糖尿病患者可发生孤立的脑神经麻痹,如动眼神经、三叉神经或展神经麻痹,出现眼外肌运动障碍、复视、瞳孔扩大等表现。如果检查显示多于一条脑神经受累,伴有其他神经体征,病情进行性加重或3个月内不能完全恢复,则需要排查其他原因[1,10]。

四、其他问题

（一）原发性开角型青光眼

以人群为基础的Baltimore、Barbados、Beaver Dam和Blue Mountain几项眼病研究对于POAG与糖尿病的相关性得出了相矛盾的结论,前两项眼病研究提示糖尿病与POAG之间无相关性,而后两项研究却证实二者相关[31-34]。因此糖尿病与POAG的关系目前并无定论,但当对POAG患者进行药物治疗时应注意β肾上腺素受体拮抗剂有糖耐量降低和掩盖低血糖体征的副作用,应慎用于糖尿病患者[1]。

（二）眼内炎

有研究显示,糖尿病患者术后发生眼内炎的风险高于非糖尿病个体[35-36]。可能原因为糖尿病患者易发生伤口的损伤或持续性伤口不愈合,此外,PDR并发症的玻璃体手术常需要比其他疾病更长的手术时间以及经过平坦部巩膜切口更多的器械更换,都增加了发生眼内炎的风险[1]。

小 结

糖尿病眼病表现多种多样,其中DR是我国重要的致盲性眼病之一,早期诊断和早期防治对控制其引起的视觉残疾有重要作用。虽然目前拥有对DR有效的治疗措施,但在及时治疗和管理糖尿病患者方面仍存在障碍,原因包括部分糖尿病患者没有认识到散瞳检查眼底的重要性;因资金或路程问题无法定期随访;以及全身系统治疗和眼科治疗之间缺乏沟通和协调。我们医务工作者需要进一步完善的包括社区开展DR的筛查,加强对糖尿病患者的宣教和增进内科医生、全科医生及眼科医生之间的沟通和交流,共同努力以降低糖尿病患者的致盲率。

（张　烨　王宁利）

参 考 文 献

1. ngrid U,Scott Harry W. Flynn William E. Smiddy. 糖尿病与眼部疾病过去、现在与未来治疗. 刘宁朴,刘熙朴,译. 北京:人民卫生出版社,2014.

2. King H,Aubert RE,Herman WH. Global burden of diabetes,1995-2025:prevalence,numerical estimates,and projections. Diabetes Care. 1995;21:1414-1431.

3. World Health Organization,World Diabetes Day 2005,November 11,2005.

4. Meyer JJ,Wung C,Shukla D. Diabetic retinopathy in Asia:the current trends and future challenges of managing this disease in China and India. Cataract and Refractive Surgery Today. 2005;Oct:64-68.

5. 李玲,邹大进. 糖尿病眼病. 临床内科杂志. 2010;27:151-154.

6. 黎晓新. 糖尿病视网膜病变的防治策略. 中华眼科杂志. 2008;44:6-8.

7. Wilkinson CP, Ferris FL III, Klein RE, et al. Proposed international clinical diabetic retinopathy and diabetic macular edema disease severity scales. Ophthalmology. 2003;110:1677-1682.

8. 惠延年, 陈家祺, 陈晓明, 等. 眼科学. 北京:人民卫生出版社, 2004:240.

9. 魏文斌, 等. Wills眼科手册. 北京:科学出版社, 2014:447-453.

10. 葛坚, 赵家良, 崔浩, 等. 眼科学. 北京:人民卫生出版社, 2005:221, 304-305, 430.

11. American Academy of Ophthalmology. Diabetic Retinopathy Preferred Practice Pattern. San Francisco: American Academy of Ophthalmology; 2008.

12. Diabetic Retinopathy Study Research Group. A modification of the Airlie House classification of diabetic retinopathy. Report 7. Invest Ophthalmol Vis Sci. 1981;21:210-226.

13. Kinoshita JH. Mechanisms initiating cataract formation, proctor lecture. Invest Ophthalmol. 1974;13:713-724.

14. Harry J, Mission G. Clinical Ophthalmic Pathology:Principles of diseases of the Eye and Associated Structure. London:Butterworth-Heinemann; 2001:282-287.

15. Keoleian GM, Pach JM, Hodge DO. Structural and functional studies of the corneal endothelium in diabetes mellitus. Am J Ophthalmol. 1992;113:64-70.

16. Hidayat AA, Fine BS. Diabetic choroidopathy light and electron microscopic observations of seven cases. Ophthalmology. 1985;92:512-522.

17. Fisher RF. Factors which influence the thickness of basement membrane in diabetes:evidence of humoral control. Trans Ophthalmol Soc UK. 1979;99:10-21.

18. Wendel RT, Patel AC, Kelly NE, et al. Vitreous surgery for macular holes [see comment]. Ophthalmology. 1993;100:1671-1676.

19. Saito J, Enoki M, Hara M, et al. Correlation of corneal sensation, but not of basal or reflex tear secretion, with the stage of diabetic retinopathy. Cornea. 2003;22:15-18.

20. Nepp J, Abela C, Polzer I, et al. Is there a correlation between the severity of diabetic retinopathy and keratoconjunctivitis sicca? Cornea. 2000;19:487-491.

21. Eichenbaum JW, Feldstein M, Podos SM. Extended-wear soft contact lenses and corneal ulcers. Br J Ophthalmol. 1982;66:663-666.

22. Hyndiuk RA, Kazarian EL, Schultz RO, et al. Neurotrophic corneal ulcers in diabetes mellitus, Arch Ophthalmol. 1977;95:2193-2196.

23. Arentsen J, Tasman W. Using a bandage contact lens to prevent recurrent corneal erosion during photocoagulation in patients with diabetes. Am J Ophthalmol. 1981;92:714-716.

24. 蒋国彦. 实用糖尿病学. 北京:人民卫生出版社, 1992:228.

25. Armaly MF, Baloglou PJ. Diabetes mellitus and the eye, I:changes in the anterior segment. Arch Ophthalmol. 1967;77:485-492.

26. Madsen PH. Haemorrhagic glaucoma:comparative study in diabetic and nondiabetic patients. Br J Ophthalmol. 1971;55:444-450.

27. Ohrt V. The frequency of rubeosis iridis in diabetic patients. Acta Ophthalmol(Copenh). 1971;49:301-307.

28. Klein BE, Klein R, Moss SE. Prevalence of cataracts in a population-based study of persons with diabetes mellitus. Ophthalmology. 1985;92:1191-1196.

29. Rowe NG, Mitchell PG, Cumming RG, et al. Diabetes, fasting blood glucose and age-related cataract:the Blue Mountains Eye Study. Ophthalmic Epidemiol. 2000;7:103-114.

30. 丁小燕, 欧杰雄, 马红婕, 等. 糖尿病性视神经病变的临床分析. 中国实用眼科杂志. 2005;23:1269-1274.

31. Tielsch JM, Katz J, Quigley HA, et al. Diabetes, intraocular pressure, and primary open-angle glaucoma in the Baltimore Eye Survey. Ophthalmology. 1995;102:48-53.

32. Leske MC, Connell AM, Wu SY, et al. Risk factors for open-angle glaucoma. The Barbados Eye Study. Arch Ophthalmol. 1995;113:918-924.

33. Klein BE, Klein R, Jensen SC. Open-angle glaucoma and older-onset diabetes:the Beaver Dam Eey Study. Ophthalmology. 1994;101:1173-1177.

34. Mitchell P, Smith W, Chey T, et al. Open-angle glaucoma and diabetes: the Blue Mountains Eye Study, Australia. Ophthalmology. 1997; 104: 712-718.

35. Philips WB II, Tasman WS. Postoperative endophthalmitis in association with diabetes mellitus. Ophthalmology. 1994; 101: 508-518.

36. Lehmann OJ, Bunce C, Matheson MM, et al. Risk factors for development of post-trabeculectomy endophthalmitis. Br J Ophthalmol. 2000; 84: 1349-1353.

第三节　从内分泌医生角度谈糖尿病视网膜病变

导　读

糖尿病视网膜病变是糖尿病最常见的眼部并发症,也是人类致盲的主要病因之一,引起视力损害的主要原因为糖尿病性黄斑水肿和增殖期糖尿病视网膜病变。从内分泌医生角度来看,对于糖尿病视网膜病变患者来说,治疗已发生的病变和预防视力损害的发生,除眼局部治疗外,全身治疗包括控制血糖和血脂等同样重要。将需早期干预的糖尿病视网膜病变患者留在内分泌科,而有针对性的把高危患者转诊到眼科,特别是需要诊断和筛选重度非增殖期视网膜病变,交由眼科医生处理,这是需要解决的关键问题。通过流行病学研究的最新进展与临床经验的整合,糖尿病视网膜病变定期筛查以及对危险因素干预防止糖尿病视网膜病变的发生提供了可能。通过阅读本文,能够帮助我们了解内分泌科和眼科应如何合作,做到需要早期干预患者(尚未出现糖尿病视网膜病变)留在内分泌科控制血糖,高危患者(已出现可能影响视力的糖尿病视网膜病变)则转诊到眼科处理,共同努力,提高患者生活质量,防止或减缓视力损害的发生。

一、糖尿病视网膜病变流行状况

随着生活方式的改变和人口老龄化所伴随的糖尿病在全球迅速流行,糖尿病视网膜病变的患者数也逐年上升。糖尿病视网膜病变作为糖尿病的重要微血管并发症,是 20 岁至 74 岁成年人视力障碍的主要原因[1]。新近的流行病学资料显示,全世界糖尿病视网膜病变患者超过 9300 万人,2800 万患者的视力受到威胁,特别是其中的 1700 万增殖期糖尿病视网膜病变患者[2]。基于自然人群的研究,糖尿病患者中视网膜病变总患病率为 43.1%,其中,以往诊断糖尿病的患者中视网膜病变患病率高达 65.2%,新诊断糖尿病患者为 33.5%[3]。

糖尿病视网膜病变视力损害的主要原因是糖尿病黄斑水肿和增殖期糖尿病视网膜病变;在糖尿病视网膜病变不同阶段均可发生黄斑水肿,且随着糖尿病视网膜病变病情加重其发生率增加,在轻度非增殖期糖尿病视网膜病变中发生率小于 10%,而严重增殖期糖尿病视网膜病变人群中发生率约 70%。

糖尿病视网膜病变存在一定的种族差异。目前,基于自然人群的中国糖尿病视网膜病变和黄斑病变的流行病学研究资料很少。

我们的研究发现,中国人视网膜病变的患病率可能相对较低,而糖尿病黄斑水肿的患病率相对较高。在糖尿病患者中视网膜病变患病率仅为 9.9%。而糖尿病黄斑水肿的患病率高达 8.8%。由于我国成人 10% 的糖尿病患病率,糖尿病视网膜病变和黄斑水肿将成为威胁视力的重要因素[4]。

二、糖尿病视网膜病变的主要影响因素

防治糖尿病视网膜病变的发生、发展,首先是明确糖尿病视网膜病变发病的危险因子及其发病机制,并适时对其干预。目前,已知的糖尿病视网膜病变危险因素,除遗传外,糖尿病病程和血糖水平是公认的主要危险因素。

病史在 5 年以内的 1 型糖尿病患者中视网膜病变患病率为 17%,2 型糖尿病为 29%,而病程超过 15 年的 1 型糖尿病接近 100%,2 型糖尿病为 78%[5-6]。但需要注意的是非增殖期视网膜病变的发生呈指数型累积上升,而其向增殖期视网膜病变的进展则呈持续稳定增加。

血糖控制可预防或减缓视网膜病变的发生、发展。对于 1 型糖尿病,糖尿病控制与并发症研究(DCCT)结果表明,与常规治疗组相比,强化治疗组(糖化血红蛋白 HbA1 较前者低约 2%)糖尿病视网膜病变发生风险平均下降 76%,糖尿病视网膜病变进展减缓 54%。DCCT 研究结束后,虽然最初强化治疗组和常规治疗组的血糖控制(糖化血糖蛋白 HbA1c)水平趋向同一水平(8 年后,强化治疗组 7.98%;常规治疗组 8.07%),然而,最初分配的治疗方案对患者仍有一个持久的"记忆"效应,强化治疗组糖尿病视网膜病变进一步进展的发生率显著降低。最初强化治疗组严重视网膜结局下降 50%。血糖控制预防糖尿病并发症的发生,在一定程度上是以低血糖为代价的,因此也要关注低血糖问题。对于 2 型糖尿病,研究结果与 DCCT 研究类似。英国前瞻性糖尿病研究(UKPDS)流行病学分析表明,2 型糖尿病患者视网膜病变发生风险与高血糖存在持续相关,即 HbA1c 每下降 1%(从 9% 到 8%),视网膜病变减少 35%。

除血糖控制外,血压控制与糖尿病视网膜病变若干阶段的发生发展有关。严格的控制血压从某种意义上来说,它比降糖带来的好处还要明显。UKPDS 结果:严格控制血压组平均血压为 144mmHg/82mmHg;非严格控制血压组血压为 154mmHg/87mmHg。两组比较,严格控制血压组,微血管病变下降 37%,眼底恶化下降 37%,视力恶化下降 47%。威斯康星州糖尿病视网膜病变流行病学研究显示收缩压与非增殖期视网膜病变的发生有关,而舒张压与其进展有关。

血脂控制也与糖尿病视网膜病变发生发展相关。非诺贝特干预与减少糖尿病事件(FIELD)研究结果发现,与安慰剂组相比,作为临床降脂药的非诺贝特降低糖尿病黄斑水肿和增殖期视网膜病变需要首次激光治疗的例数,分别降低 31% 和 30%。但非诺贝特并未减少糖尿病视网膜病变和黄斑水肿的发生、硬性渗出进展及视力恶化,只是原有视网膜病变进展明显缓慢[7]。糖尿病控制心血管危险行动(ACCORD)研究显示,应用非诺贝特联合辛伐他汀治疗 2 型糖尿病患者 4 年,降低糖尿病视网膜病变进展 40%,且该作用独立于血糖控制以外[6]。FIELD 研究[7]和 ACCORD 研究[8]结果均表明,在伴有糖尿病视网膜病变的 2 型糖尿病患者,尤其是需要激光光凝的糖尿病黄斑水肿患者,应推荐使用非诺贝特,可有效抑制糖尿病视网膜病变进展。

糖尿病合并妊娠也可以明显加重视网膜病变进展,因此特别强调妊娠前、中以及妊娠后都要进行眼底检查。

我们发现,亚临床甲减也是影响视力视网膜病变的危险因素。糖尿病患者合并亚临床

甲减可以使视网膜病变风险增加 4 倍,对于糖尿病患者,这也是一个值得重视的可干预的视网膜病变危险因素[9]。

三、糖尿病视网膜病变的治疗

糖尿病视网膜病变视力损害一旦发生则难以逆转。因此,糖尿病视网膜病变临床防治策略是重在预防。首先是防止其发生;一旦发生了糖尿病视网膜病变,则重在抑制其进展为严重的黄斑水肿或增殖期糖尿病视网膜病,及时实施合理的治疗干预以减轻视力损害,降低致盲率。

目前糖尿病视网膜病变的治疗包括药物和手术。参照 2002 年国际临床糖尿病视网膜病变诊断标准,由眼科医生对其进行诊断和分类。但是,这些患者多因内科疾病而就诊,内分泌科如何与眼科合作,把需早期干预的患者留在内分泌科,而有针对性的把高危患者转诊到眼科,特别是需要诊断和筛选重度非增殖期视网膜病变,交由眼科医生处理,这是需要解决的关键问题。糖尿病视网膜病变定期筛查以及对危险因素干预为防止糖尿病视网膜病变的发生提供了可能。对于轻度或中度非增殖期视网膜病变,予以内科药物治疗,进行危险因素控制;而对于重度非增殖期视网膜病变或早期增殖期视网膜病变,根据糖尿病分型,应当考虑是否光凝治疗。早期糖尿病视网膜病变治疗研究(ETDRS)已证实,2 型糖尿病患者在发展成为高危的增殖期视网膜病变之前,如果接受光凝治疗,严重视力减退和需要进行玻切术的风险降低 50%;而在 1 型糖尿病患者,即使光凝治疗,其延迟至发展成为高危增殖期视网膜病变阶段、发展成为严重视力减退或需要接受玻璃体切割术的风险无显著差异[10]。对于黄斑水肿,现在看来,局部注射抗血管内皮生长因子(VEGF)的制剂,糖皮质激素等药物的局部应用或口服有一定的应用前景。基于目前对糖尿病黄斑水肿的病理生理特征的认识,在控制血糖等危险因子前提下,黄斑水肿临床治疗仍以眼科治疗为主,包括激光光凝、玻璃体腔药物注射以及玻璃体切割手术等方法。

尽管糖尿病视网膜病变临床防治取得了显著的进展,但是糖尿病视网膜病变致盲率并未明显下降,防止糖尿病视网膜病变发生、抑制糖尿病视网膜病变进展、减轻视力损害以及降低致盲率等仍然面临诸多挑战,这需要眼科、内分泌科等多学科合作进行综合防治。

糖尿病视网膜病变临床防治工作任重而道远。

(周建博　杨金奎)

参 考 文 献

1. Klein R, Klein BE, Moss SE, et al. The Wisconsin Epidemiologic Study of Diabetic Retinopathy: XⅧ. The 14-year incidence and progression of diabetic retinopathy and associated risk factors in type 1 diabetes. Ophthalmology. 1998;105(10):1801-1815.

2. Yau JW, Rogers SL, Kawasaki R, et al. Global prevalence and major risk factors of diabetic retinopathy. Diabetes Care. 2012;35(3):556-564.

3. Klein R, Klein BE, Moss SE, et al. The Wisconsin Epidemiologic Study of Diabetic Retinopathy. II. Prevalence and risk of diabetic retinopathy when age at diagnosis is less than 30 years. Arch Ophthalmol. 1984;102(4):520-526.

4. Yuan MX, Peng ZH, Xin Z, et al. Low prevalence of diabetic retinopathy in a Chinese population. Diabetes care

2012,35（8）:e61.

5. Klein R,Klein BE,Moss SE,et al. The Wisconsin Epidemiologic Study of Diabetic Retinopathy. III. Prevalence and risk of diabetic retinopathy when age at diagnosis is 30 or more years. Arch Ophthalmol. 1984;102（4）:527-532.

6. 王宁利,王凤华,梁远波 . 河北省永年县成年人主要致盲眼病现状调查:邯郸眼病研究进展报告 . 首都医科大学学报 2010;31（1）:11-17.

7. Keech AC,Mitchell P,Summanen PA,et al. Effect of fenofibrate on the need for laser treatment for diabetic retinopathy（FIELD study）:a randomised controlled trial. Lancet 2007;370:1687-1697.ACCORD Study Group and ACCORD Eye study GrouB Effects of medical therapies on retinopathy progression in type 2 diabete5,New Eng J Med,2010.363,233-244.

8. Yang JK,Liu W,Shi J,et al. An association between subclinical hypothyroidism and sight-threatening diabetic retinopathy in type 2 diabetic patients. Diabetes care 2010,33（5）:1018-1020.

9. Ferris FL 3rd. How effective are treatments for diabetic retinopathy? JAMA. 1993 Mar 10;269（10）:1290-1291.

第四节　慢性肾脏病与视网膜血管异常

导　读

慢性肾脏病是各种原因引起的慢性肾脏结构和功能障碍,主要表现为蛋白尿、血尿、水肿、高血压、有或无肾功能下降。视网膜血管是人体唯一可以活体观察到的血管,它们属于小血管范畴,是全身微循环的一部分。从眼科医师或肾内科医师的角度来看,目前为止,视网膜血管监测对于慢性肾病早期诊断提供的参考意义仍不理想,究其原因,糖尿病、高血压等全身系统性疾病的参与以及视网膜血管异常的多变性使两者联系变得错综复杂。整合医学的多元化思维,使我们对于疾病认知及临床科研有了更深的思索:①共性是不同的疾病产生关联所在。肾小球和视网膜血管同属于微循环系统,二者微小血管的共性决定慢性肾小球疾病、糖尿病肾病、高血压肾病的病理变化可借助眼底组织这一特殊的"窗口"而呈现出来。②分化与整合是对立统一的,整合是在分化基础上的整合。视网膜血管异常指标众多,何者是预测肾病及其功能损害的最佳指标? 需要将其指标细化,才有利于问题的明确。在此基础上,动物实验证实视网膜血管异常与肾病的关联性存在,流行病学研究证实这种关联在不同地域及种族的人群中可重复,提示两者的联系可能不受环境或遗传背景的影响。③疾病认知不仅要考虑不同因素间的关联,更应考虑不同因素间的动态作用对疾病的影响:如高血压病时持续的体循环动脉压升高可以导致视网膜血管病变及肾小动脉硬化等靶器官损害,而微循环系统的异常又可影响到体循环血压的变化,使之进入恶性循环。循此思路,结合前瞻性队列研究,在未来有可能实现视网膜血管对于慢性肾脏病的个体化预测。

视网膜血管系统是人体唯一能够无创观察到的微血管系统。1823 年,Johannes Purkinje发明了直接眼底镜。1898 年,苏格兰医生 Marcus Gunn 利用眼底镜进行眼底血管观察,并描述了脑血管疾病患者视网膜血管的一系列异常改变。自此,眼底血管开始被认为是反映全身微血管状态的指标之一,通过无创的视网膜微血管成像技术可以观察人体微循环的状况。近年来,随着高分辨眼底照相技术以及数字图像分析技术的不断发展,研究者们可以更加客观可靠地对眼底血管进行观察和评估,以期揭示眼与全身疾病间的关系。

慢性肾脏病(chronic kidney disease,CKD)是一类严重威胁人类健康的常见疾病,临床上主要表现为蛋白尿、血尿、水肿、高血压、有或无肾功能下降。慢性肾脏病病因多样,起病隐匿,进展持续,并发症多,医疗费用高,死亡率高。在慢性肾脏病众多病因中,慢性肾小球疾病、高血压肾损害、糖尿病肾病占据前三位,而且,高血压、糖尿病、高脂血症、增龄等又是导致慢性肾脏病发生发展的主要危险因素。慢性肾脏病持续进展将引起肾功能和肾单位不可逆地丧失,导致以代谢产物潴留、水电解质酸碱平衡紊乱以及内分泌失调为特征的临床综合征-慢性肾衰竭,并可进展到终末期肾脏病(end-stage renal disease,ESRD)、尿毒症。按照美国肾脏基金会(national kidney foundation,NKF)对慢性肾脏病的定义和分类[1],根据肾小球滤过率水平(glomerular filtration rate,GFR),慢性肾脏病可分为五期:1 期:GFR≥90ml/(min·1.73m²);2 期:GFR 60~89ml/(min·1.73m²);3 期:GFR 30~59ml/(min·1.73m²);4 期:GFR 15-29ml/(min·1.73m²);5 期:GFR<15ml/(min·1.73m²),即终末期肾脏病期,此期患者常合并有各系统器官的病变,如心脑血管疾患、感染、贫血、消化道症状、骨病、代谢紊乱、水电解质酸碱平衡失调等,严重时可以危及生命;此时,除了需要肾脏替代治疗以维持机体排泄功能外,还需要治疗各系统器官的病变才可以维持生命,所花费大量的医疗费用给家庭和社会带来沉重的经济负担。

目前,在全球,慢性肾脏病的患病率均呈明显上升趋势。据美国肾脏病数据系统(the national health and nutrition examination survey,NHANES)资料显示[2],美国 1988-1994 年间,慢性肾脏病 1-4 期的发生率为 10.0%,到 1999-2004 年间则达 13.1%,糖尿病、高血压、肥胖发病率的上升是其慢性肾脏病患病率增长的主要原因。慢性肾脏病患病率在澳大利亚达 16.2%[3],韩国 13.7%[4],日本 12.9%[5]。在中国,成年人中慢性肾脏病的患病率已达 10.8%[6],其中,北京地区 18 岁以上成年人中达 13.0%[7],河北省邯郸农村地区 30 岁以上成年人中达 15.1%[8]……年龄、高血压、糖尿病、高尿酸血症为中国慢性肾脏病的独立危险因素,而且人群对慢性肾脏病的知晓率及治疗率均低。因此,如何早期发现慢性肾脏病及其高危人群,控制危险因素,延缓病变进展,减少终末期肾病的发生,已经成为全球重要的公共卫生问题之一。

慢性肾脏病病变的主要部位在肾小球毛细血管襻,眼视网膜病变的主要部位也在视网膜微血管,二者同属于机体微循环系统。视网膜微血管系统病变能否反映肾脏微循环系统的异常? 既往研究表明,视网膜微循环系统与脑、冠脉等器官的微循环系统具有相同的解剖生理特征[9];动物试验也证实视网膜血管异常与系统微循环异常在发病机制上具有一致性[10]。自 1990 年美国动脉硬化危险因素社区研究(atherosclerosis risk in communities study,ARIC)研究组利用眼底照相技术对眼底照片中视网膜血管异常与全身性疾病的关系进行评价,并制定了视网膜血管异常的定性定量评价标准以来,研究者们开始尝试将眼底照相等技术用于系统血管疾病的筛查。目前有多项以人群为基础的流行病学调查显示,视网膜血管异常与冠心病[11,12]、脑卒中[13]、高血压[14-17]、糖尿病[12,17,18]、慢性肾脏病[18-23]之间具有一定的相关性,从而提示视网膜血管异常可作为评估全身疾病危险性的一个重要临床指标。

一、慢性肾小球疾病与视网膜血管异常

根据美国肾脏基金会 2002 年制定的慢性肾脏病临床实践指南(kidney disease outcome

quality initiative,K/DOQI),慢性肾脏病定义[1]是指:①有肾脏损伤(血、尿检异常)的依据≥3个月,伴或不伴肾小球滤过率(GFR)的下降;②GFR<60ml/(min·1.73m²),≥3个月,伴或不伴肾损伤依据。

在肾损伤依据中,微量清蛋白尿是肾脏损伤的早期反映,与肾小球解剖结构的变化、肾小球滤过膜电荷屏障的受损、肾小管重吸收功能的障碍以及肾小球血流动力学的改变有关。清蛋白尿是肾小球滤过膜损伤的标志,反映肾脏受损的程度。目前以24小时或者过夜段尿清蛋白排泄率为诊断清蛋白尿的金标准[24],但因其易受尿液留取、检测及其运输和血压波动等方面的影响,实施中受到一定的限制。故许多指南推荐以具有良好稳定性的次日尿清蛋白/尿肌酐比值(albumin creatinine ratio,ACR)作为诊断清蛋白尿的标准[25,26]。目前,指南推荐的ACR诊断标准主要有两种:① 美国糖尿病协会(the american diabetes association,ADA)推荐的诊断标准:ACR≥30mg/g(3.39g/mol)[27];② K/DOQI推荐的诊断标准:ACR男性≥17mg/g(1.92g/mol),女性≥25mg/g(2.83g/mol)[28]。专家认为,虽然有研究表明平均尿清蛋白排泄率在性别间无明显差异,但由于男性肌肉质量较高,而肌酐又是骨骼肌代谢产物,因此男性尿肌酐排泄率高于女性,所以在应用单一ACR诊断标准时,清蛋白尿的发生率男性明显低于女性[29]。故这两种尿清蛋白检测方法中,后者得到更多应用[30,31]。

近年来国际上有数项关于视网膜血管病变与慢性肾脏病相关性的研究,如美国心血管健康研究(cardiovascular health study,CHS)[32],动脉粥样硬化风险社区研究(the atherosclerosis risk in communities study,ARIC)[33],威斯康星糖尿病视网膜病变流行病学研究(Wisconsin epidemiologic study of diabetic retinopathy,WESDR)[34],新加坡-马来西亚眼病调查(the Singapore Malay eye study,SiMES)[35],中国邯郸眼病研究(Handan eye study,HES)[36],比佛达姆眼科研究(Beaver Dam eye study,BDES)[37]等,普遍认为视网膜血管病变与慢性肾脏病的发生有一定相关性。

美国心血管健康研究(cardiovascular health study,CHS)[32]是一个前瞻性,多中心的队列研究。该研究将视网膜血管异常定义为视网膜病变(硬性和软性渗出,出血或者为动脉瘤)和(或)视网膜血管异常(动静脉局部狭窄,中心动脉狭窄,或动静脉比值降低)。在经过4年的观察后,研究者发现,视网膜血管异常与肾功能下降有关。在校正了年龄、性别、种族、体重、糖尿病、高血压、血管紧张素转换酶抑制剂的使用及蛋白尿后,有视网膜病变的人群与无视网膜病变人群相比,血清肌酐有明显上升[SCr升高≥0.3mg/dl(第9年血Cr与第5年血Cr之差),OR:3.2,CI:1.58~6.5],eGFR有明显下降[eGFR下降≥20%(简化MDRD公式),OR:2.84,CI:1.56~5.16],这个结果独立于糖尿病和高血压的影响。提示具有视网膜病变的人群更易发生肾功能恶化;分析原因可能是视网膜血管病变是弥漫、系统性微血管损伤的反映,肾功能损伤与视网膜微循环损伤之间存在着相关性。

动脉硬化风险社区研究(ARIC)[33]显示,视网膜血管异常与肾功能下降及认知能力下降有关;在校正了年龄,性别,种族,糖尿病,高血压及其他危险因素后,发现患有视网膜病变(优势比 OR 2.0;95% 可信区间 CI 1.4~2.8)、微动脉瘤(OR 2.0;95% CI 1.3~3.1)、视网膜出血(OR 2.6;95% CI 1.6~4.0)、软性渗出(OR 2.7;95% CI 1.6~4.8)和动静脉局部狭窄者(OR 1.4;95% CI 1.0~1.9)比无以上异常者更容易发生肾功能下降。同时发现,在有或无糖尿病,有或无高血压,同时患高血压、糖尿病或均无者中,均存在着视网膜病变与血清肌酐水平升高的相关现象,尽管有时无统计学意义。提示合并视网膜病变的患者更易发生肾功能不全。其发生肾功能损伤的机制可能不是直接由于血压或血糖的升高所致,广泛的微血管系统损伤可能是眼和肾脏微血管损伤的基础。

新加坡 - 马来西亚眼病研究(SiMES)[35],在校正了年龄、性别、教育程度、吸烟、糖尿病、高血压、体重指数、血脂水平后,发现视网膜中央动脉(central retinal artery equivalent,CRAE)四分位组最小的人群发生 eGFR<60ml/(min·1.73m^2) 的风险较 CRAE 四分位组最大人群增加 1.42 倍(95% CI 1.03~1.96),发生清蛋白尿的风险增加 1.8 倍(95% CI 1.11~2.91)。视网膜病变与 eGFR 下降、清蛋白尿发生呈正相关。视网膜中央静脉直径变化与 CKD 无关。提示视网膜动脉狭窄与慢性肾脏病相关且独立于糖尿病和高血压。认为视网膜动脉狭窄是血压升高导致微血管损伤的标志。

中国邯郸眼病研究(HES)显示,视网膜血管异常、视网膜动静脉比值与清蛋白尿具有相关性[36]。在校正了年龄和性别后,视网膜中央动脉内径(CRAE)最小组,发生 GFR 下降和蛋白尿的比率最高;视网膜中央静脉内径(CRVE)最大组,发生 GFR 下降的比率最高,而视网膜动脉内径越小,静脉内径越大,动脉 - 静脉内径比值(AVR)越小,越容易发生蛋白尿(OR 1.27,95% CI:1.04~1.54,p=0.02),GFR 下降的比率亦最高。高血压、糖尿病参与了视网膜血管异常及蛋白尿的发生。然而,无论有 / 无高血压或糖尿病,有视网膜血管异常的人群都更容易发生蛋白尿(优势比 OR:1.54,95% CI:1.29~1.85,p<0.05)。

基于多种族动脉粥样硬化研究(the multi-ethnic study of atherosclerosis,MESA)[37]纳入年龄 45~84 岁的居民共 4594 人,在平均 4.8 年的随访期中,有 232 人进入了慢性肾脏病 3 期。虽然从总体上来看,视网膜微血管内径与慢性肾脏病 3 期发生率无关,然而经种族分层后发现,在经多因素调整后,白种人中视网膜中央动脉最狭窄的人群与最大的人群相比,发生 CKD3 期进展的风险增加 1.78 倍;而且,这种相关性在既无糖尿病又无高血压的白种人中仍然存在。结论指出,白种人视网膜微血管病变可能与慢性肾脏病的进展有关。可能的机制是:视网膜动脉狭窄反映血管内膜增厚,中膜增生,透明样变和硬化等血流动力学改变所致的微血管损伤;肾脏有病变时肾小血管也存在着内皮功能受损,肾小球系膜增生,肾小球滤过面积减少和肾功能损伤;视网膜和肾小动脉二者具有相同的微血管损伤病理改变。因此认为,视网膜动脉狭窄可以预测肾功能损伤。

然而,在视网膜动脉、静脉血管内径变化与慢性肾脏病病变之间关系的研究结果上还存在着不一致。如,美国基于 1 型糖尿病的威斯康星糖尿病视网膜病变研究(WESDR)[34]显示,在校正了性别,年龄,糖尿病患病年限,糖化血红蛋白水平,视网膜病变等因素,视网膜中央静脉内径越大,越容易发生蛋白尿(OR 1.53,95% CI 1.19~1.97)及肾损害(OR 1.51,CI:1.05~2.17);而视网膜中央动脉内径的变化与蛋白尿及肾损害无明显相关性。ARIC 研究显示,在长达 6 年的大规模样本量(10 000 余人)研究中,肾功能下降(血肌酐至少上升 0.4mg/dl,或因为肾脏病死亡或住院)与视网膜动脉 - 静脉比值(AVR)无关[33]。同样,CHS 研究中,1394 名老年受试者,其视网膜动脉异常(动静脉局部狭窄,局灶性动脉狭窄或 AVR 最小者)与肾功能损害(血 Cr 升高≥0.3mg/dl(4 年血 Cr 之差)或 eGFR 下降≥20%)无明显相关[32]。AusDiab 研究发现,在伴有糖代谢异常的患者中,视网膜 AVR 与微量清蛋白尿及肾小球滤过率无关[38]。Beaver Dam Eye Study[39]提出,虽然视网膜动脉内径最小组与静脉内径最大组有发生 eGFR 下降的趋势,但是基础视网膜动脉和静脉直径与 15 年间新发 CKD 的风险均无直接相关性。因此认为,视网膜血管狭窄和 eGFR 下降之间可能存在共同的发病机制,但无因果关系。以上结论的不相一致,考虑除了可能与种族、基因、原发疾病、年龄等因素以及研究方法和研究手段有关外,眼与慢性肾脏病之间的关联性还需进一步观察。

目前全球进行的视网膜血管异常与慢性肾脏病的主要相关研究见表6-4-1。

二、高血压及其肾损害与视网膜血管异常

高血压是一种以体循环动脉血压持续升高为主的全身性疾病。动脉血压升高,是高血压主要的病理生理变化和临床表现;全身小动脉痉挛和硬化,又是高血压动脉压持续升高的基本条件;并且,长期的血压增高还可引起心、脑、肾、外周血管、眼底等靶器官的损害。视网膜中央动脉为全身唯一能在活体上直接观察到的小动脉。高血压病过程中的眼底情况,常能反映机体靶脏器的受害程度,对高血压病的诊断及预后有着重要意义。

19世纪初期,著名的眼科学家Robert Marcus Gunn发现高血压可以引起视网膜血管系统的损害。此后许多研究证明,高血压累及眼底血管时可出现视力进行性减退,眼底改变与血压增高程度及其预后相关。

高血压性视网膜血管损害,主要包括以下几方面[40,41]:①视网膜动脉痉挛:是原发性高血压最先出现的眼底体征,也是导致所有原发性高血压眼底病变的基础。视网膜动脉痉挛的轻重与体循环动脉压增高的程度呈正相关。在高血压的持续作用下,视网膜动脉-静脉比例可由正常的2∶3变成1∶2~3,甚至1∶4。②视网膜动脉硬化:视网膜动脉因痉挛、缺血、缺氧发生玻璃样变性;管壁中层平滑肌细胞增生、肥大、变厚,出现血管壁重构,管腔变窄。临床上可表现为视网膜动脉缩窄、动静脉交叉压迫征、动脉壁反光改变(铜丝样或银丝样改变)、动脉迂曲以及动脉分支角度增加等。③视网膜静脉病变:血压引起的眼底病变多以动脉为基础,而糖尿病视网膜病变以静脉为基础。表现为视网膜动脉痉挛时,静脉显得充盈饱满。④视网膜血管以外的眼底病变:除血管改变外,原发性高血压还可引起视网膜弥漫性水肿、混浊、硬性渗出、软性渗出、出血、脉络膜病变、视盘水肿等。表6-4-2所示为高血压性眼底病变的分期。

动物实验证实,高血压大鼠模型中视网膜动脉和肾小动脉的病理改变高度相关[42]。高血压大鼠的肾小球入球小动脉内径在未发生高血压前较对照组大鼠就已存在狭窄[43]。高血压可以导致肾小球毛细血管内压增高,肾小球高灌注和高滤过,肾脏通过自身调节机制来调节肾脏入球小动脉和出球小动脉等肾小血管的收缩与舒张,以使肾血流量和肾小球滤过率在机体动脉血压增高状态下维持稳定,来保证机体代谢废物的正常排出和体液的平衡。持续的血压增高可以导致肾小动脉硬化,造成肾小球功能损害,而肾功能损害又可影响到肾脏血流动力学调节系统功能的稳定,导致血压升高,二者互为因果[44]。微量清蛋白尿是肾小球损伤的早期指标,也是临床评估高血压肾损伤的早期依据。临床上早已证明,高血压是慢性肾脏病发生发展及已有慢性肾脏病患者死亡率增加的重要独立预测因子。

人群研究显示,高血压时微小动脉的狭窄不仅是高血压损害的标志,也可能是高血压发生和进展的原始事件[45]。视网膜动脉狭窄可能发生在动脉血压升高之前,并可增加高血压的患病几率。ARIC研究[46-48]发现,既往无高血压病史的健康人群中,经过3年的随访,有14.4%的人发生了高血压;其中人群的AVR值与高血压的发病率成反比(从AVR最高到最低五分位数,高血压病的发病率分别为8.9%、12.3%、13.7%、14.3%和22.3%);控制混杂因素后,发生高血压的OR值在低AVR者为1.62(95% CI:1.21~2.18),有局限性视网膜动脉狭

表 6-4-1　视网膜血管异常与慢性肾脏病的相关研究

研究	ARIC	CHS	WESDR	HES	SiMES
人群 年度	美国四个社区 1987-1989	美国四个社区 1989-1990	美国威斯康星州 1980-1996	中国河北邯郸农村 2006-2007	新加坡亚裔 2008
年龄	45-64	≥65 岁	≥30 岁	≥30 岁	40-80
总人数	15792	5201	10 135 名糖尿病患者	7577	4168
研究人数	10056	1394	1 型糖尿病,557 名	5925	3280
肾功能下降和发展的标准	血 Cr 升高≥0.4mg/dl(第 4 次普查血 Cr 与第 2 次普查血 Cr 之差)因肾病住院或死亡	血 Cr 升高≥0.3mg/dl(第 9 年普查血 Cr 与第 5 年血 Cr 之差)或 eGFR 下降≥20%(简化 MDRD 公式)	eGFR<60ml/(min·1.73m²);ACR≥30mg/g	eGFR<60ml/(min·1.73m²) or ACR(≥17mg/g for men and ≥25mg/g for women)	eGFR<60ml(min·1.73m²) or ACR(≥17mg/g for men and ≥25mg/g for women)
患病率	视网膜病　6.7% 肾病发展　2.7%	视网膜病变 10% 视网膜小动脉病变 50% 肾功能下降 5%	eGFR 下降 20.5%;蛋白尿 32.9%	视网膜血管异常 15.39%, eGFR 下降 0.40%;蛋白尿 16.5%	eGFR 下降 17.2%;蛋白尿 33.6%
眼与肾的关系	视网膜病与肾病发展 *OR*:2.0,95% *CI*:1.4~2.8 视网膜动静脉交叉与肾病发展 *OR* 1.4,95% *CI*:1.0~1.9	视网膜病变与血 Cr 升高 *OR* 3.20,95% *CI*:1.58~6.5 与 eGFR 下降 *OR* 2.84,95% *CI*:1.56~5.16	视网膜静脉扩张与蛋白尿 *OR*:1.53,95% *CI*:1.19~1.97, 与 eGFR 下降 *OR*:1.51,95% *CI*:1.05~2.17	视网膜血管异常与蛋白尿的关系: DM 人群:*OR* 1.93,95% *CI*:1.19~3.13 HP 人群:*OR* 1.45,95% *CI*:1.05~2.02 DM+HP 人群:*OR* 1.84,95% *CI*:1.05~3.22	视网膜病变与蛋白尿 *OR* 1.88,95% *CI*:1.13~3.15 视网膜病变与 eGFR *OR* 1.56,95% *CI*:1.14~2.14 视网膜动脉狭窄与蛋白尿 *OR*:1.24,95% *CI*:1.06~1.44 与 eGFR 下降 *OR*:1.12,95% *CI*:1.01~1.24

注:ACR:尿清蛋白 / 尿肌酐比值(urinary albumin-to-creatinine,ACR)
DM 人群:糖尿病患者群
HP 人群:高血压人群
ARIC:美国社区动脉粥样硬化危险因素研究 CHS:美国心血管健康研究
WESDR:美国威斯康星州糖尿病视网膜病变研究 HDES:中国邯郸眼病研究
SiMES:新加坡 - 马来西亚眼病研究

表 6-4-2 高血压性眼底改变分类

Ⅰ级	视网膜动脉轻度狭窄、硬化、痉挛和迂曲
Ⅱ级	视网膜动脉中度缩窄和硬化,出现动静脉交叉压迫征、视网膜静脉阻塞
Ⅲ级	视网膜动脉中度以上缩窄伴局部收缩,并有棉絮状渗出、出血和水肿
Ⅳ级	视乳头水肿,并有Ⅲ级眼底的各种改变,病变均较重

窄者为 1.61(95% CI,1.27~2.04)。有局灶性视网膜动脉狭窄的人群与无局限性动脉狭窄者相比,前者 3 年后患高血压的风险增加了 60%(两组人群高血压的发病率分别为 25.1% VS 13.0%);弥漫性动脉狭窄与局限性狭窄者相比,平均动脉血压增高 8mmHg($p<0.0001$);视网膜局限性动脉狭窄、动静脉交叉压迫征和视网膜病变的出现率均与血压水平正相关;平均动脉血压(MABP)每升高 10mmHg,AVR 下降 0.02 个单位($p<0.0001$);局限性视网膜动脉狭窄、动静脉交叉压迫征和视网膜病变对高血压的 OR 值及 95%CI 分别为 2.0(1.87~2.14)、1.25(1.16~1.34) 和 1.25(1.15~1.37);而且,弥漫性视网膜动脉狭窄和动静脉交叉压迫征与 3~6 年间的血压升高强相关。

比佛达姆眼病研究(BDES)[37]结果显示,视网膜中央动脉内径(central retinal artery equivalent,CRAE)与血压水平呈负相关,收缩压每升高 10mmHg,CRAE 减少 4.4μm(95% CI:3.8~5.0);而且发现在较年轻的人群中这种相关性更明显:收缩压每升高 10mmHg,在 43~54 岁人群中,CRAE 减少 7.0μm;而在 75~84 岁人群中,CRAE 减少 2.5μm。反映随着年龄的增长,CRVE 并不随着血压水平的升高而缩窄,考虑可能由于增龄导致的老年人群视网膜动脉硬化较重,部分抵消了由于高血压所引起的动脉狭窄。BDES[37]研究还显示,视网膜动脉 - 静脉比值(AVR)四分位数最低组患高血压的风险较最高组增加 1.82 倍(95%CI:1.39~2.40)。认为微血管系统结构的改变可能导致了高血压的发生。高血压一个关键的病理生理特点是微血管病变,特别是外周小动脉的收缩,这些小动脉的持续收缩可以增加外周血管阻力,增大外周负荷,导致高血压的发生发展;持续的高血压又可加重这种病变,形成恶性循环[49]。

蓝山眼病研究(the blue mountain eye study,BMES)[50,51]同样发现,随着动脉血压的升高,视网膜血管的内径减小。视网膜中央动脉内径(CRAE)、视网膜中央静脉内径(central retinal vein equivalent,CRVE)、视网膜动脉 - 静脉比值(AVR)均与血压相关:MABP 每升高 10mmHg,CRAE、CRVE、AVR 分别减少 3.5μm、0.96μm 和 0.012。而且,经过 5 年的随访,基线时弥漫性视网膜动脉狭窄者发生重症高血压病的危险性明显增加(OR:2.6,95%CI:1.7~3.9)。支持视网膜血管异常可以预测高血压的严重程度和病程的假说。同时证实,未经治疗或控制不理想的高血压患者比血压得到较好控制者发生视网膜血管异常的可能性要大。

CHS 研究[52]中,通过对非糖尿患者群(69~97 岁)眼底照片进行分析,发现所有的视网膜血管异常表现均与高血压相关(视网膜病变、局限性动脉变窄、动静脉交叉压迫征和弥漫性动脉狭窄的 OR 值分别为 1.8、2.1、1.5 和 1.7)。视网膜血管异常不仅与当时血压水平相关,而且也与既往血压有关。控制住当时血压的影响后,弥漫性视网膜动脉缩窄和动静脉交叉压迫征与既往 8 年的血压水平明显相关[53]。以上研究结果均表明视网膜血管异常与动脉血压及高血压相关,提示弥漫性视网膜动脉缩窄和动静脉交叉压迫征是慢性高血压引起血管损伤的标志,而局限性动脉缩窄、视网膜出血、微动脉瘤和棉絮斑等与近期血压水平有关,可能反映近期高血压的严重程度。

鹿特丹研究（Rotterdam study）[54]亦观察了视网膜血管狭窄与高血压之间的关系，发现与正常对照组相比，有视网膜动脉狭窄者发生高血压的风险增加 1.38 倍（95% CI：1.23~1.55）；有视网膜静脉狭窄者发生高血压的风险增加 1.17 倍（95% CI：1.04~1.32）；提示无论视网膜动脉狭窄还是静脉狭窄都可能发生在血压持续增高之前；推测多种原因引起的微小血管损伤（如肾小血管损伤、视网膜动脉狭窄），可能导致了血压的升高和持续性进展，进而加重了相应靶器官的损伤。

许多研究证实，视网膜动脉狭窄是持续性高血压及代谢紊乱共同累及微血管的标志。视网膜动脉狭窄与高血压的发病独立相关。弥漫性和局限性视网膜动脉缩窄可以预测血压正常的高血压患者靶器官损伤的风险。对视网膜血管内径的定量检查可以实现对血压影响的监测，进而观察眼和全身系统性疾病中的血管改变，控制血压，有助于血管病变的减轻[38、55、56]。

基于最新的视网膜内径图像分析技术，Hoorn 研究[57]证实，广泛性视网膜动脉狭窄的出现与血压升高，肾功能下降等心血管危险因素之间存在有相关性，视网膜中央动脉内径最小组在血压正常和高血压患者中均与肾功能不全有关。这项研究有两个重要的发现：①慢性肾功能不全的发病率与视网膜中央动脉内径（CRAE）呈负相关（发生肾功能不全的几率：CRAE 最小组 VS 最大组为 7.8% VS 3.8%）；②高血压与视网膜中央动脉内径狭窄同时存在时，其患肾脏病的几率是正常血压人群的近 6 倍。提示高血压与视网膜动脉狭窄同时存在时与肾脏损害高度相关，且独立于种族，性别，年龄及常规危险因素。

邯郸眼病研究[36、58、59]对中国河北邯郸农村地区 30 岁以上成人中眼与肾脏病及其危险因素等进行了调查。结果显示，在邯郸农村地区 30 岁以上成人中，CKD 的患病率达 15.1%，年龄、高血压、糖尿病、女性等因素是其危险因素。视网膜血管内径的变化与高血压、糖尿病和清蛋白尿的发生有关。表现为：在经年龄、性别、BMI、高密度脂蛋白、低密度脂蛋白、总胆固醇、甘油三酯、糖尿病、高血压病、吸烟、教育程度等多因素校正后，①视网膜动脉狭窄与清蛋白尿的发生独立相关。CRAE 最小组与最大组相比，发生清蛋白尿的风险增加 1.24 倍（95% CI：1.02~1.51）。血压的增高与清蛋白尿的发生呈正相关，高血压组发生清蛋白尿的风险较无高血压病组增加 1.41 倍（95% CI：1.21~1.64）。与血压正常人群相比，在高血压整组人群中，收缩压≥180mmHg，发生蛋白尿的风险增加 2.06 倍（95% CI：1.54~2.76）；收缩压每升高 10mmHg，清蛋白尿发生率增加 1.11 倍（95% CI：1.08~1.15）；舒张压≥110mmHg，发生清蛋白尿的风险增加 3.10 倍（95% CI：1.77~5.45），舒张压每升高 10mmHg，清蛋白尿发生率增加 1.17 倍（95% CI：1.11~1.24）。尤其值得重视的是，在该研究中，无高血压病组，CRAE 最小组发生清蛋白尿的风险也较最大组增加 1.36 倍（95% CI：1.00~1.84）。有高血压同时伴 CRAE 缩小的人群整体发生清蛋白尿的风险更高。②糖尿患者群中，有视网膜血管异常者发生蛋白尿的比例较无视网膜血管病变者明显增高，这种网膜血管病变主要表现为 CRVE 增大，而且 CRVE 越大，人群糖尿病的患病率就越高。提示高血压可能对视网膜动脉的影响较大，糖尿病可能对视网膜静脉的影响较大，而视网膜动脉狭窄、静脉扩张的变化在一定程度上可能反映高血压，糖尿病的发生发展，视网膜动静脉比值的下降与蛋白尿的发生有一定的相关性。进而提出有视网膜血管病变者，发生高血压、糖尿病及其肾损害的可能风险增加；眼底检查可能有助于 CKD 及高血压、糖尿病早期发现的假说。

　　高血压病时持续的体循环动脉压升高可以导致视网膜血管病变及肾小动脉硬化等靶器官损害，而微循环系统的异常又可影响到体循环血压的变化。考虑视网膜动脉直径缩小、血压升高与清蛋白尿的发生之间存在相关性的可能机制为：①微循环损伤。微循环是指微动脉与微静脉之间的血液循环，是血液与组织之间进行物质交换的场所。微循环能控制流经组织的血流量，进而影响全身动脉压和静脉回流量。许多因素可以影响微循环系统的功能，如高血压、糖尿病、电解质紊乱、酸碱平衡失常、组织缺血缺氧等，进而导致机体内环境的失衡。肾小球和视网膜血管同属于微循环系统，二者既有微小血管的共性，又有脏器的特性。其中肾脏入球微动脉与视网膜血管在病理上同属于细动脉，在生理上属于毛细血管前阻力动脉。肾小球由于其血管分布的特点（两个串联的毛细血管网，二者之间由出球小动脉相连），使得肾小球毛细血管内压较高，可达主动脉平均血压的 40%~60%，从而有利于肾小球的血浆滤过；而出球小动脉管径较小，阻力较大，血液流经该段时血压落差较大，故有利于肾小管的重吸收。视网膜血管是脑部血管网的重要组成部分，对血氧的需求很大。视网膜血管主要由视网膜中央动脉和静脉组成。视网膜动脉属前阻力血管，通过其收缩和舒张活动调节和控制着视网膜的血液供应；视网膜静脉为后阻力血管，其收缩与舒张活动可以调节视网膜毛细血管内压，从而影响该处的物质和液体交换。肾小球和视网膜血管又是全身微循环系统的一部分，当各种原因导致机体微循环损伤、内环境失衡时，肾脏和视网膜的血流动力学亦会发生改变，器官功能就会受到损害。由于肾小球与视网膜血管在组织结构、生理功能上具有同一性，故当暴露在相同的危险因素下时，均可导致眼与肾的微循环损伤，而眼与肾的微循环损伤又可与全身微循环损伤一起，共同导致和影响体循环血压的变化，进而促进高血压的发生与发展。②内皮功能受损。内皮功能受损是上述三者共同的病理机制。血管内皮细胞具有调节血管舒缩活动，稳定血流和进行血管重建的重要功能。许多因素可以影响到血管内皮功能。如，高血压、糖尿病、遗传因素、高脂血症、吸烟等。高血压时，持续性的外周阻力增高，可使血管内皮细胞所受到的剪切力增大，引起内皮细胞功能失调，一氧化氮、前列环素、内皮超极化因子等舒血管物质分泌减少，内皮素、血栓素 A2 等缩血管物质分泌增多，加上局部 RAS 系统的激活、神经体液调节功能的失衡、炎症、吸烟、血糖、血脂的异常等因素的共同作用，可以导致微小血管平滑肌细胞的增殖、肥大、管壁玻璃样变、管腔缩小等变化，从而在加重了高血压病变程度的基础上，导致了靶器官的损害。反之，微血管内皮功能的损伤，又可通过相应器官功能的损害，影响到体循环动脉血压。③肾素 - 血管紧张素系统（renin-angiotensin-system，RAS）活化。RAS 的主要功能是调节人体血压、水分、电解质和保持人体内环境的稳定性。RAS 系统既存在于循环系统中，也存在于血管壁、心脏、中枢、肾脏和肾上腺等组织中，共同参与对靶器官的调节。RAS 系统的过度活化，可导致血管紧张素 Ⅱ（angiotensin Ⅱ，Ang Ⅱ）的持续大量分泌，Ang Ⅱ通过与其分布在心脏、肾脏、血管的相应受体（angiotensin type 1 receptor，AT1 和 angiotensin type 2 receptor，AT2）相结合，引起血管收缩、心跳加速、儿茶酚胺大量分泌，醛固酮分泌增多，血容量增大。长期的 RAAS 活化，与高血压的持续和进展、高血压所致的心肌肥厚、心脏和血管的重构、心脑肾等靶器官损害的病理生理机制密切相关。肾脏是合成和调节 RAS 的重要器官。肾脏具有丰富的血液循环，占心输出量的 20%~25%，可通过自身调节和神经体液调节来维持当机体血流动力学发生改变时肾脏血流量和 GFR 的稳定，以保证体内代谢废物的排出和体液的平衡。RAS 系统是肾脏神经体液调节功能中的重要环节，其受肾血流量的控制，通过肾小球旁器对肾素释放的调控来调节 Ang Ⅱ的生成。新近研究表明,眼部组织也具有独立合成 RAS 的能力,RAS 系统活化,也参与到视网膜病变之中[60]。

三、糖尿病与糖尿病视网膜病变和糖尿病肾病

糖尿病是由于遗传和环境因素共同作用引起的一组以糖代谢紊乱为主的临床综合征,表现为胰岛素的绝对或相对不足和(或)作用障碍引起的糖、脂肪、蛋白质、水、电解质等异常。按照发病机制的不同,临床上将糖尿病分为四种类型:1 型糖尿病,2 型糖尿病,特殊类型糖尿病和妊娠糖尿病。慢性高血糖是糖尿病的主要特征,高血压、高脂血症及其他代谢紊乱是糖尿病的主要并发症。

糖尿病微血管病变是糖尿病的主要慢性并发症,常见于视网膜、肾脏、神经、皮肤、肌肉等组织。高血糖时肾脏、晶状体和视网膜等组织对葡萄糖的摄取不依赖胰岛素,使组织内葡萄糖的含量不断增高,过高的葡萄糖在醛糖还原酶的作用下生成山梨醇,后者很少被代谢,从而引起细胞内高渗,导致细胞功能损害。长期高血糖是糖尿病微血管病变发生发展的关键环节,高血压、血脂代谢异常,肥胖,全身血管炎症,内皮受损等是糖尿病微血管病变加重的危险因素[61]。

糖尿病性视网膜病变(DR)主要是指高度协调的视网膜细胞组分受到高糖环境的损害而发生的视网膜微血管结构的异常,主要与高血糖导致视网膜代谢异常、多元醇代谢亢进、蛋白质糖化以及氧化应激增强等因素有关。DR 的病理改变主要为视网膜微血管周细胞消失,微血管瘤形成,微血管基底膜增厚,病变进一步发展造成血 - 视网膜屏障破坏,血管内皮细胞肿胀,毛细血管闭塞,视网膜血管内层缺血,新生血管增殖,微血管硬度增加等病变,最终导致视功能损伤;由此引起的眼底表现为视网膜微血管瘤、出血斑、硬性渗出、棉絮斑、黄斑水肿或缺血、玻璃体积血、增殖性视网膜病变、视神经病变,最终导致视网膜脱离和失明。因此,糖尿病视网膜病变是后天性失明的重要原因之一。目前临床上的糖尿病视网膜病变分级为五分法[62](表 6-4-3)。

表 6-4-3　糖尿病视网膜病变分级

严重程度	散瞳所见视网膜病变
无	无异常
轻度非增生性糖尿病视网膜病变	仅有微动脉瘤
中度非增生性糖尿病视网膜病变	除微动脉瘤外,还存在轻于重度非增生性糖尿病视网膜病变
重度非增生性糖尿病视网膜病变	出现下列任何一改变,但无增生性视网膜病变的体征: 1. 在四个象限的任一象限中多于 20 处视网膜内出血; 2. 在 2 个以上象限有明确的静脉串珠样改变; 3. 在 1 个以上象限有显著的视网膜内微血管异常
增生性糖尿病视网膜病变	新生血管形成,玻璃体积血或视网膜前出血

糖尿病肾病(diabetic nephropathy,DN;diabetic kidney disease,DKD)是糖尿病最严重的并发症之一,也是糖尿病患者重要的死亡原因。高血糖可直接作用于肾小球系膜细胞和血管平滑肌细胞,通过氧自由基等作用,扩张肾小球入球小动脉,引起肾小球内高压;可以与氨基酸及蛋白质发生非糖基化反应,产生不可逆的晚期糖基化终末产物(advanced glycosylation end-products，AGEs），AGEs 含量的增高，可使肾小球发生一系列功能和形态改变；高血糖促使甘油三酯生成增多而激活蛋白酶 C，使细胞外基质合成增多；激活已糖胺通路，使蛋白质发生糖基化；影响 TGF-β 和纤溶酶原激活物抑制物 1（PAI-1）的表达，等等。高血糖可导致肾脏血流动力学的改变，引起肾小球内"三高"（高压、高灌注、高滤过），尿糖排泄增多，肾小管吸收葡萄糖增多，同时伴有钠的重吸收增多，引起水钠潴留和高血压；肾小球毛细血管祥基底膜增厚和系膜基质增多，早期肾小球滤过膜电荷屏障损伤，出现微量清蛋白尿和选择性蛋白尿；随着病情进展，肾小球滤过膜的分子屏障受到损害，逐渐出现了非选择性蛋白尿；晚期发展到肾小球硬化、肾小管萎缩和肾间质纤维化。因此，临床上，糖尿病肾病分为 5 期，最早期表现为肾小球滤过率（GFR）增高，GFR 可较正常增高 20%-40%，随后逐渐出现微量清蛋白尿，进而到显性蛋白尿，而一旦出现临床显性蛋白尿，病情多将不断进展，直至发展到终末期肾病 - 尿毒症。

目前，糖尿病肾病已成为中国终末期肾病的一个主要病因。2012 年，Lancet 杂志发表了世界上最大样本量的地域人群调查结果显示，与非糖尿病相比，糖尿病患者群发生 CKD 的风险显著增加。该研究是中国最大规模的慢性肾脏疾病相关流行病学调查，历时 4 年，涉及中国 13 个省区市，对近 5 万名 18 岁以上成年居民进行了慢性肾脏病及其相关危险因素的调查，结果显示，与非糖尿病者相比，糖尿病者发生肾小球滤过率下降（eGFR）<60ml/（min·1.73m²）的风险增加 100%，发生蛋白尿的风险增加 99%[6]。中国北京市血液净化质量控制和改进中心 2012 年年度报告也显示，糖尿病肾病导致的尿毒症患者已占当年新入透析患者的第一位[63]。

根据尿液检查、肾功能及病理改变，临床上将 1 型糖尿病肾病分为五期（2 型糖尿病可借鉴此分型），见表 6-4-4。

表 6-4-4　糖尿病肾病分期

分期	GFR	UAER	BP	主要特点
1 期	升高 20%~40%	正常	正常	肾脏增大，高滤过
2 期	升高	正常	正常	运动后微量清蛋白尿
3 期	正常	持续性阳性	增高未超过正常	
4 期	开始下降	临床蛋白尿	增高	可有肾病综合征，肾功能开始减退
5 期	终末期肾病			出现尿毒症临床表现

临床上，糖尿病性视网膜病变和糖尿病肾病常相互并存。

美国威斯康星州糖尿病视网膜病变流行病学（WESDR）研究显示[64-66]，1 型糖尿病患者发生视网膜病变（DR）与糖尿病的病程有关；视网膜中央静脉内径的变化与蛋白尿及肾损害的发生有相关性。病程小于 5 年者，其 DR 的患病率为 17%，病程大于 15 年者，DR 的患病率几乎达 100%；在 2 型糖尿患者群中，病程小于 5 年和大于 15 年者，其 DR 的患病率分别为 29% 和 78%，血脂代谢异常者更容易发展成硬性渗出。证明糖尿病病程越长，血糖控制的越差，血压越高，则越容易发展为糖尿病视网膜病变。WESDR 研究还发现，1 型糖尿病伴较严重视网膜病变者，10 年内发生糖尿病肾病（DN）的危险性增加。基线水平存在中度非增殖性糖尿病视网膜病变（NPDR）和增殖型视网膜病变（PDR）者，10 年内发生肾功能损害的相对危险性分别为 9.54（95% *CI* 1.94~47.04）和 24.73（95% *CI* 7.58~80.67）[67]。经过 16 年的观察，WESDR 研究证实，1 型糖尿病患者的视网膜中央静脉内径与蛋白尿及肾损害（GFR<60ml/（min·1.73m²））有相关性[68]；在校正了性别，年龄，糖尿病患病年限，糖化血红蛋白水平等因素后，视网膜中央静脉内径越大，越容易发生蛋白尿（OR 1.53, 95% CI 1.19~1.97）及肾损害（OR 1.51, CI: 1.05~2.17）。邯郸眼病研究也发现了视网膜中央静脉内径越大，糖尿病患病率越高，并且二者与蛋白尿的发生有一定相关性的现象[36]。鹿特丹研究发现[69]，视网膜静脉内径增大与空腹血糖调节受损及 2 型糖尿病发病有关，认为视网膜静脉扩张与炎症反应和内皮受损有关，可能与视网膜局部缺氧及静脉血运淤滞有关[70]。亦有研究显示在非糖尿患者群中试验性诱发高血糖，可以导致视网膜静脉扩张，提示高血糖对视网膜静脉可能有直接扩张作用[71]。

CHS（cardiovascular health study）研究发现，糖尿病视网膜病变同进行性肾功能损伤独立相关，肾脏微血管的病理学改变同视网膜微血管的改变显著相关，有 DR 者较无 DR 者更容易出现血肌酐的增长（OR 3.2, 95%CI 1.58~6.5）和 eGFR 的下降（eGFR 降低 20% 或以上的 OR 值为 2.84（95%CI 1.56~5.16）[72]。CHS 的亚组分析显示，在 2 型糖尿病患者中，糖尿病视网膜病变同微量清蛋白尿和大量蛋白尿有显著相关性，存在微量清蛋白尿和大量蛋白尿者发生视网膜病变的危险性明显增高，两者的 OR 值分别为 3.22（95% CI 1.74~5.97）、3.14（95% CI 1.33~7.44）[73]。ARIC 研究报道，典型的糖尿病视网膜病变如微动脉瘤、点片状出血、棉絮斑等改变与发生肾功能损害的危险性增高有关，其 OR 值分别为 2.0（95%CI 1.3~3.1）、2.6（95%CI 1.6~4.0）和 2.7（95%CI 1.6~4.8）[21]。樊萌等报道[74]，糖尿病肾病的发病率同糖尿病视网膜病变的程度呈正相关：在糖尿病视网膜病变前期，患者发生糖尿病肾病的几率为 5%，出现糖尿病非增殖期视网膜病变者，糖尿病肾病的患病率达 42%，而糖尿病视网膜病变前增殖期者的糖尿病肾病发生率达 71%。香港一项对 413 名 2 型糖尿病患者进行 4 年的随访研究中发现[75]，存在微量清蛋白尿和蛋白尿者发生视网膜病变的危险性明显增加（OR=6.77; 95% CI 2.16-21.23 p=0.001）；存在微量清蛋白尿同不存在者相比，视网膜病变的发生率分别为 42.9% vs15.2%（p=0.001），两组存在显著差异。Boelter M C 等研究证实[76]，伴有增殖期糖尿病视网膜病变（PDR）的 2 型糖尿病患者通常伴有微量清蛋白尿，而糖尿病肾病者发生 PDR 的危险也明显增高；因此建议，所有伴有增殖性糖尿病视网膜病变的 2 型糖尿病患者均应进行包括尿蛋白测量在内的肾功能检查。

糖尿病视网膜病变与糖尿病肾病为糖尿病的两个主要微血管并发症，临床上二者常相互并存，病理学改变方面二者具有高度相似性，提示二者可能存在共同的病理生理基础，如高血糖所致多元醇 - 肌醇代谢异常、蛋白质肌酶糖基化、氧化应激、DG-PKC 系统活化、炎症介质释放、细胞凋亡、内皮损伤等。新近有研究显示[60]，肾素 - 血管紧张素系统（RAS）参与了糖尿病视网膜病变（DR）和糖尿病肾病（DN）的发生发展。视网膜存在独立的 RAS 系统；糖尿病视网膜病变时，视网膜局部血管紧张素 Ⅱ（AngⅡ）及血管紧张素转化酶（angiotensin converting enzyme, ACE）活性增高，而且，眼内 AngⅡ 的浓度与 DR 病变进展的程度有关，浓度愈高病变愈重。认为，DR 患者血清肾素水平既是视网膜病变严重程度的标志，同时也可反映患者的肾功状况；当视网膜病变处于活动期时，血中肾素水平增高，糖尿病视网膜病变和糖尿病肾病病变相应加重。考虑缺血缺氧是眼与肾损害的共同不利因素[77、78]，在此状态下毛细血管内皮细胞受损，5- 羟色胺释放增加，眼底静脉扩张，伴随视网膜中央静脉压升高，毛细血管壁渗透性增加，导致发生出血、渗出等改变；缺血缺氧又可引起 RAAS 活化，肾脏氧自由基释放增多，一氧化氮、前列腺素等合成及分泌紊乱而影响到肾脏。阻断 RAAS，可能对阻止和治疗 DR 具有重要价值[44]。

糖尿病视网膜病变的发生可能还与种族、基因、环境等因素有关。多种族动脉粥样硬化研究（the multi-ethnic study of atherosclerosis, MESA）显示 DR 的发生率在非洲裔美国人中为 36.7%，西班牙人为 37.4%，白种人为 24.8%，华裔美国人为 25.7%。分析出非洲裔美国人糖尿病视网膜病变的主要危险因素是糖尿病病程，高血压，高血脂等，但是这些危险因素却不能解释西班牙人也具有相似 DR 患病率的原因[79-81]。英国糖尿病及其并发症控制研究（DCCT）[82]观察了 1441 名糖尿病患者，证实体重指数越大，腰臀比越高，越容易患糖尿病视网膜病变；也证实加强血糖控制，对延缓糖尿病视网膜病变的发生发展非常重要。英国 2 型糖尿病前瞻性研究（UKPDS）进一步证实了控制血压也可以延缓糖尿病视网膜病变及其他微循环终点事件的发展[83]。提示种族基因及环境因素在 DR 的发生上起一定的作用。

四、视网膜血管异常与其他系统器官的损害

许多因素参与到视网膜血管异常和系统器官的损害中去。

BDES 显示，40 岁以上无明确糖尿病史的人群中 10%~14% 有视网膜血管异常[84]。蓝山眼病研究（BMES）证实，40 岁以上无糖尿患者群中视网膜血管异常的患病率每年以 1.2%~1.8% 的速度增长[85]。这种非糖尿病所致视网膜损伤的机制目前尚不清楚，考虑与高血压，增龄，糖耐量异常等因素有关[86,87]。

ARIC 研究发现，非洲裔美国人视网膜血管异常的发生率是白种人的 2 倍[88]，提示，种族不同，视网膜血管异常的发生率可能也有所不同。在 ARIC 研究中，无论在有糖尿病还是在非糖尿患者群中，有视网膜血管异常者中风的患病率是无视网膜血管异常者的 2~3 倍[89]，当视网膜血管异常与核磁上显示有大脑白质缺氧共同存在时，中风的患病风险提高 20 倍，充血性心力衰竭的发生风险增高 2 倍[90]，这些联系独立于性别，年龄，高血压，糖尿病，吸烟，血脂代谢异常及其他心血管危险因素。

BMES 研究发现[91]，视网膜血管异常预测中风及中风死亡的风险高达 2 倍。CHS 研究显示，在糖尿患者群中，视网膜病变与动脉粥样硬化性心血管疾病有关[92]；在非糖尿患者群中，颈动脉狭窄与视网膜血管异常有关。这些研究提供了一个线索，即在非糖尿患者群中，机体微循环系统疾病的存在可能会导致视网膜血管异常。

邯郸眼病研究中，有视网膜血管异常的人群多为老年，血脂较高，体重指数较大，CRP 较高，高血压、糖尿病的患病率较高，吸烟和饮酒率较高，收入较低者，提示增龄可以导致视网膜血管发生退行性变；高血压、糖尿病、高脂血症、微炎症状态等因素可导致视网膜微循环系统异常；酒精可以扩张血管；吸烟可以减弱血氧转运到视网膜血管内的能力，导致慢性缺氧，进而损伤毛细血管内皮细胞，促使 5- 羟色胺释放增加，扩张眼底血管。该研究中低收入者多集中于视网膜中央动脉内径最小组及视网膜中央静脉内径最大组人群中，这两组人群中高血压、糖尿病的患病率以及蛋白尿的发生率分别最高，考虑与低收入人群的健康意识较差，医疗依从性较低等因素有关[58]。上述因素亦会导致和加重肾脏微循环的异常。

总之，许多因素可以导致机体微循环系统的损伤，而微循环系统的异常可以反映机体系统、器官的病变。视网膜血管作为反应机体微循环系统病变的窗口，其相关检查与相应系统器官的检查结合起来可作为发现和评估全身疾病防治的一个重要手段。在肾脏，将眼底检

查与肾功能相关检查相结合,对慢性肾脏病的早期发现,早期诊断、早期治疗和延缓进展可能具有切实可行的临床意义。

(黄　雯)

参 考 文 献

1. National Kidney Foundation:KDOQI clinical practice guidelines for chronic kidney disease:evaluation, classification and stratification. Am J Kidney Dis. 2002;39:S1-S266.

2. Jon J. Snyder,Robert N. Foley, Allan J. Collins. Prevalence of CKD in the United States:A Sensitivity Analysis Using the National Health and Nutrition Examination Survey(NHANES)1999-2004. American Journal of Kidney Diseases,2009,53(2):218-228.

3. Chadban Si,Briganti EM,Kerr PG,et al.Prevalence of kidney damage in Australian adults:the AusDiab kidney study［J］. Am J Soc Nephrol,2003,14(7 Suppl 2):S131-S138.

4. Kim S,Lim CS,Han DC et al. The prevalence of chronic kidney disease(CKD)and the associated factors to CKD in urban Korea:A population-based cross-sectional epidemiologic study. J. Korean Med. Sci. 2009;24(Suppl): S11-21.

5. Imai E,Horio M,Iseki K,et al. Prevalence of chronic kidney disease(CKD)in the Japanese general population predicted by the MDRD equation modified by a Japanese coefficient. Clin. Exp. Nephrol,2007,11:156-163.

6. ZhangLX,WangF,WangL,et al. Prevalence of chronic kidney disease in China:a cross-sectional survey.lancet, 2012,379,783-822.

7. Zhang LX,Zhang PH,Wang L,et al.,et al. Prevalence and Fact ors Associated With CKD:A Population Study From Beijing.Am J Kidney Dis,2008.51:373-384.

8. Jiang LP,Liang YB,Qiu B,et al. Metabolic syndrome and chronic kidney disease in a rural Chinese population. Clinica Chimica Acta,2011,412:1983-1988.

9. Wong TY,Klein R,Klein BE,et al. Retinal microvascular abnormalities and their relationship with hypertension, cardiovascular disease,and mortality. Surv Ophthalmol.2001;46(1):59-80.

10. Amemiya T,Bhutto IA. Retinal vascular changes and systemic diseases:corrosion cast demonstration. Ital J Anat Embryol 2001;106(2 Suppl 1):237-244.

11. Wong TY,Klein R,Klein BE,et al. Retinal microvascular abnormalities and their relationship with hypertension,cardiovascular disease,and mortality. Surv Ophthalmol.2001;46(1):59-80.

12. Wong TY,Klein R,Sharrett AR,et al. Retinal arteriolar narrowing and risk of coronary heart disease in men and women. The Atherosclerosis Risk in Communities Study. JAMA.2002;287(9):1153-1159.

13. Wong TY.Is retinal photography useful in the measurement of stroke risk? Lancet Neurol,2004,3:179-183.

14. Ikram MK,Witteman JC,Vingerling JR,et al. Retinal vessel diameters and risk of hypertension:the Rotterdam Study. Hypertension. 2006;47(2):189-194.

15. Wong TY,Klein R,Klein BE,et al. Retinal vessel diameters and their associations with age and blood pressure. Invest Ophthalmol Vis Sci.2003;44(11):4644-4650.

16. Sharrett AR,Hubbard LD,Cooper LS,et al. Retinal arteriolar diameters and elevated blood pressure:the Atherosclerosis Risk in Communities Study. Am J Epidemiol. 1999;150(3):260-270.

17. Klein R,Klein BE,Moss SE,et al. Retinal vascular caliber in persons with type 2 diabetes:the Wisconsin Epidemiological Study of Diabetic Retinopathy:Ophthalmology. 2006;113(9):1488-1498.

18. Wong TY,Shankar A,Klein R,et al. Retinal arteriolar narrowing,hypertension,and subsequent risk of diabetes mellitus. Arch Intern Med. 2005;165(9):1060-1065.

19. Edwards MS,Wilson DB,Craven TE,et al. Associations between retinal microvascular abnormalities and declining renal function in the elderly population:the Cardiovascular Health Study. Am J Kidney Dis. 2005;46

(2):214-224.

20. Wong TY, Shankar A, Klein R, et al. Retinal vessel diameters and the incidence of gross proteinuria and renal insufficiency in people with type 1 diabetes. Diabetes. 2004;53(1):179-184.

21. Wong TY, Coresh J, Klein R, et al. Retinal microvascular abnormalities and renal dysfunction: the Atherosclerosis Risk in Communities Study. J Am Soc Nephrol. 2004;15(9):2469-2476.

22. Tien Yin Wong, Charumathi Sabanayagam, Anoop Shankar, Retinal Microvascular Caliber and Chronic Kidney Disease in an Asian Population. Am J Epidemiol 2009;169:625-632.

23. Klein R, Klein BE, Moss SE, et al. Retinal vascular abnormalities in persons with type 1 diabetes: the Wisconsin Epidemiologic Study of Diabetic Retinopathy: XVIII Ophthalmology. 2003;110(11):2118-2125.

24. Marshall SM. Screening for microalbuminuria: which measurement. Diabet Med, 1991, 8:706-711.

25. Hoste L, Dubourg L, Selistre L, et al. A new equation to estimate the glomerular filtration rate in children, adolescents and young adults. Nephrol Dial Transplant. 2014;29(5):1082-1091.

26. Levey AS, Stevens LA, Schmid CH, et al. A new equation to estimate glomerular filtration rate. Ann Intern Med, 2009. 150:604-612.

27. Elsbeth C. W, Hiddo J. L H, Dick de Z, et al. First morning voids are more reliable than spot urine samples to assess micrnalbuminuria. J Am Soc Nephrol, 2009, 20:436-443.

28. Feldt-Rasmussen B, Borch-Johnsen K, Mathiesen ER. Hypertension in diabetes as related to nephropathy. Early blood pressure changes. Hypertension, 1985, 7:1118-1120.

29. National Kidney Foundation. K/DOQI clinical practice guidelines for chronic kidney disease: evaluation, classification and stratification. Am Kidney DIS, 2002, 39(supp11):S1- S266.

30. Matthew S. E, David B. W, Timothy E. C, et al. Associations between retinal microvascular abnormalities and declining renal function in the elderly population: the Cardiovascular Health Study. Am J Kidney Dis. 2005, 46 (2):214-224.

31. Klaus PK, Henrik S, Gorm J, et al. New Definition of Microalbuminuria in Hypertensive Subjects-Association With Incident Coronary Heart Disease and Death. Hypertension, 2005, 46:33-37.

32. Gerstein HC, Mann JF, Yi Q, et al. Albuminuria and risk of cardiovascular events, death, and heart failure in diabetic and nondiabetic individuals. JAMA: the journal of the American Medical Association 2001;286:421-426.

33. Matthew SE, David BW, Timothy EC, et al. Associations between retinal microvascular abnormalities and declining renal function in the elderly population: the Cardiovascular Health Study. Am J Kidney Dis. 2005, 46 (2):214-224.

34. Tien Yin WongJosef Coresh, Ronald Klein, Paul Muntner, David J. Couper, et al. Retinal microvascular abnormalities and renal dysfunction: the Atherosclerosis Risk in Communities Study. J Am Soc Nephrol. 2004, 15(9):2469-2476.

35. Klein R, Klein BE, Moss SE, et al. Retinal vascular abnormalities in persons with type 1 diabetes: the Wisconsin Epidemiologic Study of Diabetic Retinopathy: XVIII. Ophthalmology 2003;110:2118-2125.

36. Charumathi S, Anoop S, David K, et al. Retinal microvascular caliber and chronic kidney disease in an asian population. American journal of epidemiology, 2008, 169(5):625-632.

37. 鲍淑敏, 黄雯. 视网膜血管异常与慢性肾脏病关系的流行病学研究: [硕士学位论文]. 北京:首都医科大学, 2011.

38. Joanne WY Y, Jing X, Ryo K, et al. RetinalArteriolar. Narrowing and Subsequent Development of CKD Stage 3: The Multi-Ethnic Study of Atherosclerosis (MESA). Am J Kidney Dis. 2011, 58(1):39-46.

39. Barr EL, Wong TY, Tapp RJ, et al. AusDiab Steering Committee. Is peripheral neuropathy associated with retinopathy and albuminuria in individuals with impaired glucose metabolism? The 1999-2000 AusDiab. Diabetes Care 2006;29:1114-1116.

40. Klein R, Klein BE, Moss SE. The relation of systemic hypertension to changes in the retinal vasculature: the Beaver Dam Eye Study. Trans Am Ophthalmol Soc 1997, 95:329-348.

41. 黄叔仁,张晓峰.原发性高血压病的眼底病变.Ophthalmol,CHN,2010,19(6):368-371.

42. WongTY,Mitchell P. Hypertensive retinopathy. N Engl Med,2004,351:2310-2317.

43. Sukriti Nag,David M. Robertson and Henry B. Dinsdale. Morphological changes in spontaneously hypertensive rats. Acta Neuropathol(Berl),1980,52(1):27-30.

44. Norrelund H,Christensen KL,Samani NJ,et al. Early narrowed afferent arteriole is a contributor to the development of hypertension. Hypertension. 1994,24:301-308.

45. 王吉耀.内科学,第2版.北京:人民卫生出版社,2010:579-584.

46. B.I. Levy,G. Ambrosio,A.R. Pries,et al. Microcirculation in hypertension:a new target for treatment? Circulation. 2001;104:735-740.

47. Hubbard LD,Brothers RJ,King WN,et al. Methods for evaluation of retinal microvascular abnormalities associated with hypertension/sclerosis in the atherosclerosis risk in communities study. Ophthalmology,1999, 106:2269-2280.

48. Klein R,Klein BE,Moss SE,et al. Hypertension and retinopathy,arteriolar narrowing and arteriovenounicking in a population. Arch Ophthalmol,1994,112:92-98.

49. Wong TY,Klein R,Sharrett AR,et al.Retinal arteriolar diameters and risk for hypertension.Ann Intern Med, 2004,140:248-255.

50. Axel R. P,Timothy W. S,Peter G. Structural autoregulation of terminal vascular beds:vascular adaptation and development of hypertension. Hypertension 1999;33:153-161.

51. Leung H,Wang JJ,Rochtchina E,et al.Relationships between age,blood pressure,and retinal vessel diameters in an older population.Invest Ophthalmol Vis Sci,2003,44:2900-2904.

52. Smith W,Wang JJ,Wong TY,et al. Retinal arteriolar narrowing is associated with 5-year incident severe hypertension.The Blue Mountains Eye Study. Hypertension,2004,44:442-447.

53. Wong TY,Klein R,Sharrett AR,et al. The prevalence and risk factors of retinal microvascular abnormalities in older persons:The Cardiovascular Health Study. Ophthalmology 2003;110:658-666.

54. Wong TY,Hubbard LD,Klein R,et al.Retinal microvascular abnormalities and blood pressure in older people: the Cardiovascular Health Study.Br J Ophthalmol,2002,86:1007-1013.

55. M. Kamran Ikram,Jacqueline C.M. Witteman,Johannes R. Vingerling,Monique M.B. Breteler,Albert Hofman, Paulus T.V.M. de Jong.Retinal Vessel Diameters and Risk of Hypertension The Rotterdam Study. Hypertension. 2006,47:189-194.

56. Ikram MK,de Jong FJ,Bos MJ,et al. Retinal vessel diameters and risk of stroke:the Rotterdam Study. Neurology.2006 May 9;66(9):1339-1343.

57. Wong TY,Shankar A,Klein R,et al. Prospective cohort study of retinal vessel diameters and risk of hypertension. BMJ.2004 Jul 10;329(7457):79-82.

58. van Hecke MV,Dekker JM,Nijpels G,et al. Are retinal microvascular abnormalities associated with large artery endothelial dysfunction and intimamedia thickness? The Hoorn Study. Clin Sci(Lond) 2006;110:597-604.

59. 梁晓,黄雯.中国河北邯郸地区CKD患病率及其危险因素的调查.[硕士学位论文].北京:首都医科大学,2011.

60. 丁宁,黄雯.视网膜血管直径与高血压、清蛋白尿关系的探讨.[硕士学位论文].北京:首都医科大学,2012.

61. Mauer M,Zinman B,Gardiner R,,et al. Renal and retinal effects of enalapril and losartan in type 1 diabetes. N. Engl. J. Med. 2009;361:40-51.

62. 陈灏珠.实用内科学,第12版.北京:人民卫生出版社,2005;1027-1034.

63. Wilkinson CP,Ferris FL,Ⅲ,Klein RE,Lee PP,Agardh CD,Davis M,et al. Proposed international clinical diabetic retinopathy and diabetic macular edema disease severity scales. Ophthalmology 2003;110:1677-1682.

64. 中国北京市血液净化质量控制控制和改进中心2011年年度报告.

65. Klein R,Klein BE,Moss SE,et al. The Wisconsin epidemiologic study of diabetic retinopathy. Ⅱ. Prevalence and risk of diabetic retinopathy when age at diagnosis is less than 30 years. Arch Ophthalmol 1984;102:520-

526.

66. Klein R, Klein BE, Moss SE, et al. The Wisconsin epidemiologic study of diabetic retinopathy. Ⅲ. Prevalence and risk of diabetic retinopathy when age at diagnosis is 30 or more years. Arch Ophthalmol 1984; 102: 527-532.

67. Klein BE, Moss SE, Klein R, et al. The Wisconsin Epidemiologic Study of Diabetic Retinopathy. ⅩⅢ. Relationship of serum cholesterol to retinopathy and hard exudate. Ophthalmology 1991; 98: 1261-1265.

68. Klein R., Klein B.E., Moss S.E., et al. The 10-year incidence of renal insufficiency in people with type 1 diabetes. Diabetes Care 1999. 22, 743-751.

69. Rema M, Mohan V, Deepa R, et al. Chennai Urban Rural Epidemiology Study-2. Association of carotid intimamedia thickness and arterial stiffness with diabetic retinopathy: the Chennai Urban Rural Epidemiology Study (CURES-2)38. Diabetes Care 2004; 27: 1962-1967.

70. Wong TY, Mohamed Q, Klein R, et al. Do retinopathy signs in non-diabetic individuals predict the subsequent risk of diabetes? Br J Ophthalmol 2006; 90: 301-303.

71. Garner A. Histopathology of diabetic retinopathy in man. Eye 1993; 7: 250-253.

72. Wong TY, Klein R, Sharrett AR, et al. Retinal arteriolar narrowing and risk of diabetes mellitus in middle-aged persons. JAMA. 2002; 287 (19): 2528-2533.

73. Edwards MS, Wilson DB, Craven TE, et al. Associations between retinal microvascular abnormalities and declining renal function in the elderly population: the Cardiovascular Health Study. Am J Kidney Dis. 2005; 46 (2): 214-224.

74. Klein R., Marino E.K., Kuller L.H., et al. The relation of atherosclerotic cardiovascular disease to retinopathy in people with diabetes in the Cardiovascular Health Study. Br. J. Ophthalmol. 2002. 86, 84-90.

75. 樊萌, 刘罡. 初探糖尿病视网膜病变与糖尿病肾病的相关性. 四川生理科学杂志. 2006; 28 (2): 87-89.

76. Vicki H.K. T, Ellen P.K. L, Benjamin C.Y. C, et al. Incidence and progression of diabetic retinopathy in Hong Kong Chinese with type 2 diabetes mellitus. Diabetes and Its Complications. 2008 (suppl).

77. Boelter M.C, Gross J.L, Canani L.H, et al. Proliferative diabetic retinopathy is associated with microalbuminuria in patients with type 2 diabetes. Braz J Med Biol Res. 2006, 39 (8): 1033-1039.

78. Verna P, Duri P. Ischemic retinitis as a result of acuteepisodic blood loss [J]. Int Ophthalmol, 1998, 22: 331-333.

79. Klein R, Sharrett AR, Klein BEK, et al. The association of atherosclerosis, vascular risk factors, and retinopathy in adults with diabetes. The Atherosclerosis Risk in Communities Study. Ophthalmology 109: 1225-1234, 2002.

80. Harris MI, Klein R, Cowie CC, et al. Is the risk of diabetic retinopathy greater in non-Hispanic blacks and Mexican Americans than in non-Hispanic whites with type 2 diabetes? A U.S. population study. Diabetes Care 1998; 21: 1230-1235.

81. Haffner SM, Fong D, Stern MP, et al. Diabetic retinopathy in Mexican Americans and non-Hispanic whites. Diabetes 1988; 37: 878-884.

82. Haffner SM, Hazuda HP, Stern MP. Effect of socioeconomic status on hyperglycaemia and retinopathy levels in Mexican Americans with NIDDM. Diabetes Care 1989; 12: 128-134.

83. Zhang L, Krzentowski G, Albert A, et al. Risk of developing retinopathy in Diabetes Control and Complications Trial type 1 diabetic patients with good or poor metabolic control. Diabetes Care 2001; 24: 1275-1279.

84. Matthews DR, Stratton IM, Aldington SJ, et al. Risks of progression of retinopathy and vision loss related to tight blood pressure control in type 2 diabetes mellitus: UKPDS 69. Arch Ophthalmol 2004; 122: 1631-1640.

85. Klein R, Klein BE, Moss SE. The relation of systemic hypertension to changes in the retinal vasculature: the Beaver Dam Eye Study. Trans Am Ophthalmol Soc 1997; 95: 329-348.

86. Cugati S, Cikamatana L, Wang JJ, et al. Five-year incidence and progression of vascular retinopathy in persons without diabetes: the Blue Mountains Eye Study. Eye 2005; 20 (11): 1239-1245.

87. Yu T, Mitchell P, Berry G, et al. Retinopathy in older persons without diabetes and its relationship to hypertension. Arch Ophthalmol 1998; 116: 83-89.

88. Wong TY, Barr EL, Tapp RJ, et al. Retinopathy in persons with impaired glucose metabolism: the Australian Diabetes Obesity and Lifestyle(AusDiab)study. Am J Ophthalmol 2005;140:1157-1159.

89. Wong TY, Klein R, Duncan BB, et al. Racial differences in the prevalence of hypertensive retinopathy. Hypertension 2003;41:1086-1091.

90. Wong TY, Klein R, Couper DJ, et al. Retinal microvascular abnormalities and incident stroke: the Atherosclerosis Risk in Communities Study. Lancet 2001;358:1134-1140.

91. Wong TY, Klein R, Sharrett AR, et al.; ARIC Investigators. Atherosclerosis Risk in Communities Study. Cerebral white matter lesions, retinopathy, and incident clinical stroke. JAMA 2002;288:67-74.

92. Mitchell P, Wang JJ, Wong TY, et al. Retinal microvascular signs and risk of stroke and stroke mortality. Neurolog2005;65:1005-1009.

93. Klein, R., Marino, E.K., Kuller, L.H., et al. The relation of atherosclerotic cardiovascular disease to retinopathy in people with diabetes in the Cardiovascular Health Study. Br. J. Ophthalmol. 2002;86,84-90.

第五节　阻塞性呼吸睡眠暂停综合征与眼病

导　读

阻塞性呼吸睡眠暂停综合征(OSAS)是临床上较为常见的耳鼻喉科疾病,是睡眠障碍性疾病中最常见的一类。该病易导致患者睡眠过程中阵发性缺氧的发生,继而可以引起全身多个系统疾病的发生。以往医师们习惯将其与眼病看成截然分开的两种专科疾病。细心的医师可能会留意到部分糖尿病眼病患者抱怨睡眠质量差的问题,那么两者之间是否存在联系?它们与全身系统性疾病的关系如何?如果从整合医学的角度去思考,我们可以发现,首先从理论上看,两者在病理生理层面存在着相似的路径。"鼾症"所致交替性缺氧和觉醒会刺激交感神经系统,引起一系列级联反应,其中包括神经体液调节功能的紊乱。反观眼球,其微循环系统是通过神经、体液、代谢调节、肌源性和自身调节来满足眼组织新陈代谢的需要。其次从临床实践来看,两者存在相似的共患疾病如糖尿病、高血压等;而从科研实践中,部分临床研究验证了两类疾病的关联性。因此,我们只有树立科学的"整合"观念,把握正确的认识和实践发展观,才能全面客观地认识疾病。

一直以来,人们将打鼾视为一种于健康无害,甚至是睡得香的"优质睡眠"表现。但随着人们对睡眠研究的深入,逐渐意识到"打鼾"可能是身体向我们发出的警告,有些打鼾会导致睡眠者夜间频繁觉醒,严重影响睡眠质量,导致白天过度困倦和警觉性下降,甚至与多种心脑血管疾病的发生相关,因此将这类以"打鼾"为最常见表现的睡眠疾病归纳至睡眠障碍的范畴,是睡眠障碍性疾病中最常见的一类,即阻塞性睡眠呼吸暂停综合征(obstructive sleep apnea syndrome,OSAS)。生理状态下,上呼吸道通气功能的维持依靠呼吸道局部神经肌肉张力的维持和同步性活动[1],但 OSAS 患者,由于其存在上呼吸道解剖结构异常,加之上呼吸道扩张肌松弛,神经调节失常,张力下降,在睡眠过程中易发生上呼吸道局部塌陷甚至完全闭塞,吸气流量受限,引起缺氧。阵发性缺氧进一步诱发患者反复无意识觉醒,组织的这种交替性缺氧和觉醒会刺激交感神经系统,引起一系列级联反应[2]。破坏全身血管组织的自身调节及血管内皮功能,最终导致各种全身性疾病的发生,如肺动脉高压、心肌梗死、心律失常、充血性心力衰竭、中风、血管性疾病等。那么眼睛作为身体的一个重要器官，OSAS又会对眼睛产生哪些影响呢？本文我们将详细介绍可能与 OSAS 相关的各类眼科疾病。

一、阻塞性睡眠呼吸暂停综合征

人们对 OSAS 的认识起始于 20 世纪 70 年代，而我国在相关领域的研究起步较晚，只有 20 余年的历史。2002 年杭州会议上，中华医学会耳鼻咽喉科学分会制定并发表了关于我国 OSAS 的诊断依据和疗效评定标准[3]，并于 2011 年进行修订[4]。文件中将 OSAS 定义为在睡眠时上气道塌陷阻塞引起的呼吸暂停和通气不足、伴有打鼾、睡眠结构紊乱，频繁发生血氧饱和度下降、白天嗜睡等病征的疾病。阻塞性呼吸暂停是指呼吸暂停时口鼻无气流通过，而胸腹呼吸运动存在。呼吸暂停是指睡眠过程中口鼻气流停止≥10 秒。低通气（通气不足）是指睡眠过程中呼吸气流强度较基础水平降低 50% 以上，并伴动脉血氧饱和度（arterial oxygen saturation,SaO$_2$）下降 4%。睡眠呼吸暂停低通气（通气不足）指数（Apnea-Hyponea index,AHI）是指平均每小时睡眠中呼吸暂停和低通气的次数（单位：次/h）。

OSAS 诊断依据为：①症状：患者通常有白天嗜睡、睡眠时严重打鼾和反复的呼吸暂停现象；②体征：检查有上气道狭窄因素；③多导睡眠监测法（polysomnography,PSG）检查每夜 7 小时睡眠过程中呼吸暂停及低通气反复发作 30 次以上，或睡眠呼吸暂停和低通气指数≥5 次/小时。呼吸暂停以阻塞性为主；④影像学检查：显示上气道结构异常。OSAS 需与下列疾病鉴别：中枢性睡眠呼吸暂停综合征；其他伴有 OSAS 症状的疾病，如甲状腺功能低下、肢端肥大症等。根据 AHI 值，可将 OSAS 病情程度分为轻度（AHI=5~15）、中度（AHI>16~30）和重度（AHI>30）。根据最低 SaO$_2$ 可将 OSAS 患者低氧血症程度分为轻度（最低 SaO$_2$≥85%）、中度（最低 SaO$_2$=85~80）和重度（最低 SaO$_2$<80）。在进行 OSAS 诊断时，以 AHI 为标准进行病情程度评判，同时应注明低氧血症情况，如"中度 OSAS 合并轻度低氧血症"。

目前 OSAS 的治疗方式包括以下几类[4]：①病因治疗，纠正引起 OSAS 或使之加重的基础疾病，如应用甲状腺素治疗甲状腺功能减低等；②一般性治疗（改变生活方式）包括减肥、控制饮食和体重、适当运动、戒烟戒酒、停用镇静催眠药物及其他可能引起或加重 OSAS 的药物，侧卧位睡眠等；③口腔矫正器治疗，适用于单纯鼾症及轻度的 OSAHS 患者（AHI<15 次/小时），特别是有下颌后缩者；④无创气道内正压通气治疗（continuous positive airway pressure,CPAP），是成人 OSAS 患者首选的治疗方法；⑤外科治疗，仅适合于手术可确实解除上呼吸道阻塞的患者。

二、与 OSAS 潜在相关的眼部疾病

目前文献报道，与 OSAS 潜在相关的眼部疾病包括眼睑松软综合征（floppy eyelid syndrome,FES）、非炎症性缺血性视神经病变（non-arteritic ischemic optic neuropathy,NAION）、原发性开角型青光眼（primary open angle glaucoma,POAG）、特发性颅高压（idiopathic intracranial hypertension,IIH）、视网膜静脉阻塞和糖尿病视网膜病变。

就 OSAS 与 FES 的紧密相关性目前已被大家广泛接受。文献报道，在 FES 患者中 OSAS 的患病率可高达 90%[5]，同时在 OSAS 患者 FES 的患病率为 25.8%，在重度 OSAS 患者中 FES 的患病率可增至 40%[6]。且 FES 患者在接受单纯 CPAP 治疗后其症状和体征均有明显好转。而对于那些合并 FES 和 OSAS 的患者，如不接受 CPAP 治疗，即使在接受拉紧眼睑

的手术后数月至数年,FES 症状仍可反复发作。提示 OSAS 与 FES 间存在紧密联系。因此有学者提出 FES 患者在接受手术治疗前,应先接受睡眠相关治疗[7]。

OSAS 与 NAION 间的相关性目前也得到广泛的支持。NAION 患者中 OSAS 的患病率较高,约 89%,且经相关危险因素统计分析后发现 OSAS 与 NAION 间的危险相关性高于其他常见的危险因素,如高血压及糖尿病[8]。OSAS 与 POAG 之间的相关性研究是目前研究的热点之一,尚存争议。首先就 OSAS 患者中 POAG 患病率的研究中,5 项结果显示在 OSAS 患者中 POAG 的患病率为 5.7%~27%,显著高于正常人群,且合并 POAG 的患者中正常眼压青光眼患者比例较高[9-13]。但有一项研究显示 OSAS 患者中 POAG 的患病率仅为 2.2%,提示 OSAS 与 POAG 间无相关性[14]。同样在就 POAG 患者中 OSAS 患病率研究方面结果也不一致。4 项研究显示 POAG 患者中 OSAS 患病率为 20%~55%,显著高于正常人群[9,15-17]。以上研究中 OSAS 的诊断均依靠 PSG 结果。但有一项回顾性研究发现 POAG 患者中 OSAS 的患病率为 1.1%,与同期正常人群相比无显著差异[13]。由于各项研究在试验设计和检查方法上的差异,因此很难对比分析各项试验结果。同时有文献提示,OSAS 与青光眼诊断的各项指标间也存在一定联系。OSAS 患者眼压较高,且 OSAS 患者 AHI 与其眼压、MD、杯 / 盘比以及 RNFL 变薄程度显著相关[15]。但同时 Lundmark PO 等人[18]通过 Muller 方式形成胸腔负压,在正常人体建立阻塞性呼吸暂停模型,随着胸腔压力下降幅度增大却发现眼压明显下降。当施加 $-20cmH_2O$ 结束后眼压明显下降,而在施加 $-40cmH_2O$ 过程中,眼压明显下降。

就 OSAS 与视神经水肿和 IIH 间的相关性目前也尚无定论。文献报道,OSAS 患者中视盘水肿相关症状发生率较高[19],男性 IIH 患者罹患 OSAS 的危险性增高[20],IIH 患者经 CPAP 治疗后,视神经水肿好转[21],且视神经水肿合并 OSAS 者,经气管切开后视盘水肿也有所好转[22]。以上研究均支持 OSAS 与视神经水肿和 IIH 间存在一定相关性,但同时也有一些研究者试验发现 OSAS 患者中视盘水肿的发生率无显著升高[23]且 IIH 患者中 OSAS 的患病率也无显著增高[24],因此持反对意见。

我们也就 OSAS 与青光眼患病率以及其对患者视野和 RNFL 影响方进行研究,根据 AHI 将研究对象分为正常、轻度、中度及重度四组。结果显示在 OSAS 患者中 POAG 的患病率为 5.49%,OSAS 患者的平均 IOP 高于正常组,OSAS 会损伤患者的视野水平,重度组 MD 值显著低于正常组及中度组,且与 $MSaO_2$ 显著相关,同时重度组 PSD 值显著高于正常组和轻度组,且与 ODI 显著相关。在 RNFL 方面,OSAS 患者鼻侧 RNFL 均显著变薄,而下方 RNFL 变化较为复杂,轻度和中度 OSAS 患者变薄,而重度患者与正常组相比无明显变化,而显著厚于中度组。鉴于重度组下方 RNFL 的不同变化趋势,我们根据下方 RNFL 的变化情况进一步将重度组分为 RNFL 正常、变薄和变厚四组,并根据公式推导患者的颅内压水平,分析后发现,各组患者间眼内压水平无显著差异,而颅内压水平在变薄组显著降低,在变厚组显著升高。我们的结果提示重度 OSAS 患者由于缺氧程度较重,对于全身血管系统造成损害,造成不同患者视神经周围血运和压力的失常,打破视乳头两侧的跨筛板压力梯度,影响轴浆流运输最终引起 RNFL 的不同变化[25]。

随着对 OSAS 研究的扩展,近期有文献进一步提出 OSAS 可能视网膜静脉阻塞发生的危险因素[26]。同时,OSAS 可以影响患者糖代谢水平,与糖尿病视网膜病变的发生相关,且 AHI 值与视网膜微血管病变程度显著相关[27],在合并 OSAS 的糖尿病视网膜病变患者经

CPAP 治疗后黄斑水肿可减退[28]。

三、OSAS 引起眼部损害的机制

OSAS 患者的间断性缺氧及再灌注增加机体的炎症负荷和需氧压力。OSAS 患者体内氧化副产物增加，黄嘌呤氧化酶(xanthine oxidase)、脂质过氧化物(lipid peroxides)水平下降，破坏机体的抗氧化能力[29]。同时炎症因子如肿瘤坏死因子 -α 和核因子 κB 也增加[30]。这些炎症因子及氧负荷可损害神经节细胞并引起颅内压升高[31]。再者 OSAS 患者交感神经系统异常兴奋，体液及尿液中儿茶酚胺的含量明显增高[32]，加之异常炎症因子的释放和氧负荷的增加，损害血管内皮细胞功能，因此供应眼部的血管系统的自主调节功能紊乱。文献报道在 OSAS 患者夜间血压下降幅度异常[33]，同时机体处于高碳酸血症状态，进一步加剧血管调节的复杂性。一般来讲，当睡眠过程中发生缺氧时，周围小血管收缩，重要器官如心脑供血增加[34,35]。理论上讲在此阶段视神经的供血应增加，但实际上，由于缺氧后的高通气，周围血管会因相对较低的碳酸水平而扩张[36,37]，因此在 OSAS 患者体内血管的调节过程更为复杂。供应眼部的血管自身调节功能更为薄弱，因此在脑部供血下降时，供应颅内的血管可能从眼动脉内"窃血"，进一步加重眼部的血供[36]。

基于以上结果，人们推测，OSAS 患者由于夜间的阵发性缺氧及触发性觉醒，血氧饱和度下降，二氧化碳分压增加，刺激交感神经系统，使患者血压升高、血液分布异常，脑血流量增大，由于缺氧，导致炎症因子异常释放，动脉压升高，动脉硬化，促进一氧化氮及血管内皮素的释放，同时刺激主动脉化学感受器，最终引起视神经水肿，视神经缺血损害耐受性下降，供应眼部的血管自身调节功能障碍、内皮受损、反应性异常，破坏筛板两侧血运及压力的平衡，最终导致视网膜、脉络膜和视神经等眼部多部位的损害(图 6-5-1)。

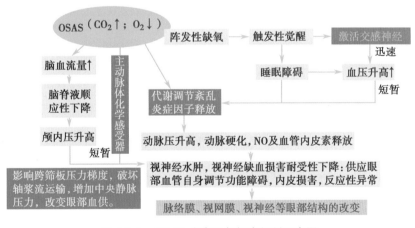

图 6-5-1　OSAS 患者眼部损害机制示意图

(辛　晨　王宁利)

参 考 文 献

1. Strollo PJ Jr, Rogers RM. Current concepts: obstructive sleep apnea. N Engl J Med. 1996, 334(2): 99-104.

2. Fletcher EC. Sympathetic overactivity in the etiology of hypertension of obstructive sleep apnea. Sleep. 2003,26 (1):15-19.

3. 阻塞性睡眠呼吸暂停低通气综合征诊断依据和疗效评定标准暨悬雍垂颚咽成形术适应证(杭州). 中华医学会耳鼻咽喉科学分会,中华耳鼻咽喉科杂志编委会. 中华耳鼻咽喉科杂志.2002,37(6):403-404.

4. 阻塞性睡眠呼吸暂停低通气综合征诊治指南(2011 年修订版). 中华医学会呼吸病学分会睡眠呼吸障碍学组。中华结核和呼吸杂志,2012,35(1):9-12.

5. Acar M,Firat H,Acar U,et al. Ocular surface assessment in patients with obstructive sleep apnea-hypopnea syndrome. Sleep Breath. 2013 May;17(2):583-588.

6. Chambe J,Laib S,Hubbard J,et al. Floppy eyelid syndrome is associated with obstructive sleep apnoea:a prospective study on 127 patients. J Sleep Res. 2012 Jun;21(3):308-315.

7. McNab AA. The eye and sleep. Clin Experiment Ophthalmol. 2005;33(2):117-125.

8. Palombi K,Renard E,Levy P,et al. Non-arteritic anterior ischaemic optic neuropathy is nearly systematically associated with obstructive sleep apnoea. Br J Ophthalmol. 2006 Jul;90(7):879-882.

9. Mojon DS,Hess CW,Goldblum D,et al. High prevalence of glaucoma in patients with sleep apnea syndrome. Ophthalmology 1999;106:1009-1012.

10. Sergi M,Salerno DE,Rizzi M,et al. Prevalence of normal tension glaucoma in obstructive sleep apnea syndrome patients. J Glaucoma 2007;16:42-46.

11. Lin PW,Friedman MW,Lin HC,et al. Normal tension glaucoma in patients with obstructive sleep apnea/hypopnea syndrome. J Glaucoma 2011;20:553-558.

12. Bendel RE,Kaplan J,Heckman M,et al. Prevalence of glaucoma in patients with obstructive sleep apnoea-a cross-sectional caseseries.

13. Karakucuk S,Goktas S,Aksu M,et al. Ocular blood flow in patients with obstructive sleep apnea syndrome (OSAS). Graefes Arch Clin Exp Ophthalmol 2008;246:129-134.

14. Geyer O,Cohen N,Segev E,et al. The prevalence of glaucoma in patients with sleep apnea syndrome:same as in the general population. Am J Ophthalmol 2003;136:1093-1096.

15. Sergi M,Salerno DE,Rizzi M,et al. Prevalence of normal tension glaucoma in obstructive sleep apnea syndrome patients. J Glaucoma 2007;16:42-46.

16. Lin PW,Friedman MW,Lin HC,Chang HW,Wilson M,Lin MC. Normal tension glaucoma in patients with obstructive sleep apnea/hypopnea syndrome. J Glaucoma 2011;20:553-558.

17. Bendel RE,Kaplan J,Heckman M,et al. Prevalence of glaucoma in patients with obstructive sleep apnoea-a cross-sectional caseseries.

18. Lungmark PO,Trope GE,Flanagan JG. The effect of simulated obstructive apnoea on intraocular and pulsatile ocular blood flow in healthy young adults. Br J Ophthalmol 2003,87(11):1363-1369.

19. Javaheri S,Qureshi Z,Golnik K. Resolution of papilledema associated with OSA treatment. Journal of clinical sleep medicine:JCSM:official publication of the American Academy of Sleep Medicine 2011;7:399-400.

20. Purvin VA,Kawasaki A,Yee RD. Papilledema and obstructive sleep apnea syndrome. Arch Ophthalmol 2000;118:1626-1630.

21. Thurtell MJ,Bruce BB,Rye DB,Newman NJ,Biousse V. The Berlin questionnaire screens for obstructive sleep apnea in idiopathic intracranial hypertension. Journal of neuro-ophthalmology:the official journal of the North American Neuro-Ophthalmology Society 2011;31:316-319.

22. Fraser JA,Bruce BB,Rucker J,et al. Risk factors for idiopathic intracranial hypertension in men:a case-control study. Journal of the neurological sciences 2010;290:86-89.

23. Peter L,Jacob M,Krolak-Salmon P,et al. Prevalence of papilloedema in patients with sleep apnoea syndrome:a prospective study. Journal of sleep research 2007;16:313-318.

24. Thurtell MJ,Trotti LM,Bixler EO,et al. Obstructive sleep apnea in idiopathic intracranial hypertension:

comparison with matched population data. Journal of neurology 2013;260;1748-1751.

25. Xin C,Wang L,Zhang W,Wang J. Changes of visual field and optic nerve fiber layer in patient with OSAS. Sleep Breath. 2014 May 8.[Epub ahead of print].

26. Leroux les Jardins G,Glacet-Bernard A,Lasry S,Housset B,Coscas G,Soubrane G.[Retinal vein occlusion and obstructive sleep apnea syndrome]. J Fr Ophtalmol 2009;32;420-424.

27. Kosseifi S,Bailey B,Price R,Roy TM,Byrd RP Jr,Peiris AN.. The association between obstructive sleep apnea syndrome and microvascular complications in well-controlled diabetic patients. Mil Med. 2010 Nov;175(11):913-916.

28. Mason RH,Kiire CA,Groves DC,et al. Visual improvement following continuous positive airway pressure therapy in diabetic subjects with clinically significant macular oedema and obstructive sleep apnoea:proof of principle study. Respiration;international review of thoracic diseases 2012;84:275-282.

29. Ramar K,Caples S. Vascular changes,cardiovascular disease and obstructive sleep apnea. Future Cardiol 2011; 7:241-249.

30. Ryan S,Taylor CT,McNicholas WT. Selective activation of inflammatory pathways by intermittent hypoxia in obstructive sleep apnoea syndrome. Circulation 2005;112:2660-2667.

31. Liu Q,Ju WK,Crowston JG et al. Oxidative stress is an early event in hydrostatic pressure induced retinal ganglion cell damage. Invest Ophthalmol Vis Sci 2007;48:4580-4589.

32. Fletcher EC,Miller J,Schaaf JW,Fletcher JG. Urinary catecholamines before and after tracheostomy in patients with obstructive sleep apnea and hypertension. Sleep 1987;10:35-44.

33. Caprioli J,Coleman AL. Perspective:blood pressure,perfusion pressure,and glaucoma. Am J Ophthalmol 2010; 149:704-712.

34. Mojon DS,Mathis J,Zulauf M,et al. Optic neuropathy associated with sleep apnea syndrome. Ophthalmology 1998;105:874-877.

35. Hosking SL,Evans DW,Embleton SJ,et al. Hypercapnia invokes an acute loss of contrast sensitivity in untreated glaucoma patients. Br J Ophthalmol 2001;85:1352-1356.

36. Hosking SL,Harris A,Chung HS,et al. Ocular haemodynamic responses to induced hypercapnia and hyperoxia in glaucoma. Br J Ophthalmol 2004;88:406-411.

37. Evans DW,Harris A,Garrett M,et al. Glaucoma patients demonstrate faulty autoregulation of ocular blood flow during posture change. Br J Ophthalmol 1999;83:809-813.

第六节　血液病与眼病

导　读

　　血液病是原发于造血系统或影响造血系统伴发血液异常改变的疾病,分为红细胞疾病、粒细胞疾病、淋巴疾病、浆细胞疾病、骨髓增殖性疾病、出血及血栓性疾病等。血液病可涉及全身各个系统和器官,早期表现常不典型,大多数血液病患者首诊于其他科室而发生误诊、漏诊。据报道约90%血液病会累及眼部,而在临床实践中,与血管病变所致的缺血性眼病相比,眼科医师鲜有意识关注此类病变。从整合医学角度重新审视血液病与眼病的关系,我们可发现其具有血液成分异常性病变的特性:①血液成分的改变可引起血管色调的改变,进而可能影响组织颜色或色调的异常。如贫血导致的结膜苍白、溶血性黄疸导致的巩膜黄染、缺铁性贫血导致的瓷蓝色巩膜;②缺血往往同时存在出血的改变,其出血主要由于出凝血平衡状态的破坏。而从病理学本质上认识,肿瘤应当具有 a. 异型性;b. 生长性;c. 扩散性;d. 恶性肿瘤的浸润和转移性,后三者形成肿瘤损害组织和器官的主要原因。因此,造血系统来源的眼部肿瘤多具有两者的共同特点。遵循整合医学的理念,我们在临床实践中要有"总体把握、系统平衡"的整体治疗理念,与血液科密切合作,共同诊治,不仅要关注血液病本身造成的视功能损害,亦不可忽视血液病治疗的副作用。

血液病可涉及全身各个系统和器官,早期表现常不典型,在临床上绝大多数血液病患者都不是首诊于血液科,常常是其他科室怀疑血液病后才转诊至血液科进一步诊治,因此也常发生误诊、漏诊。眼是非常灵敏的感觉器官,结构复杂而精巧,血液病累及眼可出现各种各样的眼部异常,有些患者常会因为眼部不适而就诊于眼科。因此,眼科医生需要熟悉血液病的常见表现,以减少误诊、漏诊。本章节主要介绍血液疾病的眼部异常表现。

一、血液系统疾病简介

血液系统疾病是指原发或主要累及血液和造血器官的疾病。分为红细胞疾病、粒细胞疾病、淋巴、浆细胞疾病、骨髓增殖性疾病、出血及血栓性疾病等。由于血液循环到达人体的各个部位,血液系统疾病患者也会出现一些特异和非特异的眼部表现。

二、血液系统疾病常见的眼部表现

血液系统疾病常见表现有贫血、感染发热、浸润、出血、黄疸等,临床上也会出现一些与这些症状相对应的眼部表现。据报道高达 90% 血液病患者会出现各种眼部异常表现,最常累及的部位是结膜和视网膜,但大部分患者并无明显的自觉症状[1]。

(一)贫血

最特异的体征就是睑结膜苍白,严重贫血可以出现视物模糊,视力下降,眼底检查可见眼底苍白,可有缺血性视神经病的表现。另外缺铁性贫血患者的巩膜呈瓷蓝色。

(二)感染性发热

血液病患者常有血细胞质和(或)量的异常,存在免疫缺陷,是各种感染性疾病的易感人群。眼部感染也不少见,常见的有眼周皮肤软组织感染,严重者可出现眶内炎等,表现为局部感染灶及全身感染中毒症状。

(三)浸润

淋巴瘤、白血病、浆细胞病是常见的血液系统恶性肿瘤,肿瘤细胞会浸润到全身各处,常发生局部占位性病变和血管渗出性病变。累及眼附属器时表现为眼周围组织及眼附属器肿物,肿物压迫眼球后可出现复视、眼压增高、眼球运动受限、眼球突出、视力减退等。病变可以累及单眼,也可以累及双眼。累及眼底血管时,可表现为渗出、出血,甚至视网膜脱离。

(四)出血

血小板数量减少或功能障碍、凝血因子异常等均可导致全身皮肤黏膜及深部组织器官的出血。眼部表现常有眼周围皮肤瘀斑、血肿,球结膜下出血,眼底出血,玻璃体积血、积血,眶内软组织血肿等。

（五）黄疸

特异性体征是巩膜黄染,由于胆红素与巩膜组织的亲和力高,发生黄疸时巩膜黄染最先出现,治疗好转后最后消退。与血液病有关的黄疸是溶血性黄疸,常同时存在贫血,睑结膜苍白也很明显。

（六）伪装综合征

主要指具有眼部炎症特点的眼部肿瘤性疾病。在临床多见于视网膜母细胞瘤、眼内及中枢神经系统淋巴瘤、葡萄膜黑色素瘤、恶性肿瘤眼内转移、视网膜脱离所致的临床综合征,可表现为虹膜结节、玻璃体混浊、视网膜或视网膜下肿块、前方积脓等。血液系统的恶性肿瘤,如各型白血病、淋巴瘤、浆细胞瘤累及眼时,可表现为伪装综合征[2]。

三、白血病的眼部表现

白血病是起源于造血干细胞的恶性克隆性疾病,主要包括急性髓系白血病、急性淋巴细胞白血病、慢性髓系白血病、慢性淋巴细胞白血病等。据报道,初诊时约有一半患者有白血病相关的眼部异常[3]。白血病的眼部表现主要由高白细胞血症导致的血管淤滞、血小板减少导致的出血、白血病细胞导致的组织浸润、免疫缺陷导致的感染等组成[4,5]。

1. 眼底出血　常累及双眼,表现为眼底大片状出血,难以用眼局部病变解释,典型表现是视网膜出血斑中心有白点(Roth 点),主要是白血病细胞浸润、血小板减少或凝血因子异常所致。

2. 球结膜下出血　常为双侧球结膜下出血,与血小板减少程度有关。

3. 眼底血管阻塞　白血病常有外周血白细胞数十倍、几十倍增多,易发生血管淤滞,可表现为眼底动脉、静脉阻塞,常合并出血。

4. 绿色瘤　即髓系肉瘤。部分急性髓系白血病患者合并有髓系肉瘤,有时髓系肉瘤亦可单独存在。白血病细胞浸润软组织,在组织内形成局部占位性病变,常发生在颜面,表现为眼周、眼附属器或眶内占位性病变及对眼球的压迫表现。儿童急性髓系白血病发生绿色瘤的比例明显高于成人(图 6-6-1)。

5. 颅内压增高的眼部表现　白血病患者,特别是急性淋巴细胞白血病患者在疾病缓解期易合并中枢神经系统侵犯,可累及脑脊髓膜或 / 和脑实质,出现视盘水肿、眼压升高等颅内压升高的表现。

有学者把白血病患者的眼部表现分为白血病特异性损伤、白血病相关性损伤、医源性损伤。有文献报道 180 例患者具体表现及发生情况包括[6]:

1. 白血病特异性眼部损伤是由白血病细胞对眼各结构的浸润所致,主要有:Roth 点、眼眶浸润、视盘水肿、白血病性前房积脓、视神经浸润、

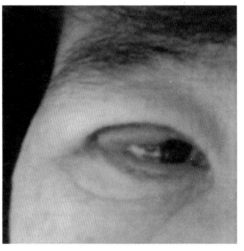

图 6-6-1　急性髓系白血病患者治疗后白血病复发,右侧上眼睑软组织增生性病变,合并躯干四肢皮肤结节,皮肤结节活检后诊断为粒细胞肉瘤,化疗后皮肤结节及右侧上眼睑增生的软组织消失

视网膜浸润、玻璃体混浊、视乳头苍白，在白血病患者中总发生率为 16.1%，最常见者为 Roth 点、眼眶浸润和视盘水肿。

2. 白血病相关性眼部损伤是由白血病的并发症所致，主要有：视网膜出血、血管阻塞、角膜炎、眼睑炎、结膜下出血、眼睑水肿、结膜充血，在白血病患者中的总发生率为 36.6%。

3. 医源性眼部损伤是由化疗所致，主要有：脉络膜视网膜萎缩、上睑下垂、视野缩小、视神经萎缩，在白血病患者中的总发生率为 5.5%。

对于白血病患者眼部异常的处理，主要是原发病白血病的治疗，即联合化疗。对于中枢神经系统白血病可给予鞘内注射化疗药物。对于眼部髓系肉瘤，在联合化疗的基础上，需要时可给予局部放疗。

四、累及眼部的淋巴瘤

淋巴瘤是起源于淋巴组织的恶性肿瘤，分为霍奇金淋巴瘤和非霍奇金淋巴瘤，2008 年 WHO 血液淋巴组织肿瘤分类将淋巴瘤分为 50 多个亚型，有 90 多个疾病名称。眼部淋巴瘤分为眼球内淋巴瘤和眼附属器淋巴瘤两大类，后者远多于前者，主要表现为眼球内及眼附属器的占位性病变（图 6-6-2，图 6-6-3，图 6-6-4）。在 CT 上表现为软组织密度影，在增强 MRI

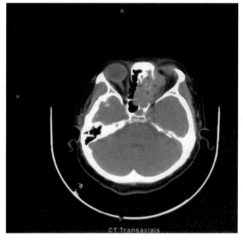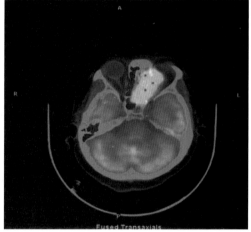

图 6-6-2　PET/CT 见左侧鼻咽顶部软组织占位性病变突入眼眶，代谢活性明显升高，SUVmax36，病理诊断为鼻型结外 NK/T 细胞淋巴瘤

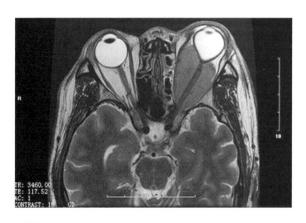

图 6-6-3　MRI 见左侧眼眶内软组织异常信号影，左侧眼球突出，病理诊断为黏膜相关淋巴组织结外边缘区 B 细胞淋巴瘤

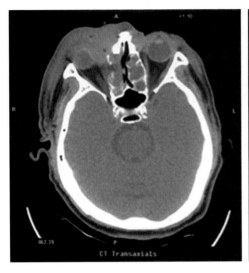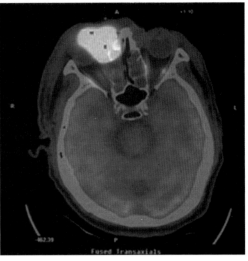

图 6-6-4 PET/CT 见右侧颜面软组织占位性病变,突入眼眶,SUVmax33,病理诊断为弥漫大 B 细胞淋巴瘤

上可有不同程度强化的组织信号,病变边界不清,可累及眼周软组织、眼睑、结膜、泪腺、眼眶、甚至眼球内部。在 PET/CT 上表现为病灶部位代谢活性增高[7]。在临床上表现为眼周及眼附属器肿物,压迫眼球后会出现眼球突出、复视、眼压升高等;眼球内部的病灶会严重影响视力,甚至失明。

累及眼附属器最常见的是黏膜相关淋巴组织结外边缘区 B 细胞淋巴瘤,其次是弥漫大 B 细胞淋巴瘤等,而 T 细胞淋巴瘤罕见。眼附属器淋巴瘤可表现为"伪装综合征"。Judith A.Ferry 等回顾性分析了 353 例眼附属器淋巴瘤病例,最常见的淋巴瘤类型是边缘区淋巴瘤、滤泡淋巴瘤、弥漫大 B 细胞淋巴瘤、套细胞淋巴瘤、慢性淋巴细胞白血病等,累及部位最多的是眼眶软组织、结膜、泪腺等[8]。

眼附属器淋巴瘤主要根据淋巴瘤的分型、分期决定治疗方案。侵袭性淋巴瘤需给予联合化疗或免疫治疗。手术切除后无影像学可见病灶的 MALT 淋巴瘤,可随访观察,直至病情进展后再开始治疗。手术切除后仍有影像学可见病灶的 MALT 淋巴瘤,可给予放疗或化疗。有文献比较了 24 例眼附属器 MALT 淋巴瘤放疗和(或)放疗后的眼部不良反应,不论是放疗、化疗、放疗 + 化疗,淋巴瘤疗效的完全缓解率均为 100%。但放疗(30~40Gy)患者的眼部不良反应明显高于非放疗患者,主要表现为视力下降、干眼症、白内障、眼压升高、视网膜病、眼睑炎等(表 6-6-1、表 6-6-2)[9]。

眼球内淋巴瘤可发生于各种眼球结构,常常由于进行性视力丧失及眼球内结构异常而被迫行玻璃体切割或眼球摘除而得到确诊,视网膜/脉络膜淋巴瘤是最常见的眼球内淋巴瘤,以弥漫大 B 细胞淋巴瘤最常见,视网膜淋巴瘤也是中枢神经系统淋巴瘤的一部分[10,11]。眼球内淋巴瘤患者如果有全身其他部位的病灶,需按照全身淋巴瘤的方案进行治疗。如果无全身其他部位病灶,可按照中枢神经系统淋巴瘤的方案进行治疗,预后与淋巴瘤的分型和分期有关。

表 6-6-1　353 例眼附属器淋巴瘤基本情况

淋巴瘤类型	例数（%）	男：女	平均年龄	无淋巴瘤史（%）	有淋巴瘤史（%）
边缘区淋巴瘤	182（51.6）	75：107	65	168（92）	14（8）
滤泡淋巴瘤	80（22.7）	30：50	64	55（69）	25（31）
弥漫大 B 细胞淋巴瘤	27（7.6）	14：13	61	22（81）	5（19）
套细胞淋巴瘤	19（5.4）	13：6	68	7（37）	12（63）
慢性淋巴细胞白血病	13（3.7）	8：5	70	4（31）	9（69）
其他	32（9.0）	13：19	62	21（66）	11（34）
合计	353（100）	153：200	64	277（78）	76（22）

表 6-6-2　淋巴瘤在眼附属器的分布

淋巴瘤类型	泪腺 ± 软组织	结膜 ± 软组织	仅软组织	泪囊 ± 软组织	混合型	双眼累及（%）
边缘区淋巴瘤	26	60	84	3	7	20（11）
滤泡淋巴瘤	16	24	34	3	3	10（12.5）
弥漫大 B 细胞淋巴瘤	4	4	16	3	0	3（11）
套细胞淋巴瘤	3	8	6	0	2	6（32）
慢性淋巴细胞白血病	3	2	8	0	0	2（15）
其他	5	8	18	0	1	5（16）

五、其他累及眼部的血液病

（一）多发性骨髓瘤

最常见的浆细胞恶性肿瘤，表现为骨髓内恶性浆细胞增生、血清中单克隆免疫球蛋白增高、终末器官损害等，部分还合并髓外浆细胞瘤。多发性骨髓瘤的眼部表现不常见，眼部髓外浆细胞瘤可表现为眼周及眼附属器的占位性病变；存在高异常免疫球蛋白血症时，会发生眼底动静脉阻塞。另外也有眼部淀粉样变性的罕见病例，表现为眼睑僵硬、运动受限，眼肌受累后眼球运动受限等[12]。治疗需联合化疗。眼附属器髓外浆细胞瘤可考虑局部放疗。

（二）真性红细胞增多症

属于骨髓增殖性肿瘤，约 90% 患者存在 *JAK-2V617F* 基因突变，是特征性基因异常。该病表现为红细胞不受促红细胞生成素的调控而异常增殖，导致外周血红细胞明显增多，血红蛋白浓度明显升高，血液呈高黏滞状态。约 1/3 真性红细胞增多症患者存在眼底改变，表现为视盘边界模糊，视盘水肿，眼底静脉迂曲怒张，动脉细反光强。几乎所有患者均存在双眼球结膜及浅层巩膜充血[13]。

（三）骨髓增生异常综合征（MDS）

是一种造血功能异常的肿瘤性疾病，表现为骨髓内病态造血，外周血细胞减少，临床上出现贫血、出血、感染发热等表现。部分患者在数月至数年内转变为急性白血病。有报道 41 例 MDS 患者中 19 例（46.3%）可见眼部并发症，包括角膜溃疡 2 例、虹膜睫状体炎 5 例、玻璃体积血 1 例、视网膜出血 10 例、棉絮样斑 1 例、视神经炎 2 例(部分患者有一个以上眼部并发症)[14]。

六、其他问题

(一)伏立康唑导致的视觉异常

伏立康唑是血液病患者合并真菌感染时常用的抗真菌药物,该药最常见的不良事件为视觉障碍。在临床研究中约 30% 受试者出现视觉改变,视物模糊,色觉改变或畏光。长期视觉不良反应包括视神经炎和视盘水肿。视觉障碍可能与血药浓度较高和(或)剂量较大有关,停用伏立康唑后可以完全恢复。

(二)可逆性后脑白质病综合征(RPLS)

是一种罕见的、可逆的神经障碍,可表现为癫痫发作、高血压、头痛、昏睡、意识模糊、失明以及其他视觉和神经障碍。白血病、淋巴瘤、多发性骨髓瘤等接受联合化疗的患者是 RPLS 的高发患者,常表现为视觉异常、失明等而被误诊[15]。

小　结

眼为我们提供了一个直观地观察包括血液病在内的全身疾病的窗口,大约 90% 血液病会累及眼部,当眼部出现单纯眼病不能解释的表现时,应考虑血液系统疾病等内科疾病的可能。严重的血液病会对视功能造成严重威胁,这种威胁主要来自于血液病及其进展,也有部分来自于血液病治疗的副作用。对于血液病导致的眼病的治疗,需要血液科医生和眼科医生的密切合作。

(魏立强　王景文)

参 考 文 献

1. Lang GE, Lang SJ. Ocular findings in hematological disease. Ophthalmology 2011; 108 (10); 981-993.
2. Gan NY, King LL, Teoh SC. Ocular masquerade syndrome as a herald of progression of acute myelogenous leukemia. Ann Hematol. 2011; 90 (3); 361-362.
3. Schachat AP, Markowitz JA, Guyer DR, et al. Ophthalmic manifestations of leukemia. Arch Ophthalmol 1989; 107; 697-700.
4. 王光汉. 急性白血病的眼部征象. 中西医结合眼科杂志, 1998, 16 (3); 177-178.
5. 李新慧, 张安仓, 张有, 等. 儿童急性白血病眼部表现. 实用儿科临床杂志, 2001; 16 (2); 122-123.
6. V. Russo, I.U. Scott, G. Querques, et al. Orbital and ocular manifestations of acute childhood leukemia; clinical and statistical analysis of 180 patients. Eur J Ophthalmol 2008; 18; 619-623.
7. 魏立强, 王景文, 宁丰, 等. 眼附属器黏膜相关淋巴组织淋巴瘤 MRI 和 PET/CT 表现及临床分析. 临床血液学杂志, 2012; 25 (7); 437-439.
8. Judith A. Ferry, Claire Y. Fung, Lawrence Zukerbery, et al. Lymphoma of the Ocular Adnexa; A Study of 353 Cases. Am J Surg Pathol 2007; 31; 170-184.
9. Ji-Sun Paik, Won-Kyung Cho, Sung-Eun Lee, et al. Ophthalmologic outcomes after chemotherapy and/or radiotherapy in non-conjunctival ocular adnexal MALT lymphoma. Ann Hematol 2012; 91; 1393-1401.
10. Davis JL. Intraocular lymphoma; a clinical perspective. Eye 2013; 27; 153-162.
11. Kirtee Raparia, Chung-Che (Jeff) Chang, Patricia Chevez-Barrios. Intraocular Lymphoma. Arch Pathol Lab Med.

2009;133:1233-1237.

12. Kimberly J. Chin, Sanford Kempin, Tatyana Milman, et al. Ocular manifestations of multiple myeloma: Three cases and a review of the literature. Optometry. 2011;82:224-230.

13. 窦晓燕,杜新,司马晶,等. 以眼部症状为首发表现的真性红细胞增多症患者眼部临床特征分析. 中国实用眼科杂志,2006;24(6):631-633.

14. Kezuka T, Usui N, Suzuki E, et al. Ocular complications in myelodysplatic syndromes as preleukemic disorders. Jpn J Opthalmol. 2005;49(5):377-383.

15. 魏立强、王景文、宁丰,等. 硼替佐米联合地塞米松治疗多发性骨髓瘤并发可逆性后部白质脑病综合征1例并文献复习.临床血液学杂志,2012;25(5):597-600.

第七节　甲状腺相关眼病

导读

甲状腺相关免疫眼眶病变(thyroid related immune orbitopathy,TRIO)既往曾有多种命名如 Graves 眼病、眼型 Graves 病、甲状腺相关眼病等,虽名称有别,但均有相同的临床特点,可表现出甲状腺内分泌轴(甲状腺、垂体及下丘脑所分泌的内分泌素或其相互作用)的异常,并且均具有相似的眼眶病变。如单从眼科医师的角度出发,临床实践中我们会有许多困惑,如某些患者甲状腺功能检查及影像学检查无异常,但其眼球突出及眼睑征却非常典型,这类患者如何诊断和治疗? 不同的患者相似的临床表现,予以类似的治疗效果却截然不同? 甚至部分患者手术治疗之后,眼部病情会加重? 对于甲状腺功能指标未稳定而眼部病情明显的患者,如何在眼科和内科取舍? 通过整合医学思维的梳理结合 TRIO 的疾病特点,我们认识到对于某些甲状腺功能正常的轻型甲状腺相关眼病,应警惕"临床成了检验"这一错误观念,应关注其临床表现及特征性眼睑征,而检验指标不能视为诊断的金标准;在伴有甲状腺功能异常的内科治疗方案中,在积极治疗原发病的同时,要意识到急于内科降低甲状腺功能指标的碘治疗可能会导致眼部体征的加重;不同个体、病变的不同时期,TRIO 的全身或眼部病理变化会有所不同,会导致结果难以量化,TRIO 的治疗在规范化的同时亦应遵循个体化原则。因此,TRIO 的诊断与治疗,应该两者兼顾,内分泌和眼科协同合作,制定个体化综合治疗方案。

甲状腺相关眼病(thyroid associated ophthalmopathy,TAO),又称 Graves 眼病,是一种较为常见的眼眶疾病,眼部主要表现为眼睑改变、眼球突出、眼球运动障碍等体征,其眼部体征与甲状腺功能异常可以同时、提前或滞后出现。甲状腺功能可以亢进、低下或正常,多数患者伴有甲状腺内分泌轴功能异常。

甲状腺相关眼病的发病机制尚未完全清楚,目前一般认为该病是一种自身免疫性疾病或器官免疫性疾病,与全身内分泌系统的功能状态相关,眶部组织和甲状腺可能是异常免疫反应攻击的目标。其病理组织学特点是早期炎性细胞浸润、水肿;晚期病变组织发生变性及纤维化。

一、临床分型

根据病变累及的组织结构范围及部位不同,可以将TAO分为2型。Ⅰ型主要表现为球后脂肪组织和结缔组织浸润,Ⅱ型主要为眼外肌病变。这两种类型可以并存或单独出现。

二、临床表现

1. 眼部表现 1786年TAO被首次报道以来,有关其眼部表现被逐渐发现和描述。①眼睑征:是TAO的重要体征。眼睑的改变主要包括眼睑肿胀、眼睑退缩、上睑迟落、瞬目反射减少。眼睑退缩表现为睑裂开大,暴露部分巩膜组织,眼球呈凝视状态,眼睑退缩是TAO相对而言较为特征性的改变;上睑迟落表现为眼球下转时上睑不能随之下移,上方巩膜暴露。②眼球突出:多为双侧,可先后发病,少数患者可以仅表现为单侧眼发病。病程早期多为轴性眼球突出,后期由于眼外肌纤维化、挛缩导致眼球突出并固定于某一眼位。伴有甲状腺功能亢进者,眼球突出症状发展较快。也有些患者甲状腺功能亢进控制后,眼球突出反而加重,还有些患者甲状腺功能亢进经过治疗后变为甲状腺功能减退,才出现眼球突出的症状和体征,这说明甲状腺功能异常可以与眼部体征发生的时间存在差异。③复视及眼球运动障碍:眼外肌早期可以水肿,炎性细胞浸润,晚期眼外肌可发生纤维化,大多数患者为多条眼外肌受累,可同时发生,也可先后发生,病变程度可不同。由于眼外肌受累,双眼运动的协调性出现问题,导致患者出现视物重影,复视的发生。根据眼外肌具体受累不同,受累侧眼球可有不同的眼位,还可以表现为眼球向受累肌肉运动相反的方向转动时出现障碍。④结膜和角膜病变:眶内软组织水肿,眶压增高可以加重结膜水肿、充血的程度,严重水肿的结膜可以突出于睑裂之外,可以导致水肿的结膜组织在睑裂区发生夹持,眼部可以有干涩、异物感等的症状。眼睑闭合不全可以引发暴露性角膜炎、角膜溃疡,此时可伴有明显畏光流泪,严重者可以引起角膜穿孔,眼内炎,甚至导致眼球萎缩的发生。⑤视神经病变:是本病的继发性改变,是一种严重的并发症,目前认为可能是由于眼外肌肥大、眶内组织水肿、眶压增高对视神经产生压迫所致,尤其是眶尖部附近组织发生的水肿性病变更易致视神经病变的出现。患者可表现为视力减退、视野缩小或有病理性暗点,严重者可以导致视力丧失,眼底可见视盘水肿苍白,视网膜水肿渗出,静脉迂曲扩张等。

2. 全身表现 甲状腺肿大、怕热、多汗、体重减轻、烦躁、易怒、失眠、心动过塑、心律不齐、食欲增加等。

三、辅助检查

(一)超声检查

超声扫描可见TAO最为常见的改变为眶脂肪回声增强,眼外肌增粗增厚。典型的TAO是双侧的,可以累及多条眼外肌。有时也可见双侧很不对称,一侧眼眶出现显著性改变,而另一侧眼眶仅有轻度改变。即使似乎单侧眼眶发病时,超声检查也常常能够发现临床上未被累及侧眼眶出现的轻度改变。值得关注的是,在极少病例中,只在单侧眼眶内发现改变。

TAO中眼外肌的增厚常具有较为特征性的形态,但仍需与一些导致眼外肌发生病变的疾病相鉴别(表6-7-1)。在多数病例中,眼外肌肌腹的中、后部常常累及,但是与球壁附着处的肌腱部分一般并不受累。增厚的肌肉具有中、高度回声反射,其结构相当不规则,这种形

表 6-7-1　甲状腺相关眼外肌病变与其他眼外肌病变的鉴别诊断

病变	内部回声反射	内部结构	肌肉附着点
甲状腺相关性眼外肌病变	中 - 高度	不规则	正常
眼外肌肌炎	低度	规则	增厚
肿瘤导致眼外肌病变	低 - 中度	规则	正常
静脉充血导致眼外肌病变	中 - 高度	可变	正常
血肿导致的眼外肌病变	低 - 中度	规则	可变

态是由于水肿和炎性细胞导致肌纤维分离,在肌肉内部形成大的界面所致。其他相关的表现包括眶脂肪和眼睑水肿、眶骨膜增厚和泪腺增大等。

在眶尖部肌肉明显水肿的病例中,由于继发于受压,眼上静脉或其他眶静脉可以发生扩张,视神经鞘膜增厚或扩张。在一些急性 TAO 患者中,可以发生肌腱增厚,上巩膜间隙可以见到积液。

（二）CT 和 MRI 影像学检查

CT 扫描可见 TAO 的患者眼外肌出现肥大,病变主要累及肌腹,严重时可导致眶尖区视神经受压。MRI 检查可以更为清晰的显示眼外肌及眶内其他软组织的形态。有时根据眼外肌信号的变化,有助于判断病情变化及指导治疗。若眼外肌呈长 T1、略长 T2 信号,提示肌肉处于炎性水肿期,治疗效果较明显;若表现为长 T1、短 T2 信号,提示肌肉纤维化较严重,治疗效果较差。此外 MRI 在甲状腺相关性眼病的鉴别诊断方面亦有重要帮助。

（三）实验室检查

甲状腺吸碘率增高,血清 T3、T4 水平高于正常,血清 TSH 水平不稳定。少数患者甲状腺功能检测结果可以正常。

四、诊断

根据典型的临床表现、影像学表现、实验室检查,一般可以确诊。应当注意,有部分患者甲状腺功能的实验室检查结果正常,或者由以往甲状腺功能亢进,治疗后转变为甲状腺功能减退,此时,只要存在典型的眼部体征,再排除其他可能相似疾病以外,一般可以做出诊断。

五、治疗

包括全身治疗和眼部治疗。全身治疗主要针对矫正甲状腺功能异常。眼部治疗主要针对暴露性角膜炎、压迫性视神经病变和严重充血性眼眶病变。主要治疗措施包括眼部保护性治疗、药物抗炎治疗、放射治疗和手术治疗。①眼部保护性治疗,为防治暴露性角膜炎发生,夜间可以遮盖睑裂,滴用润滑性滴眼液;必要时可试行睑缘缝合术。②药物治疗,在眼眶病变的急性期,可以首先采用糖皮质激素进行治疗,如果糖皮质激素治疗无效时,可以考虑使用免疫抑制剂治疗。糖皮质激素可以抑制炎症反应,减轻眶内组织的水肿,根据具体病情,决定糖皮质激素的给药途径及药物剂量,具体给药途径一般包括静脉、口服、眶内注射等。药物治疗在病变的急性期,希望可以减轻眼部组织的水肿,以便于减轻眼球突出,避免暴露性角膜炎的发生,降低或避免压迫性视神经病变的发生。对于一些慢性期有症状的患者,有时糖皮质激素治疗效果不甚理想,为了减少糖皮质激素的副作用,可以局部使用,进行糖皮质激素的眶内注射。对一些慢性期无明显症状的患者,可以密切随诊观察。③手术和放射治疗,对于眼球突出导致角膜损害或发生严重压迫性视神经病变者,药物治疗无效时,可以采用放射治疗或眼眶减压术,以便尽可能保护和恢复视功能。另外,在西方发达国家,为了改善患者眼球突出的症状,改善患者外观,往往给予患者行眼眶减压术进行治疗,手术后发生复视或者复视加重是眼眶减压术最常见的并发症。对于病情稳定后的 TAO 患者,根据具体眼部病情改变,可以采用针对性手术进行治疗。对于斜视患者,可以采用眼外肌局部注射肉毒杆菌毒素 A 或眼外肌手术来矫正斜视;对于上睑退缩者,可以采用上睑退缩矫正术来改善外观。

六、并发症

(一)暴露性角膜炎

对于急性期严重的 TAO 患者,由于眼球突出,眼睑闭合不全,导致角膜暴露,发生继发性角膜细菌感染,出现角膜炎,严重者发生角膜溃疡,更有甚者可以引起化脓性眼内炎的发生。若发生了暴露性角膜炎,可以给予抗生素眼药和促进角膜上皮愈合的药物,可以试行睑缘缝合术,必要时行眶减压手术。对于已经发生的暴露性角膜炎,进行积极治疗非常重要,但如何预防暴露性角膜炎的发生则更为重要,为此,及时合理应用药物和(或)手术是防治该并发症的关键。

(二)视神经萎缩

TAO 导致的眶内组织水肿和眼外肌增厚肥大,尤其是病变位于眶尖部附近时,更容易导致压迫性视神经病变的发生。急性期和亚急性期 TAO 患者都可以发生压迫性视神经病变,尤其以急性期甲状腺相关眼病患者为常见,该病此时可以迅速导致患者视力下降,严重者导致患者视力完全丧失,造成患者失明。对于 TAO 导致的视神经病变,可以采用大剂量糖皮质激素进行冲击治疗,必要时也可采用眶减手术,尽最大可能来挽救患者视功能。

七、预后

积极合理治疗,甲状腺相关眼病愈后尚可。在病变过程中,如果发生了暴露性角膜溃疡、视神经萎缩等严重并发症,此时往往治疗效果不佳,预示愈后不良。

(马建民)

参 考 文 献

1. 葛坚.眼科学.第 2 版.北京:人民卫生出版社.2010.
2. 崔浩,王宁利.眼科学.第 3 版.北京:北京大学医学出版社.2014.
3. Sandra Frazier Byrne,Ron Green.眼和眼眶的超声检查.赵家良,马建民,译.北京:华夏出版社出版.2008.

第 七 章　免疫系统与眼病

导　读

　　眼免疫学是一门新兴的学科,与结膜疾病、角膜疾病、巩膜疾病、葡萄膜疾病、视网膜疾病、视神经疾病等均有交叉。据不完全统计,约85%的眼病与自身免疫、免疫遗传、变态反应、移植免疫、免疫缺陷、感染免疫、肿瘤免疫等有关。眼是一个微型免疫系统,可发生任何类型的免疫反应。由于它具有解剖、生理、生化等方面的特殊结构和功能,它又有别于全身的免疫反应,形成了独特的免疫生理和病理过程,它与全身免疫反应既有联系,又有相对独立的局部功能。近年来由于医学免疫学的不断发展和免疫新技术的开发和利用,眼科免疫性迅速发展,一些免疫性眼病不断被发现、认识和治疗,并取得了较好的效果。然而对于眼科临床医生来讲,眼免疫学仍然是一门陌生的学科,临床中与免疫相关的眼病时常成为困扰眼科医生的"疑难杂症",甚至被"漏诊"或"误诊"。本章包括:①介绍了自身免疫性疾病相关的眼部表现;②总结了风湿眼病的种类,临床表现以及风湿病与风湿眼病的关系;③由幼年型慢性关节炎伴发前葡萄膜炎所引起的白内障,其诊断、治疗、预后思维;④内源性眼内炎的临床表现及诊治;⑤角膜移植手术中的免疫排斥问题。旨在整合眼免疫学所涉及的眼科疾病与全身疾病,使更多的眼科医生了解和掌握眼免疫学科相关知识。同时明确眼免疫学的基础研究与临床科研进展和方向,提高眼科医生临床治疗和科学研究的针对性,更好的指导临床工作的进行。

第一节 葡萄膜炎与自身免疫病

导 读

葡萄膜是眼免疫病的好发部位,由于其具有类似外周免疫器官的特点,并富含血管,眼内其他抗原物质如晶状体抗原,视网膜抗原等都容易诱发自身免疫性葡萄膜疾病。在眼科疾病中,葡萄膜炎本身临床表现多样,成因复杂,加之眼科医生对免疫疾病的认识尚有不足,为诊疗带来了一定困难。本章节一方面介绍自身免疫性疾病在葡萄膜上的累及和临床表现,另一方面通过葡萄膜炎的免疫相关表现关联到全身免疫疾病。"以小见大"揭示眼病与免疫性疾病的关系,应用整合医学的角度去审视、鉴别葡萄膜炎是否由于免疫疾病引起,全身免疫疾病是否累及到眼部,免疫相关性眼病相关诊断标准是什么,要做哪些检查,如何治疗。通过整合医学思维的建立,开阔思路,了解全身免疫疾病的表现,通过询问病史,检查体征,做到早诊断,早治疗,减少免疫相关葡萄膜炎的误诊漏诊。

多种全身自身免疫病在眼部表现为葡萄膜炎。葡萄膜炎是指虹膜睫状体和脉络膜的炎症,还包括视网膜、视网膜血管以及玻璃体的炎症。葡萄膜炎从诊断到治疗非常困难。就病因而言,约50%患者找不到病因,眼内标本活检既困难又受到检查方法制约,特别是病理检查的瓶颈。就治疗而言,葡萄膜炎缺乏根治措施,治疗方法也比较混乱。葡萄膜炎病因分为感染性、非感染性及伪装综合征,绝大多数都是非感染性葡萄膜炎,主要包括特发性葡萄膜炎、自身免疫性葡萄膜炎、手术外伤所致葡萄膜炎[1]。

风湿免疫病分为四大类:脊柱关节病,结缔组织病,系统性血管炎,代谢和退化病变。这里主要介绍 HLA-B27 相关性前葡萄膜炎(常是强直性脊柱炎的眼部表现),白塞病(系统性血管炎),视网膜血管炎(常为系统性红斑狼疮的眼部表现),巩膜炎(常与多发性软骨炎有关)[2]。最后是关于葡萄膜炎的鉴别诊断,避免糖皮质激素和免疫抑制剂的误用。

一、几种常见眼部炎症与周身自身免疫病

(一) HLA-B27 相关性前葡萄膜炎

临床症状体征比较重,容易复发,炎症主要累及眼前段,患者球结膜混合充血,角膜后大量粉尘状 KP,前房闪辉及炎性细胞,甚至可出现前房积脓(图 7-1-1)、瞳孔区纤维素样渗出(图 7-1-2),特别容易形成虹膜后粘连,所以,散瞳要积极和充分。相关的自身免疫病包括强直性脊柱炎、Reiter 综合征、炎性肠道疾病、银屑病性关节炎。诊治要点:根据临床表现,很容易诊断前葡萄膜炎;实验室检查:重点查 HLA-B27,血沉,C 反应蛋白,骶髂关节像。特别是对于血沉和 C 反应蛋白明显升高的患者,需要请风湿免疫科会诊,排除相关的全身疾病,眼科治疗应用糖皮质激素滴眼和散瞳[3]。

(二) 白塞病所致葡萄膜炎

是我国最常见的全葡萄膜炎类型之一,预后不好。张卓莉教授曾经总结 1996 例白塞病患者,发现眼部受累者占 34.8%[4];杨培增教授报道,白塞病占我国葡萄膜炎患者的 18%[5],

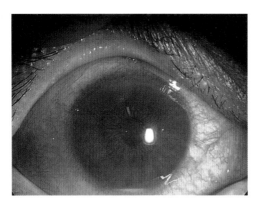 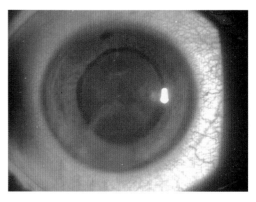

图 7-1-1　HLA-B27 相关性前葡萄膜炎：球结膜混合充血，少量前房积脓，部分虹膜后粘连

图 7-1-2　HLA-B27 相关性前葡萄膜炎：球结膜混合充血，瞳孔区纤维素样渗出

可见白塞病并不少见。白塞病的眼部表现，最常见的是非肉芽肿型全葡萄膜炎，当然还有其他一些眼部表现，如点状角膜炎、环状角膜实质混浊、巩膜炎等。眼部炎症的特点，多数是双眼受累，但也有单眼受累的，炎症反复发作，容易出现并发症：如并发性白内障、继发性青光眼、视神经萎缩、黄斑萎缩等，最终导致视功能急剧下降。一般而言，男性患者葡萄膜炎比女性重，也可出现前房积脓。因此，非感染性葡萄膜炎中出现前房积脓体征，常见于白塞病及 HLA-B27 相关性前葡萄膜炎。

白塞病眼底，最常见的是视网膜血管炎[6]，首先受累的是视网膜小血管，眼底荧光血管造影显示小血管渗漏，也可出现大血管渗漏、管壁染色、黄斑水肿。白塞病葡萄膜炎急性发作时，眼底可出现多片渗出和出血，有的患者出现黄斑区出血渗出，导致视力急剧下降。视功能差者，常合并视神经萎缩、视网膜血管白线、黄斑萎缩（图 7-1-3）。

白塞病的诊断，仍然沿用白塞病国际研究小组的诊断标准[7]。对于前葡萄膜炎的治疗，应用糖皮质激素滴眼及散瞳，周身给予口服糖皮质激素联合免疫抑制剂治疗。对于重症患者，或者炎症反复发作者，也可联合生物制剂治疗。

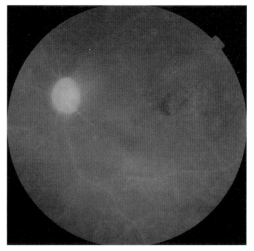

图 7-1-3　白塞病眼底：视神经萎缩，视网膜血管闭塞呈白线

（三）系统性红斑狼疮的眼部表现

眼前、后节均可受累，前节可以出现角膜炎、巩膜炎、前葡萄膜炎；眼底主要表现为出血、棉絮斑、视网膜血管阻塞（图 7-1-4），也可出现视盘水肿或视神经萎缩[8]。

看到这些眼部表现，要注意排查全身疾病，可以检查血 ANA、抗 dsDNA、血沉。血沉虽然是非特异性指标，但是血沉升高往往提示患者合并全身性疾病，血沉正常，也并不意味着能排除全身疾病。一旦我们看到血液免疫学指标异常，则指导患者积极就诊免疫科，进行周身治疗。对于有眼部表现的患者，眼科给予局部治疗。

（四）巩膜炎

常见于下列自身免疫病：复发性多发性软骨炎、Wegener 肉芽肿、类风湿性关节炎、系统性红斑狼疮等[9]。图 7-1-5 显示双眼巩膜炎，非常对称，炎症均位于颞侧，患者表现为眼红、眼痛，超生物显微镜（ultrasound biomicroscopy，UBM）显示局部浅层巩膜炎性增厚（图 7-1-6）。当我们看到他肿胀的外耳（图 7-1-7），指导他去就诊风湿免疫科，确诊为复发性多发性软骨炎。

根据症状体征，巩膜炎很容易诊断，进一步可以检查 UBM，用于确诊及疗效观察。B 超可以明确有无后巩膜炎。相关血液学检查包括类风湿因子、血沉、C 反应蛋白、抗核抗体及抗中性粒细胞胞浆抗体，必要时请免疫科会诊。

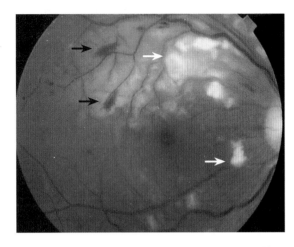

图 7-1-4　系统性红斑狼疮患者，视网膜出血（黑箭头所示）和棉絮斑（白箭头所示），同时合并视网膜颞上分支动脉阻塞

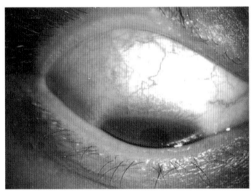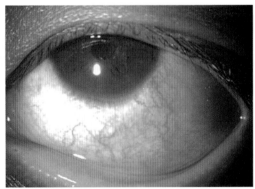

图 7-1-5　双眼浅层巩膜炎

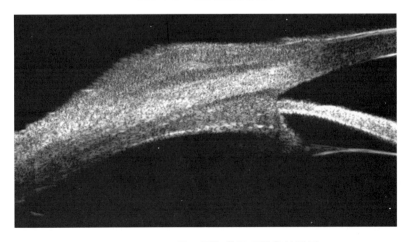

图 7-1-6　UBM 显示局部浅层巩膜炎性增厚

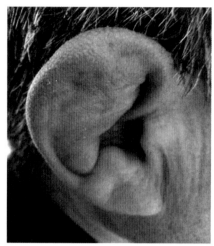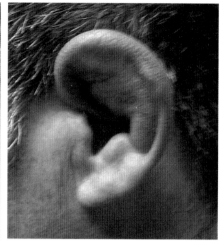

图 7-1-7　复发性多发性软骨炎患者,双侧外耳廓肿胀

(五)儿童葡萄膜炎

儿童葡萄膜炎在葡萄膜炎患者中并不少见,有些患者合并儿童特发性关节炎[10]。女孩多见,发病比较隐匿,病程迁延,往往是幼儿园或者小学查体时,发现患儿视力差,容易出现并发症,如角膜带状变性、并发性白内障。治疗需要积极抗炎,特别是在围术期。儿童葡萄膜炎并发白内障,手术效果不是太好,如果术后抗炎及随诊不到位,往往手术就白做了。诊治要点:儿童葡萄膜炎诊断并不困难,要注意询问患儿是否有关节肿痛,必要时检查抗核抗体及受累关节 X 光片。儿童葡萄膜炎多数是前葡萄膜炎,少数患者也可累及眼后节,出现视盘水肿、视网膜血管渗漏、黄斑水肿。治疗除局部抗炎外,对于炎症反复发作或眼后节受累者,需要积极应用免疫抑制剂治疗,如甲氨蝶呤、环孢素,甚至是生物制剂[11]。

二、葡萄膜炎鉴别诊断

有些周身感染性疾病或肿瘤在眼部表现为葡萄膜炎,常常被误诊为非感染性葡萄膜炎,误用糖皮质激素和免疫抑制剂。因此,葡萄膜炎治疗前应重点进行病因的鉴别诊断,排查感染性葡萄膜炎或肿瘤。

感染性葡萄膜炎,主要感染源包括病毒、细菌、真菌、结核、梅毒螺旋体。所谓伪装综合征即看起来似眼内炎症,实际是眼内肿瘤,如儿童视网膜母细胞瘤、成人眼内淋巴瘤。图7-1-8 显示急性视网膜坏死,周边视网膜黄白色坏死灶及出血,伴有视网膜动脉闭塞,此病乃疱疹病毒感染所致。图 7-1-9 显示以巨细胞病毒视网膜炎首诊的艾滋病患者眼底。图 7-1-10显示真菌性眼内炎,表现为玻璃体腔棉团状混浊。视网膜血管炎可以与自身免疫性疾病或感染性疾病相关,图 7-1-11 显示结核所致双眼视网膜血管炎。图 7-1-12 示梅毒所致双眼脉络膜视网膜炎。

我们曾经接诊一例双眼全葡萄膜炎,在外院经过周身糖皮质激素、免疫抑制剂、抗病毒、抗真菌治疗,双眼视力逐渐下降,眼底病变日益加重,图 7-1-13 显示右眼视盘水肿出血,下方视网膜散在黄白色颗粒状病灶,由于左眼玻璃体混浊严重致眼底不能窥入,经左眼玻璃体活检证实是弥漫大 B 细胞淋巴瘤。图 7-1-14 示一例拟诊双眼视网膜中央静脉阻塞患者,中年

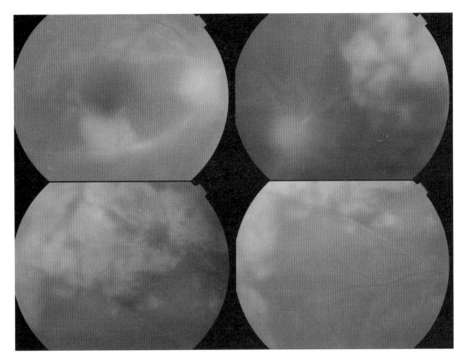

图 7-1-8　急性视网膜坏死,周边视网膜黄白色坏死灶及出血,伴有视网膜动脉闭塞

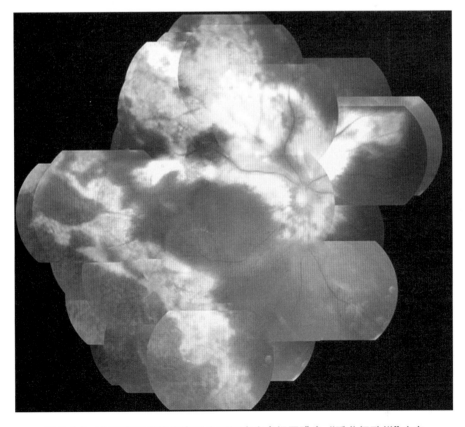

图 7-1-9　艾滋病患者眼底表现为巨细胞病毒视网膜炎:"番茄奶酪样"病变

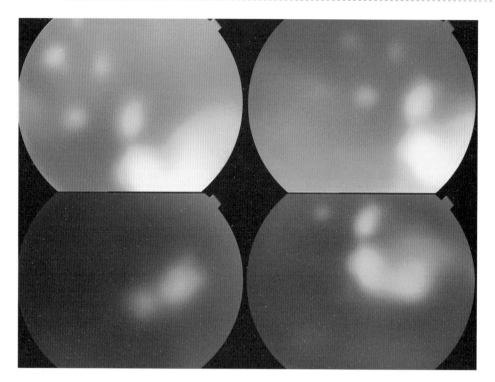

图 7-1-10 真菌性眼内炎:玻璃体腔棉团状混浊

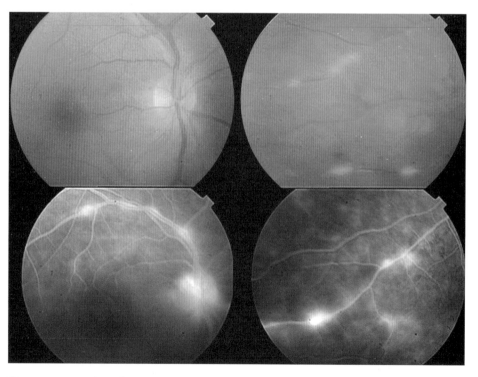

图 7-1-11 双眼视网膜血管炎:视网膜静脉旁炎性渗出,眼底荧光素血管造影显示视网膜静脉渗漏

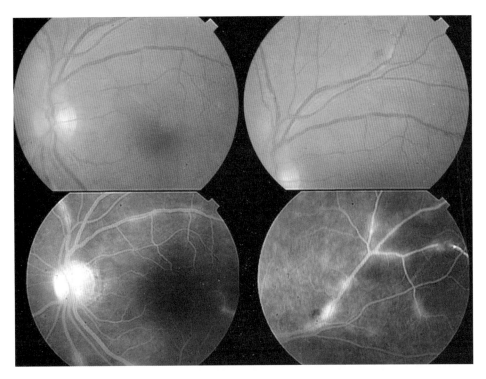

图 7-1-11(续)

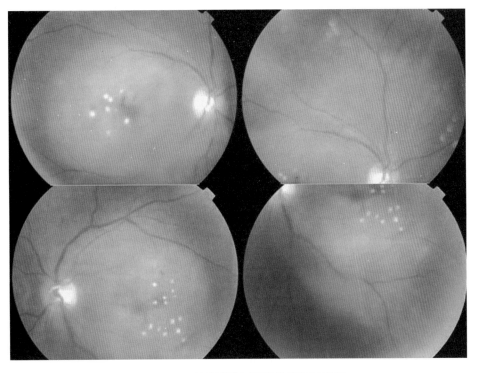

图 7-1-12　梅毒所致双眼脉络膜视网膜炎

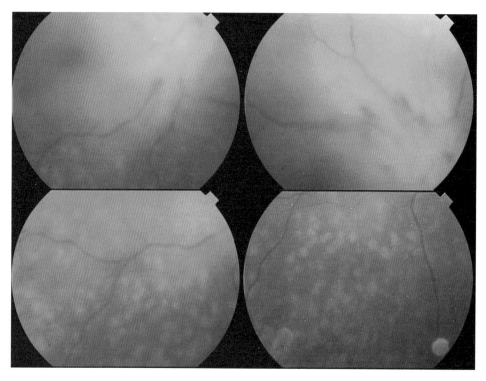

图 7-1-13 眼内淋巴瘤：右眼视盘水肿出血，下方视网膜散在黄白色颗粒状病灶

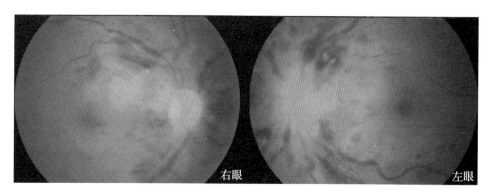

图 7-1-14 多发性骨髓瘤患者，眼底似"双眼视网膜中央静脉阻塞"

男性，血沉快，最后血液内科确诊为多发性骨髓瘤。

其实多种全身疾病都有眼部表现，不仅仅限于自身免疫性疾病，有时感染性疾病或肿瘤也有眼部表现，但是眼部体征常常没有特异性，鉴别诊断至关重要，不要盲目的周身应用糖皮质激素或免疫抑制剂。当我们考虑眼部表现可能与全身疾病相关时，诊断和治疗需要多科合作。

（张美芬）

■■■■ 参 考 文 献 ■■■■

1. 杨培增 . 临床葡萄膜炎 . 北京：人民卫生出版社，2004.

2. Barisani-Asenbauer T, Maca SM, Mejdoubi L, et al. Uveitis- a rare disease often associated with systemic diseases and infections- a systematic review of 2619 patients. Orphanet J Rare Dis, 2012, 7：57.

3. Wakefield D, Chang JH, Amjadi S, et al. What is new HLA-B27 acute anterior uveitis?. Ocul Immunol Inflamm, 2011, 19（2）：139-144.

4. 张卓莉，彭劲民，侯小萌，等 . 1996 例白塞病患者的临床荟萃分析 . 北京医学，2007，29（1）：10-12.

5. 杨培增，张震，王红，等 . 葡萄膜炎的临床类型及病因探讨 . 中华眼底病杂志，2002，18（4）：253-255.

6. Mendoza-Pinto C, Garcia-Carrasco M, Jimenez-Hernandez M, et al. Etiopathogenesis of Behcet's disease. Autoimmun Rev, 2010, 9（4）：241-245.

7. Criteria for diagnosis of Behcet's disease. International Study Group for Behcet's Disease. Lancet, 1990, 335（8697）：1078-1080.

8. Davies J B, Rao PK. Ocular manifestations of systemic lupus erythematosus. Curr Opin Ophthalmol, 2008, 19（6）：512-518.

9. Mohsenin A, Huang J J. Ocular manifestations of systemic inflammatory diseases. Conn Med, 2012, 76（9）：533-544.

10. Vitale A T, Graham E, de Boer J H. Juvenile idiopathic arthritis-associated uveitis：clinical features and complications, risk factors for severe course, and visual outcome. Ocul Immunol Inflamm, 2013, 21（6）：478-485.

11. Pilly B, Heath G, Tschuor P, et al. Overview and recent developments in the medical management of paediatric uveitis. Expert Opin Pharmacother, 2013, 14（13）：1787-1795.

第二节 从整体医学角度看风湿病与风湿眼病

导 读

　　风湿免疫性疾病是累及全身结缔组织病的复杂疾病，尽管风湿免疫病在关节、肌肉等运动系统的表现已被熟知，但眼科医生对于风湿眼病的认识尚有不足。风湿性眼病往往成为困扰临床医师的"疑难杂症"，忽略全身疾病的筛查而导致漏诊及误诊，因此风湿眼病的诊疗需要融入整合医学的理念，从认识系统性疾病入手。本节内容介绍了风湿导致的系统性疾病与眼部疾病的关系，风湿眼病的分类、临床表现、鉴别诊断、全身疾病的治疗等。使眼科医师了解和重视风湿病对眼部的损害，明确风湿病与风湿眼病的临床表现，及时查清病因，与风湿科医师配合诊疗，达到对"病"治疗，而不是对"症"治疗。同时针对风湿眼病提出建立眼科免疫科跨学科联合治疗的理念，探讨眼风湿病专科门诊的可行性，规范化系统化风湿眼病的诊疗。

一、从整体医学角度看风湿病与风湿眼病

　　风湿病是一组原因不明、发病机制与自身免疫功能紊乱有关的多系统疾病，血清中可有多种自身抗体，病理表现为非感染性非肿瘤性炎症、坏死、肉芽肿和血管炎，其病变涉及全身各系统和器官。因此，其临床表现复杂、治疗困难。风湿病患者的痛苦和功能残疾是本病的

最大危害,部分疾病还可以致患者生命周期缩短。

眼睛为全身器官的一部分,富含血管和胶原组织,为风湿病常见的受累器官之一。所谓风湿眼病,其实质就是与风湿免疫病相关的眼部受累,其临床特点与风湿病本身类似,其反复发作所致的功能残疾(致盲)是风湿眼病最严重的后果。在疾病的某一阶段,部分风湿眼病患者仅有眼睛的局部表现、或已经同时伴有提示风湿病的眼外症状,如果忽视对全身疾病的病因筛查,容易导致误诊或漏诊,因此,应从整体医学角度看待风湿眼病,风湿科医生和眼科医生均应高度重视对风湿眼病或与免疫相关眼病的病因筛查和治疗。

二、风湿眼病的种类及分类

很多眼病与风湿免疫疾病相关,尤其是眼部的炎症性病变。就葡萄膜炎而言,在杨培增主编的《临床葡萄膜炎》一书中谈到的非感染性葡萄膜炎的分类多达 30 余种[1];在《凯利风湿病学》(第 8 版)中列举出的与风湿病相关的眼部疾病有 16 种[2](表 7-2-1)。随着对一些眼病发病机制认识的深入,将不断有新的相关疾病被发现。

表 7-2-1　系统性疾病与眼部疾病的关系

	葡萄膜炎	浅表巩膜炎	巩膜炎	溃疡性角膜炎	视网膜血管炎	眼眶炎性假瘤	视神经病变	眼肌麻痹
系统性红斑狼疮	+++	++	++	++	++	+	++	+
白塞病	++++							
颞动脉炎	+	+	+++	+++	+	++	+	+
大动脉炎				+	CRVO		++++	++
韦格纳肉芽肿	+	++	+++	+		+		++
大动脉炎					++		+	
变应性肉芽肿				++	++	+		
Cogan 综合征				IK(间质性角膜炎)				
复发性多软骨炎	++		++	+++	+			
类风湿关节炎	++	+	+	+++				

临床上,可以将在风湿科及眼科常见的各种风湿眼病粗略分为三大类:

第一类为眼部受累作为风湿病诊断条件之一的风湿眼病。这类风湿眼病与风湿病的相互关系十分明确,其存在与否与风湿病的诊断及治疗策略关系密切。比如:反复发作的急性虹睫炎是脊柱关节炎的诊断条件之一[3];各类葡萄膜炎是白塞病诊断重要的条件之一[4];干燥性角结膜炎则是原发性干燥综合征的诊断条件之一[5];各种眼炎症性疾病是复发性多软骨炎的诊断条件之一[6];眼睑部位的向阳皮疹(Gotrron 皮疹)则是皮肌炎的诊断条件之一[7];结膜炎的存在则是经典赖特综合征(Reiter's syndrome)及川崎病(Kawasaki)诊断条件之一[8,9];非梅毒性间质性角膜炎是典型 Cogan's 综合征的条件之一[9]等。

第二类为常伴随或提示风湿病存在的风湿眼病。这类眼病虽不作为某种风湿病的诊断条件之一,但在一些风湿病中时有发生或具有特征性、或诊断提示性[2]。如系统性红斑狼疮(SLE)相关的眼视网膜病变(棉絮样渗出等)与全身疾病的活动性相关[9];系统性坏死性血管炎如肉芽肿性多血管炎(GPA,既往称韦格纳肉芽肿)、嗜酸细胞性肉芽肿性多血管炎(EGPA,

既往称变应性肉芽肿行血管炎)及显微镜下多血管炎(MPA)所指的各种眼部炎症,其眼眶受累具有特征性[10];还有结节性多动脉炎(PAN)所致眼的多部位受累[9]及幼年型类风湿关节炎(JRA)的角膜改变及虹睫炎[9,11]、与 Steven-Jonsen 综合征和眼型类天疱疮相关的眼结膜受累、多发性硬化(MS)[12]导致视神经炎及原发性磷脂抗体综合征(APS)相关的视网膜病变[9]等。

第三类为少见的伴眼睛受累的风湿病。如脊柱关节炎(SpA)家族(包括强直性脊柱炎、银屑病关节炎、反应性关节炎、炎性肠病关节炎)中的非虹睫炎眼部受累;结节病、结核风湿症(Poncet 综合征)等的眼部前节受累;类风湿关节炎(RA)的巩膜受累;巨细胞动脉炎(GCA)所致严重且不可逆的缺血性视网膜改变及其他[13];此外,还有硬皮病(SSc)、大动脉炎(TA)[14]及诸多不明原因的炎性眼病。

临床医生或许已经对第一类风湿眼病比较熟悉,但不应忽略对后两类风湿眼病病因的查找,尤其是第三类,以免漏诊。因此,只有拥有整体医学观念和对这类风湿病及风湿眼病的充分认识,才有可能做到对这类眼病与全身疾病的关系的合理探索。

三、风湿病与风湿眼病的共同点

风湿眼病作为风湿病的局部表现之一,属于与免疫相关的炎性眼病范畴,因此,临床上两者之间具有诸多相似的特点:①病因不明,发病机制相似,两者均与免疫机制相关,并且有诸多共同的炎症因子参与[15];②为风湿病与炎性眼病的交叉点,风湿眼病具有两大临床特征:a. 风湿眼病以炎性眼病为首发症状或以炎性眼病为主要症状而就诊于眼科。b. 多种风湿病可以累及眼睛[16,17],并且眼睛的各个部分均可以受到风湿病的损害[18,14]。因此,风湿眼病的临床表现非常复杂和广泛。③治疗策略相似;在疾病的严重期和活动期予以激素及或免疫抑制剂、及时控制炎症、严防疾病复发、保护视力和受累器官功能是两者共同的基本治疗原则;④危害性相似,炎性眼病的痛苦、盲残、劳动力丧失、致贫穷及药毒性的特点与风湿病的"5D"(残疾 disability、痛苦 discomfort、死亡 death、药物毒副反应 drug-toxicity、经济负担 dollar lost)特征相似;⑤待研究的问题相似。由于风湿眼病对患者视力造成的伤害更直接、更迅速,并且突然而至的失明对患者的心理和社会角色所造成的创伤十分严重。因此,风湿科医生及眼科医生均应努力挽救风湿眼病患者的视力。

四、系统性血管炎分类的更新与单一器官的眼血管病

血管炎是指以血管的炎症和破坏为主要病理表现的疾病,且多为系统性疾病。可导致血管炎改变的病因有多种。眼部的血管病变是体内唯一能用肉眼观察到的(如葡萄膜炎患者的眼底改变),属于小血管炎范畴。早在 2005 年眼科学家已将葡萄膜炎分为原发性和继发性血管炎两大类,其中每一类中又分为仅局限于眼部的和伴有全身疾病的两大类[19](表7-2-2)。

临床医生常常会遇到仅局限于某一器官的血管炎性病变,如皮肤血管炎、肺血管炎等,其中仅有眼部血管炎的病变并不少见如白塞病、Cogan 综合征及肉芽肿性多血管炎(既往称韦格纳肉芽肿)等,但以受累血管大小为基础的 1994 年 CHCC 系统性血管炎分类[20]未能囊括所有与血管炎疾病相关的风湿性疾病。而最新的 2012 年 CHCC 分类[21]标准将系统性血管炎分为 7 个类别,其中包括了仅局限于某一器官的血管炎如"孤立性血管炎"(表7-2-3)。

表 7-2-2　炎性眼血管病的分类

原发性(眼)炎症性血管病 / 血管炎(血管为靶器官的炎症)
1. 局限于眼和附器
2. 累及眼睛和其他器官(原发性血管炎)(TA、PAN、Kawasaki、WG、CSS、过敏性紫癜、皮肤型白细胞破碎性血管炎、冷球蛋白血症、PMA)
3. 眼眶、眼周和神经眼受累——原发性血管炎(PAN、Kawasaki、WG、CSS、PMA)
继发性(眼)炎症性血管病或血管炎
(血管炎是主要的特点,继发性,不直接针对血管)
1. 局限于眼和附器　　　　　　　　　　　(免疫介导、感染介导、寄生虫、肿瘤)
2. 与系统受累相关
巩膜炎、角膜炎(PUK)　　　　　　　　　(免疫介导、感染介导)
视网膜血管炎　　　　　　　　　　　　(免疫介导、感染介导、病毒介导、寄生虫、药物、肿瘤)
脉络膜血管炎　　　　　　　　　　　　(免疫介导、感染介导)
视神经炎　　　　　　　　　　　　　　(免疫介导、感染介导)
眼眶、眼周和神经眼受累　　　　　　　(仅列举免疫介导)

表 7-2-3　2012 年系统性血管炎分类

血管炎分类	常见疾病
大血管炎	大动脉炎、巨细胞动脉炎
中血管炎	结节性多动脉炎、川崎病
小血管炎	ANCA 相关血管炎　显微镜下多血管炎、肉芽肿性多血管炎、嗜酸细胞肉芽肿性多血管炎
	免疫复合物血管炎　抗肾小球基底膜病、冷球蛋白血症性血管炎、IgA 血管炎、低补体血症荨麻疹性血管炎
变应性血管炎	白塞病、Cogan 综合征
单一器官血管炎	皮肤白细胞破碎性血管炎、皮肤血管炎、原发性中枢神血管炎和孤立性主动脉炎
与系统疾病相关血管炎	狼疮性血管炎、类风湿性血管炎、结节病性血管炎
可能有原因的血管炎	HCV 相关冷球蛋白血症血管炎、HBV 相关血管炎、梅毒相关主动脉炎、药物相关免疫复合物血管炎、药物相关 ANCA 血管炎、肿瘤相关血管炎

　　结合 2012 年 CHCC 系统性血管炎的新分类标准与眼部血管炎的分类观点可以看出:两种分类所具有的相似性,即:对炎症性眼部疾病的整体与局部关系的考量均给予了充分的重视。

五、风湿眼病的鉴别诊断

　　与风湿病一样,风湿眼病的确定亦有赖于缜密的鉴别诊断。以葡萄膜炎为例,葡萄膜炎是眼睛自身免疫病的一种,其与眼外表现及全身疾病的关系常被忽视。澳大利亚眼科学者[22]分析了 2619 例葡萄膜炎(前葡萄膜炎 59.9%、中间葡萄膜炎 14.8%、后葡萄膜炎 18.3%、全葡萄膜炎 7.0%)患者发现:37.2% 患者的葡萄膜炎与眼外器官疾病有关;关节表现占 10.1%;非感染性全身疾病(如 BD、结节病或多发性硬化)占 8.4%;感染性疾病占 18.7%。49.4% 的前葡萄膜炎患者 HLA-B27(+);后葡萄膜炎患者病因与眼弓形虫(29%)和多灶性脉络膜炎

(17.7%)相关。提示：眼科医生、风湿科医生、感染科医生、神经科医生及家庭医生均应熟悉葡萄膜炎的鉴别诊断并加强协作。

风湿眼病的鉴别诊断需要包括至少 8 个方面。即：①炎症性（inflammatory），即：原发性自身免疫性疾病。临床上，尽管一些风湿病具有自身免疫病特征性的自身抗体阳性标志，但自身抗体检测阴性不能做出排除诊断；②感染性（infectious）和③渗出性（infiltrative，特指侵袭性肿瘤性疾病）是鉴别诊断中最重要的需要排除的两大类疾病，临床医生应给予充分考虑；④创伤性（injurious）最常见，也最容易鉴别，但不应忽略脆弱患者的轻微外伤史；⑤医源性（iatrogenic）需要认真对待，加以避免。常见于外科手术、创伤或药物性；⑥遗传性（inherited）如代谢性（metabolic）或萎缩性（dystrophic）疾病；⑦缺血性（ischemic）眼部的缺血性改变见于任何眼部血液循环损伤的疾病，常见于较大血管如颈动脉病变或颞动脉病变所致的眼部缺血和小血管病变缺血如视网膜动静脉血管病变等；⑧特发性（idiopathic），即原因不明者或目前检查手段不能发现其原因者。

在各种炎症性眼病的鉴别诊断过程中，发现眼外表现，尤其是眼部了邻近器官的受累，是一个提示存在全身疾病的关键。因此，发现任何与风湿免疫病相关的证据则是提示风湿眼病的存在的关键。然而，由于自身免疫反应与自身炎症反应的最大区别在于是否存在可检测到的自身抗体，考虑到基础研究与临床应用的差异，因此，没有临床可检测到的自身抗体并不能完全排除风湿免疫病。没有发现全身疾病线索，在充分鉴别诊断的基础上，有理由将仅局限于眼睛的炎症性疾病如眼血管炎归类于风湿病范畴[22]。

六、风湿眼病早期识别和诊治的重要意义

识别风湿眼病的重要意义在于早期治疗是防止视力残疾的重要一部分。

2006 年全国第二次残疾人抽样调查的一组数据[23]能够说明这一点。此次抽样调查结果为：七大类残疾人占全国总人口的 6.34%，其中视力残疾占 14.86%，包括白内障 56.7%、葡萄膜病 14.1%、角膜病 10.3%、屈光不正 7.2%、青光眼 6.6%，等，其中不乏有"原因不明者"。有理由推测：这些原因不明者可能与风湿免疫有关。该报告有一个可喜的信息就是：脊髓灰质炎的防控明显减少了肢体残疾后遗症的发生（较第一次人口普查下降了 5.7%），提示：对风湿眼病的重视与否、积极治疗与否，其结果可能大不相同。

风湿病是可以治疗的，是可以控制的。近年来，风湿病的基础及临床研究有诸多进展。早诊断和早治疗；目标化治疗和规范治疗、个体化治疗及病情监测是达到风湿病治疗和病情控制的基本要素；目前，风湿病的治疗目标已经从症状控制转化到功能保持，已有多种新型药物用来治疗风湿病，除常用的糖皮质激素、免疫抑制剂外，还有多种生物制剂和新研发的小分子药物，还设计和完善了多种风湿病的病情监测的方法和标准等。与 10 年 RA 治疗理念及药物趋势变化相关的 RA 病情变化[24]事实可以证明：治疗理念的改变可以明显改善患者的预后。风湿病治疗理念的进步同样可以为风湿眼病的治疗改进带来新的机遇。应该认识到：风湿眼病的早期筛查和系统治疗等同于防盲和防残。从整体医学角度上来看，无论风湿眼病的基础研究还是临床研究之路就在脚下、就在眼前，并且前景广阔。在这方面需要眼科医生与风湿科医生的密切配合和合作。

小 结

风湿眼病的诊治是跨学科的新尝试,未知数还很多,且具有高风险性! 国外已有眼科和风湿科联合治疗风湿眼病的尝试。北京同仁医院眼科与风湿科的联手诊治已经成功救治了一大批特殊患者[14]。实践证明:风湿科医生和眼科医生的密切配合可以应对风湿眼病诊治的新挑战!

(王振刚)

参 考 文 献

1. 杨培增 . 葡萄膜炎的分类 , 北京 , 人民卫生出版社 .2004.

2. Sherine E Gabriel , 主编 . 凯利风湿病学 . 栗占国 , 唐福林 , 译 . 北京 : 北京大学医学出版社 , 2011.

3. Rudwaleit M , van der Heijde D , Landewé R , et al. The development of Assessment of SpondyloArthritis international Society classification criteria for axial spondyloarthritis (part Ⅱ) : validation and final selection. 2009 , 68 : 777-783.

4. Criteria for diagnosis of Behçet's disease. International Study Group for Behçet's Disease. Lancet. 1990 , 335 : 1078-1980.

5. Vitali C , Bombardieri S , Jonsson R , et al. Classification criteria for Sjögren's syndrome : a revised version of the European criteria proposed by the American-European Consensus Group. Ann Rheum Dis. 2002 , 61 : 554-558.

6. Michet CJ Jr , McKenna CH , Luthra HS , et al. Relapsing polychondritis. Survival and predictive role of early disease manifestations. Ann Intern Med. 1986 , 104 : 74-78.

7. Bohan A , Peter JB. Polymyositis and dermatomyositis (first of two parts). N Engl J Med. 1975 , 292 : 344-347.

8. Wu IB , Schwartz RA. Reiter's syndrome : the classic triad and more. J Am Acad Dermatol. 2008 , 59 : 113-121.

9. Mohsenin A , Huang JJ. Ocular manifestations of systemic inflammatory diseases. Conn Med. 2012 , 76 : 533-544.

10. Rothschild PR , Pagnoux C , Seror R , et al. Ophthalmologic manifestations of systemic necrotizing vasculitides at diagnosis : a retrospective study of 1286 patients and review of the literature. Semin Arthritis Rheum. 2013 , 42 : 507-514.

11. Edelsten C , Lee V , Bentley CR , et al. evaluation of baseline risk factors predicting severity in juvenile idiopathic arthritis associated uveitis and other chronic anterior uveitis in early childhood. Br J Ophthalmol. 2002 , 86 : 51-56.

12. Jasse L , Vukusic S , Durand-Dubief F , et al. Persistent visual impairment in multiple sclerosis : prevalence , mechanisms and resulting disability. Mult Scler. 2013 , 19 : 1618-1626.

13. Liozon E , Ly KH , Robert PY. Ocular complications of giant cell arteritis. Rev Med Interne. 2013 , 34 : 421-430.

14. 王振刚 . 风湿病累及眼耳鼻咽喉特殊病例精选 . 北京 : 人民卫生出版社 .2012.

15. Horai R , Caspi RR.Cytokines in autoimmune uveitis. J Interferon Cytokine Res. 2011 , 31 : 733-744.

16. McCluskey P , Powell RJ. The eye in systemic inflammatory diseases. Lancet. 2004 , 364 : 2125-2133.

17. Menezo V , Lightman S. The eye in systemic vasculitis. Clin Med. 2004 , 4 : 250-254.

18. Shepherd JB 3rd.Ocular vasculitis. Curr Rheumatol Rep. 2003 , 5 : 100-106.

19. Herbort CP , Cimino L , Abu El et al. Ocular vasculitis : a multidisciplinary approach。Curr Opin Rheumatol 2004 Curr Opin Rheumatol. 2005 , 17 : 25-33.

20. Jennette JC , Falk RJ , Andrassy K , et al. Nomenclature of systemic vasculitides : the proposal of an international consensus conference. Arthritis Rheum. 1994 ; 37 : 187-192.

21. Jennette JC. Overview of the 2012 revised International Chapel Hill Consensus. Clin Exp Nephrol. 2013 , 17 :

603-606.

22. Barisani-Asenbauer T,Maca SM,Mejdoubi L,et al. Uveitis a rare disease often associated with systemic diseases and infections- a systematic review of 2619 patients. Orphanet J Rare Dis. 2012,7:57-64.

23. 田宝,张扬,邱卓英. 两次全国残疾人抽样调查主要数据的比较与分析. 中国特殊教育. 2007,8:54-56.

24. Saeki Y,Matsui T,Saisho K,et al. Current treatments of rheumatoid arthritis:from the 'NinJa' registry. Expert Rev Clin Immunol. 2012,8:455-465.

第三节　幼年型慢性关节炎伴发葡萄膜炎白内障手术

导　读

　　幼年型类风湿关节炎是一种发生于 16 岁以下常见的结缔组织病,以慢性关节炎为其主要特点,并伴有全身多系统的受累,在眼部的表现主要是葡萄膜炎。白内障是幼年型慢性关节炎伴发葡萄膜炎最常见的并发症。尽管目前白内障手术日臻成熟,相对于普通小儿白内障手术,幼年型慢性关节炎伴发的葡萄膜炎白内障手术具有很大特殊性和复杂性,包括:全身疾病如何控制? 葡萄膜炎的炎症如何控制? 白内障围术期如何管理? 术后并发症的产生的可能性及处理方法是什么? 手术预后视力改善较普通白内障有何不同? 均是幼年型慢性关节炎伴发葡萄膜炎白内障所要面临的关键问题。本节内容介绍了幼年型慢性关节炎伴发葡萄膜炎白内障的鉴别诊断,手术时机的选择,围术期的炎症控制,手术方式的选择等方面。提示眼科医师在明确诊断的前提下,根据患者的年龄、诊断、炎症程度,同时兼顾全身疾病的治疗,提高幼年型慢性关节炎伴发葡萄膜炎白内障手术的预后效果。使眼科医师针对风湿免疫疾病,葡萄膜炎,幼年,这几个关键点建立个性化的白内障手术治疗方案。

　　幼年型慢性关节炎伴发葡萄膜炎最常见并发症是白内障,继发于长期的眼内炎症或皮质类固醇激素治疗,发生率为 40%~60%。虽然成人葡萄膜炎患者行白内障手术已获得较好掌握,一般能取得术后良好预后,但葡萄膜炎相关的儿童白内障手术因其特殊性仍极具挑战,还未取得为人所共识的有效标准。无葡萄膜炎的两岁以上儿童行白内障超乳联合一期晶状体植入被认为是安全且有效的,但其结果并不同样适用于预测葡萄膜炎相关儿童白内障手术疗效评价。其中,幼年型慢性关节炎相关葡萄膜炎患者行白内障手术常因为术中及术后一系列并发症(后发性白内障、虹膜后粘、瞳孔膜闭或闭锁形成青光眼、低眼压甚至眼球萎缩)而导致手术失败,造成患者更差的视觉预后。即使手术成功,幼年特发性关节炎(juvenile idiopathic arthritis,JIA)患者白内障手术预后也常因为视神经和黄斑病变以及角膜带状变性等而受限。因此加强对疾病的认识,明确诊断,手术时机的选择,围术期控制炎症,手术方式及人工晶状体材料的合理选择等对于 JIA 患者白内障手术成功至关重要。

一、诊断

　　JIA 伴发的葡萄膜炎多为慢性复发性前葡萄膜炎,多发生于 JIA 临床表现出现后 5 年内,发病隐袭,白内障是主要并发症之一。因为其发病隐匿,患儿常常在疾病早期以白内障为首发症状,因此此疾病常被误诊为"先天性白内障"。详细询问病史,根据典型的临床表现、关节病史及 ANA 阳性结果等可确诊。在本课题组既往回顾观察中 10 例 19 眼幼年型慢性关节炎(juvenile chronic arthritis,JCA)伴发葡萄膜炎并发白内障者,白内障术前诊断 JCA 者 7 例 14 眼,经过全身用药环孢素 A 口服,局部给予睫状肌麻痹剂、糖皮质激素滴眼治疗半年至一年,术后维持治疗半年。视力均有不同程度提高。3 例 5 只眼术前未诊断 JCA,以"先天性白内障"手术,术后一个月后虹膜炎急剧发作,药物不易控制,瞳孔膜性粘连,3 只眼继发青光眼,视力眼前指数,2 例眼球萎缩,仅存光感。因此,JIA 相关葡萄膜炎患者行白内障手术前明确诊断对手术取得良好预后至关重要。将 JIA 相关葡萄膜炎并发白内障视做普通"儿童白内障"行手术治疗,将导致术后严重且不可逆并发症,严重影响患儿术后视觉(表 7-3-1)。

表 7-3-1　美国风湿病协会和欧洲风湿联盟制定的诊断标准比较

	ACR*	EULAR**
发病年龄	<16 岁	>16 岁
关节炎	>6 周	>3 个月
	关节肿胀成关节腔渗出液,并且具有以下 3 项中的两项: 关节活动时疼痛或受限、压痛、局部发热	
发病 6 个月后分型	少关节型(<5 个关节)	少关节型(<5 个关节)
	多关节型(>4 个关节)	多关节型(>4 个关节)
	系统型(关节炎、发热、皮疹)	系统型(关节炎、发热、皮疹)
		IgM-RF*** 阴性
其他	排除幼年型强直性脊椎炎、幼年型炎症肠道疾病、幼年型银屑病性关节炎	排除幼年型强直性脊椎炎、幼年型炎症肠道疾病、幼年型银屑病性关节炎,但排除其他类型的幼年型关节炎

*ACR:美国风湿病学会
**EULAR:欧洲抗风湿病联盟
***IgM-RFL:IgM 类风湿因子

二、手术时机的选择

JIA 患者白内障手术之前,眼科手术医师应确保患眼处于炎症静止期(前房或玻璃体少于一个细胞)至少 3 个月。这已被证明可以减少术后 CME 的发生率[1]。在某些情况下,尽管使用大剂量的免疫抑制剂,眼内炎症还没有得到完全控制却急需行手术治疗,如膨胀期白内障患者,应在手术前一天给予静脉甲泼尼龙 1g 治疗[2]。如果白内障手术后的 12 个月内疾病仍处于活动期,并发症的风险将大大增加,术后视力预后将大大下降[3]。因此 JIA 相关葡萄膜炎手术时机的选择非常重要。经过临床观察和大量文献检索,白内障手术前,葡萄膜炎至少要控制在 3 个月以上,最好能达到 6 个月及以上[4]。

三、围术期炎症控制

据 Celine Terrada 等[5]报道的 16 例 22 只眼的儿童葡萄膜炎相关白内障手术,其中 9 例患儿为幼年关节炎。平均术前口服泼尼松 29.5mg/d,三天的围术期增加口服类固醇激素(泼尼松 0.5mg/(kg·d))到糖皮质激素依赖水平,术后巩固治疗平均 8.13mg/d。其中 5 例患者

JIA 患者以平均剂量 10~15mg 术前给药甲氨蝶呤。所有病例术前局部激素治疗,使炎症控制在最低水平。在术前前 4 天每小时滴入类固醇激素滴眼液,夜间使用地塞米松软膏,之后根据炎症情况逐渐减量。平均随访 6 年后,19 只眼 CDVA 术后较术前改善,2 只眼术后稳定在术前水平,1 只眼术后效果更差。LINDA A 等[6]的研究中,5 例 6 只眼 JIA 患者行白内障超乳联合晶状体植入,在术前局部使用糖皮质激素联合全身免疫抑制剂,中位随访 43.5 个月后所有患者术后最佳矫正视力 20/40 及以上。Probst 和 Holland 等[7]通过平均随访 14 个月后,发现 JIA 相关葡萄膜炎患者白内障人工晶状体植入,术后视力 20/40,甚至更好。Lam 等[8]报道了 5 例 6 只眼 JIA 患者人工晶状体植入,围术期积极抗炎治疗有助于预后。Nemet 等[9]的研究表明,用药有效监管 JIA 及 JIA 相关葡萄膜炎使术后并发症减少[10]。BenEzra 和 Cohen 等[11]认为因为术后疾病加重,JIA 相关葡萄膜炎儿童术后常发生并发症,其监管应有别于其他葡萄膜炎患儿白内障术后监管。Quinones 等[12]指出 JIA 患者使用免疫抑制剂治疗,能取得更好的预后。因此,大量的文献及报道指出幼年型慢性关节炎伴发葡萄膜炎行白内障手术,术后成功的关键因素是积极的术前和术后眼内炎症的控制,有利于减少术中及术后并发。JIA 相关葡萄膜炎患者在围术期接受全身、局部及眼周类固醇联合全身免疫抑制剂治疗有利于减少白内障术后并发症[13],获得更好术后视觉。术前三天口服类固醇治疗,根据术后炎症情况逐渐减少类固醇用量,同时联合使用其他免疫抑制剂。另外,如果无眼周类固醇注射禁忌,可行球后注射类固醇激素(曲安奈德 40mg/1ml)。围术期局部滴用类固醇激素及非甾体抗炎药。另外有作者倾向于在白内障手术最后,于玻璃体腔内注射不含防腐剂曲安奈德 4mg/0.1ml[14-16]。

四、手术方式的选择

早期,因为儿童白内障手术术后高度炎症,所有病例都有纤维蛋白反应,JIA 和慢性葡萄膜炎患眼植入人工晶状体被认为是禁忌。90 年代的报道[17,18]中皆不支持继发于葡萄膜炎的儿童白内障手术行人工晶状体植入。报道中指出安全有效的术式是玻璃体切除,晶状体吸出以及不植入人工晶状体。但因为角膜带状变性,儿童葡萄膜炎患者有时并不适合佩戴角膜接触镜,导致了患儿患不可逆弱视的高风险。然而现代人工晶状体的出现,只要炎症控制良好,在这些较难病例植入人工晶状体也被认为安全可靠。经研究发现白内障超乳后人工晶状体植入能取得良好视力预后[7]。Probst 和 Holland 等[7]平均随访 14 个月后,发现 JIA 相关葡萄膜炎患者白内障人工晶状体植入,术后视力 20/40,甚至更好。一些研究报道提倡 JIA 患者在围术期炎症有效控制下行白内障手术时人工晶状体植入,术后密切随访。但对于慢性、控制不良的葡萄膜炎患眼,人工晶状体植入应延期实施[19-25]。在人工晶状体的选择上,Ali'o[26,27]等发现对前房和晶状体囊生物相容性最好的晶状体是单片方形的丙烯酸晶状体。硅胶类晶状体后囊混浊、黄斑囊样水肿的发生率最高。亲水性丙烯酸晶状体其葡萄膜生物相容性较疏水性晶状体高,而疏水性丙烯酸晶状体其晶状体囊生物相容性更高。手术最后充分去除人工晶状体后方的粘弹剂能减少人工晶状体(intraocular lens,IOL)后部空间,利于减少因上皮细胞迁移形成的后发障。施压将疏水性丙烯酸 IOL 紧贴后囊能减少后发性白内障的发生率[28]。在人工晶状体的选择上,通过比较证实,现代亲水性丙烯酸 IOL 的长期安全性好。有更好的葡萄膜生物相容性以及更少的后囊并发症,能获得术后良好的视觉[29-30]。

小 结

JIA 相关葡萄膜炎并发白内障行手术治疗仍然具有挑战性，眼部的发病率持续到成年。慎重对待 JCA 并发的白内障，术前术后糖皮质激素及其他免疫抑制剂的合理应用与密切随访对保证治疗效果非常重要。术前应充分考虑到患者的年龄、诊断、炎症程度、术前视觉，为患者拟定一个个性化的治疗方案，对预后至关重要。术后也应制定适当的随访时间以及随访内容，观察 CDVA、眼压、眼内炎症程度、局部或全身药物治疗情况，对术后并发症起到"超前化管理"作用。

（卢　弘）

参 考 文 献

1. Rojas B, Zafirakis P, Foster C S. Cataract surgery in patients with uveitis. Current Opinion in Ophthalmology, 1997, 8(1): 6-12.

2. Belair M L, Kim S J, Thorne J E, et al. Incidence of cystoid macular edema after cataract surgery in patients with and without uveitis using optical coherence tomography. Am J Ophthalmol, 2009, 148(1): 128-135.

3. Matsuo T, Takahashi M., Inoue Y, et al. Ocular attacks after phacoemulsification and intraocular lens implantation in patients with Behcet disease. Ophthalmologica, 2001, 215(3,): 179-182.

4. Adan A, Gris O, Pelegrin L, et al. Explantation of intraocular lenses in children with juvenile idiopathic arthritis-associated uveitis. J Cataract Refract Surg, 2009, 35(3): 603-605.

5. Terrada C, Julian K, Cassoux N, et al. Cataract surgery with primary intraocular lens implantation in children with uveitis: long-term outcomes. J Cataract Refract Surg, 2011, 37(11): 1977-1983.

6. Lam L A, Lowder C Y, Baerveldt G, et al. Surgical management of cataracts in children with juvenile rheumatoid arthritis-associated uveitis. Am J Ophthalmol, 2003, 135(6): 772-778.

7. Probst L E, Holland E J. Intraocular lens implantation in patients with juvenile rheumatoid arthritis. Am J Ophthalmol, 1996, 122(2): 161-170.

8. Lam L A, Lowder C Y, Baerveldt G, et al. Surgical management of cataracts in children with juvenile rheumatoid arthritis-associated uveitis. Am J Ophthalmol, 2003, 135(6): 772-778.

9. Nemet A Y, Raz J, Sachs D, et al. Primary intraocular lens implantation in pediatric uveitis: a comparison of 2 populations. Arch Ophthalmol, 2007, 125(3): 354-360.

10. Oren B, Sehgal A, Simon J W, et al. The prevalence of uveitis in juvenile rheumatoid arthritis. J AAPOS, 2001, 5(1): 2-4.

11. Benezra D, Cohen E. Cataract surgery in children with chronic uveitis. Ophthalmology, 2000, 107(7): 1255-1260.

12. Quinones K, Cervantes-Castaneda R A, Hynes A Y, et al. Outcomes of cataract surgery in children with chronic uveitis. J Cataract Refract Surg, 2009, 35(4): 725-731.

13. Benezra D, Cohen E. Cataract surgery in children with chronic uveitis. Ophthalmology, 2000, 107(7): 1255-1260.

14. Jonas J B. Intravitreal triamcinolone acetonide: a change in a paradigm. Ophthalmic Res, 2006, 38(4): 218-245.

15. Okhravi N, Morris A, Kok H S, et al. Intraoperative use of intravitreal triamcinolone in uveitic eyes having cataract surgery: pilot study. J Cataract Refract Surg, 2007, 33(7): 1278-1283.

16. Dada T, Dhawan M, Garg S, et al. Safety and efficacy of intraoperative intravitreal injection of triamcinolone acetonide injection after phacoemulsification in cases of uveitic cataract. J Cataract Refract Surg, 2007, 33(9):

1613-1618.

17. Foster C S, Barrett F. Cataract development and cataract surgery in patients with juvenile rheumatoid arthritisassociated iridocyclitis. Ophthalmology, 1993, 100(6): 809-817.

18. Kanski J J. Juvenile arthritis and uveitis. Surv Ophthalmol, 1990, 34(4): 253-267.

19. Hooper P L, Rao N A, Smith R E. Cataract extraction in uveitis patients. Surv Ophthalmol, 1990, 35(2): 120-144.

20. Foster C S, Fong L P, Singh G. Cataract surgery and intraocular lens implantation in patients with uveitis. Ophthalmology, 1989, 96(3): 281-288.

21. Flynn H W Jr, Davis J L, Culbertson M W. Pars plana lensectomy and vitrectomy for complicated cataracts in juvenile rheumatoid arthritis. Ophthalmology, 1988, 95(8): 1114-1119.

22. Kanski J J, Shun Shin G A. Systemic uveitis syndromes in childhood: an analysis of 340 cases. Ophthalmology, 1984, 91(10), 1247-1252.

23. Holland G N. Intraocular lens implantation in patients with juvenile rheumatoid arthritis-associated uveitis: an unresolved management issue. Am J Ophthalmol, 1996, 122(2): 255-257.

24. Fox G M, Flynn H W Jr, Davis J L, et al. Causes of reduced visual acuity on long-term follow-up after cataract extraction in patients with uveitis and juvenile rheumatoid arthritis. Am J Ophthalmol, 1992, 114(6): 708-714.

25. Wolf M D, Lichter R R, Ragsdale C G. Prognostic factors in the uveitis of juvenile rheumatoid arthritis. Ophthalmology, 1987, 94(10): 1242-1248.

26. Tessler HH, Farber MD.. Intraocular lens implantation versus no intraocular lens implantation in patients with chronic iridocyclitis and pars planitis: a randomized prospective study. Ophthalmology, 1993, 100(8): 1206-1209.

27. Alio J L, Chipont E, Benezra D, et al. Comparative performance of intraocular lenses in eyes with cataract and uveitis. J Cataract Refract Surg, 2002, 28(12): 2096-2108.

28. Tomlins P J, Sivaraj R R, Rauz S, et al. Long-term biocompatibility and visual outcomes of a hydrophilic acrylic intraocular lens in patients with uveitis. J Cataract Refract Surg, 2014, 40(4): 618-625.

29. Abela-Formanek C, Amon M, Kahraman G, et al. Biocompatibility of hydrophilic acrylic, hydrophobic acrylic, and silicone intraocular lenses in eyes with uveitis having cataract surgery: Long-term follow-up. J Cataract Refract Surg, 2011, 37(1): 104-112.

30. de Boer J, Wulffraat N, Rothova A. Visual loss in uveitis ofchildhood. Br J Ophthalmol, 2003, 87(7): 879-884.

31. Estafanous M F, Lowder C Y, Meisler D M, et al. Phacoemulsificationcataract extraction and posterior chamber lens implantation in patients with uveitis. Am J Ophthalmol, 2001; 131(5): 620-25.

32. Cassidy L, Rahi J, Nischal K, et al. Outcome of lens aspiration and intraocular lens implantation in children aged 5 years and under. Br J Ophthalmol, 2001, 85(5): 540-542.

33. Agrawal R, Murthy S, Ganesh S K, et al. Cataract surgery in uveitis. Int J Inflam, 2012, 2012: 548453.

34. Probst L E, Holland E J. Intraocular lens implantation in patients with juvenile rheumatoid arthritis. AmericanJournal of Ophthalmology, 1996, 122(2): 161-170.

35. Foster C S, arrett F B. Cataract development and cataract surgery in patients with juvenile rheumatoid arthritis associated iridocyclitis. Ophthalmology, 1993, 100(6): 809-817.

36. Holland G N, Stiehm E R. Special considerations in the evaluation and management of uveitis in children. Am J Ophthalmol, 2003, 135(6): 867-878.

第四节　从整合医学角度看内源性眼内炎

导　读

　　眼内炎为葡萄膜与视网膜的急性化脓性炎症,起病急剧,症状严重,预后不良,早期的明确诊断和有效的治疗对预后起着关键作用。由于内源性眼内炎起源于其他部位的化脓性炎症,其在临床中比较少见,原发病灶隐匿,眼科医师容易将其与免疫性疾病引起的葡萄膜炎产生混淆,不仅造成了较高的误诊率,也延误了最佳诊疗时机。内源性眼内炎作为全身感染的继发病灶,要求眼科医师加强对全身感染疾病的了解,详细询问病史,了解是否有原发病灶? 原发病灶在哪里? 由那种病原体感染所致? 如何应用抗生素? 本节内容分析了同仁医院内源性眼内炎的病例,总结内源性眼内炎的病原学、临床表现、诊断要点以及治疗及预后等经验。提示眼科医生应从整合医学的角度看待内源性眼内炎,通过病史和病原学检查鉴别内源性眼内炎,明确致病原因及致病菌,有针对的选择抗菌药物,兼顾全身炎症的控制。加强对内源性眼内炎的认识,早期诊断、及时使用有效的药物治疗,提高内源性眼内炎的预后。

　　内源性眼内炎是指细菌或真菌通过血液循环播散进入眼内,引起葡萄膜、视网膜、玻璃体等眼内组织的炎症。内源性眼内炎的发病率占眼内炎发病率的 2%~15%,其发病隐匿且迅速,常造成眼球萎缩,视力永久损失。

一、从整体医学角度看内源性眼内炎

　　细菌或真菌侵入血液造成菌血症,在患者免疫功能低下时,病原体易于进入玻璃体和房水,迅速引起眼内炎。已发现一些易感因素与内源性眼内炎的发生有关,患者常伴有诱发疾病:糖尿病、心脏病、恶性肿瘤、肝硬化、获得性免疫缺陷综合征等;或带有感染病灶:肝脓肿、脑膜炎、心内膜炎、泌尿生殖系统感染、呼吸系统感染、胃肠道细菌感染等;或其他导致机体免疫力降低因素:免疫抑制剂使用(糖皮质激素使用、恶性肿瘤化疗)、静脉途径吸毒、近期手术、外伤、高龄等。伴有易感因素的患者占到内源性眼内炎患者的 78.1%~90%[1]。其中,最常见的诱发疾病为糖尿病,占 33%~62%[2-5];感染性疾病为肝脓肿[5]。

　　分析北京同仁医院 2009 年 1 月~2013 年 1 月临床确诊为内源性眼内炎的 24 例(32 眼)患者,19 例(79.2%)患者有明确全身病史,其中 10 例(41.7%)患者存在系统性内科疾病或导致全身免疫力降低因素,包括:糖尿病 4 例(16.7%),手术(引产、胆结石、肾结石)后 3 例(12.7%),连续高强度工作 2 例(8.3%),长期服用免疫抑制剂使用 1 例(4.2%)。9 例(37.5%)患者可查到明确感染病灶,包括肝脓肿 2 例(8.4%),泌尿系感染 2 例(8.4%),阴道炎 2 例(8.4%),口腔感染 1 例(4.2%),细菌性脑膜炎 1 例(4.2%),呼吸系统感染 1 例(4.2%)。16 例(66.7%)患者在眼部症状出现前或伴随眼部症状出现发热,发热是全身免疫力降低引起菌血症的一种表现。因此应从整体医学角度看待内源性眼内炎,患者常存在导致全身免疫功能降低的疾病或诱因,如果忽视对全身病史的询问,易致误诊或漏诊。

二、内源性眼内炎的常见致病菌

内源性眼内炎分为内源性真菌性眼内炎和内源性细菌性眼内炎。

内源性眼内炎中有 50% 是真菌感染引起的[6],这些真菌中以念珠菌属最为常见,占到 33%~80%[4,7-9],其次为曲霉菌,占 11.1%~18.9%[9-11]。其他常见真菌种类包括:芽生菌属、新型隐球菌、球孢子菌属、分枝孢菌属等。

20 世纪 70 年代以前真菌性眼内炎少见。近年来,由于广谱抗生素、免疫抑制剂、糖皮质激素、细胞毒性药物等的广泛使用,以及糖尿病、恶性肿瘤、艾滋病等造成患者免疫功能低下疾病的增多,真菌感染发病率明显增加,其中以念珠菌所占比例最高,约为 53.2%[12-14]。念珠菌是人体的共生菌群,可以寄存在人体体表、口腔、阴道黏膜等部位,同时作为一种条件致病菌,在人体免疫功能降低时可引起全身感染。

多种细菌可以引起内源性眼内炎,如脑膜炎双球菌、肺炎链球菌、金黄色葡萄球菌、变形杆菌、假单胞菌、埃希杆菌属等,在西方国家致病菌以革兰阳性菌为主,特别是链球菌属[15],而在亚洲人群中以革兰阴性菌多见,特别是肺炎克雷白杆菌[16]。

分析北京同仁医院近年 24 例(32 眼)内源性眼内炎患者,我们对其中 31 眼进行了玻璃体切除术治疗,术中获取玻璃体进行病原菌培养,17 眼(54.8%)培养出阳性结果,14 眼(45.2%)为真菌,分别为:白色念珠菌 7 眼(22.6%),假丝酵母菌 3 眼(9.7%),西弗假丝酵母菌 2 眼(6.5%),高里丝假丝酵母菌 1 眼(3.2%),热带念珠菌 1 眼(3.2%);3 眼(9.7%)为细菌,分别为:肺炎克雷白杆菌 2 眼(6.5%),浅绿气球菌 1 眼(3.2%)。31 眼仅 5 眼(16.1%)房水涂片阳性,4 眼(12.9%)涂片可见菌丝,1 眼(3.3%)房水培养结果为肺炎克雷白杆菌,涂片可见 G⁻杆菌。

三、内源性眼内炎的临床表现

内源性眼内炎发病率在性别、年龄上无差异。曾有研究认为由于右眼更为靠近右侧颈总动脉,可接受更多的血液供应,右眼在眼内炎更易高发[3],北京同仁医院 24 例内源性眼内炎患者男女发病比率是 1∶1,发病年龄 13~73 岁,平均(42.46 ± 13.65)岁,左右眼的发病比率为 1∶1.46。

内源性细菌性眼内炎,根据临床表现的不同,可分为:前部局灶性细菌性眼内炎;前部弥漫性细菌性眼内炎;后部局灶性细菌性眼内炎;后部弥漫性细菌性眼内炎;弥漫性细菌性眼内炎[17]。这种分类源于疾病的发病部位,前部的最早以睫状体平坦部发病,后部的最早以视神经脉络膜发病。由于内源性细菌性眼内炎一般发展迅速,很快可表现为弥漫性眼内炎,出现持续高眼压、结膜水肿、角膜水肿、前房内大量纤维素渗出、晶状体浑浊、玻璃体积脓机化、瞳孔区呈黄白色反光(图 7-4-1)[18]。

内源性真菌性眼内炎的典型临床表现为前房积脓,呈牙膏状(图 7-4-2);玻璃体浑浊,呈绒球状或胶冻样(图 7-4-3);视网膜或视网膜下的黄白色病灶,边界清楚(图 7-4-4)[19]。内源性真菌性眼内炎可分为四期[20]:Ⅰ期:脉络膜视网膜改变,未波及玻璃体腔;Ⅱ期:真菌穿过内界膜在玻璃腔内生长;Ⅲ期:玻璃体腔混浊,导致眼底不能看见;Ⅳ期:有Ⅲ期改变同时合并视网膜脱离。由于真菌的致病特性,其疾病发展不及细菌迅速。

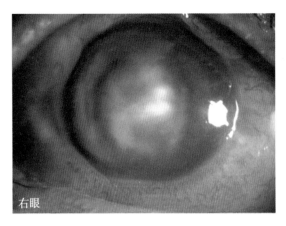

图 7-4-1　内源性细菌性眼内炎

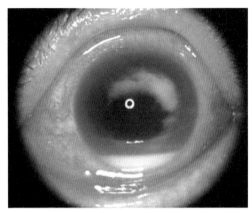

图 7-4-2　内源性真菌性眼内炎

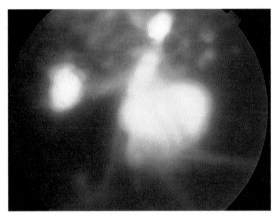

图 7-4-3　内源性真菌性眼内炎

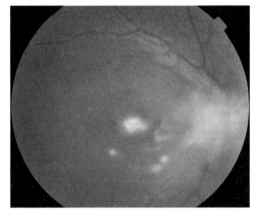

图 7-4-4　内源性真菌性眼内炎

四、内源性眼内炎的诊断

　　内源性眼内炎的诊断主要基于患者的易感因素、典型的临床表现、实验室检查和辅助检查。

　　眼内液微生物学检查是眼内炎最有价值和最可靠的诊断方法。通过前房穿刺术、玻璃体抽吸术或玻璃体切割术获取眼内液,进行涂片、培养或 PCR 检测对该疾病的诊断及药物治疗有较大意义。玻璃体涂片、培养易出阳性结果,房水培养则阳性率不高。

　　北京同仁医院近年 24 例(32 眼)内源性眼内炎患者,31 眼中 11 眼玻璃体涂片阳性(35.5%),17 眼玻璃体培养阳性率(57.9%),房水涂片 5 眼阳性(16.1%),房水培养 1 眼阳性(3.2%)。对于抗菌治疗有效而房水或玻璃体未培养出阳性结果的患者,其可能原因为:①取材前已使用抗生素或抗真菌药,②样本量偏少。

　　内源性眼内炎的误诊率较高,特别在疾病的早期阶段该病的误诊率达 16%~63%[1,21-22]。由于内源性眼内炎的早期临床表现缺乏特异性,多数眼科医师会将其误诊为葡萄膜炎,给予糖皮质激素或免疫抑制剂,反而加重病情的发展。这就要求医者对该病做出诊断时从整体医学角度出发,在患者眼部表现的基础上,不容忽视患者的全身病史。同时,可以对患者进行 X 线检查、CT、磁共振、超声波检查、血培养等,如发现全身其他部位的感染病灶,对疾病的诊断有很大帮助。

五、内源性眼内炎的治疗

药物治疗主要包括局部和全身的抗细菌或抗真菌治疗。对于内源性真菌性眼内炎,两性霉素 B 一般作为首选药物,氟康唑以及新型抗真菌药物伏立康唑等都有较好的抗真菌作用[23-26]。对于全身用药时间的要求,6 到 8 周不等[27],不应少于 3 周。糖皮质激素可以局部用药,以控制炎症反应,但严禁全身用药。抗真菌药物多可引起肾毒性、肝毒性或血液毒性,在用药过程中应定期进行肝功能、肾功能和血常规检查。对于内源性细菌性眼内炎可经验性给予抗生素药物,根据细菌药敏结果调整用药,在抗细菌用药的基础上可给予全身糖皮质激素用药。

内源性真菌性眼内炎可选择两性霉素 B 玻璃体腔内注射,注射剂量为 5~10μg。对于伴有严重前节炎症反应的内源性真菌性眼内炎,可选择两性霉素 B 1mg 结膜下注射,隔日进行,不多于 3 次,但注射中必须注意更换注射位置、掌握注射频率,以免发生巩膜坏死。内源性细菌性眼内炎的球内注射药物可选择万古霉素,注射剂量 1.0mg;结膜下注射可选择万古霉素 25mg,或妥布霉素 20~40mg。对于内源性细菌性眼内炎,局部注射时可联合地塞米松 2~3mg。

眼内炎症严重者应给予玻璃体切除术,及时进行玻璃体切除术治疗,可以直接清除病灶、病原体、毒素及混浊的玻璃体,处理可能存在相关并发症,可以抢救部分有用视力[27-29]。北京同仁医院统计的 24 例(32 眼)内源性眼内炎患者,其中 22 眼(68.7%)在就诊时已存在严重视力下降,严重玻璃体混浊,难以窥清眼底,直接采取玻璃体切除手术治疗。针对尚可窥清眼底的其余 10 眼(31.3%),采用药物治疗,仅 1 例患者(1 眼)症状得到控制,余患者病情无缓解甚至加重,继而给予玻璃体切除治疗。对于伴发严重前部炎症的患者建议联合晶状体切除术。对于眼内炎症较为严重的患者,不管是否伴有视网膜裂孔,均建议行硅油填充术,硅油对微生物的增殖有一定抑制作用。

六、内源性眼内炎的预后

视力预后通常较差,早期诊断、及时使用有效的抗生素或抗真菌药物,联合玻璃体切除可能挽救患者视力。在以往的报道中内源性细菌性眼内炎的预后明显差于真菌性眼内炎。Okada 等报道的内源性细菌性眼内炎中 78% 的患者预后视力低于 20/400[21],Jackson 等报道内源性细菌性眼内炎中 69% 的患眼预后视力低于指数,25% 的患眼以摘除为结局[2];Leibovitch 等报道的内源性真菌性眼内炎有 62.5% 的预后视力好于 20/200[15],Binder 等报道的由念珠菌引起的眼内炎有 84.6% 的预后视力好于 20/200,明显高于由曲霉菌引起的眼内炎[4]。

北京同仁医院统计的 24 例(32 眼)内源性眼内炎患者,跟踪观察患者的预后情况,最短 1 个月,最长 13 个月,平均 6.2 个月。19 只眼(59.3%)的视力得到提高,最好提高至 0.4。6 只眼(18.7%)经过治疗后维持原视力,4 只眼(12.5%)视力下降,3 只眼(9.4%)最终眼球摘除。视力预后较好者普遍确诊时间较短,10 天到 1 个月不等。

小　结

内源性眼内炎患者常存在导致全身免疫功能降低的疾病或诱因，致病微生物以真菌多见，特别是白色念珠菌，细菌以肺炎克雷白杆菌多见。早期诊断、及时使用有效的药物治疗，联合玻璃体切除术可能挽救患者视力。

（王　红　魏文斌　沈　琳）

参 考 文 献

1. Connell PP, O'Neill EC, Fabinyi D, et al. Endogenous endophthalmitis: 10-year experience at a tertiary referral centre.Eye (Lond). 2011 Jan; 25 (1): 66-72.

2. Jackson TL, Eykyn SJ, Graham EM, et al. Endogenous bacterial endophthalmitis: a 17-year prospective series and review of 267 reported cases. Surv Ophthalmol. 2003; 48 (4): 403-423.

3. Chung KS, Kim YK, Song YG, et al. Clinical review of endogenous endophthalmitis in Korea: a 14-year review of culture positive cases of two large hospitals. Yonsei Med J. 2011 Jul; 52 (4): 630-634.

4. Binder MI, Chua J, Kaiser PK, et al. Endogenous endophthalmitis: an 18-year review of culture-positive cases at a tertiary care center. Medicine (Baltimore). 2003 Mar; 82 (2): 97-105.

5. Lim HW, Shin JW, Cho HY, et al.Endogenous endophthalmitis in the Korean population: a six-year retrospective study.Retina. 2014 Mar; 34 (3): 592-602.

6. Pinna A, Cara F, Zanetti S, et al. Endogenous Rhodotorula minuta and Candida albicans endophthalmitis in an injecting drug user.Br J Ophthalmol, 2001, 85 (6): 759.

7. Chhablani J.Fungal endophthalmitis.Exper Rev Anti Infect Ther.2011, 9 (12): 1191-1201.

8. Schiedler V, Scott IU, Flynn HW. Culture-proven endogenous endophthalmitis clinical features and visual acuity outcomes. Am J ophthalmol. 2004, 137 (4): 725-731.

9. Chen KJ, Wu WC, Sun MH, et al. Endogenous fungal endophthalmitis: causative organisms, management strategies, and visual acuity outcomes.Am J Ophthalmol. 2012 Jul; 154 (1): 213-214.

10. Arevalo JF, Jap A, Chee SP, et al. Endogenous endophthalmitis in the developing world.Int Ophthalmol Clin.2010, 50 (2): 173-187.

11. Sridhar J1, Flynn HW Jr, Kuriyan AE, et al. Endogenous fungal endophthalmitis: risk factors, clinical features, and treatment outcomes in mold and yeast infections. J Ophthalmic Inflamm Infect. 2013 Sep 20; 3 (1): 60.

12. Kauffman CA, Vazquez JA, Sobel JD, et al. Prospective multicenter surveillance study of funguria in hospitalized patients. The National Institute for Allergy and Infectious Diseases Mycoses Study Group. Clin Infect Dis, 2000, 30 (1): 14-18.

13. 李从荣, 彭少华, 李栋, 等. 深部真菌医院感染的临床调查与耐药现状研究. 中华医院感染学杂志, 2002, 12 (7): 485-487.

14. Pfaller MA, Messer SA, Hollis RJ, et al. Trends in species distribution and susceptibility to fluconazole among blood steam isolates of Candida species in the United states. Diagn Microbiol Infect Dis, 1999, 33 (4): 217-222.

15. Leibovitch I, Lai T, Raymond G, et al. Endogenous endophthalmitis: a 13-year review at a tertiary hospital in South Australia. Scand J Infect Dis. 2005, 37 (3): 184-189.

16. Wong JS, Chan TK, Lee HM. Endogenous bacterial endophthalmitis. An east Asian experience and a reappraisal of a severe ocular affliction. Ophthalmology, 2000, 107 (8): 1483-1491.

17. 杨培增. 临床葡萄膜炎. 北京: 人民卫生出版社, 2004: 677-678.

18. Cornut PL, Chiquet C.`Endogenous bacterial endophthalmitis. J Fr Ophthalmol. 2011 Jan; 34 (1): 51-57.

19. Lee JH, Kim JS, Park YH. Diagnosis and treatment of postpartum Candida endophthalmitis. J Obstet Gynaecol Res. 2012 Sep; 38(9):1220-1222.

20. Tanaka M, Kobayashi Y, Takebayashi H, et al. Analysis of predisposing clinical and laboratory findings for the development of endogenous fungal endophtalmitis: a retrospective 12-year study of 79 eyes of 46 patients. Retina, 2001, 21(3):203-209.

21. Okada AA, Johnson RP, Liles WC. Endogenous bacterial endophthalmitis. Report of a 10-year retrospective study. Ophthalmology. 1994, 101(5):832-838.

22. Greenwald MJ, Wohl LG, Sell CH. Metastatic bacterial endophthalmitis: a contemporary reappraisal. Surv Ophthalmol, 1986, 31(2):81-101.

23. Christmas NJ, Smiddy WE. Vitrectomy and Systemic fluconazole for treatment of endogenous fungal endophthalmitis. Ophthalmic Surg Lasers. 1996, 27(12):1012-1018.

24. Gallis HA, Drew RH, Pickard WW. Amphotericin B: 30 years of clinical experience. Rev Infect Dis. 1990 Mar-Apr; 12(2):308-329.

25. Akler ME, Vellend H, McNeely DM, et al. Use of Fluconazole in the Treatment of Candidal Endophthalmitis. Clin Infect Dis. 1995, 20(3):657-664.

26. Riddell J 4th, Comer GM, Kauffman CA. Treatment of endogenous fungal endophthalmitis: focus on new antifungal agents. Clin Infect Dis. 2011 Mar 1; 52(5):648-653.

27. Penk A, Pittrow L. Status of fluconazole in the therapy of endogenous Candida endophthalmitis. Mycoses. 1998; 2:41-44.

28. Michal W, Olena W, Wojciech O. Bilateral endogenous fungal endophthalmitis. Int Ophthalmol. 2014 Apr; 34(2):321-325.

29. Shen X, Xu G. Vitrectomy for endogenous fungal endophthalmitis. Ocul Immunol Inflamm. 2009 May-Jun; 17(3):148-152.

第五节　角膜移植与免疫排斥

导　读

异体角膜移植用于治疗严重角膜疾病,是现代医学中应用最为成熟的异体移植手术。尽管角膜的"免疫豁免"特性使其在异体移植中的成功率大大增加,移植后的排斥反应仍是手术失败的主要原因。角膜移植排斥反应是一个多因素的过程,背后有着复杂的成因。眼科角膜病专科医生关注的重点是角膜移植排斥反应与哪些因素相关? 什么是排斥反应的高危因素? 如何有效抑制角膜移植术后的免疫排斥反应? 本节内容介绍了从免疫应答的角度入手,追本溯源,介绍角膜移植排斥反应的危险因素,发生机制,预防,以及免疫排斥反应的治疗。同时结合了免疫学与细胞生物学最近研究成果,介绍了角膜移植免疫排斥反应的防治新手段。介绍免疫抑制剂的应用,使角膜专科医生在完成手术的同时全方面建立起全身免疫学整体思维,增加角膜移植手术的成功率。

角膜盲是占第二位的可治疗致盲眼病。目前我国有大量的由于感染或者其他原因引起的角膜盲患者需要角膜移植复明。虽然角膜是处于器官移植的免疫赦免部位,但是术后的同种异体免疫排斥反应,仍然是造成植片移植失败的最主要的原因。尤其是在我国,大约

35%的患者属于高危角膜移植的患者,术后排斥率可高达70%。一次严重的排斥反应,或者多次轻的排斥反应,都会造成角膜内皮不可逆转的损害,造成角膜透明度的下降,导致手术的失败。此外由于我国缺乏充足的供体角膜来源,如何有效防治术后的排斥反应发生,提高植片的长期存活是亟待解决的问题[1]。

一、角膜移植排斥反应的危险因素

角膜移植排斥反应的高危因素包括术前和术后两方面。术前因素主要指受体的状态,其中包括:①植床有超过2个象限以上的深层新生血管;②既往有角膜移植或其他内眼手术史;③植床炎症未完全控制;④儿童角膜移植;⑤直径超过8毫米以上的大植片的角膜移植;⑥全身处于免疫应激状态,这都是导致术后排斥反应高发的危险因素。有文献报道术前随着植床血管化程度的增加,术后免疫排斥反应的发生率也随之升高[2]。植床一个象限存在新生血管,术后发生率可以达到30%,1~2个象限新生血管排斥反应可达40%,如果超过3个象限,排斥率可以高达75%。随着角膜移植次数的增多,排斥率也明显升高,第4次手术排斥率完全可达100%。患者如果曾经接受过皮肤移植,或者是骨髓移植,术后排斥率可达100%。术后因素主要包括:①伤口对合不良;②植片缝线松动未及时拆除,导致新生血管长入;③植片感染等,都会造成术后急性排斥反应的发生,这些患者对于临床医生都是巨大挑战。

二、角膜移植免疫排斥反应的发生机制

角膜移植免疫排斥反应的发生主要分为传入、活化和传出三个阶段(图7-5-1)。①传入阶段是指受体的抗原提呈细胞直接或者间接俘获供体的抗原,通过角膜缘淋巴管移行到局部的淋巴结;②活化阶段是指在淋巴结中,抗原提呈细胞活化反应性T细胞,刺激T细胞大量增殖;③传出阶段指活化的反应性T细胞通过血管,到达植片的部位,通过分泌细胞因子,以及细胞毒性作用等对植片造成破坏,导致免疫排斥反应发生。

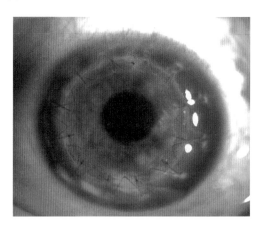

图7-5-1　角膜上皮下排斥,可见植片上皮下散在圆形浸润

三、角膜移植免疫排斥反应的临床表现

角膜移植免疫排斥反应可以急性或慢性发生,其中急性排斥反应是临床最常见的类型,常发生在术后1周~数年,以细胞免疫为主,同时可以伴随着体液免疫,主要是T细胞对角膜内皮细胞、基质细胞,以及上皮细胞的同种异体抗原发生的排斥免疫反应,可分为四种类型:①角膜上皮排斥:表现为隆起于角膜上皮表面的线性浸润,荧光素染色阳性,占所有角膜移植排斥反应的10%左右;②角膜上皮下排斥(图7-5-1):表现为角膜上皮下圆形浸润,类似于流行性角膜炎,一般没有明显的自觉症状;③角膜基质排斥:眼部刺激症状比较重,角膜基质混浊水肿,有大量的新生血管长入,常与内皮性排斥是混合存在;④角膜内皮排斥(图

7-5-2):可见内皮排斥线,以及与内皮 KP 相对应的局限性或弥漫性的角膜水肿,可伴有虹膜炎的体征,房水浮游细胞等。

慢性排斥反应的病因尚不清楚,可能与器官移植后移植物慢性失功有关,使用免疫抑制剂治疗无效。

四、角膜移植免疫排斥反应的预防

(一)组织配型

有些学者提出可以通过供体和受体 HLA 的配型来预防角膜移植排斥反应的发生,组织配型最常用于肾脏和肝脏等大器官移植。在角膜移植中,有些学者将组织配型用于血管化的高危植床,

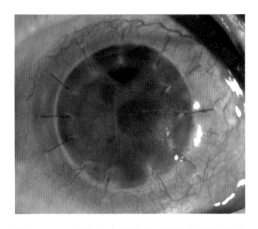

图 7-5-2　角膜内皮型排斥,可见水平排列的内皮排斥线

发现有比较好的效果,通过 HLA-A 和 B 的配型,可以避免供体特异性细胞毒性 T 细胞的出现[2]。但是在这方面存在争议,较多前瞻性的研究也发现,角膜移植中通过组织配型并不能降低由排斥反应所导致的植片混浊。因此,这种治疗只有个别的中心在应用,特别是用于一些高危状态下的植片。

(二)降低植片的免疫原性

可以通过术前降低角膜植片的免疫原性,在一定程度上达到预防角膜移植免疫排斥反应的发生,可以有多种方法[2]:①采用直径 8mm 以下的供体植片,避免使用过大直径的角膜植片;②通过使用短期或中期角膜保存液保存植片,可以减少植片中抗原提呈细胞的数量;③通过使用长期器官培养保存以及紫外线照射等方法,都可以降低植片的免疫原性,在一定程度上预防免疫排斥反应的发生。

(三)免疫抑制剂的预防性应用

对于角膜移植免疫排斥反应的预防,最主要还是依赖于术前免疫抑制剂的使用,主要的还是以糖皮质激素为主,可以联合应用环孢霉素 A 和他克莫司。

1. 糖皮质激素有较强的抑制免疫排斥反应的效果,但长期应用可以引起青光眼、白内障以及感染等副作用应引起重视。糖皮质激素在角膜移植免疫排斥反应预防中的应用以局部点眼为主,但根据患者的病情和医生的经验,其使用的种类和方法在不同眼科中心有较大的差别。以泼尼松龙为例,在高危角膜移植术前就可以开始使用,术前每天点 4 次,用 1 周。术后早期可以用较多的点眼次数治疗,每小时 1 次,用 3 天,2 小时 1 次用半个月,之后逐渐减量为每天 4 次用 2 个月,然后慢慢减到每日 3 次,2 次,直到最后停药,整个治疗过程大概在一年到一年半以上的时间。有研究调查了美国对角膜移植术后糖皮质激素应用的选择,发现在术后的前六个月中,大部分医生还是以泼尼松龙点眼为主,随着植片状态的稳定以及治疗时程的延长,泼尼松龙的使用频率减少,更多的是选用一些局部副作用更小的激素来维持治疗。

2. 环孢霉素 A 主要是针对白细胞 IL-2 的合成,来减少 T 细胞的增殖,从而达到抑制免疫排斥反应的作用。局部和全身使用有效,主要是用于高危角膜移植排斥反应预防中,疗效比较好,在排斥反应发生以后,治疗效果不明显。但是全身使用所引起的肝肾毒性等副作用

也应引起关注。局部使用主要是在角膜上皮修复之后和糖皮质激素联合点眼应用。有 Meta
分析研究了联合使用环孢霉素 A 与单纯激素来预防角膜移植排斥反应的疗效比较,发现局
部环孢霉素 A 联合激素点眼与单纯激素点眼相比,术后排斥反应率降低[3]。如果患者条件
允许的话,更加推荐口服使用,术后第一天口服 100mg,每天 2 次,治疗过程中监测血浆中环
孢霉素 A 的水平,保持有效血药浓度在 120~150ng/ml,维持在 6 个月到 12 个月,并且逐渐减
量,定期检查肝肾功能。有多中心研究结果表明角膜移植术后全身使用环孢霉素排斥反应
的发生率明显低于不全身使用环孢霉素的患者[4]。但由于费用高和副作用等问题,部分患
者中途不能坚持用药。

3. 他克莫司也是一种有效抑制免疫反应的药物,和环孢霉素有相似的机制,但其疗效
要优于环孢霉素,体外实验也发现,比环孢霉素浓度低 40~200 倍情况下,可以取得相同的免
疫抑制效果。他克莫司在高危角膜移植术后可以局部使用,也可以全身使用,同时也要注意
所引起的全身副作用[5]。

五、角膜移植免疫排斥反应的治疗

尽管采取了多种预防角膜移植免疫排斥反应发生的手段,但由于器官移植是一种同种
异体移植,部分患者不可避免会发生急性免疫排斥反应,一旦发生应该是尽早尽可能的逆转
排斥反应,以减少内皮细胞的丢失,从而保留植片的功能,其中糖皮质激素冲击治疗是最主
要的手段。

对于不同类型的排斥反应的治疗策略也有所不同,对于上皮型排斥和上皮下排斥,通常
可以通过局部强化糖皮质激素点眼,就可以取得良好的效果。但是对于内皮性排斥,局部除
了强化糖皮质激素治疗以外,可以联合环孢霉素点眼辅助治疗,使用睫状体麻痹剂减轻前房
反应,同时要全身使用糖皮质激素的冲击治疗。对于基质和内皮混合型排斥,也是采取和内
皮移植同样的策略。具体而言,在发生急性排斥反应时,可以使用泼尼松龙每小时一次局部
点眼强化治疗,直到排斥反应逆转再逐渐减量。同时静点甲泼尼龙 500mg 冲击治疗 3 天后
改用口服激素,一般以比较高的剂量如泼尼松 60~80mg 开始,维持和减量的速度主要依赖
于排斥反应是不是得到逆转以及对治疗的反应,通常需要维持 6 到 8 周逐渐停药。

有 Meta 分析比较了角膜移植排斥反应发生后局部环孢霉素 A+ 激素强化点眼与单纯局
部激素点眼的效果,发现二者对于角膜移植免疫排斥反应的逆转率没有差异,提示一旦发生
了角膜移植免疫排斥反应,主要依靠激素冲击,环孢霉素 A 只能作为辅助治疗。

Hudde 等报道的随机对照试验中,对于局部强化治疗加静脉冲击治疗角膜移植免疫排
斥反应,逆转率可以达到 90% 左右,大部分植片可以恢复透明[6]。

六、角膜移植免疫排斥反应的防治新手段

(一)新型免疫抑制剂

一些新的免疫制剂如霉酚酸酯,西罗莫司(雷帕霉素)等也是具有较强的免疫抑制作用,
但全身应用会引起恶心、腹泻、白细胞减少以及肝功能损伤等副作用,已有研究表明局部点
眼也可有效防治角膜移植免疫排斥反应。基因工程药物如达克珠单抗可特异性的结合 IL-2
的受体,阻断 IL-2 的生物活性和 T 细胞的活化,从而达到抑制角膜移植免疫排斥反应的作
用。此外有研究表明一些细胞因子如 IL-10,IL-1ra,TNF 都有抑制角膜移植免疫排斥反应的

作用,但其临床效果仍需进一步研究[7]。

(二)调节性 T 细胞

有研究表明一些具有免疫调节作用的细胞如 NKT 细胞,Treg 细胞以及树突状细胞等,通过局部结膜下注射或者全身输注,可以有效诱导受体免疫耐受,从而到达抑制角膜移植免疫排斥反应的作用,但这些研究目前仅限于动物实验,其临床有效性和安全性仍需要进一步验证[8]。

(三)药物缓释系统

为了避免免疫抑制剂全身应用所带来的副作用,有学者发明局部药物缓释系统来获得长期的有效药物浓度。目前已有报道环孢霉素 A (图 7-5-3)、他克莫司和雷帕霉素的药物前房缓释系统,除了能够有效防治高危角膜移植免疫排斥反应的发生,而且未发现对眼内其他组织造成毒性和损伤,同时避免了全身长期应用造成的副作用[9]。

除了前房作为药物缓释的理想部位之外,有学者将环孢霉素 A 的药物缓释系统做在巩膜上腔(图 7-5-4),通过这种方式,也可以将药物有效的释放到前房,药物浓度可持续一年以上,有效

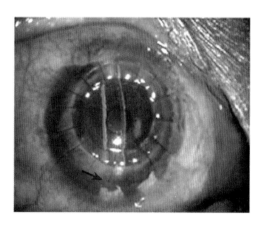

图 7-5-3 环孢霉素 A 前房缓释系统

的防治免疫排斥反应的发生。这种方法同样也有效避免了全身应用的副作用,而且进一步避免了药物植入眼内所可能造成的感染及眼内损伤等风险[10]。

总之,角膜移植免疫排斥反应,仍然是导致角膜移植失败的主要原因,术前全面考虑到植床和植片因素以及合理选择免疫移植剂的应用,可以有效防治角膜移植免疫排斥反应。术后定期随访,早期的发现和及时治疗是减少排斥反应的发生以及逆转植片排斥反应并恢

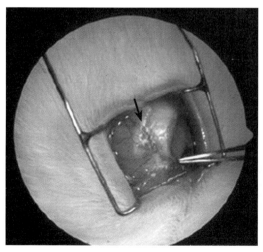

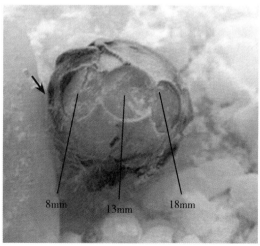

图 7-5-4 环孢霉素 A 巩膜上腔缓释系统

复透明性的关键。新型免疫抑制剂的开发以及药物缓释系统的应用,为角膜移植免疫排斥反应的防治提供了更多更好的选择,有广阔的临床应用前景。

（接　英）

参 考 文 献

1. 史伟云,谢立信.重视角膜移植术后免疫排斥反应的防治.中华眼科杂志.2006,42(1):3-5.

2. JerryY.Niederkorn.High risk corneal allografts and why they lose their immune privilege. CurrOpin Allergy ClinImmunol. 2010,10(5):493-497.

3. Alexander poon franzco,Mariosconstantinouborth,Ecosselamoureux et al. Topical cyclosporine A in the treatment of acute graft rejection:a randomized controlled trial. Clinical and Experimental Ophthalmology.2008,36:415-421.

4. Jun S,Seika D,Masahiro O,et al. Prospective,andomized study of the efficacy of systemic cyclosporine in high-risk corneal transplantation. Am J Ophthalmol.2011,152:33-39.

5. Dhaliwal JS,Mason BF,Kaufman SC.Long-term use of tacrolimus(FK506)in high-risk penetrating keratoplasty. Cornea.2008,27(4):488-493.

6. Hudde T,Minassian DC,Larkin DF. Randomised controlled trial of corticosteroid regimens in endothelial corneal allograft rejection. Br J Ophthalmol. 1999 Dec;83(12):1348-1352.

7. Khalid F.Tabbara. Pharmacologic strategies in the prevention and treatment of corneal transplant rejection. IntOphthalmol.2008,28:223-232.

8. Guo XM,Jie Y,Ren D,et al. In vitro-expanded CD4+CD25highFoxp3+ regulatory T cells controls corneal allograft rejection. Human Immunology 73(2012)1061-1067.

9. Shi WY,Chen M,Xie LX,et al. A novel cyclosporine A drug-delivery system for prevention of human corneal rejection after high-risk keratoplasty:a clinical study.Ophthalmology. 2013,120:695-702.

10. Susan Lee,Hyuncbeol Kim,Nam sun Wang,et al. A pharmacokinetic and safety evaluation of an episcleral cyclosporine implant for potential use in high-risk keratoplastyrejection. InvestOphthalmol Vis Sci. 2007,48:2023-2029.

第 八 章　外科学与眼病

第一节　眼轮匝肌痉挛和眶上神经疾病的外科手术治疗

导　读

眼眶与眼肌受三叉神经眼支的眼神经支配,与面神经、三叉神经有着密切联系。功能性神经疾病如痉挛状态、疼痛、麻痹等往往以眼部症状作为其特发表现。各种原因引起的眼轮匝肌痉挛、眼球疼痛是眼科医生诊断的难点之一。本节内容整合神经外科学知识,介绍了眼轮匝肌痉挛、贝尔麻痹后眼轮匝肌痉挛与眶上神经痛的发病机制、临床表现、治疗等。使眼科医生了解与眼科相关神经科的专科检查及鉴别诊断,同时特别提示眼科医生注意与其他原因引起的眼轮匝肌痉挛、眼球疼痛相鉴别。同时介绍了眼轮匝肌痉挛与眶上神经疾病的药物治疗和手术适应证以及术后并发症,旨在帮助眼科医生在临床工作中及时做出正确诊断并协同神经科医生进行联合治疗。

作为神经外科领域发展最为迅速的亚专科,功能神经外科近年来取得了长足的发展。功能神经外科治疗的疾病主要包括:脑神经疾患、癫痫、疼痛、运动障碍病、痉挛状态等。其中脑神经疾患中的特发性面肌痉挛(hemifacial spasm,HFS)、原发性三叉神经痛(trigeminal neuralgia,TN)与眼科相关疾患有着密切的关系。本文重点就眼轮匝肌痉挛及眶上神经痛的外科手术治疗方面内容进行阐述,以期对相关疾病的诊断、鉴别诊断及治疗起到一定帮助作用。

一、眼轮匝肌痉挛

眼轮匝肌痉挛是特发性 HFS 的一种表现形式。特发性 HFS 表现为一侧面部肌肉阵发性、不自主的痉挛性抽动。开始发病时多起于上、下眼睑,表现为眼轮匝肌间歇性抽搐,病情缓慢进展,逐渐扩展至一侧面部所有肌肉,严重时不能睁眼。自口角起病向上逆向发展的较少见。两侧 HFS 者十分少见,往往是一侧先于另一侧发病,而且一侧较重。本病一般不会自愈。患者自己不能控制痉挛,经常在紧张、劳累、遇见陌生人、在公共场所露面时发作明显。多无神经系统阳性体征。部分可见因长期患病或注射过肉毒素而导致的周围性面瘫。实验室检查多无阳性发现。头颅 CT、MRI 等影像学检查有助于发现继发性病因(图 8-1-1)。后颅窝 MRA 薄扫有时可以见到血管邻近甚至压迫患侧面神经根(图 8-1-2)。

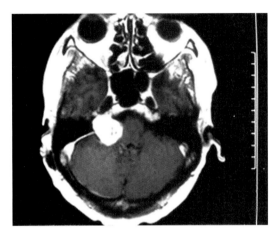

图 8-1-1 左侧面肌痉挛患者,术前 MRI 发现左侧听神经瘤

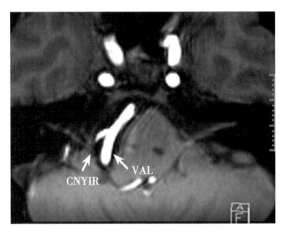

图 8-1-2 左侧面肌痉挛患者,术前 MRA 发现椎动脉压迫面神经根

由于 HFS 漏诊、误诊以及统计时缺少人口基数等原因,至今其流行病学报道仍十分少见。Whisnant 等[1]统计了美国部分地区从 1960 年到 1984 年 24 年间的 HFS 发病情况,发现:男性发病率为 7.4/10 万,女性发病率为 14.5/10 万,多见于 40 岁至 79 岁。Dietrichs 等[2]统计了挪威的 HFS 发病情况,其发病率为 9.8/10 万,39.7 岁以上患病率增高。尽管至今仍没有研究报道亚洲人群的发病率,但普遍认为可能高于西方人。

由于特发性 HFS 的临床表现多涉及眼轮匝肌的不自主抽动性痉挛,故相当一部分患者会首先就诊于眼科。因此 HFS 与眼科相关疾患的鉴别诊断就显得非常重要,临床上应与下列疾病相鉴别:①习惯性眼睑痉挛:多为双侧眼睑短暂性、发作性的小型痉挛,眼睑以下不受累,多在童年期及青少年发病,可受意识控制;②癔病性眼睑痉挛:多为发作性双侧眼睑、不自主的痉挛,眼睑以下不受累,发作时间较长,多见于青中年女性,并伴有癔症的其他表现,多有精神因素,暗示治疗有效;③眼轮匝肌颤搐:为眼轮匝肌肌束细微的颤动,常累及一侧,可在一段时间内自行缓解,可能是干眼症刺激诱发或脑神经的良性病变所致。此外,部分运动障碍病涉及锥体外系,可出现复杂多变的眼部表现:①舞蹈症及手足徐动症等锥体外系疾病可伴有眼轮匝肌的不自主抽动,多为双侧性,且同时伴有四肢的不自主运动;②Meige 综合征:又称特发性眼睑痉挛 - 口下颌肌张力障碍或眼口舌综合征,表现为双侧眼睑不自主痉挛与口面部、舌部等异常运动合并存在,常伴有精神障碍或抑郁症、焦虑症,肌电图显示面肌不同步放电而频率正常。眼科临床初诊此类患者后可嘱其至神经外科就诊,脑深部电刺激(deep brain stimulation,DBS)等神经调控疗法可获良效。当临床体格检查不足以确立诊断时，面神经神经电生理检查对于 HFS 的鉴别诊断至关重要。患侧面肌异常肌反应（abnormal muscle response，AMR）是特发性 HFS 患者特有的客观电生理指标，即刺激面神经的一个分支，可在另一个分支所支配的面肌上记录到异常肌电反应。当在患侧面肌监测到 AMR 典型异常波时，HFS 的诊断肯定可以确立。

面神经根出脑干区（root exit zoom，REZ）受责任血管压迫而发生脱髓鞘病变被认为是特发性 HFS 的发病原因，因此，经乙状窦后入路桥小脑角（cerebellopontine angle，CPA）探查、面神经根显微血管减压术（microvascular decompression，MVD）是唯一可能治愈 HFS 的方法[3]。手术适应证：①特发性 HFS，排除继发性病变；②无面神经损伤、贝尔麻痹（Bell's palsy）病史；③无严重全身性疾患。采用患侧耳后小切口锁孔入路，硬膜切开后探查 CPA 及面神经 REZ，充分解剖责任血管周围的蛛网膜。责任血管多呈袢状从面神经 REZ 通过并造成压迫。常见的责任血管有：小脑前下动脉主干和（或）分支（38.6%~65%）＞小脑后下动脉主干和（或）分支（15.3%~50%）＞椎动脉（17%~25%）＞多根动脉共同压迫（4.2%~19%）。将责任血管充分游离后，向颅底方向推移离开 REZ，减压垫棉置于责任血管与脑干之间（图 8-1-3、图 8-1-4）。

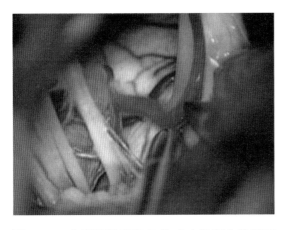

图 8-1-3 左侧面肌痉挛患者，术中发现小脑后下动脉分支压迫面神经根部

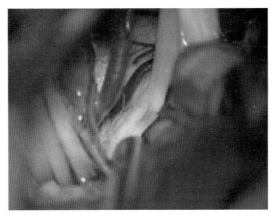

图 8-1-4 用垫棉将小脑后下动脉分支推离面神经根部

MVD 治疗 HFS 的有效率可达 95% 以上，术后患侧面瘫是其主要并发症，可发生于术后即刻或 2 周之内[4]，发生率 1%~5%，多为术中面神经机械性损伤或血供受影响而导致。严重的术后患侧面瘫可致患侧眼睑闭合不全，易于导致暴露性结膜炎或角膜受损，需采取眼药水点眼、涂眼药膏及覆盖暴露的结膜等措施。绝大多数的面瘫可在术后 2~6 个月内恢复正常。复视也是 MVD 术后较为常见的并发症，多为双眼复视，系 CPA 探查过程中展神经或滑车神经受刺激导致，一般是可逆的，无需特殊治疗，症状多在 3 个月内自行缓解。

二、贝尔麻痹后眼轮匝肌痉挛

贝尔麻痹是急性发作的、特发性的单侧周围性面神经麻痹，是一种自限性、非进行性、可自发性缓解、不危及生命的疾病[5]。1821 年英国神经病学者贝尔首先全面地描述了该病的临床表现：一般为急性起病，多于数小时或 1~3 天内达到高峰，表现为患侧口角下垂，上下唇不能紧密闭合，不能鼓腮、吹气，患侧眼睑不能完全闭合致结膜外露，患侧额纹消失，不能皱眉,另外还有味觉、听觉及唾液和泪液分泌障碍等症状。其特征性眼科征象为闭目时患侧眼球转向内上方,露出角膜下的白色巩膜,称 Bell 现象。贝尔氏麻痹的发病率在 20/30 万 ~ 30/30 万人,男女发病率无明显差异,年龄中位数为 40 岁。经过激素、抗病毒药物及神经营养药物的联合应用等治疗后大部分患者面肌功能能够完全恢复,治疗期间应特别注意保护患眼结膜。部分患者遗有后遗症,包括面肌纤维震颤、联带运动、面肌萎缩、面部感觉异常等,其中可将面肌纤维震颤、联带运动等统称为贝尔氏麻痹后面神经高兴奋性后遗症。

贝尔麻痹后眼轮匝肌痉挛是贝尔麻痹后特发性 HFS 的一种表现类型。贝尔麻痹后特发性 HFS 定义为贝尔麻痹完全治愈一段时间后出现的同侧 HFS,临床少见。与贝尔麻痹后面神经高兴奋性后遗症不同,贝尔麻痹后 HFS 临床表现同无贝尔氏麻痹病史的典型特发性 HFS。而贝尔麻痹后面肌纤颤表现为面部肌肉轻微、细小的颤动,尤以眼轮匝肌常见。贝尔麻痹后面部联带运动则表现为面部某肌肉随意运动时引起另一肌肉异常的不自主运动,临床上多表现为闭眼时不自主的口角运动或口动时引起眼肌的不自主运动。眼科临床上应注意鉴别。鉴别诊断的重要性在于,贝尔麻痹后 HFS 完全可以通过 MVD 得到治愈,而针对贝尔麻痹后面神经高兴奋性后遗症的治疗方法则乏善可陈,罕见疗效[6]。

然而在很多情况下,仅仅依靠临床表现,医生难以将贝尔麻痹后 HFS 与贝尔麻痹后面神经高兴奋性后遗症准确鉴别开来,尤其是症状较轻的眼轮匝肌痉挛与较重的眼轮匝肌痉挛纤颤或频繁出现的联带运动。二者鉴别诊断的关键一点在于对患者既往病史的详细询问,贝尔麻痹后 HFS 必然是在贝尔麻痹完全治愈一段时间后方才出现,这一时间段可为数月至十数年不等;而贝尔麻痹后面神经高兴奋性后遗症则没有这一临床表现完全正常的治愈期。此外,患侧面肌 AMR 是特发性 HFS 患者特有的客观电生理指标,这在正常人群及贝尔麻痹后面神经高兴奋性后遗症患者中均不能监测到,因此具有精准的鉴别诊断价值[7]。

三、眶上神经痛

眶上神经痛即为原发性三叉神经(trigeminal nerve,TN)第一支痛。原发性 TN 主要表现为在一侧头面部三叉神经分布区内反复发作的阵发性剧烈疼痛。疼痛大多为单侧,以骤然发生的撕裂样、触电样、针刺样、刀割样或烧灼样剧烈面部疼痛为特征,发作突然而来,突然停止。触发点(扳机点)多位于上下唇、鼻翼、鼻唇沟、牙龈、颊部、口角、舌、眼球等处。在紧张、焦虑、面部受机械刺激或活动时可诱发,常见于打喷嚏、笑、咀嚼、转头、进食、饮水、风吹、寒冷、刷牙、洗脸、说话、打哈欠、刮脸时。部分患者可伴患眼或双眼流泪、瞳孔扩大、结膜充血等眼部症状。眶上神经痛的疼痛范围涉及睑裂以上前额部分,少部分患者表现为局限于眼周的疼痛,应与一些眼部疾病如青光眼、虹膜睫状体炎、眶蜂窝织炎、屈光不正及眼肌平衡失调等引起的疼痛相鉴别,后者多伴有视觉功能障碍。

约有一半以上的原发性 TN 患者口服小剂量卡马西平等药物可长期有效缓解疼痛。卡马西平是目前治疗原发性 TN 效果最确切、最为常用的药物,其他药物疗效均不确切。该药主要作用于网状结构 - 丘脑系统,通过抑制疼痛的病理性多神经元反射来缓解症状。初始剂量 100mg/d,最大剂量不宜超过 1000mg/d。该药的毒副作用使相当一部分患者无法耐受而寻求其他治疗方法。主要的毒副作用包括:嗜睡、头晕、胃肠道反应、共济失调、肝损、白细胞降低等。

对于保守治疗无效的 TN，经乙状窦后入路 CPA 探查、三叉神经根 MVD 是首选外科治疗方法。手术适应证：①原发性 TN，排除继发性病变；②保守治疗效果差或不能耐受药物副作用或已因服药而产生肝脏损害；③无严重全身性疾患，年龄并无严格限制。采用患侧耳后小切口锁孔入路，硬膜切开后探查 CPA 及三叉神经 REZ，充分解剖三叉神经根周围的蛛网膜；蛛网膜增厚粘连本身即可能成为 TN 的致病因素，应将其自脑干至麦氏囊全程充分解剖，使三叉神经根在轴位上彻底松解。然后将患者

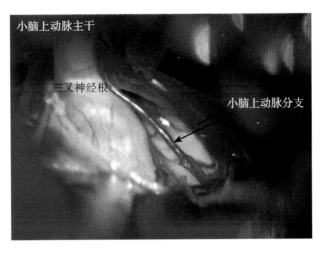

图 8-1-5　左侧三叉神经痛患者，术中发现小脑上动脉主干及分支共同压迫三叉神经

头部向后旋转 15° 或调整手术显微镜光轴即可显露三叉神经 REZ。常见责任血管包括小脑上动脉主干及分支、小脑前下动脉主干及分支、基底动脉和岩静脉属支（图 8-1-5）。任何与三叉神经脑桥侧池段相接触的血管都应视为责任血管而必须加以处理。将责任血管充分游离后，向天幕、颅底方向或内侧推移离开 REZ 并以垫开物隔开。MVD 治疗原发性 TN 的治愈率为 65%~80%，无效率 1%~20%，复发率 3%~15%。遇到探查过程中未发现责任血管的情况时，往往需行三叉神经感觉根部分切断术（partial rhizotomy，PR），切断的比例不宜超过 3/4，位于最内上方的第一支感觉根纤维不可切断以免影响角膜感觉。

由于损伤三叉神经感觉根第一支的神经纤维所致的术后角膜感觉障碍偶可见到，多发生于感觉根部分切断术后，个别可由于术后后颅窝出血导致。三叉神经第一支的纤维传导重要的角膜感觉，一旦损伤可能引起角膜感觉消失、瞬目作用减退，且易发生角膜感染。该并发症的特点是局部无痛，无任何刺激等自觉症状。早期只可发现结膜充血、角膜知觉消失、上皮水肿和点状混浊，续之出现角膜水泡，角膜中央上皮剥落，并向四周发展，最后只在环形的角膜边缘部尚有少许上皮存在，缺损部呈干燥乳白色混浊，如果感染继续发展，可迅速引起前房积脓而导致角膜穿孔，且常并发虹膜炎，严重者可能需行眼球摘除术。术中决定行感觉根部分切断术时，一定要严格掌握切断比例[8]，切不可伤及三叉神经第一支的感觉纤维，术后及时进行角膜感觉检查。一旦发现角膜反射消失或已发现有角膜炎征象时，应立即通过滴眼药水、涂眼药膏、戴眼罩或防风眼镜、湿敷封盖患眼等措施给予角膜保护。若角膜已发生溃疡，可根据病情的程度暂时或较长时间缝合眼裂，以防止角膜病变的继续发展。

PR 不适用于眶上神经痛。对于不能耐受 MVD 手术或 MVD 术后无效的眶上神经痛患者，可采用眶上神经撕脱术。手术在局部麻醉下施行，切口位于眉毛内，切开后显露眶上孔（裂），将眶上神经撕脱即可。该术式有较高复发率，但可重复施行。

（于炎冰　张　黎）

参 考 文 献

1. Auger RG, Whisnant JP. Hemifacial spasm in Rochester and Olmsted County, Minnesota, 1960 to 1984. Arch Neurol, 1990, 47(11):1233-1234.

2. Nilsen B, Le KD, Dietrichs E. Prevalence of hemifacial spasm in Oslo, Norway. Neurology, 2004, 63(8):1532-1533.

3. Barker, F.G., Jannetta, P.J., Bissonette, D.J., et al. Microvascular decompression for hemifacial spasm. J. Neurosurg, 1995, 82:201-210.

4. lshikawa M, Nakanishi T, Takamiya Y, et al. Delayed Resolution of residual hemifacial spasm after microvascular decompression operations. Neurosurgery, 2001, 49(4):847-854.

5. Gilden DH.Clinical practice: Bell's Palsy.N Engl J Med, 2004, 351(13):1323-1331.

6. Valls-Sole J.Facial palsy, postparalytic facial syndrome, and hemifacial spasm. Mov Disord, 2002, 17(Suppl 2):49-52.

7. Vails—Sole J.Electrodiagnostic studies of the facial nerve in peripheral facial palsy and hemifacial spasm. Muscle Nerve, 2007, 36(1):14-20.

8. Steven N, Emad N, Boo S, et al. Microvasular decompression surgery in the United States, 1996 to 2000: mortality rates, morbidity rates, and the effects of hospital and surgeon volumes. Neurosurgery, 2003, 52(6):1251-1262.

第二节　眼型重症肌无力外科治疗

导　读

　　重症肌无力系神经肌肉传递功能障碍的一种疾病，与乙酰胆碱不足有关，起始症状多发于眼部，发病突然，有上睑下垂、复视、眼外肌麻痹等症状。仅有眼部病变而其余神经不受累称为眼型重症肌无力，眼型重症肌无力多不会发展成全身型，因此眼型重症肌无力多由眼科医师治疗。因此眼科医生需要掌握重症肌无力的病因、临床表现、诊断标准及治疗，并与其他神经性疾病相鉴别，以给予及时准确的诊疗方案。本节内容以外科学视角系统介绍眼型重症肌无力的临床症状、鉴别诊断以及药物治疗，同时详细介绍治疗重症肌无力胸腺切除手术的方法、预后及微创手术的应用。探讨了重症肌无力合并胸腺瘤的相关症状及治疗手段，为眼科医生在眼型重症肌无力的治疗方案选择提供新的思路。

　　重症肌无力（myasthenia gravis, MG）是一种由神经 - 肌肉接头处传递功能障碍所引起的自身免疫性疾病，临床主要表现为部分或全身骨骼肌无力和易疲劳，活动后症状加重，经休息后症状减轻。患病率为 77/100 万 ~150/100 万，年发病率为 4/100 万 ~11/100 万。女性患病率大于男性，约 3∶2,各年龄段均有发病。

一、发病机制

　　重症肌无力主要是神经肌肉接头突触后膜上的乙酰胆碱受体（acetylcholine receptor, AChR）受累，由乙酰胆碱受体抗体介导的体液免疫、T 细胞介导的细胞免疫、补体参与的自身免疫性疾病。多年来,人们对 MG 发病机制进行了大量研究,充分肯定了免疫机制在 MG 发病过程中的重要作用。但是,MG 病因学中仍有许多现象不能用免疫机制来解释。虽然 85% 以上的患者血清中可检测到 AchRAb,但少数 MG 患者血清中 AchRAb 呈阴性,且在部分 MG 患者血清中发现了多种非 AchR 的抗体说明除 AchR 抗体外,一些非 AchR 抗体及某些特异性肌肉蛋白成分的改变可能也在 MG 的发病和发展中扮演了重要的角色。另外,还发现 MG 发病具有一定的遗传倾向性和易患性,并且它们与 HLA 表型、AchR α 亚单位基因、免疫球蛋白重链基因和 T 细胞受体基因有关。胸腺是激活和维持重症肌无力自身免疫反应的重要因素。重症肌无力患者中 65%~80% 有胸腺增生,10%~20% 伴发胸腺瘤。年轻的患者通常不会有胸腺瘤。

二、临床表现

重症肌无力患者发病初期往往感到眼或肢体酸胀不适,或视物模糊,容易疲劳,天气炎热或月经来潮时疲乏加重,30%~40% 患者自述在患病前 1~2 周有上呼吸道感染病史。随着病情发展,骨骼肌明显疲乏无力,显著特点是肌无力于下午或傍晚劳累后加重,晨起或休息后减轻;重肌无力症的另一症状是容易疲劳,肌肉会在活动期间逐渐变得软弱,经过一段时间的休息便能恢复。

(一)临床症状

重症肌无力患者全身骨骼肌均可受累,根据所累及肌肉不同可有如下症状:

1. 上睑下垂、视力模糊、复视、斜视、眼球转动不灵活。

2. 表情淡漠、苦笑面容、讲话大舌头、构音困难,常伴鼻音。

3. 咀嚼无力、饮水呛咳、吞咽困难。

4. 颈软、抬头困难、转颈、耸肩无力。

5. 抬臂、梳头、上楼梯、下蹲、上车困难。

(二)临床分型

重症肌无力常合并甲状腺功能亢进、类风湿关节炎、红斑狼疮、多发性肌炎、多发性硬化等其他自身免疫性疾病。目前重症肌无力分型有两种:

1. 改良的 Osseman 分型

①Ⅰ型:眼肌型;②ⅡA 型:轻度全身型,四肢肌群常伴眼肌受累,无假性球麻痹的表现,即无咀嚼和吞咽困难构音不清;③ⅡB 型:四肢肌群常伴眼肌受累,有假性球麻痹的表现,多在半年内出现呼吸困难;④Ⅲ型:重度激进型,发病迅速,多由数周或数月发展到呼吸困难;⑤Ⅳ型:迟发重症型,多在 2 年左右由Ⅰ型、ⅡA 型、ⅡB 型演变;⑥Ⅴ型肌萎缩型,少见。

2. 美国重肌无力症联盟(MGFA)临床分型

Ⅰ:出现眼肌软弱或疲劳情况,上睑可能下垂,并没其他证据显示身体其他地方出现肌肉软弱或疲劳。

Ⅱ:眼肌软弱或疲劳情况较严重,其他肌肉软弱或疲劳情况温和。

• Ⅱ2A:主要在肢体或轴向肌肉。

• Ⅱ2B:主要在球茎及 / 或 呼吸肌肉。

Ⅲ:眼肌软弱或疲劳情况严重及其他肌肉出现软弱情况。

• Ⅲ3A:主要在肢体或轴向肌肉。

- Ⅲ 3B:主要在球茎及 / 或 呼吸肌肉。

　Ⅵ:眼肌软弱或疲劳情况严重及其他肌肉软弱情况严重。

- Ⅵ 4A:主要在肢体或轴向肌肉。
- Ⅵ 4B:主要在球茎及 / 或 呼吸肌肉。(需要以喉管进食但不需要插喉)

　Ⅴ:需要插喉以维持呼吸。

(三) 肌无力危象

是指重症肌无力患者在病程中由于某种原因突然发生的病情急剧恶化,呼吸困难,危及生命的危重现象。根据不同的原因,MG 危象通常分 3 种类型:①肌无力危象:大多是由于疾病本身的发展所致。也可因感染、过度疲劳、精神刺激、月经、分娩、手术、外伤而诱发。临床表现为患者的肌无力症状突然加重,出现吞咽和咳痰无力,呼吸困难,常伴烦躁不安,大汗淋漓等症状。②胆碱能危象:见于长期服用较大剂量的"溴吡斯的明"的患者,或一时服用过多,发生危象之前常先表现出恶心、呕吐、腹痛、腹泻、多汗、流泪、皮肤湿冷、口腔分泌物增多、肌束震颤以及情绪激动、焦虑等精神症状;③反拗危象:"溴吡斯的明"的剂量未变,但突然对该药失效而出现了严重的呼吸困难。也可因感染、电解质紊乱或其他不明原因所致。

以上 3 种危象中肌无力危象最常见,其次为反拗性危象,真正的胆碱能危象甚为罕见。肌无力危象是一种危急状态,一旦发生,其死亡率为 15.4%~50%。

三、诊断

(一) 新斯的明试验

成年人一般用新斯的明 1~1.5mg 肌注,若注射后 10~15 分钟症状改善,30~60 分钟达到高峰,持续 2~3 小时,即为新斯的明试验阳性。

(二) 胸部 CT

可以发现胸腺增生或胸腺瘤,必要时应行强化扫描进一步明确(图 8-2-1)。

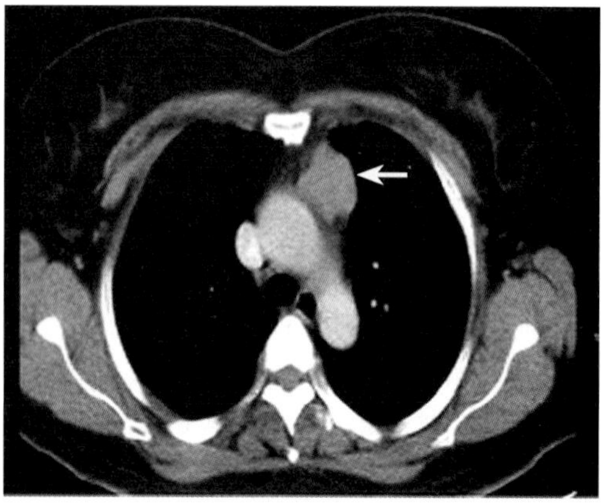

(三) 重复电刺激

重复神经电刺激为常用的具有确诊价值的检查方法。利用电极刺激运动神经,记录肌肉的反应电位振幅,若患者肌肉电位逐渐衰退,提示神经肌肉接头处病变的可能。

(四) 单纤维肌电图

单纤维肌电图是较重复神经电刺激更为敏感的神经肌肉接头传导异常的检测手段。可以在重复神经电刺激和临床症状均正常时根据"颤抖"的增加而发现神经肌肉传导的异常,在所有肌无力检查中,灵敏度最高。

图 8-2-1　胸部 CT 所见前纵隔内占位病变

(五) 乙酰胆碱受体抗体滴度的检测

乙酰胆碱受体抗体滴度的检测对重症肌无力的诊断具有特征性意义。80%~90% 的全身型和 60% 的眼肌型重症肌无力可以检测到血清乙酰胆碱受体抗体。抗体滴度的高低与临床症状的严重程度并不完全一致。

四、治疗

（一）药物治疗

1. 胆碱酯酶抑制剂　是对症治疗的药物，治标不治本，不能单药长期应用，用药方法应从小剂量渐增。常用的有甲基硫酸新斯的明、溴吡斯的明。

2. 免疫抑制　常用的免疫抑制剂为：①肾上腺皮质类固醇激素：泼尼松、甲泼尼龙等；②硫唑嘌呤；③环孢素 A；④环磷酸胺；⑤他克莫司。

3. 血浆置换　通过将患者血液中乙酰胆碱受体抗体去除的方式，暂时缓解重症肌无力患者的症状，如不辅助其他治疗方式，疗效不超过 2 个月。

4. 静脉注射免疫球蛋白　人类免疫球蛋白中含有多种抗体，可以中和自身抗体、调节免疫功能。其效果与血浆置换相当。

5. 中医药治疗　重症肌无力的中医治疗越来越受到重视。重症肌无力属"痿症"范畴。根据中医理论，在治疗上加用中医中药，可以减少免疫抑制剂带来的副作用，在重症肌无力的治疗上起着保驾护航的作用，而且能重建自身免疫功能之功效。

（二）胸腺切除手术

目前胸腺切除术已被公认是一种治疗重症肌无力较为有效的方法，文献报道手术有效率在 60%~80%。胸腺切除术适应证包括：①14 岁以上发病的全身型、无手术禁忌证（心、脑、肺、肾等重要脏器功能障碍）的重症肌无力患者，大多数患者在胸腺切除术后可获显著改善；②合并胸腺瘤的重症肌无力患者；③眼肌型重症肌无力是否手术还存在争议。

自 1939 年 Blalock 首次成功实施胸腺单纯摘除术治疗重症肌无力以来，胸腺切除手术经历了一系列演变。目前胸腺切除手术的手术方式有很多，MGFA 组织 2003 年将胸腺切除手术分 4 大类：①经颈切除（标准和扩大）；T-1a 和 T-1b；②胸腔镜切除（标准和扩大）即 VATS 和 VATET；T-2a 和 T-2b；③经胸骨切除（标准和扩大）；T-3a 和 T-3b；④经颈 - 胸骨联合切除 T-4。学术界对胸腺切除方式、范围及对预后的影响看法不一。

具体胸腺切除手术方法如下：

1. 胸骨劈开胸腺切除术　采用传统正中纵劈胸骨进胸，切除胸腺及前纵隔所有十组脂肪组织，手术范围上自颈部甲状腺下极，下至膈肌，两侧达肺门膈神经前缘。

2. 胸腔镜胸腺切除术（图 8-2-2）　根据术前胸部 CT 片判断胸腺分布特点决定采用右侧胸腔入路或左侧入路。以右侧胸腔入路为例：气管内双腔插管，静脉复合气管吸入麻醉剂麻醉后，患者取左侧 45° 卧位，胸腔镜置于右腋前线与腋中线之间第 6 肋间隙或第 5 肋间隙，操作孔分别位于腋前线第 3 肋间及锁骨中线第 5 肋间，于腔静脉 - 心包沟间隙剪开纵隔胸膜，沿上腔静脉及膈神经分离过内乳静脉与上腔静脉交角处（注意保护膈神经），钝性分离胸腺右叶下缘。切开胸骨后纵隔胸膜，钝性加锐性分离胸腺右叶下极并向对侧（左叶下极）延伸，清理达对侧胸膜后转向上游离右叶。沿上腔 - 无名静脉解剖出胸腺静脉，钛夹钳闭后切断。向颈根部游离其上极达甲状腺下极。然后自胸腺左叶下极向上解剖左叶，向上至颈根部、甲状腺下极，此过程中可分别清除第 1~6 组和第 10 组前纵隔脂肪组织。最后清除心包周 7~9 组、膈神经外侧及胸骨后纵隔脂肪组织以免异位胸腺组织残留（图 8-2-3）。

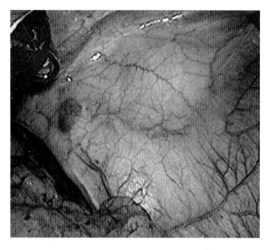

图 8-2-2　胸腔镜下前纵隔内胸腺

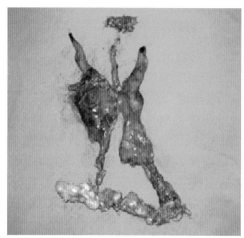

图 8-2-3　胸腺扩大切除术所切除的胸腺和颈根、前纵隔内的脂肪组织

五、预后

重症肌无力患者预后较好,小部分患者经治疗后可完全缓解,大部分患者可药物维持改善症状,绝大多数疗效良好的患者能进行正常的学习、工作和生活。

(一)术后疗效判断-MGFA 标准

1. 完全稳定缓解(CSR)　至少 1 年无肌无力症状、体征,并在此期间未接受肌无力相关治疗。在进行专业神经肌肉疾病评估时未检测到任何部位的肌肉无力,可有单纯的眼睑闭合无力。

2. 药物缓解(PR)　患者除了接受某些形式的肌无力治疗外,其他标准同 CSR。服用胆碱酯酶抑制剂患者排除在外。

3. 微小症状表现(MM)　在神经肌肉疾病评估时可检测到任何部位的肌肉无力;

4. 改善(I)　用药量减少或肌无力减轻。

5. 无变化(U)　临床症状无改变;

6. 加重(E)　药物用量增加或症状较术前加重,或二者兼有;

7. 恶化(W)　患者症状出现后突然恶化;

8. 死亡。

(二)手术疗效分析

尽管胸腺切除已被公认为是治疗重症肌无力的有效方法之一,但对于胸腺切除术的方式和切除范围一直以来存有争议。

这些争议首先起源于胸腺的解剖结构。胸腺源于 3、4 对咽囊,从颈部下降至前纵隔的过程中所产生的异位胸腺可分布于颈部、纵隔、肺内、肺根等。1977 年 Jaretzki 定位了纵隔内异位胸腺,并于 1988 年绘制了纵隔内胸腺组织分布图,从颈根到膈上均有可能存在异位胸腺。从理论上讲,胸腺切除手术必须达到完整切除胸腺,彻底清除前纵隔及颈根部脂肪组织内的异位胸腺。胸腺切除手术的方式有很多,每种术式均有其特点及合理性,而手术是否有效在于手术清除胸腺组织和脂肪组织的情况。

国外屡有学者尝试对经颈、经胸骨、"扩大"胸腺切除术的死亡率、好转情况及远期效果进行比较,却由于患者年龄、药物治疗情况、病程及评定标准等诸因素的差异,终无法得出全面而权威的结论,但均认为三种术式效果基本相似,对任何一种术式的选择都是比较合理的。Jaretzki 在主张扩大胸腺切除时,列举了 15 例 经 T-1a 和 T-3a 手术术后复发患者,在其行经颈 - 胸骨联合切除 T-4 的二次手术中均发现有残存胸腺组织,其中的 13 例术后取得了良好效果。而 T-1 和 T-2 手术的支持者认为他们在减少并发症的同时也可以完全地切除胸腺及异位胸腺组织。

近些年随着胸腔镜微创技术的发展,世界各国的胸外科医生对胸腔镜下胸腺切除产生越来越浓厚兴趣。但同时也给人们留下一个疑问,单纯胸腔镜下胸腺切除是否能达到良好的显露前纵隔及颈根部,完整切除胸腺,彻底清除前纵隔及颈根部内异位胸腺及脂肪组织的目的。许多学者认为 T-3b 和 T-4 能够达到完整切除胸腺及异位胸腺的要求,收到理想术后效果。

一般来讲,MG 患者胸腺切除术后随时间延长,手术效果越好。大多研究人员认为胸腺切除治疗 MG 在短期内症状有一定的波动性,随访期越长,疗效越好,只要度过近期加重反应,多数能取得良好的远期效果。在我们的研究中发现术后 3~6 个月 AchR 抗体由阳转阴的最为显著,术后超过半年阴转率明显下降,许多患者肌无力症状减轻或用药减少或与术前相同,但体力增加。

但仍有 5% 左右重症肌无力患者术后症状无变化或缓解后又加重,2%~3% 患者术后症状恶化,甚至死亡。MG 术后症状无好转或缓解后又加重,原因考虑为:①患者病程较长,神经肌肉接头处 Ach-R 受体永久不可逆行损害;②胸腺以外脾、淋巴结等处未被切除淋巴组织所产生胸腺素的影响;③对 AChR 抗原致敏 T 淋巴细胞存活时间较长,可存活数年,使致病因子持续存在于体内有关;④异质性疾病。由于以上因素的存在,即使扩大切除范围,只能增加手术对机体损伤程度,对术后疗效无明显帮助,故为阻断病情进展,提高手术效果,重症肌无力患者应尽早手术胸腺切除。

六、预防

(一) 可能使重症肌无力加重或复发的因素

常见诱因有感染、手术、精神创伤、全身性疾病、过度疲劳、女性生理期前后、妊娠、分娩、吸烟、饮酒、胸腺瘤复发等。

(二) 重症肌无力患者慎用药物

1. 抗生素类　庆大霉素、链霉素、卡那霉素、四环素、土霉素、杆菌酞、多粘菌素、妥布霉素、喹诺酮类、大环内酯类慎用。

2. 降脂药慎用。

3. 异丙嗪、安定、安热静、吗啡、乙醚、麻醉肌松剂、普鲁卡因、氨基式类药物。

4. 奎宁、奎尼丁、普鲁卡因酰胺、冬眠宁、奋乃静。

5. 箭毒、琥珀胆碱。

6. 胸腺素、卡增舒、秉宁克通、免疫增强剂。

7. 蟾酥及中成药,如:六神丸、喉疾灵、珍珠层粉等。

8. 不要随便给儿童重症肌无力患者服用市面出售的各种自称含有增强免疫作用的口服液。

七、重症肌无力与胸腺瘤

胸腺瘤是一种来源于胸腺上皮细胞最常见的前上纵隔肿瘤。胸腺瘤常伴有副瘤综合征，如甲状腺功能亢进、单纯红细胞再生障碍性贫血、重症肌无力和内分泌病等，其中以重症肌无力最为常见。国内外资料显示重症肌无力(MG)合并胸腺瘤发病率基本在10%~30%之间，而胸腺瘤合并重症肌无力在15%~60%之间。在北京同仁医院统计的一组资料中，54.9%胸腺瘤合并重症肌无力，是由于多数患者在确诊MG后被建议到北京同仁医院就诊，行胸部CT发现胸腺瘤的存在。多数胸腺瘤可外科手术切除，患者可获得长期存活。过去认为胸腺瘤合并MG术后并发症多，死亡率高，但近些年有学者认为MG的发生有利于早期诊断，手术切除成功率高，预后好。

合并重症肌无力的胸腺瘤组织病理分型有其特点。国外报道显示A型胸腺瘤的发生率在0%到14%之间，AB型胸腺瘤在6%到42%之间，B1型胸腺瘤在7%到50%之间，B2型胸腺瘤在24%到71%之间，B3型胸腺瘤在25%到65%之间，胸腺癌患者几乎不会出现MG。

一直以来，MG的存在对胸腺瘤预后的影响是学术界争论焦点。一部分学者认为MG的存在是胸腺瘤预后的不利因素，它通过诱发肌无力危象等，增高围术期和术后死亡率。另外一部分学者认为，MG有助于早期诊断，对胸腺瘤预后有利。胸腺瘤是否合并重症肌无力对其远期疗效影响不大，但随着对MG围术期和肌无力危象治疗的不断完善，这些不利因素将逐渐被克服。

无论胸骨正中劈开，还是胸腔镜胸腺切除，我们均主张胸腺扩大切除，即完整切除胸腺组织和清除颈根、前纵隔各组脂肪组织和异位胸腺。我们认为重症肌无力不完全是胸腺瘤诱发产生的。在一部分患者中，瘤周围胸腺组织增生可能是引起MG的真正原因，加之异位胸腺中微小胸腺瘤的存在，单纯胸腺瘤切除或胸腺切除，对重症肌无力治疗不利，甚至诱发术后肌无力危象。对于单纯胸腺瘤切除后发生MG，在以前工作中曾多次遇到，在文献中也时有报道，所以无论是否合并MG，胸腺扩大切除应为胸腺瘤治疗标准手术方式。完整胸腺瘤切除对胸腺瘤患者远期疗效非常重要。

（于　磊）

参 考 文 献

1. Dan M. M, Morley A. H, Nasin C. S, et al. Comparative Clinical Outcomes of Thymectomy for Myasthenia Gravis Performed by Extended Transsternal and Minimally Invasive Approaches. Ann Thorac Surg, 2009, 87(2): 385-391.

2. Savcenko M, Wendt GK, Prince SL, et al. Videoassisted thymectomy for myasthenia gravis: an update of a single institution experience. Eur J Cardiothorac Surg, 2002, 22: 978-983.

3. Mineo TC, Pompeo E, Lerut TE, et al. Thoracoscopic thymectomy in autoimmune myasthenia: results of left sided approach. Ann Thorac Surg, 2000, 69: 1537-1541.

4. Jaretzki A, Barhon RJ, Ernstoff RM, et al. Myasthenia gravis. Recommendations for clinical research standards. Neurology, 2000, 55(1): 16-23.

5. 于磊, 王天佑, 马山, 等. 胸腔镜与胸骨劈开胸腺切除术治疗重症肌无力的中远期疗效比较. 中华医学杂志, 2007, 87(45): 3171-3173.

6. 于磊,马山,王天佑,等. 胸腔镜联合纵隔镜胸腺扩大切除治疗重症肌无力. 中华外科杂志,2010,48(6): 474-475.

7. Frank C. D. Clinical Value of the WHO Classification System of Thymoma. Ann Thorac Surg,2006,81(6):2328-2334.

8. M Zielinski,J Kuzdzał,A zlubowski,et al.Comparison of Late Results of Basic Transsternal and Extended Transsternal Thymectomies in the Treatment of Myasthenia Gravis. Ann Thorac Surg,2004,78:253-258.

9. Tommaso C M,Eugenio P,Vincenzo A,et al. Video-assisted completion thymectomy in refractory myasthenia gravis. The Journal of Thoracic and Cardiovascular Surgery,1998,115(1):252-254.

10. Alfred Jaretzki Ⅲ. Video-assisted thoracoscopic extended thymectomy and extended transsternal thymectomy in non-thymomatous myasthenia gravis patients. J Neurol Sci,2004,217(2):233-234.

11. Lei Yu,Jianye Li,Shan Ma,et al. Different characteristics of non-thymomatous generalized myasthenia gravis with and without oropharyngeal involvement. The annals of thoracic surgery,2007,84(5):1694-1698.

12. Evoli A,Minisci C,Di Schino C,et al. Thymoma inpatients with MG:characteristics and long-term outcome. Neurology,2002,59(12):1844-1850.

13. Detterbeck FC,Scott WW,Howard JF,et al. One hundred consecutive thymectomies for myasthenia gravis. Ann Thorac Surg,1996;62(1):242-245.

14. Kim HK,Park MS,Choi YS,et al. Neurologic outcomes of thymectomy in myasthenia gravis:comparative analysis of theeffect of thymoma. J Thorac Cardiovasc Surg,2007,134(3):601-607.

15. Marco L,Roberta R,Franca M,et al. Association of thymoma and myasthenia gravis:oncological and neurological results of the surgical treatment. European Journal of Cardio-thoracic Surgery,2009,35(5):812-816.

16. Shrager JB,Nathan D,Brinster CJ,et al. Outcomes after 151 extended transcervical thymectomies for myasthenia gravis. Ann Thorac Surg,2006,82(5):1863-1869.

17. 于磊,张晓君,景筠,等. 胸腔镜胸腺切除术治疗重症肌无力 500 例. 中华胸心血管外科杂志. 2013,29(5):290-293.

18. Manuel Lo' pez-Cano,Jose' M. Ponseti-Bosch,Eloi Espin-Basany,et al. Clinical and Pathologic Predictors of Outcome in Thymoma-Associated Myasthenia Gravis. Ann Thorac Surg. 2003;76:1643-1649.

19. Kazuya K,Yasumasa M. Thymoma and Myasthenia Gravis:A Clinical Study of 1,089 Patients From Japan. Ann Thorac Surg,2005,79:219-224.

20. Stefano M,Alfredo C,Giacomo C,et al. Thirty-Five-Year Follow-Up Analysis of Clinical and Pathologic Outcomes of Thymoma Surgery. Ann Thorac Surg,2010,89:245-252.

21. Kazuya K,Kiyoshi Y,Masaru T,et al. WHO Histologic Classification is a Prognostic Indicator in Thymoma. Ann Thorac Surg,2004,77:1183-1188.

22. Eric Davenport,Richard A. Malthaner. The Role of Surgery in the Management of Thymoma:A Systematic Review. Ann Thorac Surg,2008,86:673-684.

第 九 章　妇产科与眼病

妊娠相关的视网膜病变

导　读

妊娠期是育龄期妇女从受精停经到娩出胎儿的一个时间跨度,是一个胎儿汲取母体营养和母体进行适应性改变的过程。妊娠期间,母亲全身各个系统、器官、组织、细胞将在激素变化下作出暂时性的高负荷代谢应激反应,在这些特殊的改变下全身动脉血管会发生改变,这一生理改变可以在全身各个系统中体现甚至引起病变,而视网膜作为一个具有丰富微小血管的组织对上述变化非常敏感。在妊娠过程中,孕产妇发生妊娠期高血压疾病并发视网膜血管性疾病、中心性浆液性脉络膜视网膜病的概率明显升高。面对这一特殊群体,眼科及产科医师经常面临"是积极治疗原发病? 是否需要眼科积极干预? 放弃治疗,甚至建议终止妊娠"的艰难抉择。从整合医学思维出发,我们认识到:妊娠期的并发症基于该时期特殊的生理改变,具有时限性,如视网膜动脉痉挛仅为功能性改变而尚未形成器质性损害时,可能在产后存在自然消退的过程;另一方面,妊娠期处于动态变化中,视网膜血管病变损害越严重,则反映全身其他重要器官功能损害的严重性,应积极干预。因此,树立整体观念,通过全面认识妊娠期眼底病变的自然病程,跨越器官水平分析全身其他系统,协同产科才能真正做到防患于未然。

在胎盘产生的激素参与和神经内分泌的影响下,妊娠期孕妇心血管、血液、免疫、代谢等各系统发生一系列生理性变化以适应胎儿生长发育的需要并为分娩做准备。视觉系统也会发生变化,尤其当妊娠中晚期雌激素水平明显增高、胶原蛋白的含水量增高等,可出现眼部局部解剖、角膜敏感度、眼压等改变,表现为上睑下垂、眼周色素沉着、角膜水肿,视力减退、视野缩小等症状,大多在产后数周至两个月内恢复。妊娠期伴有的疾病,如妊娠期高血压疾病、糖尿病、甲状腺功能亢进症、分娩性眼损伤等,可使视觉系统功能受到影响,引发或加重眼部的视网膜病变,虽然这种眼部疾病大多短暂,但可发生永久性视觉障碍,应引起临床医生重视。

一、妊娠期高血压疾病的视网膜病变

妊娠期高血压疾病(hypertensive disorder complicating pregnancy,HDP)是产科常见病症,通常发生在孕 20 周后,以高血压、蛋白尿、水肿为临床特征,严重者发生抽搐或昏迷,危及母儿生命。文献报道发病率我国为 9.4%~10.4%[1],国外为 7%~12%[2]。主要分为 5 类:妊娠期高血压、轻重度子痫前期、子痫、慢性高血压并发子痫前期及妊娠合并慢性高血压,其中HELLP 综合征属于严重的妊娠期并发症是以溶血(H),肝酶升高(EL)和血小板减少(LP)为特点,子痫前期 - 子痫患者发生率为 4%~16%[3]。HDP 是一种原因未明的多系统疾病,发病机制包括遗传易感、胎盘缺血、免疫失衡、氧化应激及内皮损伤等,最终共同通路是内皮胶原暴露、血小板激活、PGI_2/TXA_2 改变。基本病理改变为全身小动脉痉挛,各系统脏器血流灌注减少,所导致的视网膜病变是众所周知的妊娠期眼科并发症。

(一)HDP 并发眼科病症的发生率

HDP 可累及结膜、脉络膜、视神经和视皮质,但以视网膜及其血管受累最常见。据文献报道[4],HDP 伴眼底改变的发生率为 53%~86%,其中视网膜小动脉痉挛和狭窄为36%~67.3%,视网膜病变占 6.5%~29.7%。随着病情的进展,子痫前期 - 子痫中眼底改变的发生率可高达 100%,视网膜脱离发生率为 2%[5]。患者视觉功能可受影响,40% 患者可出现视力障碍,其他眼部症状包括黑蒙、幻视、盲点、复视、色觉异常和同侧偏盲[6]。

(二)病理改变及发生机制

研究[7]已发现,视网膜和脉络膜血管存在不同的调节机制。视网膜局部血液循环不受交感神经支配,主要依靠自控调节。当血压急剧上升,刺激正常视网膜血管,通过自主调节机制增加血管张力,若血压持续升高,调节机制失灵,将导致终末微血管的扩张及血 - 视网膜屏障的破坏,致视网膜缺血、出血、棉絮斑、水肿,最终发生血管硬化。脉络膜血管张力主要由交感神经调控,循环高血压可引起脉络膜微动脉的反应性收缩,如果血压超出交感神经调控能力,则会破坏脉络膜血管床,导致脉络膜阻塞、缺血,其上视网膜色素上皮层(RPE)和外层视网膜缺血,渗出性视网膜脱离及长期色素改变。

(三)临床表现

1. 眼底改变　HDP 眼底改变分为三期,分别为动脉痉挛期、硬化期、视网膜病变期,有患者可不经过硬化期直接进入视网膜病变期[8]。视网膜动脉痉挛是 HDP 最早、最常见的眼底表现,与原发性高血压相似,但狭窄程度较原发性高血压显著。可先侵犯一支或多支动脉,呈阶段性痉挛或广泛性收缩,动静脉管径比从正常 2：3 变为 1：2 甚至 1：4。随着病变的进展由局灶性痉挛变为广泛性狭窄,血管从功能性收缩进入器质性硬化,表现为眼底动脉管壁反光增强,管径狭窄,动静脉交叉压迹象。从痉挛期到硬化期所需时间文献[9]报道不一,大多 2 周后出现狭窄、硬化,也有数周或数月后发生。由于动脉严重痉挛、缩窄使视网膜血管屏障受损,引起视网膜、视盘视网膜及脉络膜病变,如多发性出血点、水肿、棉絮状渗出斑点及视盘水肿。HDP 累及脉络膜病变的特点是视网膜色素上皮的黄白色局灶病变、严重者可产生浆液性视网膜脱离。

一般认为浆液性视网膜脱离为子痫前期-子痫所特有,当舒张压>120mmHg和蛋白尿为+++时,应警惕浆液性视网膜脱离,此时常合并视盘水肿。早期文献[10]报道子痫前期-子痫浆液性视网膜脱离的发生率分别为1%、10%,较近期研究显示其发生率较前升高分别达32%、65%,发生率高低与检查设备改进、诊断水平提高有关。妊娠期孕妇活动少,血流缓慢,生理性高凝状态,HDP小动脉痉挛,内皮受损为基本病变,为血栓高发人群,或并发胎盘早剥、死胎,大量促凝物质释放入血,激活外源性凝血系统引起急性弥散性血管内凝血(DIC),引起视网膜和脉络膜血管阻塞,导致RPE缺血,功能障碍,继发黄斑区、视盘区浆液性视网膜脱离。Cunningham报道[11]子痫前期患者发生多发性视网膜动脉阻塞性病变,除上述发病因素外,与罕见蛋白S缺乏引起的高凝状态亦有关。视网膜脱离常为双侧性,呈球形,多位于下方视网膜,渗出液可能来自视网膜和脉络膜,或单独来自脉络膜血管。研究[12]通过静脉血管造影证明:视网膜脱离可能是由于脉络膜血管压力升高,继发视网膜色素上皮细胞损伤、视网膜下间隙液体渗出的蓄积致视网膜剥离。

2. 视功能的改变 视物模糊、黑矇、幻视、复视等是HDP视网膜脉络膜病变的主要症状,当眼底改变处在痉挛期,患者仅轻度视物模糊,临床易忽略,当视物模糊明显时,大多视网膜已水肿、渗出或片状出血,甚至视网膜浅脱离。当视物变形提示黄斑区水肿、渗出,病变多已进入第三期。当视网膜明显脱离时,可出现固定黑影遮挡感,严重时视力下降至仅有光感,此时可伴有视盘水肿及视神经的不可逆损伤。当视网膜复位后约50%患者视神经萎缩或黄斑色素紊乱,甚至光感消失,此引起的视力丧失,眼底改变大多在产后数周内全部消退,视力恢复正常[13]。

HDP导致的视功能障碍主要与眼底病变有关,但极少数为脑皮质累及或合并其他病变所致。曾有报道[14]HELLP综合征患者,第6对脑神经损伤性麻痹导致一过性复视,经脑扫描及血管造影没有发现其他病理改变,复视为供应展神经的血管强烈痉挛所致。视觉功能障碍可由各种病理改变继发的枕部大脑后动脉血管痉挛或脑水肿至脑缺血缺氧引起,如视力丧失,眼底及瞳孔反射正常,视动性眼球震颤消失,提示皮质功能障碍,皮质盲。患者即使丧失光感,视力一般在数天至数周内恢复。MRI为评估患者脑部病变情况最佳的影像检查,对白质病变的检测比CT更敏感,皮质盲患者MRI显示枕叶信号增强。有文献[15]报道,HELLP综合征患者出现皮质视觉丧失亦与颅内静脉窦血栓形成有关。所以,对于视力丧失而眼底正常的妊娠患者,还需考虑颅内静脉血栓形成、抗磷脂综合征、大出血等引起的皮质盲及癔症。

(四)诊断

HDP患者视网膜病变主要依靠妊娠期血压增高、视力改变病史,结合眼底检查进行诊断、分期。床旁直接或间接眼底镜简单、方便、有效,但由于受眼底镜检查放大率的限制、床旁检查的局限及检查者的主观因素等,有些视网膜浅脱离不易发现,导致HDP患者视网膜脱离发生率报道不一。因光刺激可诱发子痫,如怀疑视网膜脱离,应采取间接检眼镜检查,或行其他无创性检查如视网膜电生理检查等[16]。这些检查可以用来鉴别视网膜病和其他导致失眠的疾病,如枕部梗死、血管痉挛、视神经缺血、视乳头视网膜炎、视网膜中央动脉血栓或变态反应。相干光断层扫描(OCT)是一种无创、高速、简单、高分辨率的检查,可对视网膜进行解剖层面上的检查,对病情严重程度进行定量,适合用于视网膜全层和脉络膜毛细血管层的检查,是判断视网膜组织学改变的金标准[17]。眼部B超检查也可用于视网膜脱离的诊断及疗效观察,其经济、简单、快捷,但仅能反映视网膜解剖结构的改变,对视网膜功能的判断无助。眼底荧光素血管造影(FA)、吲哚菁绿血管造影(ICGA)有助于视网膜病变诊断,其血管造影显示:视网膜动脉狭窄,毛细血管有渗漏和组织染色,棉絮状斑区视网膜毛细血管无灌注区,视网膜脱离患者可见斑点状荧光素渗漏,视网膜下、视盘周着染。荧光素能通过胎盘,且荧光素和吲哚菁绿都是被食品和药物管理局归为妊娠C级药品,目前缺乏确切的流行病资料证实该血管造影在妊娠期使用是安全的,此诊断方法应用有限,仅用于检查结果能够改变对视力威胁的治疗方案、决策等情况,且必须获得患者的知情同意[18]。

(五)处理原则

HDP子痫前期-子痫是危及母儿生命安全的危险病症,病因不十分清楚,多数学者认为可能与宫内物密切相关,因此只有终止妊娠,才能从根本上去除病因,控制病情,改善母儿预后。关于终止妊娠时机,可根据孕周、有无并发症、治疗效果、胎儿宫内状况给予个体化治疗。经过适当的药物治疗,择期或及时的终止妊娠,子痫前期患者的全身症状很快消退。虽然眼部症状在子痫前期-子痫中常见,但所致的视网膜病变大多分娩后改善,据研究资料[19]显示产后眼底恢复正常者占86.8%,故HDP患者眼部表现一般不需特殊治疗。HDP患者无论视力有无改变均应通过眼底镜或眼底照相、OCT或眼部B超等方法对视网膜脉络膜进行检查,对慢性高血压患者应在早期行眼底照相以便后期动态观察。从眼底病变来看,视网膜动脉痉挛或收缩属于功能性改变,是暂时可逆的,在弥漫性视网膜病变或渗出性视网膜脱离改变之前,经过休息、镇静、解痉、降压等措施后,病情可减轻或消失,可继续妊娠,但仍需持续监测血压及眼底情况。视网膜动脉是全身唯一可直接观察到的小动脉,通过眼底检查可间接反映全身血管病变情况。在治疗观察中,如视力进行性下降,眼底检查视网膜动脉病变加重,视网膜水肿、渗出、出血、脱离,说明全身小动脉出现器质性损害,为避免患者视力永久性损害,产科医生可考虑适时终止妊娠,缓解全身病情,改善母儿结局。

二、其他妊娠相关视网膜病变的疾病

既往存在的眼部疾病包括中心性浆液性脉络膜视网膜病、血管闭塞性疾病、近视、糖尿病性视网膜病变、突眼性甲状腺肿,后两者将在其他相应章节阐述。

(一)中心性浆液性脉络膜视网膜病

中心性浆液性脉络膜视网膜病(CSC)是脉络膜毛细血管渗出物积聚于视网膜和色素上皮之间引起,继发视网膜脱离,造成视觉灵敏度降低、视物变形等症状。发病年龄为20~50岁,男女比例8:1,妊娠是发生CSC的易感因素,目前,对妊娠期CSC了解甚少,尚未明确该表现是与妊娠同时发生还是妊娠期激素性高凝状态或血流动力学变化引起的独立疾病。研究者[20]认为,CSC与子痫前期-子痫引起的视网膜脱离不同,CSC常为单侧性,除屈光不正外不存在其他眼部疾病病史,无HDP病史,多数患者于妊娠晚期发病,并于产后数月自发性痊愈。

(二)血管闭塞性疾病

妊娠期凝血因子水平及活性均增高,且孕期、分娩期活动量减少,血管床血流缓慢,为血栓的高危人群。一项妊娠期并发脑血管意外疾病研究显示,与非妊娠期相比,妊娠期脑梗死风险增高13倍,其中视网膜及脉络膜血管闭塞风险随之增高,视网膜相关性静脉阻塞少见。有文献[21]报道单侧或双侧视网膜中央动脉阻塞病例中,无其他高危因素,在妊娠晚期出现视力下降,眼底见视网膜局部缺血,小动脉狭窄及视盘苍白,视野缺损与闭塞面积一致,认为视网膜动脉阻塞可能有补体介导的白色血栓引起。

（三）近视

近视是最常见的危害视觉健康的疾病，尤其是高度近视，容易出现眼底病理改变如黄斑变性、青光眼、视网膜水肿、出血、严重者视网膜脱离。研究者[23]认为，妊娠期孕妇心血管系统发生的生理改变，会加重高度近视脉络膜视网膜新血管的形成，当产后子宫血流减少、眼部循环血量的增加能损害眼底新生血管。国内学者对伴有高度近视孕妇分娩前后眼底变化研究[23]显示，35 例孕妇孕期无其他眼底改变及其他并发症，11 例阴道自然分娩者眼底改变为 64%，其中视网膜脱离占 18%；7 例阴道助产者眼底改变占 43%；17 例剖宫产眼底改变为29%，后两种分娩方式无一例视网膜脱离，说明阴道助产、剖宫产可预防眼底病变加重。分析是由于分娩期产妇反复用力屏气，腹压及血管外周阻力增加，造成眼肌对眼球的过度挤压，促使眼底发生血管痉挛出血、视网膜出血水肿，甚至脱离等病理变化。但也有学者[24]认为妊娠及分娩的应激不会增加高度近视视网膜脱离的风险，曾对 50 名高度近视孕妇妊娠后期查眼底，与自然阴道分娩后比较眼底无显著变化，另针对 10 例曾有高度近视、视网膜脱离、视网膜格子样变性病变的无症状孕妇，10 人共 19 次妊娠自然分娩后，眼底检查也没有发现新的视网膜病变。认为用力屏气所致的眼压增高在眼球内均匀分布，不会造成玻璃体向某一方向牵引而致视网膜脱离或破裂。鉴于当前国内医疗环境及医患关系日益紧张的局势，大部分产科机构对高度近视孕妇的分娩方式选择非常慎重，常常采取产钳或胎吸助产，以减少孔源性视网膜脱离的风险。

（翟建军　冯碧波　谷晔红）

参 考 文 献

1. 吴扬，唐晓鸿．妊娠期高血压疾病患者的预后特点及其影响因素．现代妇产科进展，2013，22（8）：666-667.

2. Callaway LK，David MH，Williams GM，et al. Diagnosis and treatment of hypertension 21 years after a hypertensive disorder of pregnancy. Aust N Z J Obstet Gynaecol，2011，51（5）：437-440.

3. 朱毓纯，王慧霞．HELLP 综合征诊断和处理的循证进展．实用妇产科杂志，2010，26（4）：257-259.

4. 马文芝，蒋黎人．妊娠高血压综合征的眼底观察．实用眼科杂志，1998，6（4）：278.

5. Omoti AE，Waziri-Erameh JM，Okeigbemen VW. A review of the changes in the ophthalmic and visual system in pregnancy. Afr J Report Health，2008，12（3）：185：196.

6. 金婉浙，王辉．妊娠期高血压疾病与视网膜病变．临床医学，2010，30（12）：84-85.

7. 李凤鸣．中华眼科学．第 2 版．北京：人民卫生出版社，2005：2154-2155.

8. 张振宇，刘英奇．妊娠高血压综合征眼底改变分析及新分级法的建议．实用眼科杂志，1987，5：218-220.

9. Lara-Torre E，Lee MS，Wolf MA，et al. Bilateral retinal occlusion progressing to long-lasting blindness in severe pre-eclampsia. Obstet Gynecol. 2002；100：940-942.

10. Saito Y，Tano Y. Retinal pigment epithelial lesions associated with choroidal ischemia in pre -eclampsia. Retina 1998，18（2）：102-108.

11. Cunningham FG，Fernandez CO，Hemandez C. Blindness associated with preeclampsia and eclmapsia. Am J Obstet Gynecol. 1995，172：1291-1298.

12. Hayreh SS，Servais GE，Virdi PS. Fundus lesions in malignant hypertension. VI. hypertensive choroidopathy. Ophthalmology，1986，93（11）：1383-1400.

13. 骆滨江，刘晓冬，刘岚等．妊娠高血压综合征眼底改变 350 例临床分析．国际眼科杂志，2010，10（12）：

2356-2360.

14. Barry-kinsella C,Milner M,Mccarthy N,et al. Sixth nerve palsy:an unusual manifestation of pre-eclampsia. Obstet Gynecol. 1994,83:849-851.

15. Beeson JH,Duda EE. Computed axial tomography scan demonstration of cerebral edemia in pre-eclampsia preceded by blindness. Obstet Gynecol,1982,60:529-532.

16. 韩志敏,张淑红,步桂英.子痫前期视电生理临床研究.齐齐哈尔医学院学报,2006,27(6):670.

17. Somfai GM,Mihaltz K,Tulassay E,et al.Diagnosis of serous neuroretinal detachments of the macula in severe preeclamptic patients with optical coherence tomography.Hypertens Pregnancy,2006,25(1):11-20.

18. Fineman MS,Maguuire JI,Fineman SW,et al. Safety of indocyanine gree angiography during pregnancy:A survery of the retina,macula and vitreous societies. Arch Ophthalmol 2001,119:353-355.

19. Patel N,Riordan-Eva P,Chong V.Persistent visual loss after retinochoroidal infarction in pregnancy-induced hypertension and disseminated intravascular coagulation.J Neuroophthalmol,2005,25(2):128-130.

20. Cruysberg JR,Deutman AF. Visual disturbances during pregnancy caused by central serous choroidophthy. Br J Ophthalmol,1982,66:240-241.

21. Blodi BA,Johnson MW,Gass JD,et al. Purtscher's-like retinopathy after child birth. Ophythalmology,1990,97:1654-1659.

22. Ghaem-Maghami S,Cook H,Bird A,et al. High myopia and pre-eclampsia:a blinding combination. BJOG. 2006,113:608-609.

23. 宋泳红.妊娠合并高度近视 35 例分析.贵阳医学院学报,2001,26(1):88-91.

24. Neri A,Gusbor R,Kremer I,et al. The management of labor in high myopic patients. Eur J Obstet Gynecol Report Biol,1985,19:277-279.

第 十 章　前沿生物技术与眼科学

导　读

　　生物技术的发展为提高医学技术起到关键的推动作用。近年来,前沿生物技术进展迅速,为相关疾病的治疗带来了新的曙光,热点研究方向包括:基因治疗技术、干细胞及细胞替代治疗技术、缓释给药技术以及人工器官再造技术等。为了让眼科医生更好的理解当前热点生物学技术,了解当前基因治疗,干细胞治疗等在眼科的应用,本章内容介绍了:①应用 C3 基因治疗青光眼;②基因、细胞因子和干细胞在视网膜退行性病变的整合应用;③胚胎干细胞来源的成血管细胞对视网膜血管损伤的干预作用。

　　眼睛因其独有的生理解剖学特点,使眼科成为前沿技术应用的先行者。最有影响的基因治疗案例、第一例公开报道的胚胎干细胞临床研究均来源于眼病治疗;抗 VEGF 药物治疗视网膜新生血管在临床的广泛应用是前沿技术转化医学的成功范例。因此,前沿生物技术的转化将在眼科疾病的治疗中取得重大突破,成为未来眼科学治疗新的发展方向。了解前沿生物技术的研究进展,不仅为眼科医生的科学研究提供了新方向和思路,同时也为新的临床治疗理念打下基础。

第一节　青光眼与基因组学

　　全基因组关联分析(genome-wide association dtudy,GWAS)是一种通过对大量人群个体(≈2000)的全基因组范围内分布的标记物(≈0.5 百万 /1 百万)进行快速扫描,从而筛选出与疾病 / 性状相关的遗传变异的研究手段。此方法需要大量的研究对象①致病突变与单核苷酸多态(SNPs)标记物的关联呈低优势比(OR),通常为低于 1.5;②为了获取稳定可靠的信号,需要有很大量的样本,关联分析结果要经过多次校验,有显著的统计学意义($P<5 \times 10^{-8}$)。GWAS 可以用来寻找下列遗传突变:①二项分布检验——疾病状态(患者和正常对照);②数量性状分析——身高,低密度脂蛋白 - 胆固醇水平,中央角膜厚度(CCT)。GWAS 是一种确定低外显率,诱因为常见遗传突变的复杂常见疾病的强大手段,可以检测与眼科疾病相关的基因突变如:年龄相关性黄斑变性(AMD):*CFH* 基因和剥脱性综合征(PXF):*LOXL1* 基因。

一、原发性开角型青光眼(POAG)

POAG 是一个极复杂的多基因遗传性眼病,已发现与 20 多个基因位点有关联,其中 14 个基因位点被命名为 GLC1A-GLC1N。但只有 *myocilin*(*MYOC/GLC1A*)[1],*optineurin*(*OPTN/GLC1E*)和 *WD repeat domain 36*(*WDR36/GLC1G*)被鉴定为 POAG 的致病基因。最近还有一个在欧洲和中国新发现的 POAG 突变 neurotrophin-4(NTF4)。

(一) *MYOC/GLC1A* 基因

MYOC 基因含 3 个外显子和 2 个内含子,MYOC 编码产物属于粘蛋白 / 糖蛋白,在眼部组织中广泛表达[1]。截至目前,已报道的 MYOC 序列改变约 200 个,其中 40% 为致病性突变,约 90% 位于第三外显子的溴素同源区域。研究发现不同种族具有不同的 *MYOC* 基因突变谱[2-6]。*Gln368Stop* 突变[7]风险较低,一般发病年龄较晚,临床表现和对治疗的反应不一,*Thr377Met* 和 *Gly252Arg* 风险居中[8-9],而 *Pro370Leu* 风险最高[10],一般发病年龄早,进展迅速,病情严重。对 *MYOC* 致病机制的研究发现其可能通过:①在小梁网聚集增加房水流出的阻力;②影响葡萄膜 - 巩膜途径而对房水的外流产生影响;③对视神经直接产生影响。

(二) *OPTN* 基因

OPTN 是第二个被发现的与 POAG 有关的基因,与 NTG 密切相关[11]。*OPTN* 共有 16 个外显子组成,*OPTN* 基因广泛表达于人体的各种组织器官。OPTN 蛋白可能有视神经保护作用,而突变可导致 OPTN 蛋白的减少。最近,研究转基因小鼠显示 *Glu50Lys* 突变可导致神经节细胞的凋亡。进一步研究显示:OPTN 蛋白和 GTP 结合蛋白、Rab8 之间的相互作用被破坏以及它们对蛋白质运输的影响导致 OPTN 蛋白介导的青光眼发生[12-13]。

(三) *WDR36* 基因

WDR36 基因含有 23 个外显子,编码一个 951 个氨基酸的蛋白[14]。*WDR36* 在晶状体、虹膜、巩膜、睫状肌、睫状体、小梁网、视网膜和视神经均有表达。目前多数认为:*WDR36* 基因只是一个作用微弱的 POAG 致病基因[15-16]。单纯的 *WDR36* 突变不足以引起 POAG,但基于携带 *WDR36* 突变的患者病情比未携带者严重,推测 *WDR36* 更可能扮演着修饰基因的角色[17]。

(四) *Neurotrophin-4*(*NTF4*)基因

NTF4 基因定位于 19q13.33[18],欧洲人最常见的突变为 *R206W*,中国人为 Leu113Ser[19]。而对美国高加索人[20]、印度人[21],*NTF4* 的突变不是 POAG 的高危因素。这些差异可能与人种、年龄和青光眼亚型有关。*NT-4* 通过激活 RGCs 的 TrkB 受体,抵抗高眼压、缺血的毒性作用,从而发挥保护 RGCs 的作用。TrkB 低表达可能导致 RGCs 的丢失。

二、原发性闭角型青光眼(PACG)

PACG 是世界范围青光眼的主要类型,估计患者数量将达到 3000 万。由于 PACG 可以是一个有相当异质性疾病,较小规模的研究将不足以发现真正的阳性病因,鉴于此,GWAS 被用于闭角型青光眼的基因研究,在此项研究中的发现阶段由 5 组 PACG 患者组成:入选样本临床症状须有急性房角关闭病史和慢性原发性闭角型青光眼。数据分析显示 PACG 病例和对照组间基因型对比,每个样本组单独分析,自由度为 1 的得分测试,基因型效应趋势分析,然后使用反变量加权 Meta 分析,以遗传祖先血统系校验,以减少残存的群体分层影响,对第 1 阶段满足下列统计学标准的遗传变异位点,进行第 2 阶段进行验证,$P<1\times10^{-5}$ 和 PACG 相关联,无异质性(I2 指数 =0.0%)。验证过程使用不同的技术进行基因分型(Sequenom 平台),因为只对 <100 的遗传标记进行基因分型,所以无法纠正群体分层,与发现阶段样本数量相当,使用相同的等位基因得分对闭角型青光眼的统计学关联强度进行评估。

Tin Aung 及王宁利等[1]使用全基因组关联研究对亚洲 5 个地区的 1854 例 PACG 患者和 9608 例正常人进行了序列分析,并对全球 6 个不同研究中心的 1917 例 PACG 患者和 8943 例正常人进行了研究重复,他们发现了 3 个新的 PACG 易感位点,分别是:位于 *PLEKHA7* 上的 *rs11024102*(OR=1.22,p=5.33×10^{-12})、位于 *COL11A1* 上的 *rs3753841*(OR=1.20,p=9.22×10^{-10})和位于 8 号染色体 *PCMTD1* 和 *ST18* 之间的 *rs1015213*(OR=1.50,p=3.29×10^{-9})。这些基因可能与房水外流、组织结构发育等有关,这些位点的发现对 PACG 发病机制的探讨具有重要意义。他们还发现 *ABCC5* 与增加 PACG 的风险相关联(每个等位基因 OR 1.13,p=0.00046)。当增加了开角型青光眼患者作为正常对照组后(3458 病例与 3831 正常对照),上述相关性得到了加强(每个等位基因 OR=1.30,p=7.45×10^{-9})。

QTL 分析是一种对相联系的表现型数据(特征量测)与基因型数据统计学分析,以解释该性状变异的遗传学基础,对于闭角型青光眼(ACG),对其连续性测量值的性状,如前房深度(ACD),可以进行 QTL 定位分析,定位基因对相关数量性状(内表现型)影响有几个重要的优点:是表现型的客观定义,确定疾病的重要危险因素基因,可能减少潜在的分子学异质性。前房深度可作为 PACG 的一个中间表现型,已被确认为房角关闭一个主要的解剖学危险因素,前房深度和前房角宽度有直接相关性。Tin Aung 等[1]利用前房深度 -QTL 分析方法,对两个人群的前房深度进行了 GWAS,研究对象为年龄在 40~80 岁之间的新加坡马来人(SIMES)和新加坡印度人(SINDI),使用 IOL Master V3.01(一种非接触部分相干激光干涉仪)测量在水平和垂直子午线方向的前房深度,此研究只对有晶状体眼的前房深度进行测量,最终样本包括同时有表现型和基因型数据的 1752 个马来人和 1860 个印度人。

(宋 伟　党亚龙　张 纯)

参 考 文 献

1. Vithana EN,Khor CC,Qiao C,et al. Genome-wide association analyses identify three new susceptibility loci for

primary angle closure glaucoma. Nat Genet. 2012,44(10):1142-1146.

2. Sarfarazi M,Rezaie T. Optineurin in primary open angle glaucoma. J Ophthalmol Clin North Am,2003,16(4): 529-541.

3. Monemi S,Spaeth G,DaSilva A,et al. Identification of a novel adult—onset primary open-angle glaucoma(POAG) gene on 5q22.1 Hum Mol Genet. 2005,14(6):725-733.

4. Yoon SJ,Kim HS,Moon JI,et al. Mutations of the TIGR/MYOC gene in primary open-angle glaucoma in Korea. Am J Hum Genet,1999,64:1775-1778.

5. Taniguchi F,Suzukiu Y,Shirato S,et al. Clinical phenotype of a Japanese family with primary open angle glaucoma caused by a Pro370leu mutation in the MYOC/TIGR gene. Jpn J Ophthalmol,1999,43:80-84.

6. Taniguchi F,Suzukiu Y,Shirato S,et al. The Gly367Arg mutation in the myocilin gene causes adult-onset primary open-angle glaucoma. Jpn J Ophthalmol. 2000,44:445-448.

7. Sripriya S,Uthra S,Sangeetha R,et al. Low frequency of myocilin mutations in Indian primary open-angle glaucoma patients. Clin Genet. 2004,65:333-337.

8. Ge J,Zhou YH,Guo Y,et al. Gene mutation in patients with primary open-angle glaucoma in a pedigree in China. Chin Med J(Engl). 2000,113(3):195-197.

9. Graul TA,Kwon YH,Zimmerman MB,et al. A case-control comparison of the clinical characteristics of glaucoma and ocular hypertensive patients with and without the myocilin Gln368Stop mutation. Am J Ophthalmol. 2002, 134:884-890.

10. Mackey DA,Healey DL,Fingert JH,et al. Glaucoma phenotype in pedigrees with the myocilin Thr377Met mutation. Arch Ophthalmol. 2003,121:1172-1180.

11. Hewitt AW,Bennett SL,Richards JE,et al.Myocilin Gly252Arg mutation and glaucoma of intermediate severity in Caucasian individuals. Arch Ophthalmol.2007,125:98-104.

12. Rozsa FW,Shimizu S,Lichter PR,et al. GLC1A mutations point to regions of potential functional importance on the TIGR/MYOC protein. Mol Vis. 1998,4:20.

13. De Marco N,Buono M,Troise F,et al. Optineurin increases cell survival and translocates to the nucleus in a Rab8-dependent manner upon an apoptotic stimulus. J Biol Chem. 2006,281:16147-16156.

14. Chi ZL,Akahori M,Obazawa M,et al. Overexpression of optineurin E50K disrupts Rab8 interaction and leads to a progressive retinal degeneration in mice. Hum Mol Genet. 2010,19:2606-2615.

15. Miyazawa A,Fuse N,Mengkegale M,et al. Association between primary open-angle glaucoma and WDR36 DNA sequence variants in Japanese. Mol Vis. 2007,13:1912-1919.

16. Pasutto F,Mardin CY,Michels-Rautenstrauss K,et al. Profiling of WDR36 missense variants in German patients with glaucoma. Invest Ophthalmol Vis Sci,2008,49(1):270-274.

17. Hauser MA,Allingham RR,Linkroum K,et al. Distribution of WDR36 DNA sequence variants in patients with primary open-angle glaucoma. Invest Ophthalmol Vis Sci. 2006,46(6):2542-2546.

18. Pasutto F,Matsumoto T,Mardin CY,et al. Heterozygous NTF4 mutations impairing neurotrophin-4 signaling in patients with primary open-angle glaucoma. Am J Hum Genet. 2009,85:447-456.

19. Vithana EN,Nongpiur ME,Venkataraman D,et al. Identification of a novel mutation in the NTF4 gene that causes primary open-angle glaucoma in a Chinese population. Mol Vis. 2010,16:1640-1645.

20. Liu Y,Liu W,Crooks K,et al. No evidence of association of heterozygous NTF4 mutations in patients with primary open-angle glaucoma. Am J Hum Genet. 2010,86:498-499.

21. Rao KN,Kaur I,Parikh RS,et al. Variations in NTF4,VAV2,and VAV3 genes are not involved with primary open-angle and primary angle-closure glaucomas in an indian population. Invest Ophthalmol Vis Sci. 2010,51: 4937-4941.

第二节　C3 基因治疗青光眼

导　读

青光眼是主要致盲性眼病,青光眼性视神经退行性病变的特征表现为视网膜神经节细胞(RGC)的丢失、视神经萎缩和视野缺损。近些年在国内外青光眼研究发展较快,在基础研究与临床诊治方面有了进展,并提出了一些新的诊治理念,比如整合眼科学。整合眼科学不再只是局限于功能基因组学、临床表型及遗传学的固有思维模式,而是更加强调人体全身与自然环境、遗传环境的关系对疾病的影响。因此有必要就青光眼的发病机制、流行病学及功能学检测、药物及手术治疗与全身形态学进行整合分析。与典型的青光眼遗传家系相比,有的青光眼遗传家系的患者除了青光眼表型外,还伴随其他全身表型异常。因此在青光眼研究中,要整合青光眼表型和同时伴随的人体全身其他表型异常来诊断青光眼,从而为进一步实现在高危人群中的早期诊断、干预,以及将来的疾病治疗奠定基础,运用整合眼科学对其进行遗传学分析对疾病的发生乃至青光眼领域可能有新的发现,具有重要意义。

眼压升高是青光眼主要的危险因素,因此,降低眼压是目前临床治疗青光眼的主要方法,但有些患者的眼压即使控制在靶眼压以下,也不能阻止视网膜神经节细胞凋亡和延缓青光眼发展。保护 RGC、延迟或阻止 RGC 凋亡的神经保护策略成为青光眼治疗的新热点。本节介绍了在水凝胶高眼压模型中,首次定性研究分析 C3 蛋白的降眼压及神经保护作用;成功建立 C3 蛋白缓释系统,经体外细胞实验和活体动物实验,观察评估该缓释系统对肌动蛋白的影响和对大鼠高眼压模型的降眼压效果。

一、青光眼的治疗现况

原发性开角型青光眼(primary open angle glaucoma,POAG)是一种累及终生的、以眼压升高为主要危险因素的视神经病变,需要终生治疗。目前青光眼治疗仍以降眼压为主,但常用的降眼压药物存在不同程度的疗效不理想、患者依从性差及副作用等问题。其中以减少房水生成为降眼压作用机制的治疗方法并不符合眼的生理状态。而手术治疗如滤过性手术也存在并发症及滤过口瘢痕化等问题。因此,理想的降眼压治疗方法应该:①主要以改善房水排出为作用机制;②一次治疗效果能维持相对较长的一段时间;③无明显毒副作用。这正是我们近年来不间断进行的青光眼基因治疗研究所希望达到的目标。

基因治疗属于"分子治疗"手段,是近 30 年随着基因工程技术和分子生物学发展而逐渐形成的生物医学治疗技术。该技术将正常基因或有治疗作用的基因,通过一定方式导入人体靶细胞/组织,以纠正基因缺陷或者发挥治疗作用,从而达到治疗疾病的目的。基因治疗最先针对的是遗传病和肿瘤,现在已扩展到感染性、心血管系统和神经系统等多种疾病。眼组织的解剖生理特点使其具有易操作性、免疫豁免性及对治疗的快速应答等特点,是一个较为理想的基因治疗靶器官。以改善房水排出为机制的基因治疗降眼压有如下特点:①眼前房位于体表,屈光间质透明,易于操作,同时易于实施一些辅助的转基因方法;②体积小,细胞数目少而恒定,相对其他组织基因而言治疗所需载体的浓度相对较低,亦不易出现过度治疗;③由于房水动力学原因,载体易于从前房向周边小梁组织扩散,即增加靶组织载体浓度;④前房角镜下使观察基因(如绿色荧光蛋白基因)的"实时"表达成为可能。因此,如能确定理想的目的基因,基因治疗降眼压将是基因治疗在眼科应用的一个理想模式。因此,选取合适的基因对青光眼进行基因治疗领域的研究尤为迫切和重要,我们广大医生及研究者应及早关注和重视该问题。

二、POAG 的发病机制及降眼压治疗靶点

原发性开角型青光眼是迟发性、进行性且不可逆的主要致盲眼病之一,尽管其发病机制尚未完全清楚,但一般认为眼压升高是主要的危险因素之一。因此,降眼压一直是治疗青光眼的主要手段。目前,大多降眼压药物疗效不理想,且有一定的副作用。青光眼患者需要长期用药,因此也存在高额费用和对治疗的依从性等问题。从药物作用机制而言,除胆碱能激动剂(如毛果芸香碱)外,其他降眼压药并未针对房水的主要排出通道即小梁通道起作用。已知小梁通道中近管结缔组织及 Schlemm 管内壁细胞是形成房水外流阻力的主要部位。这些组织内细胞均表达丰富的肌动蛋白。近年来研究表明,小梁通道中细胞肌动蛋白骨架以及与之密切相关的细胞与细胞、细胞与细胞外基质之间的相互作用,是维持小梁通道构形和形成房水外流阻力的重要因素,而改变这些细胞的肌动蛋白结构和分布可引起小梁通道对房水排出阻力的变化,进而影响眼压[1]。有研究表明小梁细胞肌动蛋白骨架的变化与激素性青光眼的发病有关。用地塞米松处理器官培养人眼一定时间后可引起眼压增高,组织学染色显示小梁细胞肌动蛋白量明显增加并形成肌动蛋白交联网,后者可破坏小梁细胞的正常功能如对眼压变化的反应及吞噬功能等[2]。课题组以及 Clark 课题组对人小梁细胞体外培养的研究表明,在地塞米松的作用下小梁细胞变大,排列紊乱以及形成肌动蛋白交联网[2,3];细胞之间界线模糊,细胞外基质蛋白纤连蛋白表达增加[3,4],此与临床病理观察结果类似。Rohen 等发现原发性开角型青光眼患者的小梁细胞外基质样物质沉积增加[5]。此外,Latrunculin A 和外酶 C3 转移酶(C3)基因表达能够降低动物和器官培养眼的眼压或提高房水流畅度,二者均能降解在地塞米松诱导下体外培养小梁细胞肌动蛋白的变化(包括肌动蛋白交联网形成)[6-8]。上述研究提示,小梁通道内细胞异常肌动蛋白细胞骨架形成和(或)细胞外基质沉积可使房水排出阻力增加,与原发性开角型青光眼的发病机制相关。而通过改变小梁通道中细胞肌动蛋白的分布、形成及其相关细胞连接,洗脱多余细胞外基质,可以开放潜在房水排出通道,提高房水流畅度。我们和其他作者的研究表明,干扰肌动蛋白和细胞连接的药物(如 Latrunculins,蛋白激酶 C 抑制剂 H-7)、蛋白或酶(如显性抑制 Rho 激酶 Rho结合域片段)以及基因(如 C3)均能使活体猴眼和器官培养眼眼压下降,房水流畅度增加[6-8],其作用机制与小梁通道房水排出阻力降低有关。如 H-7 灌注猴眼后电镜观察表明,近管结缔组织细胞间间隙增加,细胞外基质减少[9]。上述研究显示,通过转基因降解肌动蛋白可"重建(remodeling)"房水排出系统,增加房水排出,这可成为降眼压治疗的靶点。

三、C3 的降眼压作用机制

C3 基因来自肉毒梭状芽孢杆菌(Clostridium botulinum),其靶蛋白为 Rho GTP 酶(guanosine triphosphatases,Rho GTPases,Rho)。Rho 属于低分子量 GTP 结合蛋白的 Ras 超家族成员,是

肌动蛋白细胞骨架和肌球蛋白稳定性的重要调节蛋白,并作为信号分子(又称"分子开关,molecular switch")调节细胞肌动蛋白骨架的组装和收缩以及许多基本的细胞活动如肌动蛋白运动和细胞连接[10,11]。许多已知对细胞骨架有调节作用的蛋白如 cofilin,gelsolin 等都是 Rho 的下游效应物。已有研究表明,Rho 促使肌动球蛋白的收缩,产生相应的张力促进肌动蛋白应力纤维(stress fiber)和细胞连接的形成[11,12]。因此,通过抑制或干扰小梁通道细胞 Rho 蛋白的功能可改变细胞应力纤维和细胞连接,改变或"重建"小梁通道构型,改善房水引流。已有研究表明,Rho GTP 酶下游效应蛋白 Rho 激酶抑制剂及其显性抑制突变体,能增加器官培养人眼及猴眼的房水流畅度[6,13]。

来自肉毒梭状芽孢杆菌的 C3 基因能特异性作用于 Rho 而使之失活。其机制为 C3 通过 ADP- 核糖基转移作用修饰 Rho,使其第 41 位氨基酸天冬酰胺核糖基化。该区为 Rho 高度保守的效应分子结合区,被核糖基化修饰后功能丧失,从而导致肌动蛋白应力纤维和细胞连接的降解[14,15]。因此,假设如将 C3 基因导入前房,其表达产物也将影响小梁通道肌动蛋白细胞结构及细胞与细胞之间、细胞与细胞基质之间的相互作用,收缩细胞,洗脱细胞外基质,从而开放潜在房水排出通道,改善房水流出。

四、C3 基因及蛋白的降眼压作用及其优化实验

(一) C3 基因表达降眼压实验:采用腺病毒载体表达 C3 蛋白为例

利用 C3 腺病毒载体(AdC3GFP),转导培养的人类小梁细胞,观察 C3 表达对细胞形态以及对肌动蛋白,黏着斑蛋白和 β- 链蛋白的影响,检测 C3 表达对器官培养猴眼前节房水流畅度的影响。人类小梁细胞在转导 3~4 天后,Ad C3GFP 转导细胞形态改变,与剂量(multiply of infection,MOI)相关。与对照相比,细胞回缩变圆。免疫荧光细胞染色显示 Ad C3GFP 转导细胞肌动蛋白骨架降解或消失,黏着斑蛋白减少减弱以及 β- 链蛋白染色的缺失,这些变化是细胞形态变化的基础。在器官培养研究中,与基线和 AdGFP 对照相比,Ad C3GFP 转导眼房水流畅度增加 $90 \pm 21\%$($n=15$,$p<0.001$)。免疫荧光染色显示 Ad C3GFP 转导眼小梁组织细胞可见表达 C3。上述结果表明,AdC3GFP 转导可降解人类小梁细胞肌动蛋白细胞骨架、细胞连接并增加器官培养猴眼的房水流畅度(表 10-2-1),提示用 C3 基因治疗降眼压治疗青光眼的可能性(图 10-2-1,图 10-2-2,图 10-2-3)。

表 10-2-1 腺病毒介导 C3 表达对猴眼前节器官培养房水流畅度的影响

C3 基因表达产物对器官培养猴眼房水流畅度的影响		
房水流畅度		
Ad C3GFP	Ad GFP	Ad C3GFP/Ad GFP
共 15 对眼		
BL		
0.24 ± 0.02	0.33 ± 0.04	0.92 ± 0.14
Rx		
0.49 ± 0.05	0.38 ± 0.05	1.59 ± 0.21&
Rx/BL		
2.16 ± 0.24*	1.23 ± 0.11	1.90 ± 0.21*
有反应眼 11 对		
BL		
0.24 ± 0.03	0.32 ± 0.05	0.97 ± 0.19
Rx		
0.54 ± 0.05	0.33 ± 0.04	$1.83 \pm 0.23$$
Rx/BL		
2.45 ± 0.27*	1.16 ± 0.10	2.18 ± 0.23*

续表

C3 基因表达产物对器官培养猴眼房水流畅度的影响		
房水流畅度		
Ad C3GFP	Ad GFP	Ad C3GFP/Ad GFP
无反应眼 4 对		
BL　0.25 ± 0.01	0.34 ± 0.06	0.77 ± 0.10
Rx　0.35 ± 0.04	0.51 ± 0.17	0.91 ± 0.25
Rx/BL　1.38 ± 0.12	1.43 ± 0.34	1.12 ± 0.21

&:$p<0.05$;\$:$p<0.005$;*:$p<0.001$

腺病毒载体用量为 1.2×10^8 病毒颗粒(80μl)。表中数据为平均数 ± 标准差,单位:μl/(min·mmHg)。数据取自转导 3~6 天后房水流畅度的基础值和最大值。BL(baseline):房水流畅度基线;Rx:给予腺病毒载体后房水流畅度

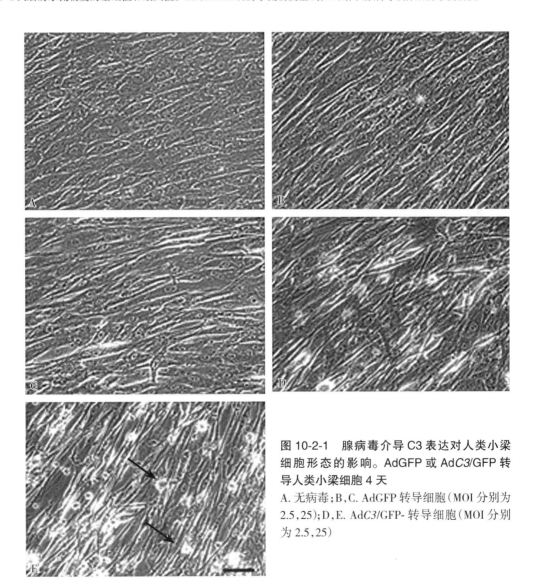

图 10-2-1　腺病毒介导 C3 表达对人类小梁细胞形态的影响。AdGFP 或 AdC3/GFP 转导人类小梁细胞 4 天

A. 无病毒;B、C. AdGFP 转导细胞(MOI 分别为 2.5,25);D、E. AdC3/GFP- 转导细胞(MOI 分别为 2.5,25)

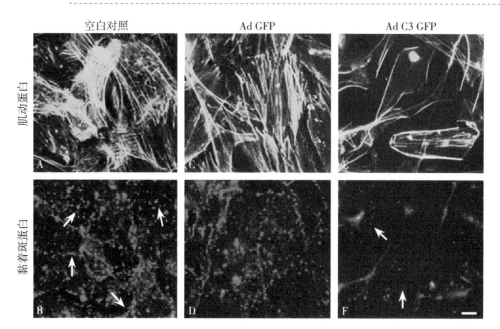

图 10-2-2　腺病毒介导 C3 表达对人类小梁细胞肌动蛋白和点黏附的作用。Ad GFP 或 Ad *C3* GFP 转导人类小梁细胞 4 天

A,D. 无病毒;B,E. Ad GFP 转导细胞;C,F. Ad *C3*GFP 转导细胞;A-C. 鬼笔环肽标记肌动蛋白;D-F. 抗黏着斑蛋白抗体标记相应蛋白,表示点黏附。无病毒(A)或者用 Ad GFP 转导(A-D)细胞存在中丰富的应力纤维和黏着斑蛋白,与 Ad*C3*/GFP 转导细胞(E,F)形成明显对比

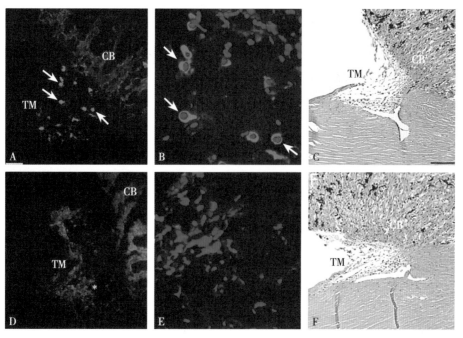

图 10-2-3　腺病毒介导 *C3* 基因在猴眼前节的表达。Ad *C3* GFP 转导的器官培养猴眼前节 *C3* 的转导部位:A~C:Ad *C3* GFP 转导眼;D~F:Ad GFP 转导眼

A,B. C3 蛋白(红色);B,E. 细胞核染色(蓝色),显示 C3 蛋白染色为于细胞内;D,F. 同部位苏木素和伊红染色,显示 A 中 C3 蛋白染色在小梁的位置。箭头表示 *C3* 转移酶阳性的小梁网细胞(A,B)

我们知道,转基因载体的选择对于评价基因治疗疗效,安全性和临床应用的可能性十分重要。我们相继将单纯疱疹病毒[16],腺病毒[17],腺相关病毒,和慢病毒载体导入活体猴眼前房进行实验。结果表明,单纯疱疹病毒载体可稳定在小梁和(或)其他眼组织表达目的基因,但可引起炎症反应[16]。腺病毒载体有较高转导效率且转导不依赖细胞分裂,但可导致明显炎性反应。在猴眼前房注入腺病毒载体后出现角膜水肿和前房炎症反应,其程度可从轻微和一过性到严重和长时间持续存在,影响降眼压效果的观察[18]。而腺相关病毒载体(adenovirus associated virus,AAV)虽不产生严重的炎症反应,但该病毒载体不能有效转导活体动物小梁细胞,其机制尚不清楚,可能与宿主细胞限制单链AAV基因组转化为双链有关[19]。猫慢病毒(feline immunodeficiency virus,FIV)载体,慢病毒属于一种反转录病毒。与传统的反转录病毒载体相比,慢病毒载体可以主动进入细胞核而不需要细胞复制,亦不引起强烈的免疫反应[20,21]。以人类免疫缺陷病毒(HIV)Ⅰ型为基础的载体存在安全性问题。而FIV对人类无致病性且与灵长类反转录病毒无密切关联[20,21]。在器官培养人眼前房注射FIV载体后,可高效率转导小梁细胞(70%~95%),且对小梁网的超微结构无明显影响,不引起细胞缺失[22,23]。我们采用的FIV载体可同时表达绿色荧光蛋白(Green Fluorescent Protein,GFP),利于临床观察转基因表达。在活体食蟹猴眼内注入 1.0×10^8 转导单位(transducing unit,TU)的该载体后,小梁网可见长期稳定(295天)的GFP表达。给予病毒一周内可见轻度炎性反应,此后反应渐消退,提示有令人鼓舞的临床应用前景,但是FIV-C3包装困难,很难获得高滴度的病毒。猴免疫缺陷病毒(simian immunodeficiency virus,SIV)载体,SIV-C3降眼压实验初步研究显示有明显降眼压效果,但是同样具有包装安全性要求高、包装困难、C3表达量低的问题。此外,我们还采用了非病毒载体的方法,构建真核表达载体并利用超声-微泡空化效应在活体动物中转染。结果显示超声-微泡空化效应成功介导C3真核表达载体转染进入兔、猴前房,用TonoVet眼压计测量眼压,处理后48小时治疗组和对照组出现眼压的明显差异($p<0.05$,$n_兔=14$,$n_猴=6$),差异最长持续时间达2个月。利用超声-微泡空化效应可以很好地解决基因传递问题。总之,我们一步步在不断进行实验方法的优化,比如载体选择,比如基因表达方法等,以期望获得最佳治疗效果。

(二)C3蛋白降眼压实验:水凝胶-C3蛋白缓释系统的降眼压作用研究

前期工作提示如果单单把C3蛋白注射到前房,其很快就会被降解。为了让C3蛋白在体内的作用时间延长,我们考虑采用药物缓释系统来进行相关实验。水凝胶(Hydrogel)是一类特殊的三维网联结构多聚物,可以吸收和储存大量的水,并维持其立体结构的完整性。因配制方法和材料的不同,水凝胶的构象可以被不同因素所调节,如温度、pH、光照、压力等,并能在其三维网联结构中储存高浓度的蛋白或多肽类药物,随着其在生物体内的代谢降解而逐渐释放。因此,水凝胶独特的理化和生物可降解性使其成为近年来最受关注的药物缓释系统之一。其中,原位成型水凝胶(in situ gel-forming hydrogels)以其在体外呈可流动溶胶形式,在作用部位转化成为凝胶形式的特性被广泛应用于药物缓释、细胞封装和组织工程等领域。本课题组曾对可生物降解的热敏性原位成型水凝胶缓释系统在大鼠前房的药物缓释效果、毒性等方面进行了系统研究,结果表明水凝胶缓释系统能够有效携带并持续向前房内释放药物,而不会改变药物的活性和功能。在一定浓度范围内,水凝胶缓释系统的生物降解并不会产生明显的生物毒性。因此,以水凝胶为基础的缓释系统可以很好地解决C3蛋白在体内的传递和长效维持的问题。随后我们制备了水凝胶-C3蛋白缓释系统。

水凝胶 -C3 缓释系统处理的 293 细胞实验：结果显示水凝胶本身对细胞基本无毒副作用，对细胞形态影响较小。水凝胶 -C3 缓释系统处理的 293 细胞则细胞骨架形态变化较大，说明 C3 蛋白能被有效释放出来并发挥活性，延长作用时间（图 10-2-4）。

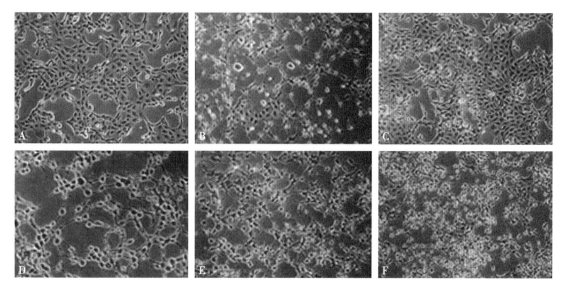

图 10-2-4　293 细胞（10×）

A. C3 组：C3 液体对细胞作用明显；B. 对照组：未进行任何处理；C. 水凝胶组：30% 水凝胶预混培养基处理，与对照组比细胞变化不大；D-F. 水凝胶 –C3 组：分别是水凝胶 +C3 缓释的第二天、第四天、第六天培养基处理，缓释作用明显

水凝胶 -C3 缓释系统在活体动物中的降眼压实验：采用单纯的水凝胶系统 6μl（水凝胶浓度 30%）进行 SD 大鼠前房注射建立急性高眼压模型，在注射前均用 TonoLab 测量 SD 大鼠的基线眼压，注射后 2 小时，14 小时和 24 小时测量眼压。注射 24 小时后进行第二次注射，大鼠右眼前房注射水凝胶 -C3 蛋白缓释系统 6μl（含 15μg C3 蛋白，水凝胶浓度 30%）作为实验组，大鼠左眼前房注射单纯水凝胶系统 6μl 作为对照组。二次注射后 2 小时测量眼压，然后每 12 小时测量一次眼压，持续测量多天观察。结果显示 SD 大鼠前房注射水凝胶建立急性高眼压模型效果较好，注射后 2 小时大鼠眼压即可达到 35~47mmHg。二次注射后 26 小时，水凝胶 -C3 蛋白缓释系统实验组相比对照组能显著降低眼压（（$p<0.05$，17.2mmHg ± 2.2mmHg，41%）。C3 蛋白的降眼压作用能持续约 62 小时（图 10-2-5）。

五、C3 的视神经保护作用

青光眼是一类与视野缺损相关的、以视神经节细胞凋亡为特征的多因素的神经退行性疾病，是世界第二大致盲眼病。青光眼的发病机制尚不清楚，但与很多危险因素相关，如眼压（IOP）升高、缺血、兴奋性毒性等。降低 IOP 是目前临床上控制青光眼的主要方法，但仍有一些患者的眼压即使控制在靶眼压以下，也不能阻止 RGC 凋亡和延缓青光眼进展。因此，保护 RGC，延迟或阻止 RGC 凋亡的神经保护策略同样是青光眼治疗的热点。有文献报道 C3 在视神经切断损伤模型中转导 C3 腺病毒，促进了轴突的再生和 RGC 的存活，具有神

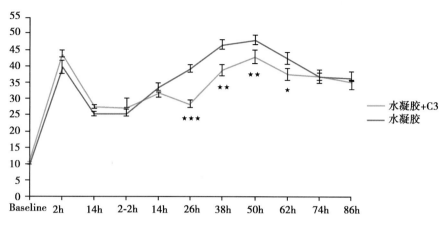

图 10-2-5　建模方法和实验组、对照组处理方法如上所述。每次注射后 2 小时测量眼压，然后每隔 12 小时测量一次眼压。眼压表示为 $\bar{x} \pm s$

★:$p<0.05$；★★:$p<0.01$；★★★:$p<0.001$

经保护作用[24]。另外，有文献报道 Rho 激酶抑制剂（fasudil，法舒蒂尔）在 NMDA 诱导的兴奋性毒性损伤模型中能促进 RGC 的存活和增加内丛状层（Inner plexiform layer, IPL）的厚度，具有神经保护作用[25]。综合上述研究提示：C3 可能在 NMDA 兴致视网膜兴奋性毒性损伤中具有神经保护的作用。如果 C3 在降眼压的同时，还具有神经保护作用，那么 C3 将更有效地治疗青光眼，成为一个非常有潜力的药物。因此，我们进行了相关实验，在 SD 大鼠的玻璃体腔注射 20nmol NMDA 建立视网膜损伤模型。模型验证成功后，注射 PBS、NMDA 及 NMDA+C3，取不同时间点的视网膜通过 TUNEL 标记凋亡的 RGC 数、Nissl 染色检测存活的细胞数目，HE 染色观察内丛状层厚度等组织学分析，并用 Western blot 免疫杂交印迹检测 Rho 蛋白活性，统计分析以评估 C3 的神经保护作用。

C3 蛋白制备：在前期的工作中，我们将 C3 表达质粒转入 BL21（DE3）pLysS 感受态细胞中，并通过 IPTG 诱导表达 C3 蛋白（26kDa），通过蛋白亲和纯化柱纯化后进行蛋白浓缩（图 10-2-6），获得浓度高达 15μg/μl 的 C3 蛋白，用于后续实验。

C3 减轻 NMDA 诱导的 RGC 凋亡：大鼠玻璃体腔注射 NMDA 产生大量的 TUNEL 阳性细胞，并在 24 小时达到最高峰；而注射 NMDA+C3 组 TUNEL 阳性细胞减少，并且 C3 的作用随时间而减弱，在注射后 3 天 NMDA 组与 NMDA+C3 组细胞凋亡数没有明显差异，与 Western blot 的结果一致。说明 C3 在 2 天内能有效的保护 NMDA 引起的神经节细胞凋亡（图 10-2-7）。

C3 促进 GCL 细胞的存活：视网膜铺片进行 Nissl 染色计数细胞总数，发现在所有时间点中 NMDA 组比 PBS 组的细胞数目均减少，在 24 小时和 2 天的时间点差异最明显，说明 NMDA 造成了视网膜的损伤并导致神经细胞的丢失；而 NMDA+C3 组与 NMDA 组相比，细胞数目却明显增加，甚至略微超过 PBS 组，说明 C3 能够抑制 NMDA 造成的视网膜神经细胞的丢失（图 10-2-8）。

H&E 染色评估 IPL 厚度：视网膜切片 HE 染色的方法检测 IPL 的厚度变化，结果发现注射 NMDA 后 18 小时没有明显差异，但在随后的 24 小时至 3 天中 IPL 厚度明显变薄，同时

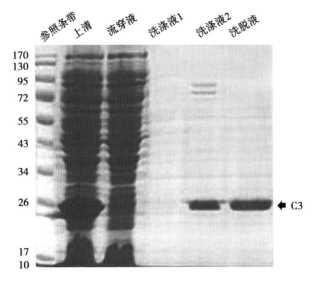

图 10-2-6　C3 蛋白质的小量纯化

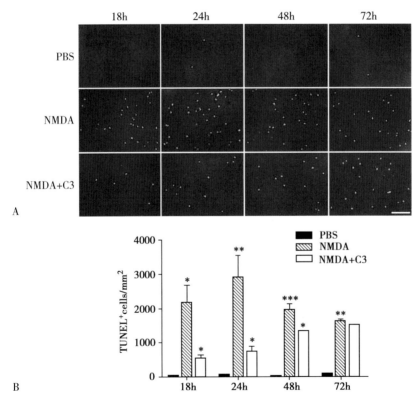

图 10-2-7　TUNEL 检测大鼠视网膜平铺片 RGC 凋亡

PBS 组、NMDA 组和 NMDA+C3 组在各时间点分别有 ≥3 只鼠眼；*$P<0.05$ versus NMDA；**$P<0.005$ versus NMDA。标尺 =100μm

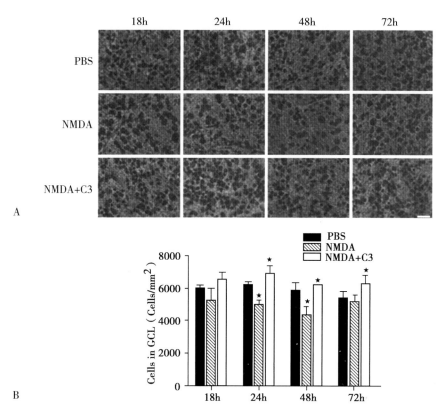

图 10-2-8　大鼠视网膜 Nissl 染色及 GCL 细胞数统计图

PBS 组、NMDA 组和 NMDA+*C3* 组在各时间点分别有 ≥3 只鼠眼；★ $P<0.05$；NMDA versus control，NMDA+*C3* versus NMDA。标尺 =25μm

C3 能显著地抑制 NMDA 引起的 IPL 厚度变薄的趋势，说明 *C3* 能有效的保护兴奋性神经毒性造成的视网膜神经节细胞的损伤（图 10-2-9）。

　　免疫印迹方法检测 Rho 蛋白的表达水平和迁移变化：与 NMDA 组相比，NMDA+C3 组的 Rho 在 18 小时、24 小时分子量变大、迁移变慢；而 72 小时，NMDA 组与 NMDA+*C3* 组迁移率无变化（图 10-2-10）。此实验重复 4 次，结果一致。这说明通过玻璃体腔注射 C3 蛋白确实能抑制 Rho，但在 72 小时抑制作用消失。这与之前组组织学检验的结果一致，我们推测可能是因为玻璃体内的水解酶逐渐将外源 C3 蛋白降解。

六、研究意义

　　青光眼是第二大致盲眼病。青光眼患者一旦确诊，就需要终生治疗。因此，在目前降眼压治疗存在许多问题的情况下，基因治疗的引入有特殊的意义。我们在前期工作的基础上，将肌动蛋白细胞骨架敏感基因 *C3* 导入活体猴眼前房，观察 C3 表达产物对猴眼房水流出易度及眼压的影响。课题组还做了其他工作如同时引入小梁特异启动子进行研究，以期将 *C3* 基因表达局限在小梁内，减少载体用量和副作用。另外，还采用了超声转染 *C3* 基因以及水凝胶 -*C3* 缓释系统来研究 *C3* 的降眼压作用及时间，以及 C3 蛋白神经保护相关的研究。以上研究国内外尚无报导。该项课题可望阐明用 *C3* 基因治疗青光眼的可行性，使我国在

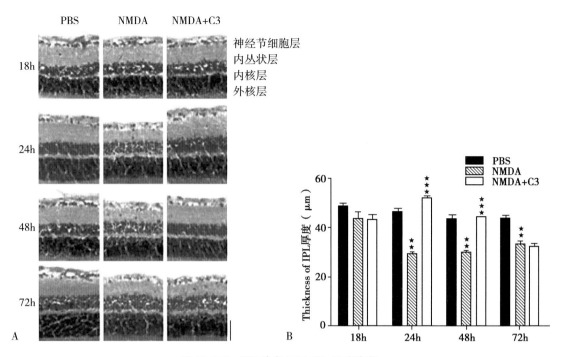

图 10-2-9　HE 染色显示 IPL 厚度变化

PBS 组、NMDA 组和 NMDA+C3 组在各时间点分别有 ≥3 只鼠眼；★P<0.05，★★P<0.005，★★★P<0.0005，NMDA versus control，NMDA+C3 versus NMDA。标尺 =50μm

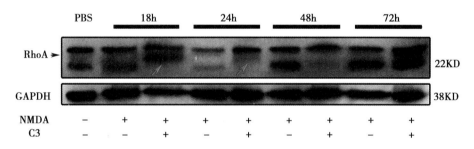

图 10-2-10　玻璃体腔注射 C3 蛋白能抑制 Rho，并在 72 小时抑制作用消失

该领域的工作处于领先水平，为广大青光眼（首先特别是难治性青光眼）患者的治疗带来新的希望。

小　结

本研究使我们提出房水流出通道细胞骨架及细胞外基质是房水流出的主要阻力部位的理论，在此基础上提出上述部位亦是降眼压药物的作用靶点，同时减少房水生成也可有效降低眼压；使用不同的载体进行 C3 基因降低眼压，为基因治疗青光眼提供了理论基础；并在降眼压的基础上，研究青光眼的视神经保护作用，有望研制出具有双重作用的青光眼药物。

（刘旭阳）

<h1 align="center">参 考 文 献</h1>

1.　Tian B,Geiger B,Epstein DL,et al. Cytoskeletal involvement in the regulation of aqueous humor Outflow Invest Ophthalmol Vis Sci. 2000;41:619-623.

2.　Clark AF,Brotchie D,Read AT,et al. Dexamethasone alters F-actin architecture and promotes cross-linked actin network formation in human trabecular meshwork tissue. Cell Motil Cytoskeleton. 2005;60:83-95.

3.　Liu X,Wu Z,Sheibani N,et al. Low dose latrunculin-A inhibits dexamethasone-induced changes in the actin cytoskeleton and alters extracellular matrix protein expression in cultured human trabecular meshwork cells. Exp Eye Res. 2003;77(2):181-188.

4.　刘旭阳,王宁利,Paul Kaufman. 外酶C3转移酶转基因表达对小梁细胞的影响. 中国生物工程杂志. 2005;25:109-117.

5.　Rohen JW,Lutjen-Drecoll E,Flugel C,et al.Ultrastructure of the trabecular meshwork in untreated cases of primary open-angle glaucoma(POAG). Exp Eye Res. 1993;56(6):683-692.

6.　Rao PV,Deng P,Maddala R,et al. Expression of dominant negative Rho-binding domain of Rho-kinase in organ cultured human eye anterior segments increases aqeuous humor outflow. Mol Vis. 2005;11:288-297.

7.　Peterson JA,Tian B,Bershadsky A,et al. Latrunculin-A increases outflow facility in the monkey. Invest Ophthalmol Vis Sci. 1999;40:931-941.

8.　Liu X,Hu Y,Filla MS,et al. The effect of C3 transgene expression on actin and cell adhesions in cultured HTM cells and on outflow facility in organ cultured monkey eyes. Mol Vis. 2005;11:1112-112.

9.　Sabanay I,Gabelt BT,Tian B,et al. H-7 effects on the structure and fluid conductance of monkey trabecular meshwork. Arch Ophthalmol. 2000;118(7):955-962.

10.　Hall A. Rho GTPases and actin cytoskeleton. Science. 1998;279:509-514.

11.　Chrzanowska-Wodnicka M,Burridge K. Rho-stimulated contractility drives the formation of stress fibers and focal adhesions. J Cell Biol. 1996;133:1403-1415.

12.　Amano M,Ito M,Kimura K,et al. Phosphorylation and activation of myosin by Rho-associated kinase(Rho-kinase). J Biol Chem. 1996;271:20246-20249.

13.　Tian B,Kaufman PL. Effects of the Rho kinase inhibitor Y-27632 and the phosphatase inhibitor calyculin on outflow facility in monkeys. Exp Eye Res. 2005;80:215-225.

14.　Aktories K,Mohr C,Koch G. Clostridium botulinum C3 ADP-ribosyltransferase. Curr Topics Microbiol Immunol. 1992;175:115-131.

15.　Kreisberg JI,Ghosh-C N,Radnik RA et al. Role of Rho and myosin phosphorylation in actin stress fiber assembly in mesangial cells. Am J Physiol. 1997;273:F283-288.

16.　Liu X,Brandt CR,Gabelt BT,et al. Herpes Simplex virus mediated gene transfer to primate ocular tissues. Exp Eye Res. 1999;69:385-395.

17.　Borras T,Gabelt BT,Klintworth GK,et al. Non-invasive observation of repeated adenoviral GFP gene delivery to the anterior segment of the monkey eye in vivo. J Gene Med. 2001;3:437-449.

18.　Borras T,Tamm E,Zigler Jr JS. Ocular adenovirus gene transfer varies in efficiency and inflammatory response. Invest Ophthalmol Vis Sci. 1996;37:1282-1293.

19.　Borras T,Xue W,Choi VW,et al. Mechanisms of AAV transduction in glaucoma-associated human trabecular meshwork cells. J Gene Med. 2006;8:589-602.

20.　Elder JH and Phillips TR. Molecular properties of feline immunodeficiency virus(FIV)Infect Agents Dis. 1993;2:361-374.

21.　Romano G. Current development of lentiviral-mediated gene transfer. Drug News Perspect. 2005;18:128-134.

22.　Loewen N,Bahler C,Teo W-L,et al. Preservation of aqueous outflow facility after second-generation FIV vectormediated expression of marker genes in anterior segments of human eyes. Invest Ophthalmol Vis Sci. 2002;43：3686-3690.

23. Loewen N,Rautsch MP,Xu R,et al. Comparison of lentiviral,type C retroviral,and adenoviral vectors for transduction of human trabecular meshwork. Invest Ophthalmol Vis Sci. 2001;42:S731.

24. Fischer D,Petkova V,Thanos S,et al. Switching mature retinal ganglion cells to a robust growth state in vivo：gene expression and synergy with RhoA inactivation. J Neurosci 2004;24:8726-8740.

25. Kitaoka Y,Kumai T,Lam TT,et al. Involvement of RhoA and possible neuroprotective effect of fasudil,a Rho kinase inhibitor,in NMDA-induced neurotoxicity in the rat retina. Brain Res 2004;1018:111-118.

第三节　前沿生物技术在视网膜退行性疾病的整合应用

导　读

视网膜退行性疾病,如视网膜色素变性(RP)、年龄相关性黄斑变性(AMD)、以及青光眼等疾病的主要病理基础是视网膜各级神经元的结构和功能性异常,最终造成患者视力的不可逆性损害,是严重的致盲性眼病,目前缺乏有效的治疗方法。随着近年来科学技术的飞速发展,基因治疗、干细胞治疗、自适应光学技术以及人工视觉给上述疾病的治疗提供了可能。

人类基因组计划的完成及相关测序技术的广泛应用,为人类对疾病的本质认识带来了新的革命,也为疾病的分子分型、生物诊断及基因水平的治疗都带来了新的动力。人们对眼病的了解也越来越全面,治疗方案在基因替代治疗基础上,进一步整合了细胞因子治疗以及光遗传学治疗等。

基因治疗技术在眼科取得了巨大的进展,但不能阻止某些有功能的细胞进一步凋亡,这就需要我们联合一类可以挽救细胞凋亡的基因共同移植,要么需要采用细胞替代治疗,将有功能的细胞代替损伤的细胞,从而恢复其功能。由于干细胞无限的增生能力和多向的分化潜能,成为细胞替代治疗的新希望。通过视网膜干细胞移植,使其整合入视网膜各层并且分化为目标细胞,以重建视网膜功能,给不可逆性盲眼患者带来了曙光:神经干细胞的自我更新、多分化潜能,使得其非常适合与细胞移植;而机体内广泛存在的神经干细胞加上体外培养扩增技术为我们提供了充足的细胞源。但干细胞的眼部移植后细胞存在移行能力、存活效率以及向目的细胞的分化能力等难点,而基因治疗技术和纳米生物学材料的发展为解决这一难题提供了新的思路,更进一步推动了这一技术的发展。而近年来,自适应光学技术在眼科领域的应用逐步扩大,有望实现各种眼病的早期诊断和治疗,把疾病消灭在萌芽状态。人工视觉解决临床上某些严重致盲眼病无有效治疗方法的问题,是医学生物工程学、材料科学、电子工程学及视觉科学等多学科联合研发的产物。相信在相关领域研究者的不断努力及合作下,一定能够研制出可为患者提供视觉功能的人工视觉假体。

随着光学系统相关眼病及炎性眼病逐渐得到控制,视网膜神经退行性疾病已成为当今世界不可逆致盲的主要原因,影响着数以千万人的视力健康。如视网膜色素变性(retinitis pigmentosa,RP)、年龄相关性黄斑变性(age-related macular degeneration,AMD)及青光眼等。

此类疾病引起视功能损害的病理基础是视网膜神经元细胞的不可逆性损伤[1],目前临床上对此缺乏行之有效的治疗手段。

近年,基础科学研究飞速进展,为上述疾病的治疗带来了新的曙光;主要包括:基因治疗技术、干细胞替代治疗技术、缓释给药技术以及组织工程技术等。而上述技术的整合应用则带来了更大的益处,比如以干细胞为载体进行的基因治疗和缓释给药、结合干细胞与组织工程的器官再造技术、结合医学工程和电子工程的人工视觉技术等。

由于眼睛的生理及解剖学特点,使眼科成为上述前沿生物技术向临床转化应用的先行者(图 10-3-1)。首先,眼部由血 - 视网膜等屏障构成了一个相对独立的器官,外来移入的药物、基因或细胞较少引起免疫应答,存在一定程度的免疫赦免。其次,眼球体积相对较小,其细胞数目少且恒定,治疗所需基因或细胞的数量相对较低;同时,眼球相对独立于全身大系统,所以很少引起全身副作用。再次,眼睛是位于人体浅表的器官,由众多的透明屈光间质组成,大多数眼部的操作都是可视的。此外,眼睛的解剖结构及其生理功能容易观察及分析,可借助裂隙灯显微镜、超声波仪器、眼底照相机、光学相干断层扫描等直接观察眼部各组织的结构,也可应用视觉电生理、眼底荧光照影等技术,实时记录并客观评价视觉功能学改变。最后,每个人都有两只眼睛,这使眼病的治疗研究具有独特的自身对照性,成为可验证治疗有效性的器官之一。

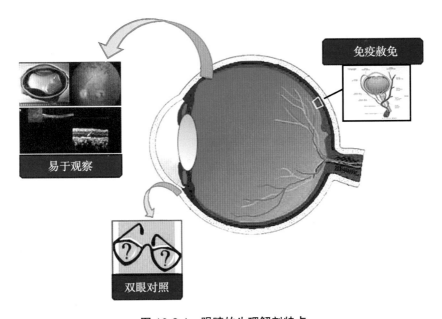

图 10-3-1 眼睛的生理解剖特点

一、基因治疗的眼科应用

人类基因组计划的完成及相关测序技术的广泛应用,为人类对疾病的本质认识带来了新的革命,也为疾病的分子分型、生物诊断及基因水平的治疗都带来了新的动力。

人们对眼病的了解越来越全面,到目前为止已经发现 242 个与遗传性视网膜疾病相关的突变基因及位点[2]。中国学者在先天性白内障、Leber 先天性黑矇(Leber congenital amaurosis，LCA）、视网膜色素变性、年龄相关性黄斑变性、青光眼以及囊膜剥脱综合征等疾病的遗传学研究中取得了一定进展[3-6]。我们团队在青光眼遗传学研究中，首次对亚洲超过 5 个样本采集 1854 个闭角型青光眼病例和 9608 个对照进行了全基因组关联研究。进一步又对来自世界各地的 6 个样本采集 1917 个闭青病例和 8943 个对照进行了验证试验。研究发现的 3 个易感基因位点分别为 PLEKHA7、COL11A1、rs1015213，通过影响小梁网、虹膜、睫状体等的发育、调控并最终引发青光眼[7]。这些位点的发现开启了新型治疗的可能性，以及早期鉴别疾病风险人群的可能（图 10-3-2）。

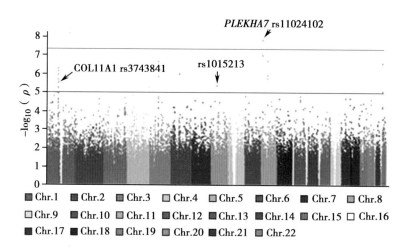

图 10-3-2　我们发现了 3 个有显著关联的新位点：位于 PLEKHA7 基因内的 rs11024102（每个等位基因 OR 值 /per-allele odds ratio（OR）=1.22；p=5.33×10^{-12}），位于 COL11A1 基因内的 rs3753841（per-allele odds ratio（OR）=1.20；p=9.22×10^{-10}）和位于 8 号染色体长臂（8q）上的 PCMTD1 基因以及 ST18 基因之间的 rs1015213（per-allele odds ratio（OR）=1.50；p=3.29×10^{-9}）

　　从 1990 年世界第一例基因治疗临床试验获得批准，到 2012 年第一例基因药物 GLYBERA 在欧盟的上市，基因治疗经历了长足的发展。据 The Journal of Gene Medicine 统计，有关基因治疗的临床试验已有 2088 个，纳入的病例已超过 1973 例[8]，这其中眼科疾病的临床试验有 28 例（1.3%），包括 AMD 10 例，Leber 先天性黑矇（Leber congenital amaurosis，LCA）8 例，RP5 例，其他 5 例（表一）。治疗方案在基因替代治疗基础上，进一步整合了细胞因子治疗以及光遗传学治疗等（表 10-3-1）。

（一）基因替代治疗

　　LCA 的相关研究因为取得了显著的治疗效果而成为基因替代治疗临床转化的一个较好范例。LCA 是较严重的遗传性视网膜病变，伴随着遗传学研究的进展，相继发现了 14 个与本病相关的致病基因[9]。其中 RPE65 基因是特异表达于视网膜色素上皮细胞（retinal pigment epithelial，RPE）的，所编码的蛋白质功能参与光信号中的代谢循环[10]。随后，研究者应用重组的 AAV 载体技术将 RPE65 转入宿主视网膜色素上皮细胞并表达功能，相继在小动物和大动物的疾病模型治疗实验中取得了成功，恢复了一定的视觉功能[11,12]。2008 年，来自几个不同实验室的眼科专家成功的对 LCA 患者进行了小剂量基因治疗，开展了临床

表 10-3-1　视网膜退行性疾病的基因治疗临床试验

序号	注册号	试验阶段	适应证	基因名称	基因类型	载体	负责人
L1	NCT00643747	I / II -12	LCA	rAAV2/2.hRPE65p.hRPE65	RPE65	rAAV2	Ali RR (University College, London)
L2	NCT00516477	I -9	LCA	AAV2-hRPE65v2-101	RPE65	rAAV2	Maguire AM (Children's Hospital of Philadelphia)
L3	NCT00481546	I -9	LCA	rAAV2-CBSB-hRPE65	RPE65	rAAV2	Jacobson SJ (University of Pennsylvania)
L4	NCT00749957	I / II -12	LCA	rAAV2-CB-hRPE65	RPE65	rAAV2	Stout JT (Applied Genetic Technologies Corp)
L5	NCT00821340	I -10	LCA	rAAV2-hRPE65	RPE65	rAAV2	Banin E (Hadassah Medical Organization)
L6	NCT00999609	III	LCA	rAAV2-hRPE65	RPE65	rAAV2	Maguire AM (Children's Hospital of Philadelphia)
L7	NCT01208389	I / II	LCA	AAV2-hRPE65v2	RPE65	rAAV2	Maguire AM (Children's Hospital of Philadelphia)
L8	NCT01496040	I / II	LCA	rAAV2/4.hRPE65	RPE65	rAAV2	Michel WEBER (Nantes University Hospital)
A1	NCT01024998	I	AMD	AAV2-sFLT01	sFLT01	AAV2	Genzyme, a Sanofi Company
A2	NCT01494805	I / II	AMD	rAAV.sFlt-1	sFlt-1	rAAV	Ian Constable, (Lions Eye Institute)
A3	NCT01301443	I	AMD	AAV2-sFLT01	sFLT01	AAV2	Peter Campochiaro, (Johns Hopkins University Hospital)
A4	NCT01367444	I / II	AMD/Stargardt	StarGen	ABCA4	ELAV	Oxford BioMedica. Inc
A5	NCT00109499	I	AMD	AdGVPEDF.11D	PEDF	replication deficient adenovirus	GenVec. Inc
A6	US-1061	I	AMD	Endostatin Angiostatin	Endostatin Angiostatin	Lentivirus	Peter Campochiaro, (Johns Hopkins University Hospital)
A7-8	US-X001/X002	I	AMD	Cand5 Anti-VEGF RNAi	Bevasiranib/Cand5	siRNA	Acuity Pharmaceuticals USA
A9-10	US-X007	II	AMD	siRNA-027 siRNA	siRNA-027	siRNA	Allergen Pharmaceuticals USA

续表

序号	注册号	试验阶段	适应证	基因名称	基因类型	载体	负责人
R1	NCT01482195	I	RP	*Recombinant Adeno-Associated Virus*	MERTK	rAAV	Fowzan S Alkuraya, (King Faisal Specialist Hospital)
R2	NCT01505062	I/II	RP/Usher	*UshStat*	MYO7A	ELAV	Oxford BioMedica. Inc
R3-5	US-575/US-795/US-796	II	RP	*CNTF*	Cytokine	Naked/Plasmid DNA	Sieving PA
1	US-539	I/II	Corneal Scarring	*dnG1 Cyclin*	Cell cycle	Retrovirus	Song JC
2	US-589	I	Glaucoma	*p21 WAF-1/Cip1*	Cell cycle	Adenovirus	Kaufman PL
3	NCT01461213	I/II	Choroideremia	*rAAV2.REP1*	Rab-escort Protein 1	AAV2	Robert E MacLaren, (University of Oxford)
4	US-X03	II	DME	*Bevasiranib/Cand5*	siRNA	siRNA	Acuity Pharmac-euticals
5	CN-0025	I/II	Leber hereditary optic neuropathy	*rAAV2-ND4*	ND4	rAAV2	Lin B, (Tongji Medical college)

Ⅰ期试验(NCT00643747;NCT00516477;NCT00481546;clinicaltrails.gov),接受治疗的患者视力明显改善,开启了眼科遗传相关疾病基因治疗的新时代[13,14];目前,接受治疗的患者随访最长时间已达到 3 年,仍保持一定视功能[15]。相关研究者成立了全球性的 LCA 基因治疗小组,探索更大剂量的注射,以及多点、多次注射的安全性、有效性,开展多中心、大样本的临床Ⅲ期研究(NCT00999609;clinicaltrails.gov)。

RP 的遗传学背景较为复杂,目前发现的相关致病基因较多,已转化至临床试验阶段的主要有 *MERTK* 基因的替代治疗。因为有关 RP 的研究主要应用的动物模型为 royal college of Surgeons(RCS)大鼠,而此类大鼠的突变基因为 *MERTK*[16]。该基因的突变导致 RPE 细胞的吞噬功能障碍,从而不能及时清除光感受器细胞的外节盘膜,导致光感受器细胞继发性凋亡,引发视网膜退行性病变。目前已开展Ⅰ期临床试验(NCT01482195;clinicaltrails.gov),应用的载体是携带 RPE 特异启动子的 AAV2,到目前为止已进行了 3 个患者的治疗,并未出现不良事件[17]。

此外,眼科应用基因替代治疗进入到临床试验阶段的还包括针对 Usher 综合征的 *MYO7A* 基因治疗,以及 Stargardt 黄斑病变的 *ABCA4* 基因治疗。这两个基因由于片段较长,超出了 AAV 载体能够装载的范围,研究人员们都应用了马传染性贫血病毒(equine infectious anemia virus,ELAV)为载体向视网膜细胞进行基因转染,并成功在动物模型上(分别携带 myo7a 及 abca4 突变的小鼠)取得较好的功能恢复[18,19],最终由 Oxford Biomedica 申请进入Ⅰ期临床试验(NCT01505062;NCT01367444;clinicaltrails.gov)。

(二)细胞因子的整合治疗方式

细胞因子治疗给眼科带来影响最大的应该是抗血管内皮生长因子(vascular endothelial growth factor,VEGF)的应用。很多眼底疾病导致视力丧失的最终共同病理进程为视网膜和(或)脉络膜的新生血管形成。研究显示 VEGF 是参与血管形成和血管新生过程的重要调控分子之一[20]。随后,研究者通过细胞实验和动物实验证实:阻止 VEGF 与内皮细胞表面的 VEGFR1 和 VEGFR2 受体结合,使内源化 VEGF 的生物活性失效,抑制内皮细胞有丝分裂,减少血管通透性,能有效抑制新生血管的形成[21],从而成功开发出进入临床的抗 VEGF 药物(Bevacizumab & Ranibizumab),使大量相关疾病的患者恢复了视觉功能。但此类药物在临床使用中需要长期的、多次的进行玻璃体腔注射,存在着出现眼部操作并发症的风险以及较大的经济负担。整合基因治疗的转入方式则为此类问题提供了解决方案。水溶性 FLT-1(sFLT1)是 VEGF R1 受体上的一部分,可竞争性结合 VEGF,减少新生血管形成[22]。研究者相继在小鼠动物实验和灵长类动物实验中验证了应用 AAV2 导入 sFLT1 基因可安全有效的抑制眼部新生血管[23]。目前,已成功开展了玻璃体腔注射 AAV2-sFLT01 治疗新生血管 AMD 的临床Ⅰ期试验(NCT01301443;clinicaltrails.gov)。

视网膜神经胶质细胞可分泌一类内源性因子——睫状神经营养因子(ciliary neurotrophic factor,CNTF),这类因子通过多种途径发挥对视网膜神经元的保护作用[24]。科研人员在光感受器细胞凋亡的动物模型中验证了 CNTF 治疗的安全性和有效性,结果显示治疗组外核层厚度增加,光感受器细胞损伤减少,为其进入临床奠定基础[25]。但传统的给药方式(玻璃体腔注射或视网膜下注射)侵袭性大,且需要反复操作,导致患者耐受性降低,治疗效果稳定性较差。Neurotech 公司整合组织工程及细胞工程技术,开发了一类细胞包囊技术(encapsulatedcell technology,ECT),制作了持续、可控的释放 CNTF

的缓释给药系统 NT-501,进一步促进了 CNTF 的临床应用[26]。初期临床试验结果显示,NT-501 可促进黄斑变性患者视网膜感光细胞层厚度增加,表示药物起到神经保护作用(NCT00447954;clinicaltrails.gov)[27]。此类因子并不是特异的修复某基因的突变,而是对整个视网膜神经元进行营养支持,从而抑制相关细胞凋亡,因此最近 NT-501 的临床试验适应证进一步增加了视网膜色素变性,青光眼等疾病(NCT01530659;NCT01408472;clinicaltrails.gov)。

(三)光遗传学技术

光遗传学(optogenetics)是近几年正在迅速发展的一项整合了光学、基因操作技术、电生理等多学科交叉的生物工程技术。其主要原理是首先采用基因操作技术将光感基因转入到神经系统特定类型的细胞中,进行特殊离子通道的表达。应用到视网膜神经元,就是促进更多神经细胞具有感光性,并可以传递光信号到达相应脑区发挥视觉功能。

近年研究发现了一类内在感光神经节细胞,此类神经节细胞分布于整个视网膜,调节昼夜节律及瞳孔对光反射等非图像形成视觉功能。这一系列成果被 Science 杂志评为 2002 年科学界的十大突破之一[28,29]。此类细胞包含一种新的视蛋白——黑视素(melanopsin),是触发内源性光感受性的感光色素。2008 年,研究人员应用基因治疗方式将 melanopsin 基因植入到缺乏视杆、视锥细胞的鼠的视网膜第三级神经元——神经节细胞中,使由于第一级神经元(视杆、视锥细胞)丢失而不能产生视力的老鼠恢复了感光能力[30],为其在临床治疗中的应用提供了基础。

同样的策略也促进了第二型离子通道视紫质(channelopsin-2,ChR2)基因的应用。研究人员把一种在绿藻中发现的 ChR2 基因植入到光感受器细胞死亡致盲鼠的神经节细胞中,促进了其视觉功能的修复[31]。目前这一研究在灵长类动物模型中也取得令人鼓舞的进展[32]。

此类策略突破了基因治疗中必须针对某一特定致病基因的传统模式,它将是普遍适用的,具有巨大的临床普及和商业应用价值。尤其为光感受器细胞已经大量凋亡的晚期视网膜病变患者带来了福音。

二、干细胞治疗的眼科应用

基因治疗技术在眼科取得了巨大的进展,但 LCA 基因治疗团队今年的一篇报道提出了值得我们密切关注的问题。尽管 RPE65 基因的植入可以显著改善视功能并长期保持达到三年以上,但并没有阻止视杆、视锥细胞的进一步凋亡[33]。也就是我们在今后的临床治疗中要么需要联合一类可以挽救细胞凋亡的基因共同移植,要么需要采用细胞替代治疗,将有功能的细胞代替损伤的神经元,从而恢复视觉功能。

干细胞,由于其无限的增生能力和多向的分化潜能,成为细胞替代治疗的新希望。然而,尽管干细胞基础研究不断深入,却只有极少数领域转化为临床试验。其在眼部疾病的应用近年取得较为长足的进展,为干细胞在其他学科的转化应用提供了方向。

以"干细胞"和"眼"为主题词在 clinicaltrails.gov 搜索,共得到 22 条结果。其中,除外角膜疾病,应用最多的适应证是 AMD(27%,n=6)和 RP(14%,n=3),应该是因为这两类疾病需要替代的损伤细胞位于视网膜外层,且不需要较长的或者是双向的神经纤维投射;应用最多的干细胞类型分别为骨髓间充质干细胞(41%,n=9)和胚胎干细胞(27%,n=6)。

（一）干细胞与视网膜色素上皮细胞

视网膜色素上皮细胞位于视网膜的最外层,主要负责营养支持神经视网膜,吞噬清理光感受器的外节盘膜和毒性物质。AMD 以及某些类型 RP 的发病因素为 RPE 首先出现损伤,进一步导致光感受器细胞的丢失,从而引起视功能丧失。临床曾经开展过黄斑转位手术[34]以及自体 RPE 移植[35]的治疗研究,虽取得一定治疗效果,但手术操作带来了较多的副作用以及并发症,同时,用于移植的自体 RPE 本身也携带基因缺陷,并不能发挥健康 RPE 的作用。因此,干细胞成为较好的供体细胞来源。

胚胎干细胞(embryonic stem cells,ESC)在体外具有极强的增殖能力和较高的定向分化特性,在向 RPE 的诱导分化以及 RPE 的替代治疗方面已经进行了大量的研究[36]。研究者首先通过间质细胞系 PA6 的诱导,由灵长类 ESC 成功获得分泌色素的细胞,并表达眼区发育标志蛋白 Pax6 以及 RPE 特异基因 RPE65 和 MERTK[37]。随后,研究人员应用人类 ESC(hESC)在滋养层上过量融合生长,同时去除维持干细胞多能性的碱性成纤维生长因子(basic fibroblast growth factor,bFGF),经过大约 4~5 周的时间,hESC 自发的分化出部分色素细胞。将色素细胞进一步分选扩增后,它们表现出了众多 RPE 细胞的标志蛋白:MITF,OTX2 以及 PAX6 等[38]。最近,随着对眼区发育相关信号通路的深入了解,出现了通过加入重组蛋白或是小分子化合物来调控相关通路,从而直接由 hESC 诱导出 RPE 的新方法[39,40]。其主要是依据眼区的发育模式,分阶段进行诱导物的给予。首先加入 WNT 和 Nodal 通路抑制剂,在无血清、拟胚体的悬浮培养模式下促使 ESC 向视网膜祖细胞方向进行分化,进一步将拟胚体贴壁培养并给予激活 RPE 发育相关通路的干预,40 天左右可诱导出 RPE 祖细胞,表达 RX,MITF,PAX6 等早期标志物,60 天左右形成成熟的分泌色素的 RPE[39]。

这些 ESC 诱导形成的 RPE 不仅在形态和标志蛋白表达方面与成体 RPE 一致,也具有相似的生物学功能。体外实验证实,hESC-RPE 可分泌相关因子,包括色素上皮衍生因子(pigment epithelium-derived factor,PEDF)和 VEGF;同时,可以完成 RPE 重要的功能——吞噬光感受器细胞外节盘膜[41]。将 hESC-RPE 移植到视网膜色素变性大鼠模型(RCS)视网膜下,可较好的与宿主视网膜整合,促进光感受器细胞存活,改善视功能,并且可长时间保持这类治疗作用[42,43]。

在上述实验基础上,美国先进细胞技术公司获批了此类技术的临床 I 期试验许可,应用 HESC 来源的 RPE 细胞移植进行 Stargardt 病和 AMD 的临床治疗(NCT01345006;NCT01344993;clinicaltrails.gov),并在去年首次报道了初步结果:在给予 hESC-RPE 移植的 4 个月内,患者并未出现肿瘤和免疫排斥,移植细胞较好的存活并与宿主视网膜整合,视觉功能也有一定的改善[44]。此为第一例报道有关胚胎干细胞应用到人体的临床治疗试验结果,尽管仍需要长期的随访数据以及样本量的增加,但已成为 ESC 在临床应用中一个里程碑。

目前应用的细胞移植方式主要是通过视网膜下腔进行细胞悬液的注射。在注射过程中,移植细胞的定位不易控制,与宿主视网膜不易整合,易形成玫瑰花团样结构以及移植细胞存活率低。而通过与组织工程学科的整合,设计复合三维支架的移植对此类问题有很大的益处。研究者将人类 ESC 复合在细胞外基质 Matrigel 上进行培养,培育出人类 ESC 来源的视网膜色素上皮细胞片层,并且诱导效率高于其他方法。进一步应用其构建的 hESC 来源 RPE 片层,移植入 RCS 大鼠视网膜下腔,结果发现对受损的视功能有所改善,且细胞存活维持一年以上,证实了功能恢复的有效性[41]。Yaji 等日本学者结合温度敏感培养材料,无创伤的得到单层 RPE 细胞膜片，为组织工程视网膜细胞片层的构建提供了新的方向[45]。

最终，伦敦防盲研究组拿到了一项临床许可，他们将人类胚胎干细胞(ESC)诱导分化后符合在聚酯纤维膜上，构建了组织工程的视网膜色素上皮细胞(RPE)膜片，用于黄斑变性患者的治疗(NCT01691261;clinicaltrails.gov)，目前正在进行中。

ESC 来源于异体的胚胎，长足进展的同时，伦理学问题和异源性导致的免疫排斥难题也如影随形。诱导多潜能干细胞(induced pluripotent stem cell，iPS 细胞)就成为 RPE 替代治疗的另一选择。它是通过将 4 个基因导入成体细胞，使其逆转为具有 ES 细胞特性一类细胞再编程技术[46]。iPS 细胞可以来自自体皮肤、毛囊甚至血液细胞，不仅取材方便、无伦理学问题，同时由于所培养的细胞带有与供体一致的遗传信息，从而降低了免疫排斥性。最近，研究人员已成功由人 iPS 细胞诱导分化出 RPE 样细胞，它们同样具有与成体 RPE 类似的形态、表达众多 RPE 的特异标志蛋白，可完成对光感受器细胞外节盘膜的吞噬等[47,48]。在动物实验中也被证实具有保护光感受器细胞、提高视觉功能的作用[49]。

目前 iPS 细胞的制作过程需要病毒转染以及基因干预，限制了其在临床治疗中应用。细胞再编程技术的发展，如小分子的应用[50]以及重组蛋白的应用[51]等，都为其在临床应用提供了新的方向。今年日本厚生劳动省批准了世界首例 iPS 细胞的临床试验，由 RIKEN 发育生物中心的 Tankahashi 负责，由 iPS 来源的 RPE 细胞移植治疗 AMD，使眼科成为 iPS 细胞应用的最前沿器官[52]。

(二) 干细胞与光感受器细胞

RP 和 AMD 这类退行性病变，在疾病发展的终末期都会出现光感受器细胞的丢失，此时针对 RPE 进行细胞替代治疗已不能恢复视觉功能，因此需要光感受器细胞的替代治疗。

最先进入视网膜移植实验中的是海马来源的神经干细胞(neural stem cells，NSC)，体内移植后这类细胞表现出了优秀的与宿主视网膜的整合能力，但缺乏向视网膜神经元细胞分化的能力[53,54]。随后研究中发现，视网膜神经元的早期细胞——视网膜祖细胞(retinal progenitor cells，RPC)具有较好的向光感受器细胞的分化能力，可能由于它本身已具有向视网膜神经元细胞分化的趋势。遗憾的是，它又缺乏了与宿主视网膜的整合能力[55,56]。MacLaren 等[57]进一步证实应用即将分化为视杆、视锥细胞期间的 RPC，移植到模型动物眼内后可移行入视网膜外核层，长期存活分化，并且对视觉功能的损害有一定恢复作用。说明处于不同阶段的 RPC 移植的整合效果不同。随后，Lamba 等[58]将 hESC 诱导得到的 RPC 移植到 Crx 小鼠(Leber 疾病动物模型)视网膜下腔，发现移植的细胞整合入视网膜并分化为光感受器样细胞，同时对小鼠的视觉功能有所改善。但上述实验中同样发现能够移行整合到宿主视网膜外核层的细胞数量较少，且视觉功能的恢复能力有限。最近的一篇报道[59]指出，取出生后 4~8 天的光感受器前体细胞进行移植，与宿主视网膜的整合能力提高了 20~30 倍，而且格栅刺激实验，水迷宫实验等视功能检测结果都显著改善，理论上肯定了应用细胞替代治疗光感受器损伤的临床可行性。中国第三军医大学西南医院开展了人胚胎感光前体细胞移植治疗视网膜色素变性的临床试验[60]，目前相关研究都在持续中，结果暂未公布。

(三) 干细胞与神经节细胞

视网膜神经节细胞(retinal ganglion cell，RGC)是许多眼部疾病导致视功能损害的共同作用环节，会造成患者视神经的萎缩和视功能的丧失。临床上导致 RGC 损伤的疾病有多种，如青光眼、视神经顿挫伤、视神经管骨折等。尽管对其损伤的治疗开展了大量研究工作，但实际疗效不尽如人意。在 RGC 的替代治疗中,移植的细胞不仅需要在宿主视网膜内层进行较好的整合,还需要形成 RGC 特异的长距离轴突,向脑区进行较长的投射,并准确的与脑部视觉中枢神经元形成突触联系,存在较大难度。尽管众多研究人员已成功由 ESC 和 iPS 细胞诱导出视网膜神经节细胞[61-63],但这些诱导的细胞在移植到动物体内后,不能很好的与宿主视网膜进行整合,也未有成功投射到脑区神经元的结果,无法进行视功能的修复[63]。

因此,目前针对 RGC 损伤,主要是将干细胞治疗与细胞因子治疗进行整合,以干细胞为载体,体外由细胞因子进行修饰,移植后促其在体内持续分泌各种细胞因子,改变宿主局部微环境,从而阻止 RGC 的丢失。我们团队较早开展此类研究,通过体外基因修饰,将脑源神经营养因子(brain derived neurotrophic factor,BDNF)导入神经干细胞,将此类干细胞应用于视神经横断伤的大鼠模型,结果显示此类细胞可长期分泌 BDNF,并减少 RGC 的凋亡[64]。随后其他研究也报道了类似的结果[65],他们应用分泌 BDNF 的骨髓间充质干细胞(bone marrow-derived mesenchymal stem cells,BMSC),移植到慢性青光眼大鼠模型眼部区域,结果显示 RGC 的存活率显著高于对照组。

(四) 干细胞临床应用展望

干细胞治疗真正应用到眼科临床仍存在以下几点值得思考。

首先,干细胞的制备、储存、运输以及诱导分化等都应建立符合 GLP 标准的 SOP。人类的 iPS 细胞可在此 SOP 的指导下建立干细胞库,需要应用的时候可与患者直接进行配型,如果符合可随时应用。

其次,AMD 及 RP 晚期常常出现 RPE 和光感受器细胞的共同丢失,需要进行双层细胞的联合移植,最近出现的体外成功诱导 3D 眼杯结构形成的方法[66,67],以及组织工程学的整合应用为此类移植方式提供了方向。

再次,针对遗传性视网膜疾病,构建的自体 iPS 细胞仍携带突变的基因,需要在体外先对细胞进行相应的基因修饰,再进行体内移植。同时携带疾病信息的 iPS 细胞,可用于体外的个体化药物筛选。

此外,还需要考虑疾病晚期视网膜结构重构的现象,它改变了整个视网膜的微环境,改变了相关细胞因子、炎性因子的释放,因此,在细胞的移植中要考虑微环境对移植细胞的影响。

三、自适应光学的眼科应用

自适应光学(adaptive optics,AO)技术是利用变形镜来实时校正大气湍流的伺服系统,包括变形镜、波前传感器和有效的控制环节等部分,其概念最早由 Babcock[68]于 1953 年提出,后来逐渐被应用到天文和军事领域如自适应光学天文望远镜、发射激光的自适应光学系统、大型空间自适应光学望远镜、自适应光学谐振腔、激光核聚变自适应光学系统和空间自适应激光通讯系统等。

自适应光学技术被应用到民用领域起自 20 世纪 90 年代。美国 Rochester 大学的 Williams 等于 1997 年利用自适应光学技术成功地观测到了活体人眼视锥细胞,使得人眼视觉质量在校正像差后获得明显提高[69]。近年来,自适应光学技术在眼科领域的应用逐步扩大,如自适应光学 OCT、自适应光学眼底照相机,可以活体监测人眼视细胞、神经节细胞和毛细血管等,有望实现各种眼病的早期诊断和治疗,把疾病消灭在萌芽状态[70,71]。

我国王宁利等于 2006 年承担 863 课题"可植入式个性化人眼高阶像差矫正镜的制作技术和设备研究",和国内较早开始自适应光学研究的中科院光电研究所合作,联合开发出了具有我国自主知识产权、基于自适应光学技术的个性化人眼高阶像差矫正验配系统以及高阶像差矫正镜高精度测量仪,为实现真正意义上的个性化像差矫正提供了强有力的硬件支持[72,73]。在此基础之上向产业化深入发展,有望实现个性化人眼高阶像差验配系统的批量生产和临床应用。

四、人工视觉的眼科应用

人工视觉,即由微电极设备制作的视觉假体。其原理为将外部的视觉信号转换为电信号,刺激视觉传导通路上不同部位的神经元或神经组织,诱导其发生反应,产生视觉,最终帮助盲人恢复或部分恢复功能性视力。它的出现是为了解决临床上某些严重致盲眼病无有效治疗方法的问题,是医学生物工程学、材料科学、电子工程学及视觉科学等多学科联合研发的产物。

20 世纪 20 年代,临床中发现对人枕叶皮层进行电刺激时,可诱发被刺激者看到光点[74],说明通过电刺激来修复视觉功能是有可能的,为视觉假体的研发拉开了序幕。大量的临床试验证实:通过向失明患者植入人工视觉假体,可为患者恢复一定的视觉功能[75,76]。但在临床实践中也提出了一定的问题:视觉假体设备的稳定性如何,是否引起神经细胞形态和功能改变,刺激模式与实际物体的映射关系如何? 随后,研究人员相继在动物模型上进行了一系列实验[77],在人工假体的制作工艺及微型化等方面有了长足进展,如微电极的封装工艺、植入假体的能量供给技术以及图形的采集方法等[78]。其中,我国上海交通大学生物医学工程系和中国科学院微系统所合作,制成了一种具有圆滑外形的三维丘形柔性神经刺激微电极阵列,可以改善电极位点与靶细胞的接触并优化刺激效果,在保证电极长期工作的安全性中做出重大贡献。相信在相关领域研究者的不断努力及合作下,一定能够研制出可为患者提供视觉功能的人工视觉假体。

五、展望

尽管一系列生物前沿技术在眼科的转化研究取得了一定的成果,但仍处于起步阶段。在倡导整合医学的今天,如何使更多基础科研成果与眼科临床应用相整合,让优秀的研究成果惠及更多的患者,仍是任重道远。目前,通过多种前沿技术的整合应用研究加快了基因治疗、干细胞治疗技术和医学工程技术的临床转化,而眼科有可能成为干细胞真正进入临床实践的突破口,这将引起医学系统乃至整个医药行业的革命,为其他被认为是"绝症"类疾病的治疗提供了一个借鉴方向,对人类健康水平产生深远影响。

(卢清君　张敬学　滕羽菲)

参 考 文 献

1. Cottet S, Schorderet DF. Mechanisms of apoptosis in retinitis pigmentosa . Cur Mol Med, 2009, 9 (3): 375-383.

2. Li WS, Zheng QX, Kong FS. Progress in gene studies of hereditary retinal diseases . Chin J Ophthalmol, 2010, 46 (2): 186-192.

3. Bu L, Jin Y, Shi Y, et al. Mutant DNA-binding domain of HSF4 is associated with autosomal dominant lamellar and marner cataract. Nat Genet, 2002, 31(3):276-278.

4. Ji Y, Zhang AM, Jia X, et al. Mitochondrial DNA haplogroups M7b1'2 and M8a affect clinical expression of leber hereditary optic neuropathy in Chinese families with the m.11778G—> a mutation. Am J Hum Genet, 2008, 83(6): 760-768.

5. Zhao C, Bellur DL, Lu S, et al. Autosomal-dominant retinitis pigmentosa caused by a mutation in SNRNP200, a gene required for unwinding of U4/U6 snRNAs. Am J Genet, 2009, 85(5):617-627.

6. Chen L, Jia L, Wang N, et al. Evaluation of LoxL1 pelymorphisms in exfoliation syndrome in a Chinese population. Mol Vis, 2009, 15:2349-2357.

7. Vithana EN, Khor CC, Qiao C, et al. Genome-wide association analyses identify three new susceptibility loci for primary angle closure glaucoma. Nat Genet, 2012, 44(10):1142-1146.

8. The Journal of Gene Medicine. Gene Therapy Clinical Trails Worldwide. http://www.abedia.com/wiley/index. html. 2013

9. Pelletier V, Jambou M, Delphin N, et al. Comprehensive survey of mutations in RP2 and RPGR in patients affected with distinct retinal dystrophies: genotype-phenotype correlations and impact on genetic counseling. Hum Mutat, 2007, 28(1):81-91.

10. Bereta G, Kiser PD, Golczak M, et al. Impact of retinal disease associated RPE65 mutations on retinoid isomerization. Biochemistry, 2008, 47(37):9856-9865.

11. Nadstrom K, Katz ML, Bragadottir R, et al. Functional and structural recovery of the retina after gene therapy in the RPE65 null mutation dog. Invest Ophthalmol Vis Sci, 2003, 44(4):1663—1672.

12. Pang JJ, Chang B, Kumar A, et al. Gene therapy restores vision—dependent behavior as well as retinal structure and function in a mouse model of RPE65 Leber congenital amaurosis. Mol Ther, 2006, 13(3):565-572.

13. Bainbridge JW, smith AJ, Barker SS, et al. Effect of gene therapy on visual function in Leber's congenital amaurosis. N Engl J Med, 2008, 358(21):2231-2239.

14. Maguire AM, Simonelli F, Pierce EA, et al. Safety and efficacy of gene transfer for Leber's congenital amaurosis. N Engl J Med, 2008, 358(21):2240-2248.

15. Jacobson SG, Cideciyan AV, Ratnakaram R, et al. Gene therapy for leber congenital amaurosis caused by RPE65 mutations: safety and efficacy in 15 children and adults followed up to 3 years. Arch Ophthalmol, 2012, 130(1):9-24.

16. D'Cruz PM, Yasumura D, Weir J, et al. Mutation of the receptor tyrosine kinase gene Mertk in the retinal dystrophic RCS rat. Hum Mol Genet, 2000, 9(4):645-651.

17. Boye SE, Boye SL, Lewin AS, et al. A Comprehensive Review of Retinal Gene Therapy. 2013, 21(3):509-519.

18. Hashimoto T, Gibbs D, Lillo C, et al. Lentiviral gene replacement therapy of retinas in a mouse model for Usher syndrome type 1B. Gene Ther, 2007, 14(7):584-594.

19. Kong J, Kim SR, Binley K, et al. Correction of the disease phenotype in the mouse model of Stargardt disease by lentiviral gene therapy. Gene Ther, 2008, 15(19):1311-1320.

20. Ferrara N, Henzel WJ. Pituitary follicular cells secrete a novel heparin-binding growth factor specific for vascular endothelial cells. Biochem Biophys Res Commtm, 1989, 161(2):851-858.

21. Iriyama A, Chen YN, Tamaki Y, et al. Effect of anti-VEGF antibody on retinal ganglion cells in rats [J]. Br J Ophthalmol, 2007, 91(9):1230-1233.

22. Lai CM, Shen WY, Brankov M, et al. Long-term evaluation of AAV-mediated sFlt-1 gene therapy for ocular neovascularization in mice and monkeys. Mol Ther, 2005, 12(4):659-668.

23. Lai CM, Estcourt MJ, Himbeck RP, et al. Preclinical safety evaluation of subretinal AAV2.sFlt-1 in non-human primates. Gene Ther, 2012, 19(10):999-1009.

24. Beltran WA. On the role of CNTF as a potential therapy for retinal degeneration: Dr. Jekyll or Mr. Hyde? Adv Exp Med Biol, 2008, 613:45-51.

25. Bok D, Yasumura D, Matthes MT, et al. Effects of adeno-associated virus-vectored ciliary neurotrophic factor on retinal structure and function in mice with a P216L rds/peripherin mutation. Exp Eye Res, 2002, 74 (6): 719-735.

26. Sieving PA, Caruso RC, Tao W, et al. Ciliary neurotrophic factor (CNTF) for human retinal degeneration: phase I trial of CNTF delivered by encapsulated cell intraocular implants. Proc Natl Acad Sci USA, 2006, 103 (10): 3896-3901.

27. Zhang K, Hopkins JJ, Heier JS, et al. ciliary neurotrophic factor delivered by encapsulated cell intraocular implants for treatment of geographic atrophy in age-related macular degeneration. Proc Natl Acad Sci USA, 2011, 108 (15): 6241-6245.

28. Hattar S, Liao HW, Takao M, et al. Melanopsin-containing retinal ganglion cells: architecture, projections, and intrinsic photosensitivity. Science, 2002, 295 (5557): 1065-1070.

29. Berson DM, Dunn FA, Takao M. Phototransduction by retinal ganglion cells that set the circadian clock. Science, 2002, 295 (5557): 1070-1073.

30. Lin B, Koizumi A, Tanaka N, et al. Restoration of visual function in retinal degeneration mice by ectopic expression of melanopsin. Proc Natl Acad Sci U S A, 2008, 105 (41): 16009-16014.

31. Tomita H, Sugano E, Yawo H, et al. Restoration of visual response in aged dystrophic RCS rats using AAV-mediated channelopsin-2 gene transfer. Invest Ophthalmol Vis Sci, 2007, 48 (8): 3821-3826.

32. Ivanova E, Hwang GS, Pan ZH, et al. Evaluation of AAV-mediated expression of Chop2-GFP in the marmoset retina. Invest Ophthalmol Vis Sci, 2010, 51 (10): 5288-5296.

33. Cideciyan AV, Jacobson SG, Beltran WA, et al. Human retinal gene therapy for leber congenital amaurosis shows advancing retinal degeneration despite enduring visual improvement. Proc Natl Acad Sci USA, 2013, 110 (6): E517-E525.

34. Chen FK, Patel PJ, Uppal GS, et al. Long-term outcomes following full macular translocation surgery in neovascular age-related macular degeneration. Br J Ophthalmol 2010, 94 (10): 1337-1343.

35. MacLaren RE, Uppal GS, Balaggan KS et al. Autologous transplantation of the retinal pigment epithelium and choroid in the treatment of neovascular age-related macular degeneration. Ophthalmology, 2007, 114 (3): 561-570.

36. Carr AJ, Smart MJ, Ramsden CM, et al. Development of human embryonic stem cell therapies for age-related macular degeneration. Trends Neurosci, 2013, 36 (7): 385-395.

37. Kawasaki, H, Suemori, H, Mizuseki, K, et al. Generation of dopaminergic neurons and pigmented epithelial from primate ES cells by stromal cell-derived inducing activity. Proc Natl Acad Sci USA, 2002, 99 (3): 1580-1585.

38. Klimanskaya I, Hipp J, Rezai K A, et al. Derivation and comparative assessment of retinal pigment epithelium from human embryonic stem cells using transcriptomics. Cloning Stem Cells, 2004, 6 (3): 217-245.

39. Osakada F, Ikeda H, Sasai Y, et al. Stepwise differentiation of pluripotent stem cells into retinal cells. Nat Protoc, 2009, 4 (6): 811-824.

40. Idelson M, Alper R, Obolensky A, et al. Directed differentiation of human embryonic stem cells into functional retinal pigment epithelium cells. Cell Stem Cell, 2009, 5 (4): 396-408.

41. Vugler A, Carr AJ, Lawrence J, et al. Elucidating the phenomenon of HESC-derived RPE: anatomy of cell genesis, expansion and retinal transplantation. Exp Neurol, 2008, 214 (2): 347-361.

42. Lund RD, Wang S, Klimanskaya I et al. Human embryonic stem cell-derived cells rescue visual function in dystrophic RCS rats. Cloning Stem Cells, 2006, 8 (3): 189-199.

43. Lu B, Malcuit C, Wang S, et al. Long-term safety and function of RPE from human embryonic stem cells in preclinical models of macular degeneration. Stem Cells, 2009, 27 (9): 2126-2135.

44. Schwartz SD, Hubschman JP, Heilwell G, et al. Embryonic stem cell trials for macular degeneration: a preliminary report. Lancet, 2012, 379 (9871): 713-720

45. Yaji N, Yamato M, Yang J, et al. Transplantation of tissue-engineered retinal pigment epithelial cell sheets in a

rabbit model . Biomaterials,2009,30(5):797-803.

46. Takahashi K,Yamanaka S. Induction of pluripotent stem cells from mouse embryonic and adult fibroblast cultures by defined factors . Cell,2006,126(4):663-676.

47. Buchholz DE,Pennington BO,Croze RH,et al. Rapid and efficient directed differentiation of human pluripotent stem cells into retinal pigmented epithelium. Stem Cells Transl. Med,2013,2(5):384-393.

48. Buchholz DE,Hikita ST,Rowland TJ,et al. Derivation of functional retinal pigmented epithelium from induced pluripotent stem cells. Stem Cells,2009,27(10):2427-2434.

49. Carr AJ,Vugler AA,Hikita S,et al. Protective effects of human iPS-derived retinal pigment epithelium cell transplantation in the retinal dystrophic rat. PLoS One,2009,4(12):e8152.

50. Shi Y,Desponts C,Do JT,et al. Induction of pluripotent stem cells from mouse embryonic fibroblasts by Oct4 and Klf4 with small-molecule compounds . Cell Stem Cell,2008,3(5):568-574.

51. Zhou H,Wu S,Joo JY,et al. Generation of Induced Pluripotent Stem Cells using recombinant protein. Cell Stem Cell,2009,4(5):381-384.

52. Cramer AO,Maclaren RE. Transplating induced pluripotent stem cells from bench to bedside:application to retinal diseases. Curr Gene Ther,2013,13(2):139-151.

53. Kurimoto Y,Shibuki H,Kaneko Y,et al. Transplantation of adult rat hippocampus-derived neural stem cells into retina injured by transient ischemia. Neurosci Lett,2001,306(1-2):57-60.

54. Young MJ,Ray J,Whiteley SJ,et al. Neuronal differentiation and morphological integration of hippocampal progenitor cells transplanted to the retina of immature and mature dystrophic rats . Mol Cell Neurosci,2000,16(3):197-205.

55. Klassen HJ,Ng TF,Kurimoto Y,et al. Multipotent retinal progenitors express developmental markers, differentiate into retinal neurons,and preserve light-mediated behavior. Invest Ophthalmol Vis Sci,2004,45(11):4167-4173.

56. Qiu G,Seiler MJ,Mui C,et al. Photoreceptor differentiation and integration of retinal progenitor cells transplanted into transgenic rats . Exp Eye Res,2005,80(4):515-525.

57. MacLaren RE,Pearson RA,MacNeil A,et al. Retinal repair by transplantation of photoreceptor precursors . Nature,2006,444(7116):203-207.

58. Lamba DA,Gust J,Reh TA. Transplantation of human embryonic stem cell-derived photoreceptors restores some visual function in Crx-deficient mice . Cell Stem Cell,2009,4(1):73-79.

59. Pearson RA,Barber AC,Rizzi M,et al. restoration of vision after transplantation of photoreceptors. Nature. 2012,485(7396):99-103.

60. Southwest Hospital,Third Military Medical University,China. ChiCTR-TNRC-08000193:Safety and Efficacy Study in Fetal Photoreceptor Progenitor Cells Transplantation for Retinitis Pigmentosa. Chinese Clinical Trails Registry. http://www.chictr.org/cn/proj/show.aspx?proj=1195.(2008-12-10)

61. Jagatha B,Divya MS,Sanalkumar R,et al. In vitro differentiation of retinal ganglion-like cells from embryonic stem cell derived neural progenitors. Biochem Biophys Res Commun,2009,380(2):230-235.

62. Li W,Sun W,Zhang Y,et al. Rapid induction and long-term self-renewal of primitive neural precursors from human embryonic stem cells by small molecule inhibitors. Proc Natl Acad Sci U S A,2011,108(20):8299-8304.

63. Chen M,Chen Q,Sun X,et al. Generation of retinal ganglion-like cells from reprogrammed mouse fibroblasts. Invest Ophthalmol Vis Sci,2010,51(11):5970-5978.

64. Wang N,Zeng M,Ruan Y,et al. Protection of retinal ganglion cells against glaucomatous neuropathy by neurotrophin-producing,genetically modified neural progenitor cells in a rat model. Chin Med J(Engl),115(9):1394-1400.

65. Harper MM,Grozdanic SD,Blits B,et al. Transplantation of BDNF-secreting mesenchymal stem cells provides neuroprotection in chronically hypertensive rat eyes. Invest Ophthalmol Vis Sci. 2011,52(7):4506-4515.

66. Nakano T, Ando S, Takata N, et al. Self-Formation of Optic Cups and Storable Stratified Neural Retina from Human ESCs. Cell Stem Cell, 2012, 10(6): 771-785.

67. Eiraku M, Takata N, Ishibashi H, et al. Self-organizing optic-cup morphogenesis in threedimensional culture. Nature, 2011, 472(7341): 51-56.

68. Babcock HW. Adaptive optics revisited. Science, 1990, 249(4966): 253-257.

69. Liang J, Williams DR, Miller DT. Supernormal vision and high-resolution retinal imaging through adaptive optics. J Opt Soc Am A Opt Image Sci Vis, 1997, 14(11): 2884-2892.

70. Wang Q, Kocaoglu OP, Cense B, et al. Imaging retinal capillaries using ultrahigh-resolution optical coherence tomography and adaptive optics. Invest Ophthalmol Vis Sci, 2011, 52(9): 6292-6299.

71. Williams DR. Imaging single cells in the living retina. Vision Res, 2011, 51(13): 1379-1396.

72. Li J, Xiong Y, Wang N, et al. Effects of spherical aberration on visual acuity at different contrasts. J Cataract Refract Surg, 2009, 35(8): 1389-1395. \Li S, Xiong Y, Li J, et al. Effects of monochromatic aberration on visual acuity using adaptive optics. Optom Vis Sci, 2009, 86(7): 868-874.

73. 刘娜, 余涛, 姚军平, 等. 视皮层假体研究进展. 实用医院临床杂志, 2010, 7(6): 27-29.

74. Dobelle WH. Artificial vision for the blind by connecting a television camera to the visual cortex. ASAIO J, 2000, 46(1): 3-9.

75. Roessler G, Laube T, Brockmann C, et al. Implantation and explantation of a wireless epiretinal retina implant device: observations during the EPIRET3 prospective clinical trial. Invest Ophthalmol Vis Sci, 2009, 50(6): 3003-3008.

76. Bradley DC, Troyk PR, Berg JA, et al. Visuotopic mapping through a multichannel stimulating implant in primate V1. J Neurophysiol, 2005, 93(16): 1659-1670.

77. Troyk PR, Rush AD. Inductive link design form miniature implants. Conf Proc IEEE Eng Med BiolSoc, 2009, 2009(1): 204-209.

78. 孙晓娜, 李刚, 朱壮晖, 等. 丘形柔性神经微刺激电极阵列. 光学精密工程, 2009, 17(9): 2176-2183.

第四节　胚胎干细胞来源的成血管细胞对视网膜血管损伤的干预作用

导　读

　　视网膜血管病是临床常见的一大类疾病,也是一种严重的致盲性视网膜病变。在一定程度上,可以反映某些全身疾病的严重程度和全身各种血管的功能状态。目前对视网膜血管疾病的治疗,根据疾病发展的不同阶段和严重程度,主要包括药物、激光、手术这几方面。但这些治疗都存在一个很明显的局限性,就是不能有效地恢复受损的视网膜的血管组织,它只能阻止或者延缓疾病的进展,使疾病达到一个稳定的状态,而不能有效的恢复疾病所带来的组织损伤。

　　应用干细胞治疗损伤或退变组织是目前医学研究的一个热点,视网膜血管损伤患病后,应用干细胞向血管内皮细胞分化及保护血管内皮细胞的能力,代替或保护受损的血管内皮细胞,修复受损的血管组织,使视网膜血管功能结构恢复正常,进而恢复视网膜正常的血液循环,这是理想中的视网膜血管病的最佳治疗方案。本研究证实成血管细胞对视网膜血管损伤具有较强的修复能力,但成血管细胞对视网膜神经组织损伤的保护作用尚不明确,需要进一步的研究。本研究评估胚胎干细胞来源的成血管细胞对视网膜血管损伤的干预作用,为视网膜血管神经损伤治疗提供帮助。若能通过成血管细胞与神经保护或再生方法联合治疗视网膜血管神经损伤会有较好的应用前景。

一、视网膜血管损伤治疗现状

视网膜血管病是临床一种常见的一大类疾病,也是一种严重的致盲性视网膜病变。同时,视网膜血管作为全身血管的一部分,是一个通过仪器可以直接观察到的微小血管,它在一定程度上,可以反映某些全身疾病的严重程度和全身各种血管的功能状态。此外,视网膜血管与视网膜神经组织的关系非常密切,存在相互作用的关系[1]。

目前对视网膜血管疾病的治疗,根据疾病发展的不同阶段和严重程度,主要包括药物、激光、手术这几方面。但是,这些治疗都存在一个很明显的局限性,就是不能有效地恢复受损的视网膜的血管组织,它只能阻止或者延缓疾病的进展,使疾病达到一个稳定的状态,而不能有效的恢复疾病所带来的组织损伤。

应用干细胞治疗损伤或退变组织是目前医学研究的一个热点[2]。干细胞有多向分化的潜能,可以分化为多种组织细胞,如果能诱导干细胞分化为特定细胞以代替相应的受损细胞,并恢复组织器官的功能,这将是最理想的治疗方案。视网膜血管损伤患病后,应用干细胞向血管内皮细胞分化及保护血管内皮细胞的能力,代替或保护受损的血管内皮细胞,修复受损的血管组织,使视网膜血管功能结构恢复正常,进而恢复视网膜正常的血液循环,这无疑是理想中的视网膜血管疾病的最佳治疗方案。

二、成血管细胞研究进展

目前的研究认为,在胚胎期,成血管细胞(hemangioblast)与血管形成有关,它可能是造血细胞和内皮细胞共同的前体细胞,但是目前在成体中还没有成功的分离出来。美国 ACT 公司的卢士江教授[3]在体外从多株胚胎干细胞成功地诱导出具有成血管细胞特征的细胞,这些细胞表达一些成血管细胞的相关蛋白,但不表达成熟的血管内皮细胞相关的 CD31、CD34 和血管内皮生长因子受体;并且,这些细胞可以分化为造血干细胞和内皮细胞;此后,他们近一步改进实验方法,使细胞分化效率大大提高,获得了更多均一的成血管细胞[4],为后续的研究和应用打下基础。

在大鼠后肢缺血的模型中静脉植入了这种胚胎干细胞来源的成血管细胞后,可以发现植入细胞实验组血液循环明显改善,而且它的大鼠后肢功能也得到了明显的恢复[3]。在视网膜缺血再灌注损伤造成的视网膜血管损伤模型中,通过眼局部注射植入胚胎干细胞来源的成血管细胞,可以发现注射两天后,绿色荧光蛋白标记的成血管细胞已经整合到视网膜血管中,并且起到了修复血管的作用(图 10-4-1)。在静脉移植两天以后,也获得了同样的结果。静脉注射七天以后,获得了同样的结果[3]。在遗传性糖尿病视网膜病变模型中,进行玻璃体腔成血管细胞移植以后,可以发现移植的细胞整合到了视网膜的血管中,修复了视网膜的血管损伤,而正常的大鼠移植以后,在玻璃腔的细胞没有移动。通过视网膜病理组织切片,免疫组化染色可以发现移植的细胞表达了血管内皮细胞特异的抗体——CD31 抗体,可以证明

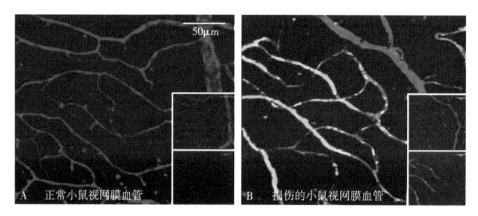

图 10-4-1　大鼠后肢缺血模型植入胚胎干细胞来源的成血管细胞后用绿色荧光蛋白标记的成血管细胞

移植的细胞已经分化为血管内皮细胞[3]。

三、成血管细胞对视网膜血管损伤的干预作用

以上的研究成果表明,在体外由胚胎干细胞诱导获得的成血管细胞在通过不同方法体内移植后,可以越过视网膜的内界膜,向损伤的部位迁移、黏附,并且迅速分化为内皮细胞,有效地修复了血管的损伤。但对于成血管细胞的作用还有很多问题没有阐明,如①在缺乏原始的血管模板条件下,成血管细胞是否能够有效的恢复血管的组织;②在修复了血管组织结构以后,视网膜屏障功能是否得到了修复;③在血管修复以后,相应区域的视网膜神经组织功能是否有相应的恢复。

针对这些需要阐释的问题,我们进行了进一步的研究,具体设计思路如下。第一,构建氧诱导视网膜病变模型,它具有显著的无灌注区,也就是一个完全的无血管区,可以检验成血管细胞在没有血管支架的情况下重建血管组织的能力。第二,建立早期糖尿病视网膜模型,这个模型中的血视网膜屏障损伤可以用来检测成血管细胞对血视网膜屏障损伤的修复作用。第三,建立视网膜缺血再灌注损伤模型,这种模型中的神经节细胞的损伤可以检测成血管细胞对神经节细胞是否具有保护作用。通过这三个模型,可以全面评估一下成血管细胞对视网膜血管神经的保护作用。

氧诱导视网膜病变模型是将出生第七天的乳鼠,放到75%的氧舱中进行饲养,五天以后回到正常氧中继续饲养。在高氧情况下,正在发育过程中的视网膜血管闭塞,停止发育,形成大片的视网膜无灌注区。而在回到正常氧中后,无血管区视网膜处于相对的缺氧状态中,从而形成大量的异常新生血管(图 10-4-2)。

模型制作成功后将成血管细胞进行玻璃腔

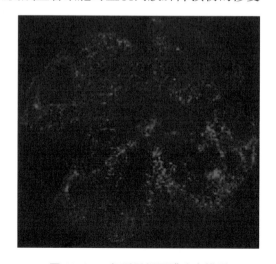

图 10-4-2　氧诱导视网膜病变模型

移植,移植的时间是出生后第 7 天、第 12 天,对照组的移植等量的血管内皮细胞或等体积的 PBS 缓冲液。第 7 天移植组,第 12 天进行了视网膜无灌注区面积的测量,可以发现移植组和对照组没有明显的差异。而 12 天移植组,在第 17 天进行了视网膜新生血管和无灌注区面积的检测,可以发现移植组与对照组相比,无灌注区面积和新生血管的面积都明显减少(图 10-4-3)。通过软件进行量化以后,对比更加明显。统计分析结果也显示,无论是无灌注区的面积还是新生血管的面积,移植成血管细胞组与 PBS 和内皮细胞组比较具有明显的统计学差异。

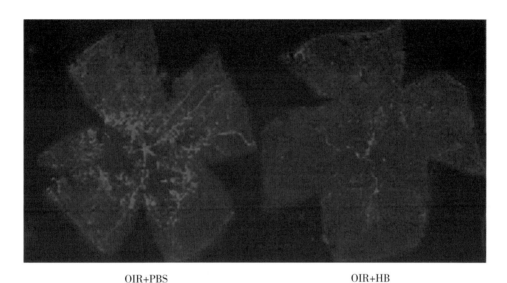

OIR+PBS　　　　　　　　　　　　OIR+HB

图 10-4-3　氧诱导视网膜病变 + 成血管细胞移植

通视网膜铺片、免疫组织化学染色可以发现,绿色荧光蛋白标记的成血管细胞已经迁移到并且整合到视网膜的血管组织中(图 10-4-4)。视网膜铺片和组织切片后的免疫组化染色后发现移植细胞表达了 CD31 抗体,可以证明它已经分化为血管内皮细胞。

以上研究结果提示,成血管细胞不能减少高氧导致的视网膜无灌注区的形成,但是可以减少缺氧状态下,视网膜无灌注区和新生血管的形成。并且可以整合到视网膜血管组织中,分化为血管内皮细胞,有效的修复氧诱导视网膜病变模型中损伤的血管组织。

糖尿病视网膜病模型是通过链脲佐菌素的腹腔注射损伤胰岛 B 细胞诱发糖尿病而成,在高血糖状态持续的情况下,血视网膜屏障破坏,血管的通透性增加。成血管细胞的玻璃体腔移植在糖尿病发病第六周后进行,对照组为等体积 PBS 缓冲液,移植后不同时间对血视网膜屏障通透性进行检测。

糖尿病大鼠的血视网膜屏障的检测显示在糖尿病发病后第六周后,它的血管通透性明显增加,证明在这个时候,血视网膜屏障已经出现了明显的破坏。因此,在糖尿病发病第六周时进行成血管细胞玻璃体腔移植。在移植后第二天、第四天和第十二天,进行了血视网膜屏障功能的检测,结果显示在移植后第二天,移植组与对照组相比,血视网膜屏障的损伤得到了明显的修复,但是在移植后第四天和第十二天,两组比较没有明显的差异(图 10-4-5)。视网膜铺片、组织切片的免疫组化染色可以发现,移植的细胞同样迁移到血管组织中,表达

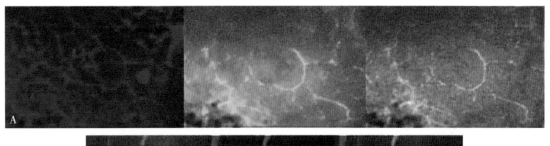

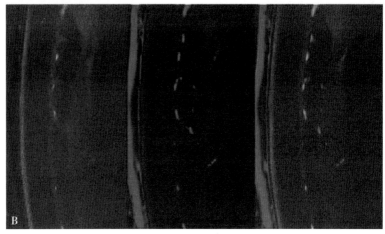

图 10-4-4

A. 视网膜铺片:成血管细胞整合;B. 视网膜切片:成血管细胞的迁移

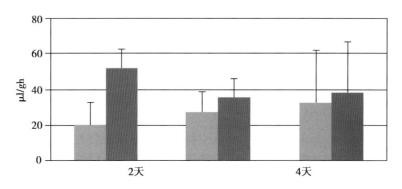

图 10-4-5　成血管细胞移植对 DR 模型中 BRB 损伤的修复作用

了 CD31 的抗体,可以证明它已经分化为血管内皮细胞。这些实验结果提示,在早期糖尿病视网膜病变的模型中,成血管细胞能够整合到视网膜血管组织中,并且分化为血管内皮细胞。同时,对血视网膜屏障功能的损伤具有一定的修复作用,但是持续的时间很短,考虑可能与细胞移植的免疫排斥反应有关。

视网膜缺血再灌注损伤模型是通过前房灌注升高眼压、阻断视网膜的血流一小时后再恢复视网膜的血流而成。损伤后立即进行成血管细胞的玻璃腔移植。对照组移植等体积的 PBS 缓冲液。通过视网膜组织切片,视网膜厚度的测量和视网膜神经节细胞逆行标记计数两个方法来进行神经组织保护情况的评价。

视网膜组织切片、厚度测量的结果显示,移植细胞组的视网膜厚度比 PBS 组略厚,但是经过统计学分析,两者没有明显差异。神经节细胞计数结果显示,虽然移植细胞组细胞计数略有增加,但是统计学上没有明显的差异。因此,试验结果显示,从视网膜厚度和神经节细胞计数两方面看,成血管细胞对视网膜缺血再灌注损伤模型中视网膜神经组织的损伤无明确的保护作用。

通过这一系列的实验,我们可以得到以下的结论:①成血管细胞对视网膜血管损伤具有较强的修复能力;②成血管细胞对视网膜神经组织损伤的保护作用尚不明确,需要进一步的研究。因此,可以推测如果通过成血管细胞与神经保护或再生方法联合治疗视网膜血管神经损伤可能会取得较好的效果。

(王进达 张 伟 张景尚 安 莹 卢世江 徐 亮)

参 考 文 献

1. Friedlander M, Dorrell M I, Ritter M R, et al. Progenitor cells and retinal angiogenesis. Angiogenesis, 2007, 10(2):89-101.
2. 张纯. 干细胞治疗离青光眼患者有多远? ——十年干细胞研究的回顾. 眼科,2009(1):10-13.
3. Lu S J, Feng Q, Caballero S, et al. Generation of functional hemangioblasts from human embryonic stem cells. Nat Methods, 2007,4(6):501-509.
4. Lu S J, Luo C, Holton K, et al. Robust generation of hemangioblastic progenitors from human embryonic stem cells. Regen Med, 2008,3(5):693-704.

第十一章　信息技术在眼科的应用

导　读

　　整合眼科学的诊疗平台建立一方面有赖于跨专科医生的通力合作,融会贯通,更要依靠有效的平台建设和高效的信息交流。近年来,随着数字技术和网络的发展,远程医疗平台的日臻完善,临床资料电子化管理的广泛应用,为整合医学诊疗平台的实现提供了基础。本章内容主要介绍眼科信息的数字化应用及远程会诊平台的建立、发展及前景。

　　数字眼科是把现代计算机技术、通讯技术等应用于整个眼科医疗过程的一种新型的现代化眼科医疗方式。数字眼科医疗服务则是利用数字医疗方式为患者提供各种眼科相关的服务。在数字医疗服务中,患者能以最简单的流程完成就诊,医生诊断准确率大幅度提高。患者的影像信息、病历信息档案记录着所有当前和历史的健康信息,可以大大方便医生诊断和患者的自我管理、真正实现远程会诊所需要的患者综合数据调用,实现快速有效服务。随着互联网技术的发展,数字眼科还促进了新兴服务模式的开展:一方面促进多级医疗机构实现医疗设备与医疗专家资源共享;另一方面,促进眼科服务从传统的院内诊疗服务,向居民日常生活的筛查、干预等环节延伸,催生第三方企业服务的商业模式,从而全面促进了眼科专科的发展和居民健康水平的提高。

第一节　数字眼科相关产业及市场的特征和发展

一、眼科信息化产业分类

　　按照人们对 IT 产业和市场的一般认识,与医院信息化相关的 IT 产业和市场可归为硬件、软件和服务三大类(表 11-1-1)。

表 11-1-1　医疗信息化产业分类

	IT 产业和市场	供方	需方	备注
硬件	基础设施	基础设施供应商	医疗机构	综合布线、机房建设等
	设备	设备厂商、系统集成商	医疗机构、系统集成商	网络设备、服务器、终端设备等
软件	系统软件	系统软件厂商	医疗机构、应用软件供应商	操作系统、数据库、开发工具等
	应用软件	应用软件供应商	医疗机构	各类信息系统
服务	IT 维护及运营服务	设备厂商、维护及运营服务提供商	医疗机构	日常维修、维护
	专业 IT 服务	专业 IT 服务提供商	医疗机构	IT 咨询服务、系统集成、培训等

眼科作为一个医疗领域的细分专科,在医疗信息化产业发展中表现出了如下特点:

(一) 相关市场的投资结构趋向合理

根据 IDC 的研究显示(图 11-1-1,图 11-1-2):2005 年中国 HIT 花费中,软件份额为 13.1%,IT 服务占 15.9%(两者合计 29.0%),而硬件份额高达 71.0%。2010 年,软件份额上升至 20.7%,服务上升至 19.8%(两者合计 40.5%),而硬件比例下降到 59.5%。计世资讯的研究结果显示:自 2004 年以来,中国医疗信息化市场的硬件投资比例逐年下降,而软件及服务的投资比例逐年上升。2005 年 HIT 市场中,软件投资比例为 13.0%,服务占 22.3%(两者合计 35.3%),硬件则达到 64.7%。至 2006 年,软件和服务的投资分别较上一年度增长了 28.5% 和 32.5%,增长速度约比硬件高一倍(15.1%)。且两者合计已经达到 38.1%,甚至超过了整个中国 IT 市场软件和服务的平均投资比例(3 5.1%)。一般认为,市场中软件和服务的投资比例上升,达到甚至超过硬件的投资比例,是市场趋向成熟的重要标志。

(二) 专科信息化服务的比重逐步加大

以上数据表明,医疗信息化建设正在逐步从 IT 基础设施建设,向专业服务方向发展。眼科作为重要专科之一,其信息化程度越来越受到医疗机构的重视。

从 2012 年一项市场调研投票(图 11-1-3,图 11-1-4)可以看出,专科影像、移动服务、面向消费者的服务支撑系统,在医疗信息化产业中将占据重要地位。

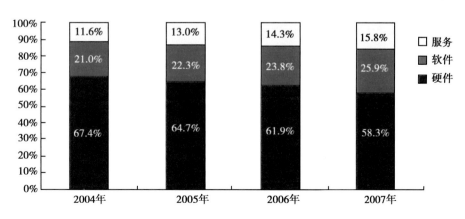

图 11-1-1　2004-2007 年中国 HIT 市场的投资结构

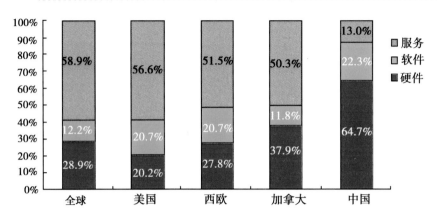

图 11-1-2　2005 全球 HIT 市场的投资结构

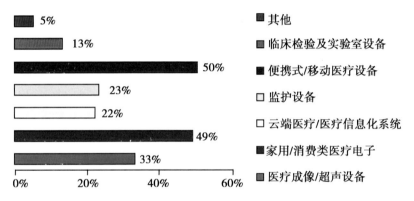

图 11-1-3　2010 年医疗信息化相关电子产品市场关注度

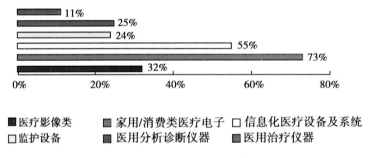

图 11-1-4　更具发展潜力的医疗电子设备细分市场关注度

二、信息技术将大幅促进基层眼科专科服务的发展

目前我国医疗信息化(HIT)产业处于如图所示的成长初始阶段,市场需求旺盛,应用软件市场发展迅猛,IT 服务市场也有了较快的增长。供应商之间的恶性竞争有所缓解,用户的消费亦趋向理性、成熟(图 11-1-5)。

数字医疗服务业与医疗设备、物联网芯片、通信及相关设备制造业、咨询服务等多个行业相关联(图 11-1-6)。

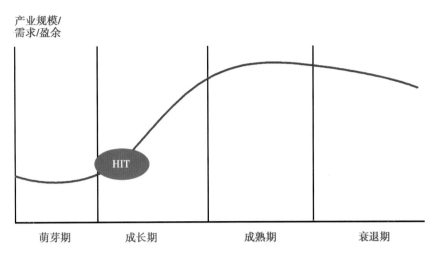

图 11-1-5　中国 HIT 发展处于成长初始阶段

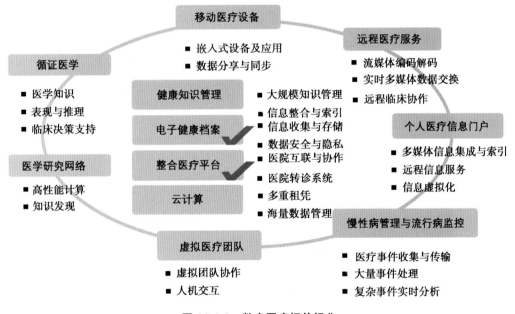

图 11-1-6　数字医疗相关行业

　　全球医药咨询机构 IMS 预计未来几年中低端医疗市场增速最快,乐观估计增长率在 30% 左右。其中一级、县级及乡镇医院的医疗需求将出现快速增长,而三级医院的就诊压力有望减轻。医改的重要目标是合理配置医疗资源,目前三级医院就诊压力过大正是源于基层医疗能力较弱,当基层医院医疗设备逐渐完备,对一般病和慢性病均能及时治疗后,患者扎堆三级医院的现象有望缓解。卫生部统计数据显示,2011 年 1~11 月我国三级医院病床使用率为 105%,二级、一级医院病床使用率分别为 90.7% 和 60.1%,而社区卫生服务中心和乡镇卫生院病床使用率仅为 54.3% 和 57.8%,随着医改的深化这种情况有望扭转。

"强基层"将首先壮大基层医疗机构的能力建设,使基层医院能够自行检测或治疗一些常见疾病。《医疗器械科技"十二五"规划》也指出,将重点发展基层卫生体系建设急需的普及型先进实用产品。

以远程眼科图像诊断为代表的一系列适合开展远程服务的信息技术产品将在"强基层"建设中扮演重要角色,实现以低成本增强基层卫生机构眼科专科服务,同时获得巨大的市场空间。

同时,综合移动服务技术、云计算技术和物联网技术等新型产品,不断提高基层医疗机构的医学诊疗水平和服务能力,增强基层医疗机构、地区医院、大型综合 / 专科医院之间的协同服务能力,提升居民健康水平。

(刘旭阳　王　云　蔡素萍)

第二节　数字眼科相关信息技术进展

一、云计算在眼科的应用

眼科影像在疾病诊断中起着很重要的作用,它不仅仅是眼科疾病临床诊断的依据,还是与眼底病变相关的各种疾病(如糖尿病、高血压等)临床诊断的重要依据。传统医疗成像设备(如 CT、分子影像、磁共振等)的广泛应用,提高了这些疾病的诊断效果,同时也带来了一些问题:

首先,医学影像设备一次扫描能产生数百甚至数千张图片,随着时间的不断推移,影像海量增长,而现有医疗系统将难以满足海量影像信息的实时存储。

其次,高端影像设备价格昂贵,为了增加医院的医疗水平,不得不大幅度增加在医疗设备上的开销,这就使得医疗成本居高不下。

另外,医学影像设备产生的影像不能全部对患者透明,患者转院时可能需要重新进行影像检查,不必要的重复检查不但加重了患者的负担,还可能错过最佳救治时间。

最后,现有的医疗存储架构也存在着一定的局限性,例如:数据的存储比较分散,不容易实现多源异构数据的实时访问、查询和存取操作。业务扩展一般是硬件设备的更新,这将导致医疗资源的浪费。另外,影像备份系统复杂,数据恢复的速度也比较缓慢,从而在数据管理方面,增加人力和财力成本,不可避免地造成资源上的浪费。

未来随着成像设备的易携性、移动性方面的发展,将使得眼科影像爆炸性增长,医院现有的 HIS 系统以及影像归档和通信系统(简称为 PACS)不能适应海量数据的处理,必须开拓好的计算模式来适应未来的大数据时代。

由于眼科就诊产生大量图片的特殊性,使得云计算在眼科中能发挥很大作用。具体表现在海量数据的存储和共享、快速数据获取、远程诊断以及自动诊断和预测预警等。

(一)海量数据的存储和共享

云平台拥有更多的硬件资源和计算能力,并且有更专业的维护团队。云服务平台能将过去分散的各个医疗服务资源,集中在云服务平台中,这种聚集式服务比分散的医疗服务产生更高的价值。例如,每个不同的医院可以及时有效地分享眼科影像,如此将会降低患者重复拍照的花费,也降低了医疗机构为了适应数据增长购置硬件及相应的管理费用。

（二）快速数据获取

云平台是分布式文件系统,具有内置的负载均衡以及冗余纠错能力,高效的动态缓存和检索技术能保证快速地检索出用户需要的图片。当有批量的图片请求时,云平台可以从不同的节点通过不同的链路传输不同的文件,以提升数据输出的并行性。对于大量并行用户访问,云平台通过负载均衡机制将用户分配到不同的节点。

（三）远程诊断

云计算能够改善眼科远程就诊。现在移动互联的普遍存在使得患者和医生随时随地都可以取得联系。云的超强计算能力能够为会诊及时提供历史眼科图片,帮助数据分析,使得不同医疗机构的专家能够有效地合作。

（四）云计算能够辅助眼科自动诊断以及预测和预警各种与眼科关联的疾病

由于云集中存储了大量的眼科图片,并且云有超强的计算能力,这为在云中实现机器学习、数据挖掘等高级人工智能技术提供了条件。由于移动互联的普遍存在,用户可以随时拍摄一张眼睛图片,并传到云端。云在接收到一张眼科图片后,可以根据自己学习到的经验知识先作一个预判,这样有可能过滤掉很多轻微或无眼科关联疾病的就医者,减少了没必要的就诊过程。同时云有可能根据一张眼科图片提醒提交者赶快就医并提供一些建议,使得患者的病情不被耽误。云还可以根据统计分析和数据挖掘对与眼科关联疾病提出预测和各种预警,如糖尿病的高危人群和年龄区间。

云计算具有存储量大、计算能力强、存储可扩展性、安全性高等优点,既实现了海量数据在不同医院的分布式存储与管理,同时又满足了不同的服务器系统访问和调用海量异构的多源数据,从而为患者提供实时性地眼科诊治服务,以更快的速度、更广的数据覆盖层面、更低的成本、更少的资源消耗满足诊治医生、患者两个方面不同的需求。

尽管到目前为止,还只有极少数的一些大型公司(例如微软、谷歌等),正在涉足云计算技术,并将云计算的思路充分地运用到医疗领域当中。但是,通过这一技术能够降低资源消耗、提高眼科医疗效率的角度进行分析,在眼科医疗行业中,云计算的架构具备广阔的应用前景。从较低的运行成本角度考虑,云计算在医疗领域也是一个理想的工具和平台。

二、新兴图像处理技术在眼科的应用

眼睛是一个代谢高度活跃与灵敏的器官,临床证明,影响视觉循环系统和大脑的眼科疾病或系统性疾病的相关症状在视网膜上可见,如黄斑变性、青光眼、源于糖尿病的糖尿病视网膜病变(DR)、源于心血管疾病(cardiovascular disease)的高血压视网膜病变和多发性硬化multiple sclerosis)[1-2]。基于眼睛的独特性,研究视网膜成像以及眼科相关疾病的图像分析技术有着非同寻常的意义,它既能实现对眼部并发症疾病的观察与诊断,又不会因为成像而使视网膜组织以及大脑组织受到损伤。

海量眼科影像数据,与日俱增的眼科护理与治疗成本是数字图像处理技术应用于眼科的主要驱动力。显然,专业眼科医生是昂贵资源,每个患者的时间与看病成本不论哪种付费方式(自费、第三方保险或社会医疗)都是居高不下。新技术(照相机、远程医疗、基层筛查)的发展导致眼科影像检查的数据大量增加。海量的图像数据已经超过临床医师人工诊断的极限。同时临床医生的主观因素会导致诊断标准的差异化。因此可靠、客观、稳定的眼科图像分析方法、特别是针对特定疾病的视网膜图像分析就尤为迫切,它既能提高患者数据管理的精度,又能提高临床医生诊断能力与潜在的社会效益。

早在 1973 年,Matsui[3]等人率先尝试将图像处理技术应用于眼科实验中。在最近二十年,数码成像、图像处理、模式识别、眼科多中心、随机临床试验、眼科病变研究、早期眼部并发症疾病的筛查等,所有这一切都促使眼科医学图像领域的飞速发展,新兴的眼科图像处理技术已经广泛应用于各种疾病的诊断与治疗。眼底图像处理技术广泛应用于糖尿病视网膜病变,青光眼,老年性黄斑病变的大规模筛查。OCT 图像处理技术和荧光血管造影图像处理技术广泛应用于糖尿病性视网膜病变、黄斑变性、炎症性视网膜疾病诊断和玻璃体视网膜手术中。

数字眼科图像处理技术根据视网膜成像的方式主要分为眼底图像处理和 OCT 扫描图像处理两大方向。

(一)眼底图像分析

眼底图像是最常用的视网膜成像方式,是反映视网膜形态的量化指数的主要资源(图 11-2-1)。目前眼底图像分析主要集中在如下几个方向:

1. 视网膜血管

(1) 血管以及毛细血管的分割;

(2) 含有实质病理的图像的血管分割;

(3) 纹路和伪影区分;

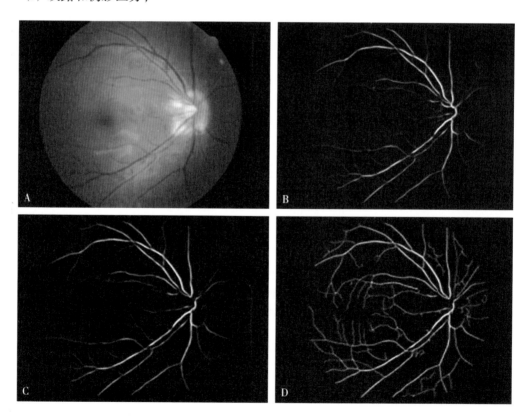

图 11-2-1

A. 原始眼底图像;B. 含有干扰的眼底血管图;C. 最终的眼底血管图;D. 眼底血管的树型分析

（4）准确的血管尺寸测量；

（5）血管弯曲度计算；

（6）血管树型分析。

2. 视网膜病变

（1）不规则形状的出血检测；

（2）罕见的但是主要病理如肿瘤和疤痕的检测；

（3）病变分布模式,例如玻璃膜疣的检测；

（4）萎缩,包括地理萎缩的分割；

（5）允许实时反馈的快速分析。

3. 基于内容的异常检测图像检索。

4. 异常估算的时域变化检测

（1）视网膜血管检测：对视网膜血管的评估与分析对于糖尿病视网膜病变、高血压眼部并发症等很多疾病的诊断有着很重要的作用。眼底血管的异常如(微动脉瘤、新生血管、动静脉比率)能直接反映相关疾病的严重程度,因此针对眼底图像血管的分割、血管结构与形状的分析一直是眼科图像处理领域的热点方向。所有的自动或半自动的疾病筛查系统都离不开对眼底血管的提取与分析。为了减少眼底相机的干扰,提出了一系列的眼底图像颜色空间的校正、基于光谱反射率、像素集、血管结构特征的分类技术。为了对血管的结构和树形分析,提出了多叉树管径分析和搜索技术。

（2）视网膜病变检测：视网膜病变检测是新兴图像处理技术应用于眼科的一个重要方向,如早期糖尿病视网膜病变可能分为红色病变,如微动脉瘤,出血和视网膜内微血管异常；或明亮病变,如脂质或脂蛋白渗出,浅视网膜梗死(棉絮斑)。

1）红色病变检测：红色视网膜病变如微血管瘤和小网膜出血,是糖尿病视网膜病变、高血压视网膜病变、其他典型的视网膜疾病的典型症状。红色病变是糖尿病性视网膜病变的领先指标。

2）亮度病变检测：通常情况下,明亮病变,被定义为病变部分比视网膜的背景更亮,发现在视网膜和全身性疾病中存在。玻璃膜疣是老年黄斑变性的标志,棉绒斑常见于糖尿病视网膜病变和高血压性视网膜病变中,而脂蛋白渗出在糖尿病视网膜病变以及在渗出性视网膜病(Coats' disease)和其他视网膜疾病中经常出现。

对于红色病变与亮度病变一直是眼科医学图像处理研究的热点问题[4-8],病变分割的准确性,以及伪影干扰的排除一直是眼科图像处理领域的研究难点,从最初的如 Spencer、Cree、Frame[9-10]等公司提供简单眼底图像的增强,使得临床眼科医师能快速的发现眼底病变并迅速做出诊断。到现在通过针对眼底图像新的颜色空间模型的建立、色度空间的校正与增强、新的图像分割算法和区域标定算法以及基于高维特征、强大的分类器算法,实现对不同病变的分割,如出血与微动脉瘤的分类；玻璃膜疣、渗出和棉绒斑的分类(图 11-2-2,图 11-2-3,图 11-2-4)。

（3）视网膜图谱分析：同其他解剖结构(例如脑、心脏、肺)一样,视网膜可以通过眼底图像的一些特征实现和构造。基于先验知识的视网膜图像地标的选择使得能以简洁直观的方式代表绝大多数视网膜图像的性能。三个地标可以作为视网膜的图谱功能：视盘、中心凹和被定义为最大的静脉动脉对的位置的"主血管拱"。图谱坐标系统可以客观地测量和比较解

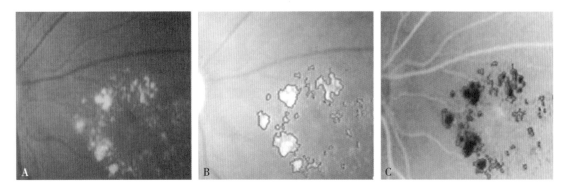

图 11-2-2
A. 眼底图像；B. 传统的 G 通道病变图；C. 新算法增强的病变图

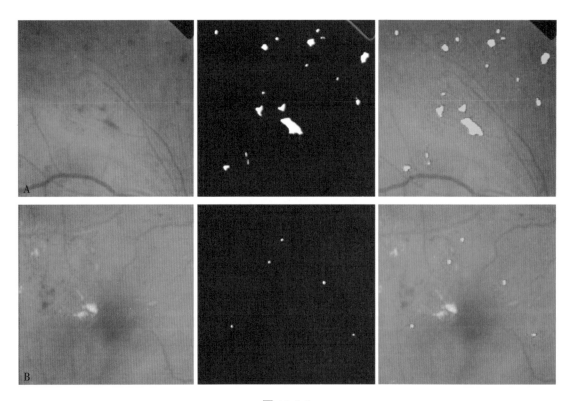

图 11-2-3
A. 出血检测图像；B. 微血管瘤检测图像

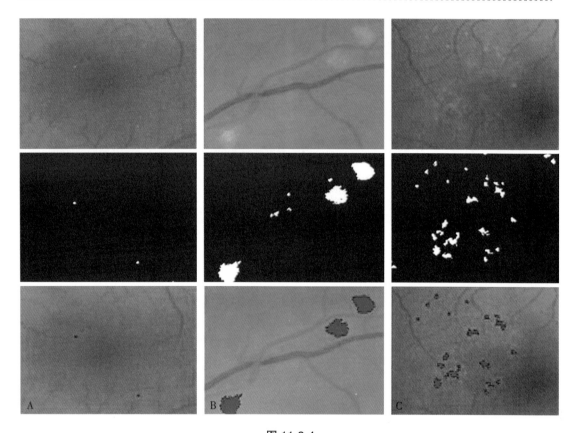

图 11-2-4
A. 渗出；B. 棉绒斑；C. 玻璃膜疣

剖大小，形状，颜色和其他的特征，从而定义一个内在的，有解剖意义的框架。有了这个框架，影像可以建立线性的一对一映射参考图谱而不用考虑像素的空间位置。辐射畸变纠正模型可以实现图谱的各向同性，各向同性图谱可以不考虑图谱和测试图像之间的空间位置对应关系。重叠区域的强度由距离加权的混合方案来计算。

建立图谱后，待分析的图像可与视网膜图谱直接在图谱坐标空间进行比较。因此，根据不同的应用目的，定义不同的关注点，如本地或全局色素分布、血管迂曲程度、病理特点、伪影表现等。同样可以实现比如图像质量检测和疾病的严重程度评定，以及基于内容的图像检索视网膜图像异常检测[11]。

（4）眼底图像的视神经头（ONH）分析：青光眼不断侵蚀视盘神经以致丧失视力，早期检测和最佳治疗可以把这种危险降到最低。青光眼进展的标志性是视神经头杯吸，确定杯吸的方法之一就是由经验丰富的青光眼专家从视神经头的立体彩色照片进行平面几何分析（测量）。在眼科医学图像处理上，模式识别的分类法[12]与三维立体重构[13]都可以实现对眼底图像的视神经头的分割与分析。

1）模式识别方式的视神经头分割：通过像素亮度和边缘检测算子得到图像特征。结合空间纹理信息，不同尺度的高斯滤波器产生大量的特征，利用凸集投影法的特征选择过程把这些特征进行优化整合。高斯滤波器的 bank 特征被设计为在不同的尺度和方向上对边缘和纹理有相应反应并应用于灰度图像数据。然后利用 K-NN 和支撑向量机方法进行分类，

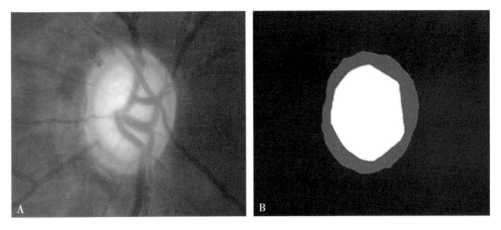

图 11-2-5
A. 视神经乳头的眼底图像；B. 视神经乳头分割结果

从而重构一个亚像素标记的杯、盘以及背景的概率映射图（图 11-2-5）。

2）基于立体彩色眼底图像的三维视神经乳头重构：临床医生使用视盘的立体彩色眼底照片由来已久，三维视神经乳头的三维形状提供了视神经损伤的可见显示，为了对 ONH 进行客观和量化的分析，很多研究小组发展出可以估计 ONH 三维形状的技术。在立体眼底图像中，通过一个或者更多相应的切片区域的位置差异，可以估算出大致轮廓；利用朗伯（Lambertian）反射定律区分连通区域；利用视神经乳头的视差图通过密度匹配得到三维图的表面和位姿信息，从而实现 3D 重构（图 11-2-6）。

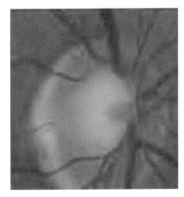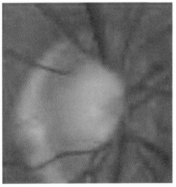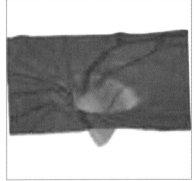

图 11-2-6　三维视神经乳头重构

（二）OCT 图像分析

虽然 OCT 成像技术的使用历史相对很短，但是发展迅速并在很多重要领域都有应用，特别是谱域 OCT 技术真正实现了视网膜三维立体扫描。随着不断增长的图像信息，发展一种先进分析技术来最大化地提取 OCT 扫描图像的临床相关信息显得非常重要。但是这个问题也面临挑战，因为 OCT 本身有噪音，经常要利用三维的上下文信息。而且，不同疾病的视网膜结构剧烈变化。这里我们综述了几种重要的 OCT 图像分析技术。

1. 3-D OCT 的视网膜膜层分析　对 OCT 扫描图像的视网膜膜层分割一直是眼科医学

图像处理的一个重要目标与方向,因为膜层的厚度变化是疾病状态的一个重要指数(图11-2-7)。特别是,在视网膜神经纤维层(RNFL)视盘周围的圆形扫描的厚度测量经常用于青光眼患者的疾病状态/进程/回归估算。而总的视网膜厚度测量经常使用在黄斑水肿、脉络膜新生血管、性黄斑裂孔患者的诊断和评估中。对于OCT扫描图像的视网膜膜层分割提出了各种各样的分割算法,如各向异性扩散过滤器、一维峰值检测算法、马尔可夫模型样条曲线、利用三维的上下文信息建立的三维分割方法。SD-OCT卷经常在慢扫描方向上展示出运动并在这个方向引起高频纹波的伪影干扰,因此OCT扫描图像的展平也是眼科医学图像处理的一个热点问题[14]。一旦图层被分割和展平之后,上述各层的黄斑组织中的属性可以被提取和分析。目前,最常被分析的属性是图层的厚度,最近的工作已经可以分析纹理特性[15-17]。例如青光眼,人们可以观察到的视网膜神经纤维层和神经节细胞层变薄。在其他的眼部疾病,特定层增厚非常重要。测量的厚度值和标准的数据库或图谱的比对结果,对于疾病的诊断非常有用。除了估算膜层厚度以及变异,纹理也能反映组织与组织的差异,纹理对于检测和分割纹理变化的结构非常有用,比如视网膜损伤。纹理可以全局的或者局部的在每个已被区分的图层中被确定。为了捕捉视网膜组织层3-D特征,3-D纹理分析可能包括功能描述强度等级分布,运行长度指数,共生矩阵,以及小波分析。这些纹理描述算子的三维方程可以直接在OCT纹理分析中使用。强度等级分布可能包含均值、方差、偏度、峭度、灰度熵和用于描述感兴趣子卷的所有亮度级别的当前频率。运行长度指数包括短期内增强,长远增强,灰度不均匀,运行长度不均匀性,和/或运行率和描述感兴趣子卷的所有强度水平的异质性和色调分布。

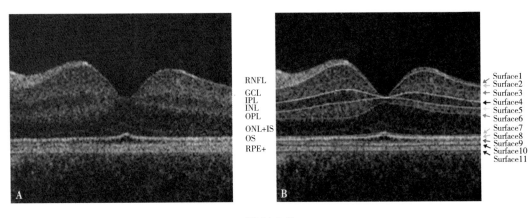

图 11-2-7
A. OCT扫描图像;B. OCT扫描图像分割结果

2. 视网膜病变检测　众所周知,计算纹理和图层属性可被用于检测视网膜损伤,像玻璃膜疣,棉绒斑,色素上皮萎缩区域的检测都可以通过OCT扫描图像实现诊断与分析。因此,通过多个不同切面的OCT扫描图像对视网膜层的自动分割,以及膜层空间与纹理信息的获取,实现对视网膜层的3D重构(图11-2-8)。利用纹理描述算子与其他形态学指数描述视网膜膜层结构的特性,对正常视网膜层样本的训练与学习,构建正常视网膜层结构的模型。利用一种分类器(SVM或KNN)区分异常的视网膜显示。

（三）多源视网膜图像分析技术

多源视网膜图像分析技术目前在眼科中越来越常用。我们可以通过多种方式得到图像信息（眼底图像、OCT图像、荧光成像、高光谱，超光谱成像、血氧、自适应光学SLO），但是所有的图像信息是孤立的，如何将孤立的信息串联并形成一个有用的描述矢量，一直是眼科图像处理的一个研究的重点。最优的解决方案是：通过不同的或相同的方法在不同的时刻得到的不同的视网膜图像配准后与所有局部的可用信息进行空间上的结合，从而实现孤立信息的串联[18-20]。对于图像配准主要分为如下几个方面：

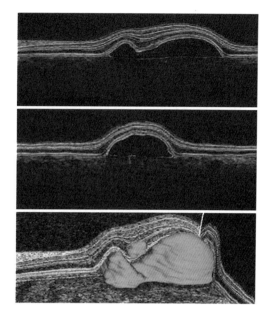

图11-2-8　相互垂直两方向扫描OCT图像的3D重构

1. 眼底视网膜图像的配准　不管是同一视网膜的不同区域或者同一视网膜同一区域的不同时刻的眼底图像的配准都有助于扩大视网膜图像观察的有效区域，确定什么部分被观察到，或者帮助分析时域上的变化，基于特征向量的眼底图像配准算法（如SIFT算法）是目前最为稳定与可靠的配准方式（图11-2-9，图11-2-10）。

2. 眼底图像与OCT图像的配准　本质上是三维OCT图像与二维眼底图像的配准，需要通过Z轴的投影把OCT的图像由三维变为二维。可以从三维OCT投影图像中通过分割得到脉管的三维投影图，眼底图像与OCT图像的配准问题就可转化眼底与眼底图像配准，从而实现了OCT与眼底图像的配准（图11-2-11）。

（四）数字图像分析在眼科应用的未来展望

可以看到，数字眼科成像研究以及图像分析在以前和未来都得到非常迅猛的发展。一方面归因于较低成本的眼科成像设备的普及，另一方面归因于医生分析与处理的数据量非常之大，以及数据分析的复杂化与量化；因此，未来数字图像处理在眼科应用的发展主要集中在以下几个领域：

1. 基层筛查中大规模眼科低成本成像和基于图像分析的疾病检测　通过智能、便携和低成本的眼科图像采集设备，可以使视网膜检查象血压检查一样简单、友好、低成本。

2. 利用影像引导治疗方法的复杂眼科疾病管理　这将严重依赖于眼底图像和OCT图像数据的量化特征，并参考多模态和纵向图像序列以及相关系统患者的一些数据。我们希望图像分析和理解与遗传和其他的评定指数紧密联系，实现真正的个性化方式来应对海量特异性患者数据的复杂分析。从技术角度讲，这将不可避免地要深入地研究与利用二维、三维、四维视网膜图像数据，以及诊断和量化估算（包括局部或者全身严重性的确诊）的联合自动化分析技术。从患者的角度讲，会广泛使用半自动化的视网膜疾病（如DR、青光眼、脉络膜新生血管）的临床监督管理新模式。

总之，我们预计在接下来的十年，视网膜成像的利用速度将远超过直接眼科疾病管理的直接需求。我们期望未来视网膜检查广泛应用在包括患者特异性治疗以及人群研究的系统

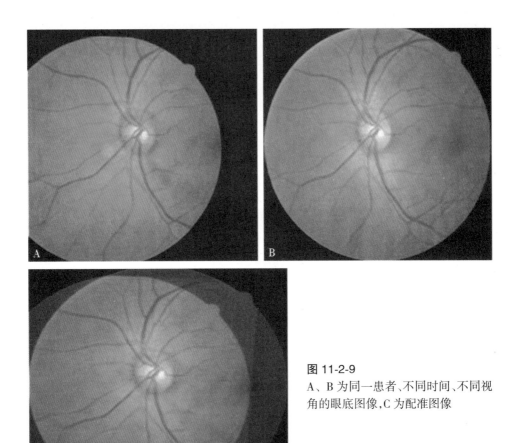

图 11-2-9
A、B 为同一患者、不同时间、不同视角的眼底图像,C 为配准图像

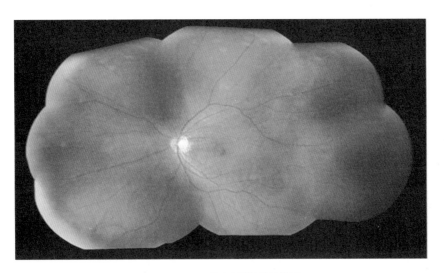

图 11-2-10 眼底图像配准拼接

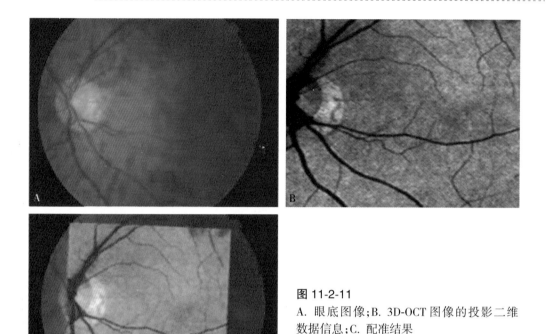

图 11-2-11
A. 眼底图像；B. 3D-OCT 图像的投影二维
数据信息；C. 配准结果

性疾病的估算中，并期望数字图像处理技术在眼科相关疾病的治疗方面发挥越来越重要的
作用。

三、大数据技术在眼科的应用

随着信息技术的蓬勃发展以及各种终端如智能移动设备、PC 机的普及，数据量正以爆炸式的速度在增长，大数据技术也因此成为各行各业追捧的目标，其中尤以金融、电信、医疗、能源行业对大数据技术的需求最为迫切。与西方国家相比，我国的医疗信息化虽然起步较晚，但是发展迅速，目前大中型医院在就医全流程中基本上都实现了信息化。正如前面提到的，信息化之后面临的问题是如何处理和利用日益增长的海量数据，接下来以眼科为例从多方面阐述大数据技术在眼科的应用。

众所周知，眼科是一个颇具特色的科室，它除了有丰富的检查影像资料，还包含许多非结构化的数据，另一个突出的特点是 90% 以上的眼病可通过眼科影像来诊断，因此，眼病这种所见即所得的特征使得对检查影像的分析显得尤为重要。因为眼底既是健康的窗口，也是全身唯一无创、可直视检查血管和神经的部位，通过眼底检查可发现高血压、糖尿病等系统性慢病的器官并发症，眼底血管、视神经的改变可预测慢病及器官并发症，达到监测甚至预测疾病并发症的目的。从眼科的特点出发，我们不难发现大数据技术的用武之处。

（一）用于临床决策支持

在患者完成眼科检查后，利用大数据分析技术可根据智能数据模型从海量数据中找到症状、检查影像等最匹配的患者群体及相关信息，出诊医生在这些患者的特征数据和疗效数据的基础上,对比多种干预措施的有效性,制定出针对该患者的最佳治疗方案,有助于降低误诊的风险。研究表明,对同一患者来说,医疗服务提供方不同,医疗护理方法和效果不同,成本上也存在着很大的差异。利用大数据技术精准分析包括患者体征数据、费用数据和疗效数据在内的大型数据集,可以帮助医生确定临床上最有效和最具有成本效益的治疗方案。目前英国 NICE(国家卫生与临床技术优化研究所)、德国 IQWIG(质量和效率医疗保健研究所)、加拿大普通药品检查机构等都开始了此类项目并且取得了初步成功。

(二) 用于自学习模型的智能自动化阅片

目前,对于我国医疗行业来说"看病难、看病贵"是最突出的问题,许多人认为它的根本原因是医疗资源稀缺,其实还有另一个同样重要的原因:医疗资源未得到合理利用。日常生活中,很多人不论大病小病都非大医院不去非专家号不挂,使得大医院人满为患、专家一天到晚忙于一看便知的小病,造成医疗资源的严重浪费。有了大数据技术,患者可以就近选择本地医院做眼科检查,而后本地医院上传检查影像资料至大数据平台,大数据平台借助自学习模型分析检查影像资料并将患者按疾病严重程度分级,合理分配给不同级别的医生,医生阅片完毕后患者可自行上网查询结果或者从本地医院处查询结果。另一方面,大数据分析技术对于特定疾病类型的筛查有着不可替代的优势,例如糖网筛查,只需制定出筛选标准,借助大数据分析技术就可以自动完成对成千上万被筛者的影像资料的分析,将正常人的影像资料准确地过滤出来,大幅度地减少医生的工作量,提高工作效率。

(三) 用于防治慢病和预测疾病

慢病管理是一个世界性难题,据统计,截至 2012 年 6 月,我国已确诊的慢性病患者已超过 2.6 亿,因慢性病导致的死亡占总死亡人数的 85%,而未来十年,我国慢性病患者数量将继续快速增长。到目前为止,慢病依然没有较有效的治疗手段,只能长期靠药物抑制它进一步恶化。基于眼底检查与高血压、糖尿病的相关性关系,利用大数据技术有利于更深入地研究它们之间的准相关性因素及相互作用原理,为高血压、糖尿病提供可行的防治方式,如分析海量眼底检查图像,提取出高血压、糖尿病患者检查影像的血管瘤个数、黄斑数、出血点数、视盘面积等参数进行数据挖掘,形成可量化的分级标准,并建立起自学习的数据模型。当有新的高血压或糖尿病患者资料进入系统时自动验证是否符合已建立的标准,如果符合则继续完善标准,如果不符合则找出差异化信息以修订旧标准。

大数据技术的另一个重要作用是预测疾病,当患者有新的病历数据和检查影像资料产生时,系统根据专家模型将新产生的数据与该患者已有的数据进行分析,预测患者症状的变化趋势及可能会引发的疾病及并发症。值得注意的是,预测疾病需要积累有海量的数据,是一个持续积累、学习和不断修正的长期过程,在数据模型无误的前提下,数据量越大预测越可靠,就如天气预报一样,必须以历史数据为基础,结合当前数据才能得出较为可靠的预测。

(四) 用于探索商业模式

患者就医本质上是一项医疗服务的交易过程,对于医院而言,患者扮演的是一个消费者的角色,因此,大数据技术除了对医疗数据进行分析和挖掘以不断增强医院的医疗水平,还要考虑如何发挥出海量业务数据的商业价值来增强医院的整体竞争力。大数据技术能够建立多维数据模型来获取想要的数据报表,为决策者提供传统信息技术难以实现的多维度交叉数据视图,轻而易举地获得最具价值的商业信息,为雇主创造新的商业模式提供了新的视角。

大数据技术在医疗行业乃至眼科的应用远不限于上述这些方面,最新数据显示,互联网巨头及风险投资争相进入大数据医疗领域,这从侧面反映出大数据医疗的广阔前景,也预示着一场新的行业革命即将发生。

(刘旭阳　王　云　蔡素萍)

参考文献

1. Wong TY, Shankar A, Klein R, et al. Prospective cohort study of retinal vessel diameters and risk of hypertension. BMJ. 2004;329:799-800.

2. Hubbard LD, Brothers RJ, King WN, et al. Methods for evaluation of retinal microvascular abnormalities associated with hypertension/sclerosis in the atherosclerosis risk in communities study. Ophthalmology. 1999; 106:2269-2280.

3. Matsui M, Tashiro T, Matsumoto K, et al. A study on automatic and quantitative diagnosis of fundus photographs. I. Detection of contour line of retinal blood vessel images on color fundus photographs(author's transl.). Nippon Ganka Gakkai Zasshi. 1973;77(8):907-918.

4. Walter T, Klein JC, Massin P, et al. A contribution of image processing to the diagnosis of diabetic retinopathy-detection of exudates in color fundus images of the human retina. IEEE Trans Med Imaging. Oct;2002 21(10): 1236-1243.

5. Osareh A, Mirmehdi M, Thomas B, et al. Automated identification of diabetic retinal exudates in digital colour images. Brit J Ophthalmol. 2003;87(10):1220-1223.

6. Hipwell JH, Strachan F, Olson JA, et al. Automated detection of microaneurysms in digital red-free photographs: A diabetic retinopathy screening tool. Diabet Med. 2000;17(8):588-594.

7. Niemeijer M, van Ginneken B, Staal J, et al. Automatic detection of red lesions in digital color fundus photographs. IEEE Trans Med Imaging. Apr;2005 24(4):584-592.

8. Niemeijer M, van Ginneken B, Russell SR, et al. Automated detection and differentiation of drusen, exudates, and cotton-wool spots in digital color fundus photographs for early diagnosis of diabetic retinopathy. Invest Ophthalmol Vis Sci. 2007;45.

9. Spencer T, Olson JA, McHardy KC, et al. An image-processing strategy for the segmentation and quantification of microaneurysms in fluorescein angiograms of the ocularfundus. Comput Biomed Res. 1996;29(4):284-302.

10. Frame AJ, Undrill PE, Cree MJ, et al. A comparison of computer based classification methods applied to the detection of microaneurysms in ophthalmic fluorescein angiograms. Comput Biol Med. 1998;28:225-238.

11. Lamard M, Cazuguel G, Quellec G, et al. Content based image retrieval based on wavelet transform coefficients distribution. Proc IEEE Int Conf 29th Annu Eng Med Biol Soc EMBS. Aug.2007:4532-4535.

12. Abramoff MD, Alward WL, Greenlee EC, et al. Automated segmentation of the optic disc from stereo color photographs using physiologically plausible features. Invest Ophthalmol Vis Sci. 2007;48:1665-1673.

13. Hu, Z, Abramoff M.D, Kwon YH, et al. Automated segmentation of neural canal opening and optic cup in 3D spectral optical coherence tomography volumes of the optic nerve head. *Invest Ophthalmol Vis Sci*, 51(11), 5708-5717. doi:10.1167/iovs.09-4838.

14. Antony, B., Abràmoff MD, Tang L, et al., Automated 3-D method for the correction of axial artifacts in spectral-domain optical coherence tomography images. Biomed Opt Express, 2011. 2(8):p. 2403-2416.

15. Quellec G, Lee K, Dolejsi M, et al. Three-dimensional analysis of retinal layer texture:identification of fluid-filled regions in SD-OCT of the macula. *IEEE Trans Med Imaging*, 29(6), 1321-1330. doi:10.1109/TMI.2010.2047023.

16. Quellec G, Lee K, Dolejsi M, et al. Three-dimensional analysis of retinal layer texture: Identification of fluid-filled regions in SD-OCT of the macula. IEEE Trans Med Imaging. Jun; 2010 29 (6): 1321-1330.

17. Lingley-Papadopoulos CA, Loew MH, Zara J M. Wavelet analysis enables system-independent texture analysis of optical coherence tomography images. J Biomed Opt, 14 (4), 044010. doi: 10.1117/1.3171943.

18. Chen J, Tian J, Lee N, et al. A partial intensity invariant feature descriptor for multimodal retinal image registration. IEEE Trans Biomed Eng. Jul; 2010 57 (7): 1707-1718.

19. Niemeijer M, Xu X, Dumitrescu AV, et al. Automated measurement of the arteriolar-to-venular width ratio in digital color fundus photographs. *IEEE Trans Med Imaging*, *30* (11), 1941-1950. doi: 10.1109/TMI.2011.2159619.

20. Cheung W, Hamarneh G. N-SIFT: N-dimensional scale invariant feature transform for matching medical images. Proc. 4th IEEE Int. Symp. Biomedical Imaging: From Nano to Macro, 2007. ISBI; 2007. p. 720-723.

第三节　信息技术在眼科专科中的应用模式

一、基于互联网的自我健康管理

目前我国还没有成熟的关于基于网络进行自我健康管理的信息系统。但是已经有不少的研究提到要通过医学网站辅助慢病管理。也有人提出通过信息化支持建立数字化自我健康管理、特别是慢病管理的新模式。还有研究分析了目前社区慢病患者对慢病知识和技能的掌握情况,调查结果显示,尽管已经有各种形式的健康教育、家庭保健员等参与到慢病知识的宣传中,但是患者对慢病知识的掌握情况并不理想。更加详细的培训或日常学习计划、健全的慢病管理机制亟需建立[1]。也就是说,目前居民获取健康信息的途径并不能保障。

这一问题在专科慢病管理服务中有可能会率先得到比较好的解决。一项市场研究表明,慢病管理应该以疾病筛查为基础,即首先发现病患或高危人群,再有针对性地进行健康管理。眼科影像服务可以比较好地解决多种眼科和慢性病的早期筛查问题,从而可以通过互联网有针对性地进行随访、宣教与干预。

基于互联网的自我健康管理应该包括的要素有:疾病筛查与自我诊断、与社区或乡镇医疗机构的联系通道、相关健康知识教育内容、对个人健康的访问与维护、健康干预计划的制定与跟踪等。

二、健康社交网络

随着移动通讯技术的发展,作为社交网络 SNS 的垂直门户,健康社交网络日益兴起。医疗健康社交网络主要覆盖三种关系:医 - 医社区、医 - 患社区、患 - 患社区,例如美国著名的健康社交网络 PatientsLikeMe。PatientsLikeMe 为医疗型社群网站,成立于 2004 年,总部位于美国马萨诸塞州。站如其名,PatientsLikeMe 的服务是为病患提供一个互换讯息的平台,譬如说,一个糖尿病患者可以到 PatientsLikeMe 上分享病情症状、饮食控制、治疗方式等资讯,供其他病患参考。

PatientsLikeMe 源于 Ben Heywood 及 Jamie Heywood 兄弟,因为其胞弟罹患肌肉缩侧索硬化症(amyotrophic lateral sclerosis, ALS)而创办。目前,这个网站上能分享的病症广泛,除了 ALS 外,还包括多发性硬化(MS)、帕金森病(Parkinsonclerosease)、纤维肌痛(fibromyalgia)、

艾滋病(HIV)、慢性疲劳综合征(chronic fatigue syndrome)情绪障碍(mood disorders)等。PatientsLikeMe 曾经被 Business 2.0 命名为"可以改变世界的公司",该公司的口号为"病人帮助病人,过好每一天",目前已在全美累积高达 4 万多名使用者。

北京大学计算机系李晓明教授为《大连接》一书所写的推荐语:"社会网络"不仅是"网络"更是"社会",深合我心。互联网的社交产品,就是要遵循规则,帮助用户使用、经营、扩展其社交关系,将整个社交网络经营成良好运转的虚拟社会[1-3]。基于关系链的社会化传播,将优化用户对内容的消费选择,完成高质量的内容发现;基于关系链的社会化分享,将强化内容对用户的价值,基于内容交互讨论形成基于内容的群体智慧分享;通过数字内容标签化,完成共性用户的区隔,能够构建同好的用户群组;通过用户标签化,还能完成较为精确的内容和群组推荐,形成内容社交的闭环。

简单来说,社交网络的发展,将极大增强患者或潜在高危人群对相关专科知识、治疗手段、就医途径的了解和选择能力。促使传统的医疗健康信息从医疗机构向患者的单向流动,转变为医疗机构、医生、患者之间的多向信息流动。

三、第三方医疗服务

(一)第三方医疗服务产生的背景

我国医疗资源一方面十分缺乏,分布极为不均,而另一方面医疗资源的浪费又很惊人。以北京东单地区的检验科为例,方圆两三公里内有三家国内著名的三甲医院,仅自动生化检验仪就有二十几台。一台自动生化检验仪每小时可以检测 800 个样本,设备得不到充分利用,这种资源的浪费是很大的,就像花钱买汽车闲置在家中一样。重复配置的结果是,越闲置越坏,越落后,也不利于进行系统、科学的质量控制,无法保证检测结果的准确性和可靠性。目前,每家医院都有自己的临床化验室,但装备水平相差很远。另一方面,全国范围内对检验结果的不统一。据国家检验标准化委员会的资料显示,目前我国没有一个城市的医院化验结果可以在全市各医院通用,仅在一定范围内,具有医学检验结果互认的试点。重复检验,或因检验错误导致的诊治错误,造成的经济损失更是难以计数。这是传统医疗检验的现状,医学独立实验室的出现可望达到医院、患者、社会共赢的目标[4]。

与检验科的情况相类似,在检验、管理与支撑业务、延伸服务、信息服务等领域,第三方服务以市场为配置手段的业务模式,越来越被医疗服务产业的各方所认可和接受。

(二)眼科专科第三方医疗服务的基本特征

1. 眼科医疗机构可以把资源集中于自身核心能力建设上　随着场地、财务、人力等内部资源日益受限,一家医疗机构通常很难在各个领域都成为具有强大实力的综合机构。非核心业务的外包使得医疗机构可以集中在特定的专长领域,如医生的诊断能力、手术处置能力、护理能力等,而将检验、后勤,甚至管理等职能交给第三方外包公司来完成。通过第三方眼科筛查服务或第三方眼科随访服务,可以扩大单一眼科医疗机构的覆盖能力,可以是专科医生更集中于临床诊断工作,提升诊断能力。

2. 不同层级的眼科相关医疗机构可以更明确自身定位　在以云计算技术、远程医疗技术为基础的眼科服务产业链中,涵盖大型综合/专科医院、基层医疗机构以及第三方服务机构,通过第三方服务机构参与运作的市场化纽带,可以进一步增强基层医疗机构和大型综合/专科医院的协同合作关系。在规模效应、专业效率、专业人员素质等方面均发挥各自所长,并获得各自的提高。

3. 第三方医疗服务机构拥有更为专业的相关市场知识和网络　通过专业化的发展,第三方服务企业已经建立了相关专业的市场知识并且积累了针对不同市场的专业知识(如更加专业的检验手段、更科学高效的医院管理体系、更加专业化和设备更为先进的物流队伍)和许多关键信息(例如,检验试剂的进货渠道、信息化设备的配置体系和其他信息等)。

对于第三方服务企业来说,获得这些信息更为经济,因为他们的投资可以分摊到很多客户头上。对于独立的医疗机构来说,获得这些专长的费用会非常昂贵。

4. 眼科第三方市场可以形成规模经济效益　由于拥有强大的购买力和服务能力,第三方服务公司可以从设备、耗材供应商或者其他服务供应商那里得到更为低廉的报价。

无论从固定资产购置、耗材采购、还是专业人力资源队伍建设,由于具有规模优势,都可以大幅度的降低运营成本。

(三)第三方眼科服务是服务模式创新的产物

医学诊断服务是医疗服务的重要组成部分,眼科医学诊断服务能够为临床医生提供详尽客观的数据,有助于医生制定准确的、个性化的诊疗方案,更有利于患者病情的诊治。

医学诊断服务行业的未来发展趋势主要体现在以下几个方面:

1. 标准化趋势　医学诊断服务行业的核心问题是诊断结果的准确性。目前国内除了生化检验、免疫检验等部分诊断项目的质控工作取得了一定成效外,其他诊断项目的质控工作还没有发挥应有的作用。眼科影像诊断作为最容易标准化的诊断手段之一,非常适合开展第三方诊断服务。西方发达国家已经制定了医学诊断服务的相关法律法规,ISO 也出台了大量相关推荐性的指导原则,医学诊断的量值溯源、标准化与规范化是医学诊断服务行业未来发展的必然趋势[5]。专业化的独立医学实验室可通过质量管理体系、硬件、人才与技术的集约化运营等方式实现医学诊断服务的标准化,从而发挥规模优势。

2. 自动化趋势　随着基础医学的发展和高新技术的应用,各类大型自动化分析设备的相继问世,使得检验信息化、网络化及全实验室自动化成为可能。全自动化的分析方式从发起检验流程开始,直到检验结果的自动分析、报告与传送,并实现自动提示异常值或危急值。检验医师可随时查询检验结果,可以有效地辅助临床医生的诊断决策,从而可以全面提升医学诊断的管理,简化实验室工作流程,提高工作效率和工作质量,降低人力成本,改善工作环境。这些均有助于提高检验信息的准确性、稳定性和安全性。

3. 信息化趋势　随着医疗机构诊疗任务的日益繁忙,诊断项目的日益增多,检验数据的日益复杂,医疗机构临床检验单机系统已经不能满足临床的需要。为了确保诊断服务的质量和效率,医疗机构的检验信息化系统显得尤为重要。未来的信息化与网络技术可以在医疗机构内部或医疗机构之间搭建标准化的信息平台,这一信息平台将为整合医学诊断资源提供了基本的技术支撑,而且使临床辅助诊断工作变得更加便捷、准确。

4. 临床化趋势　2008 年美国临床化学学会在巴塞罗那召开 POCT 峰会,正式提出了"LEAN"的概念,即"患者到医院,可以躺下不动,所有医疗科室围绕着患者动",临床化的医疗服务模式以高效、方便、快速的发展特点,为传统医疗服务模式带来了新的发展机遇,而POCT 的技术优势正是符合医学诊断临床化趋势的技术载体。随着新医改方案的实施、居民保健知识和意识的提高、POCT 技术和观念的更新、POCT 的应用定位将发生深刻变化[6-8]:从原来应用于医师护士的试验,扩展为应用于全民健康保健、疾病预防监控。未来几年,POCT

将和传统检验构成一个有机的整体,在最短的时间内为患者提供个性化诊断,为医学诊断临床化带来新的机遇。

参 考 文 献

1. 殷大奎.中国循证医学的回顾与展望.中国循证医学,2002,2(2):77.
2. Ann E. K. Sobel,The Move Toward Electronic Health Records,Computer,Volume 45(11),2012,45(11):22-23.
3. Doug F.Electronic Health Records:The HHS Perspective,Computer.2012. 45(11):pp. 24-26.
4. 高春芳,唐晓东,罗娟.电子病历系统应用现状及前景展望-医疗卫生装备.2013.34(03):76-78.
5. Vallet D,Fernandez M,Castells P. An ontology based information retrieval model,ESWC 2005:LNCS 3532. Springer-Verlag,2005:455-470.
6. Quan D. Improving life sciences information retrieval using semantic web technology. Briefings in bioinformatics 2007;8:172-182.
7. Cstells P,Fernandez M,Vallet D. An Adaptation of the Vector-Space Model for Ontology-Based IR. IEEE Trans. On knowledge and data engineering.2007;19(2):261-272.
8. Ye Y,Jiang Z,Diao X,Yang D,Du G. An ontology-based hierarchical semantic modeling approach to clinical pathway workflows. Computers in biology and medicine 2009;39:722-732.

第四节　数字眼科及远程会诊技术挑战与机遇

一、海量专科影像存储与管理

随着获取眼科图片的成本越来越低,拍照设备的易携性和易移动性的发展,以及中国人口的巨大数量和对健康的越来越重视,医院的影像资料可能会达到 PB 级。医疗机构现有的系统(如 PACS)满足不了海量数据的处理,云计算是一个新型计算方案,可用于海量专科影像存储与管理。

专科影像服务平台要对大数据集进行处理、分析,向用户提供高效的服务[1]。目前区域 PACS 和大型医院全院 PACS 的存储架构大多采用"在线—近线—离线"三级存储模式。由于 SAN 和 NAS 都难以实现 PB 级海量医学影像数据的长期保存和快速处理,超过一定时间的影像资料一般都通过光盘库或磁带库的方式离线保存,导致了系统的可用性受到限制。

针对区域医学影像数据中心的海量图像存储和处理要求,可以采用云的分布式文件系统和本地光纤网络(FC SAN/NAS)相结合的医学影像"在线—归档"二级存储架构:医学影像混合式存储架构,取消离线存储环节,可以提高医学影像资料的可用性。使用 SaaS 模式,医疗机构可将全部数据都保存在云平台影像数据中心,而在本地只需要对当前正在检查的图像进行缓存。

但是云的分布式文件系统不适合存储和处理大量小文件,而多数医学影像文件(DICOM)都是数百 KB 的小文件。因此,针对 DICOM 医学影像文件和云的分布式文件系统的特点,应该设计一种适合云的分布式文件系统的序列化 S-DICOM 文件格式以提高医学影像文件在云平台下的空间利用率和访问效率。例如可以采用 Hadoop(一种云系统)的 SequenceFile 文件格式将一个患者一次检查的所有图像合并成一个文件,再存储到云的分布式文件系统中。每个 DICOM 文件转化成键值对(Key/Value)的形式,然后合并成一个单独的 S-DICOM 文件,其中 Key 为原 DICOM 文件名,Value 为 DICOM 文件内容。

这样的存储机制需要配套相应的管理。首先是小文件组装成块后的对应关系管理。可以建一张对应表,当用户请求某一张图片时,根据这张表检索出它属于哪一块,取出该块后根据 Key/Value 键值就可以找到相应的小文件。为了快速地定位并取出小文件,一些优化技术可以利用,如 Time Machine 和 FastBit 技术,采用 Time Machine 实现高效的缓存功能,采用 FastBit 能够实现快速索引。另外,命名机制管理也很重要,结构化统一的命名能够优化散例算法,如果不同云之间的命名能够保持一致,则云间的数据迁移就能保持一致。

推送技术的运用能够加速图片的检索性能,甚至可以将互联网的瓶颈效应降至最低。当用户在某一医院挂号后,医院当地系统可以请求云平台将该就诊者在别处的眼科影像准备好传至该医院本地系统。好的命名管理能够优化这一过程,能够快速计算增量图片。当然,眼科图片的获取需要权限管理,这些可以通过系统的安全管理来控制。在云主服务器上,主要负责任务调度、安全管理和服务响应。服务器后端架设数据分析云和数据存储云两部分集群。数据存储云负责数据存储、交互以及完整性控制,不仅需要对海量的数据进行分布式管理,同时要支持阵列、容错以及数据冗余备份等功能。服务云对主服务器负责,而主服务器的功能访问控制按照 SAAS 标准,可支持各类用户功能定制访问。

综上所述,眼科影像系统通过综合运用云的分布式存储架构,将小文件按照一定的格式进行归档,运用分布式数据处理技术以及数据迁移技术,能够适应多种规模,具有比较强的灵活性和可扩展性,能随时适应对系统扩容要求,具有很强的兼容性和灵活性。

二、眼科的多源数据融合

眼科影像信息云服务平台是建立在对多个不同的医院的医疗系统同时提供服务的基础和背景之上的,这些系统的数据分散地存储在各个网络节点上,并分别具有自己独立的数据库系统,形成一个分布式的架构[2-6]。因此,当不同的医院,或是同一医院登录不同的系统对患者进行影像处理时,就需要涉及和运用到一项至关重要的技术,即需要将来自不同方向的数据源根据属性进行归类,将同类的数据进行合并,并实现数据的实时更新和同步。

在眼科影像云平台下,当多个医院或不同的医疗系统同时对数据库中患者的数据信息进行访问时,系统就需要实现不同访问者之间的相互协调和数据实时的同步,这就是多源异构数据融合技术。实现多源异构数据的融合的核心技术是数据的集成。目前,实现异构数据融合的最主要的两种解决方案分别是数据仓储和数据联邦。

(一)数据仓储

首先,数据仓储的模式是从一个或多个数据源中抽取数据,并对数据进行必要的数据清洗、去噪、转换等处理操作,最终将数据存储到目标数据仓库中,最终对异构数据源的操作将针对目标数据仓库中的数据进行。

实现多源异构数据融合中的数据仓储运用的主要技术是 ETL 和数据仓库。ETL 数据集成所实现的任务是将相互关联的多个分布式异构数据源集成到一起,使用户在系统中对眼科影像系统数据库中的数据进行操作时,能够以透明的方式处理数据,而不需要再去关心产生的数据究竟是来自哪一个数据源,也不必考虑底层数据模型、系统环境、数据平台等问题,并支持不同数据库系统之间的相互操作和它们之间所运用的不同的复杂数据类型的相互转换,最终实现在保证数据完整性、消除数据冗余的同时,能够通过统一的访问接口,实现对在不同的网络节点上多源异构数据源的灵活访问,确保异构数据源集成后的数据查询效率和操作性能也比较高。

然而,ETL技术也存在着一定的不足。一方面,它的实时性依赖于数据更新的周期速度;另一方面,它要求源数据库和目标数据库必须要有完全相同的数据存储结构,因此,在系统实际的执行过程中发现,当需要对一条数据进行实时修改时,可能需要消耗一定的运行时间与内存资源。如果每天都需要有大量的影像信息流经这个平台,就会在一定程度上影响系统执行的效率,眼科影像系统需要实时地对大容量的数据进行处理,实现起来就比较困难。

(二)数据联邦

数据联邦是在维持各异构数据库自治的前提下,在数据层对多源异构数据的成员数据库进行部分集成[7-9],并提供对多源异构成员数据库的共享和透明性的访问,而在整个过程中,数据仍然保留在它原来的存储位置。

数据联邦技术能够统一地对以任何形式进行存储的数据信息进行访问,因此,具有比较强的异构性、透明性、底层联邦数据源的自治性、开放性和可扩展性等特征。数据联邦技术的运行需要借助于一些数据联合器,而不再需要像数据仓储那样,构建集中式的数据仓库。常用的数据联合器有 EtaMatrix,Wrapper,Aquatogics 等,它们实现了将数据访问所需的指令转换为我们比较熟悉的、数据源所支持的 SQL 语句,通过数据源的客户端提交执行。在实际应用的过程中,只需要在客户端部分通过添加相应的数据访问控件,就可以对数据源进行访问、读取、查询、添加和修改等操作,然后将用户操作后得到的数据结果返回给服务器端处理。

然而,从另一个角度进行分析,数据联邦技术也具有一定的局限性。首先,这种技术由于没有本地数据存储,缺乏统一的中心数据库实体。因此,在用户对系统进行访问操作时,系统每次处理用户请求都需要实时地从数据源获取数据,并在相关数据源建立与之相对应的链接,才能支持用户通过客户端的操作对异构数据库的数据进行访问和修改。这就不可避免地带来一个新的问题:眼科影像系统需要实时地对大容量的数据进行处理,当有比较多的医院或者医疗管理系统同时对数据库进行调用时,集成的数据源数量大幅度增加,添加新的数据源时就需要建立大量的链接,数据的传输量比较大。因此,数据联邦在大数据流动的情形下,能否顺利地实现不仅需要依赖于联邦服务器,还依赖于数据源以及网络资源的性能。另外,为了实现对高质量的数据进行存储,必须要对数据进行必要的清洗、去噪、转换等处理操作,而数据联邦技术在实际的运用过程中,由于缺乏一个统一的中心数据库实体,会带来无法处理部分数据的转换和清洗的问题。

综合前面的分析看出,只有将数据仓储中完整的本地数据库实体和数据联邦机制中的异构性、透明性和可扩展性充分结合起来,才能更好地实现对云平台大容量异构数据的处理。

为了避免数据仓储和数据联邦两种技术各自存在的不足和局限性,在眼科影像系统当中运用了增量数据的异构数据集成技术,利用数据源的增量数据对数据仓库进行维护,并结合异构数据仓储运用的 ETL 工具平台,可以有效地提升 ETL 在对大批量多源异构数据进行集成的效率。这种模式在 ETL 的仓储平台的基础之上,又充分地结合了数据联邦中集成异构数据源的比较强的能力,同时又扩展了数据仓储模式的数据集成范围,并通过对联邦服务器的部署有效地降低 ETL 的数据传输量。由于数据源的数据量比较大,在系统中运用的增量数据的异构数据集成模式不一定需要从数据源获取所有的数据,而是将当前需要的数据经过提取、筛选和过滤,只获取必需的数据,存储在本地数据仓库中,同时又实现了异构数据源之间的互连操作。实现这种架构主要运用的工具平台是 Kettle ETL,它是一个分布式的数据库环境,Kettle 可以通过网络节点远程获取数据,并对其上数据信息的流动进行控制,通过"数据库查询→数据映射→数据流查询"三个步骤,能够在大容量的多源异构数据中实现对有用的数据实时地进行提取和过滤,同时将不符合要求的数据转换成符合要求的数据,利用 Kettle ETL 工具中的缓冲区为客户端和服务器端的异构数据源搭建起了一座相互沟通的桥梁。

结合了数据仓储和数据联邦各自的优点,增量数据的异构数据集成技术的计算能力强,多源异构数据存取的效率高,数据吞吐量大,具有比较高的灵活性和可扩展性,与单一的数据集成方案相比具有更加稳定的性能,同时又有效地解决了不同系统在同一时间对大容量数据进行访问的问题,以相对较高的性能和较低的资源开销实现了多源异构数据的融合。

三、兼顾隐私保护与数据使用

(一)眼科隐私保护与数据安全使用的需求

和其他医疗健康数据一样,眼科数据,包括影像和病历数据的收集,管理和使用在辅助诊疗、发掘创新疗法、合理分配医疗资源中扮演了关键角色。数据的共享是提高信息有效利用率的一项重要手段。当相关数据不仅局限于医疗系统内部,而可以被科研机构、政府部门、商业公司、行业外评估机构等共享时,原始数据可以被深层次多方位,多角度的分析和发掘。然而由于医疗数据中包含大量个人隐私信息,隐私保护成为实现数据共享的关键和必要条件[10-15]。对隐私保护和数安全使用的忽视,必将在未来导致灾难性的后果。

在医疗信息隐私保护方面,最著名的是美国颁布的 the health insurance portability and accountability act(HIPPA)法案。其中对公民各种隐私信息保护的法律原则、方法、内容等诸多方面进行了界定,特别是有针对性的规定了医疗隐私信息在信息系统交换中的保护,并且不断进行完善。我国相关的法律标准制定相对滞后,但从 2001 年开始,最高人民法院公布的司法解释中明确了对隐私权的保护,相关的法律法规也在逐步完善。

因此,在进行数字眼科与远程会诊系统建设与服务的过程中,必须特别注重对隐私保护原则的遵守和相关技术的应用,避免由于新技术的应用带来的法律风险。

(二)眼科数据与远程会诊隐私保护的内容

随着云计算技术、移动技术、物联网技术的应用,以及三级医疗协同模式和第三方企业服务的开展,隐私与安全问题将贯穿全部眼科服务的始终,具体来说主要包括以下三个方面:隐私数据的存储、隐私数据的传输、隐私数据的应用。

隐私数据的存储环节,是指与患者隐私相关的敏感数据存储于不同位置,如医疗机构数据库、第三方企业数据库的过程中,防止有人恶意窃取或不慎泄露。主要通过数据加密与信息系统访问控制技术实现。

隐私数据的传输环节,是指在不同机构的信息系统之间进行传输与共享的过程中,防止数据泄露的风险,主要通过数据加密等技术实现。

隐私数据的应用环节,是指对隐私数据进行后期挖掘、统计分析、科学研究、等工作的过程中,防止无意泄露或数据流出的风险,主要通过匿名泛化等技术实现。

四、数字眼科及远程会诊服务标准与规范

(一)数字眼科及远程会诊相关的标准与规范

医疗信息化标准规范从层次和内容上,可以分为如下四个类别:

1. 基础类标准　基础类标准是指信息化建设中普遍要遵循的,涉及卫生信息化的总体需求、理论和原则的标准。这类标准包括三个方面,一是标准体系与标准化指南;二是术语标准,包括有西医、中医;三是信息模型。此外,还包括相关文档规范。

2. 数据类标准　数据类标准是卫生信息表的处理过程中涉及的标准,主要是指数据采集里的标准,其内容包括:定义各类数据标志的含义,规范数据采集的数据集在不同系统之间传递的电子报文或者电子文档。此类标准与业务系统的实现无关。

3. 技术类标准　技术类标准是与系统实践最密切相关的标准类别,其中包括网络与工程的规范,网络信息安全、各类隐私保护等相关技术标准。

4. 管理类标准　管理类标准是指在卫生信息系统建设包括卫生标准的执行层面,制定的一些相关的标准。

(二)标准规范制定和完善

随着我国医疗信息化建设的深入和发展,信息化建设标准工作的地位和作用日益显著,得到政府和社会的关注和重视,信息化建设标准的研究和应用逐步展开,目前已经形成了具有一定组成结构和相当规模的参与主体,其中包括政府、科研院所、院校协会以及信息系统企业等众多相关单位和部门,并且已经制定和完善了一系列领域内的国家标准和行业标准。

为了解决"信息标准不统一"的问题,卫生部信息化工作领导小组启动了医疗卫生领域基本数据集标准、公共卫生信息系统基本数据集标准体系、国家卫生信息标准基础框架等相关课题的研究。另外,也组织研究和制定了公共卫生信息资源规划、中医药术语、卫生监督、妇幼保健、社区卫生信息技术、电子病历、居民健康档案、医学检验、医学影像等相关标准。

与数字眼科相关的标准与规范需求分为内外部需求两类:内部需求指医院或区域内的医疗行为所需要的标准,如电子处方、电子病历、数字医学影像、数字化医疗设备接口等;而外部需求则包括:跨医院、跨区域、跨部门的信息交换和共享需要标准;不同医院之间的信息交换和共享;区域内医院与区域外医院之间的信息交换和共享等;使用不同第三方服务的医疗机构之间的信息交换和共享;医疗机构与其他社会机构(金融、保险、劳保、社保)之间的信息交换和共享。

随着互联网技术的广泛应用和越来越多的社会企业参与到医疗健康市场中,与眼科相关的内容标准:如诊疗规范、诊断建议、筛查标准、随访与干预标准等还需要进一步建立与完善。

(王　青　李建强　张树东　黄向阳　朱江兵　单时钟　毛海峰　赵　雷)

参 考 文 献

1. 单磊敬,李伯祥,郭晗,等.基于电子病历的疾病诊断数据库建设思考.医学信息学杂志.2012;33(5):

28-31.

2. R. Herbrich, T. Graepel, and K. Obermayer, Large Margin rank boundaries for ordinal regression, MIT Press, Cambridge, MA, 2000.Chapter(7), Pages: 1-132.

3. Y. Freund, R.D. Iyer, R.E. Schapire, and Y. Singer, An efficient boosting algorithm for combining preferences., Journal of Machine Learning Research.2003; 4: pp.933-969.

4. C. Burges, T. Shaked, E. Renshaw, A. Lazier, M. Deeds, N. Hamilton, and G. Hullender, Learning to rank using gradient descent, ICML'05: Proceedings of the 22nd international conference on Machine learning2005: 89-96.

5. Z. Cao, T. Qin, T.Y. Liu, M.F. Tsai, and H. Li, Learning to rank: from pairwise approach to listwise approach, ICML'07: Proceedings of the 24th international conference on Machine learning.2007: 129-136.

6. Y. Yue, T. Finley, F. Radlinski, and T. Joachims, A support vector method for optimizing average precision, Proceedings of the 30th annual international ACM SIGIR conference.2007: 271-278.

7. Hanbury, A.: Medical information retrieval: an instance of domain-specific search.; In SIGIR.2012: 1191-1192.

8. Edinger T, Cohen AM, Bedrick S, Ambert K, Hersh W. Barriers to retrieving patient information from electronic health record data: failure analysis from the TREC Medical Records Track. AMIA Annual Symposium proceedings / AMIA Symposium AMIA Symposium 2012; 2012: 180-188.

9. A. Babashzadeh, J. Huang, and M. Daoud. Exploiting semantics for improving clinical information retrieval. In SIGIR, pages 801-804, 2013.

10. Ellen M. Voorhees, The TREC Medical Records Track, Proc. Of the International Conference on Bioinformatics, Computational Biology and Biomedical Informatics, BCB 2013: 239.

11. Choi S, Choi J, Yoo S, Kim H, Lee Y. Semantic concept-enriched dependence model for medical information retrieval. Journal of biomedical informatics 2014; 47: 18-27.

12. Ardagna CA, Di Vimercati SDC, Foresti S, et al Access control for smarter healthcare using policy spaces. Comput Secur 2010; 29(8): 848-858.

13. Jafari M, Safavi-Naini R, Saunders C, et al. Using digital rights management for securing data in a medical research environment. In: Proc digital rights management workshop.2010: 55-60.

14. Quantin C, Jaquet-Chiffelle DO, Coatrieux G, et al. Medical record search engines, using pseudonymised patient identity: an alternative to centralised medical records. Int J Med Inform. 2011; 80(2): e6-11.

15. Jin J, Ahn GJ, Hu H, et al. Patient-centric authorization framework for electronic healthcare services. Comput Secur. 2011; 30(2-3): 116-127.

第五节　大数据时代下的眼科发展前景

世界的本质是数据。上至天体运行日月更替、下及世间万物的繁衍生息，无不蕴藏着以数据为载体的基本原理和基本知识。数据自人类诞生之初即有：结绳记事、甲骨刻线等等，在我国哲学经典《道德经》之中也提到"道生一，一生二，二生三，三生万物"，这其中即在某种程度上隐含了数据与万物之间的生生相息的内在联系。随着人类社会发展，逐渐出现人口普查、农业统计、军事战争、政治计算、科学研究、医学健康……总之，人类的一切生产活动、科学知识，以及人体自身的各个器官比如眼睛的健康与疾病等，都是以数据为基础而进行的实践活动[1,2]（图 11-5-1）。

时代发展到了今天，信息爆炸和大数据俨然成为这个时代的鲜明特征。大数据正在以排山倒海之势席卷全球，冲击着人类生活的方方面面（图 11-5-2），医疗行业虽然相对其他行业变化缓慢但也在所难免。何为大数据？简而言之，大数据即需要新处理模式才能具有更强的决策力、洞察发现力和流程优化能力的海量、高增长率和多样化的信息资产。人类

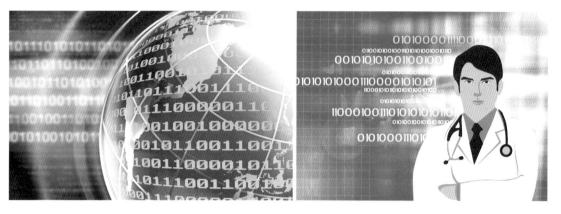

图 11-5-1　以数据为基础的世界和人类社会实践活动

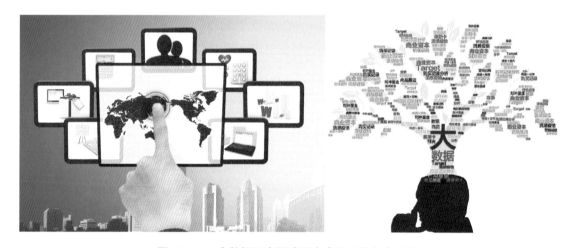

图 11-5-2　大数据正在影响着人类生活的各个方面

在 2007 年的数据存储已经达到了 300EB（1EB=2^{10}PB=1024PB=2^{60}B），2013 年达到了 1.2ZB（1ZB=2^{10}EB=2^{70}B），这一增长趋势仍在以惊人的速度进行着。大数据以及其所衍生的数据仓库、数据安全、数据分析、数据挖掘将成为未来几十年中人们生活中最重要的话题之一，大数据的数据理念正在被越来越多的人所接受认可[3,4]。

　　然而，大数据并不等于数据大。大数据的"大"指的是涵盖某一领域的全体信息，这一全体所涉及的信息量并不一定达到了惊人的数量级。比如体育赛事中对球队或球员的既往所有赛事成绩、训练数据的整理分析也是一种大数据，这种数据的特征即在于全。大数据的基本数据理念包含三个方面，即：要全体不要抽样；要效率不要精确；要相关不要因果。

　　大数据强调全体数据的重要性。目前我们所进行的调查或研究工作，绝大多数还是基于抽样数据、随机数据或局部数据，由此而得到的结果必然受到各种各样的限制，很难推广到全体。现代循证医学中所强调的最高级别证据如基于高质量随机对照试验的系统评价和meta 分析，也体现了这种要求数据所涵盖的范围越大越全面的理念。单一的随机对照试验虽然设计严谨实施可靠但毕竟样本量有限、受试者入选标准严格和依从性较好，这和实际生活中各种各样千差万别的患者并不相同。比如美国基于多中心的青光眼临床试验，其结果并不一定适合所有美国青光眼患者,对于其他人种可能差异会更大。

由于强调数据的全体性,因此在数据采集方面会有较大难度,其精确度无法做到单一的随机对照试验那样。然而,大数据更加强调效率,即在非常短的时间内获得整体数据而做出有助于后续行动的判断或决策。也正是由于这种不精确性,大数据分析所得到的结果更倾向于相关关系而不是因果关系。然而,大数据所提示的相关关系可能已经足以对现况有所帮助,因果关系可以留待后续更加严谨的科学研究来证实。

2009 年在 H1N1 感染爆发几周前,Google 公司在 *Nature* 上发表了一篇论文,成功预测了 H1N1 在全美范围的传播,甚至具体到特定的地区和州,令公共卫生官员们和计算机科学家们倍感震惊[5]。与习惯性滞后的官方数据相比,Google 成为一个更有效、更及时的指标,而疾控中心一般要在流感爆发 1~2 周之后才能得到相关信息。Google 公司是怎么做到呢?其秘密就在于 Google 对其海量搜索记录进行分析,通过发现何时何地出现了与流感相关的爆发性搜索记录而得出的。这即是一个成功应用大数据的案例。当然,Google 对流感的预测后来发生一些出错即高估情况,这并不能完全否定大数据而是提示我们应该更加努力去完善它。

在医学领域,大数据正在逐渐改变着医学实践的各个方面。从医疗管理、医生到患者,都正在被颠覆式医疗革命所影响着。医学正进入大数据时代,大数据科学作为一个横跨信息科学、网络科学、生物医学、心理学、系统科学、社会科学、经济学等诸多领域的新兴交叉学科方向正在逐渐形成,已经成为未来医学发展的方向。在基础研究领域,除高通量测序产生的数据外,转录组、代谢组、蛋白质组等领域正在极速增长;在临床诊断方面,临床数据采集、存储、管理和应用相关的医疗信息技术正快速发展。生命本身就是数字化,这种特征决定了未来生命科学产业、医学健康产业本身就是数字化产业。

近年来,社交媒体式健康网络的繁荣使得现代患者能够轻松获得海量医学信息并互通有无(图 11-5-3),由此产生患者阶层的权利崛起。聪明的患者使得医学民主化势在必行,医生再也无法像以前那样以家长式作风对患者进行诊治,医疗管理部门也要考虑到其政策的制定和实施必须考虑到大众群体的高增长需求和认知水平,整个医疗产业将不可避免地受到冲击。

这种汹涌而来的大数据时代,以"要全体不要抽样、要效率不要精确和要相关不要因果"这三大特点为基本特征,正在逐渐颠覆现代医疗模式。广泛普及的智能手机、传统检测设备的下移和可穿戴式设备的蓬勃发展(图 11-5-4)必将带动远程医疗和家居医疗测试的快

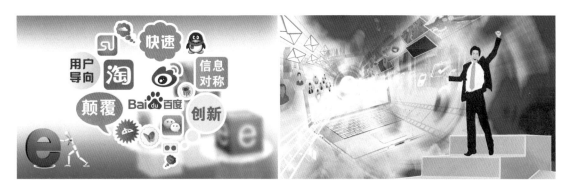

图 11-5-3　社交媒体式健康网络及其带来的海量医学信息

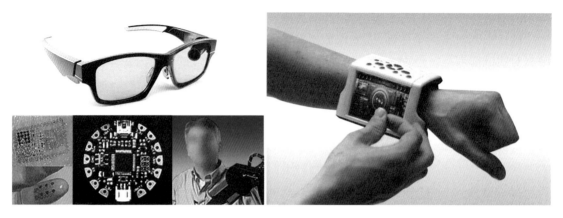

图 11-5-4　可穿戴式设备用于实时动态地记录人体数据

速发展,个体化医疗的发展动力势不可挡,这将更加严峻地拷问现代医学证据所提供的统一化治疗方案。在这种时代背景下医学的研究模式及证据采集、评估和传播方式都将发生相应变化。以北京同仁眼科中心的国家眼科诊断与治疗设备工程技术研究中心在这方面也做了很多工作,如便携式眼部照相设备(图 11-5-5)、可折叠一件式人工晶状体、前后节一体化眼相干光成像仪(OCT)、家用眼压计、眼内微导管治疗及药物投放系统、穿戴式视负荷监测系统(图 11-5-6)和手持式验光仪(图 11-5-7)等。

以研究模式而言,经典的随机对照试验或许不再是评估治疗措施的首选方案,为了获得何种治疗方案对何种患者更优,实效研究(真实世界研究)方兴未艾[6,7],而注册登记研究更是以样本无限接近总体而体现了大数据的特征[8]。眼科领域对实效研究也正在逐步开展,如我国眼科界首个以青光眼为研究对象的注册登记研究已经启动。

在证据采集方面,传统的患者来院复诊测试或许将被家居测试、社区测试和远程医疗所替代,证据评估也将因失访率降低、样本量接近总体和采集迅速而重新定位,而社交健康网络作为现代人的一种生活方式必将极大地提速证据的传播速度。

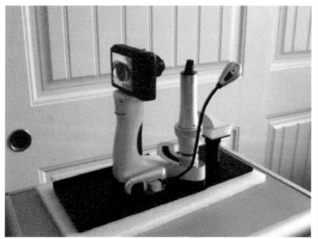
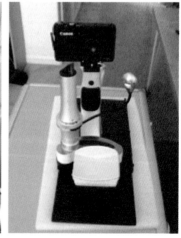

图 11-5-5　国家眼科诊断与治疗设备工程技术研究中心研发的便携式眼部照相设备

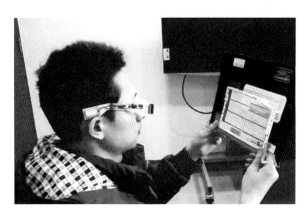

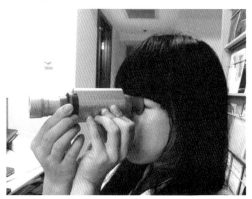

图 11-5-6　国家眼科诊断与治疗设备工程技术研究中心研发的穿戴式视负荷监测系统

图 11-5-7　国家眼科诊断与治疗设备工程技术研究中心研发的手持式验光仪

作为临床医生,应当改变家长式作风,由医学知识仓库变为医学知识管理者,更多地与患者沟通给予关怀,为患者提供决策支持,成为聪明患者的伙伴。在这种发展趋势下,海量医疗数据必然会不断积累并不断逼近大数据时代下的数字化医疗。然而,信息是一把双刃剑,在信息快速传播高效沟通的同时,信息隐私权的保护问题也日益突出(图 11-5-8),如何通过法律等途径规范信息使用迫在眉睫。不过,瑕不掩瑜,大数据时代下的现代医学必然会朝向更加健康理性、个性化和人文化的方向不断发展。

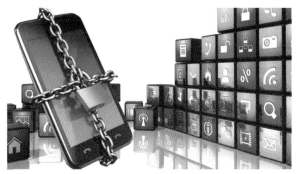

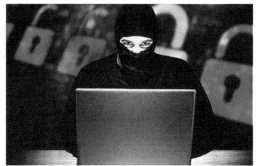

图 11-5-8　数据隐私和安全在大数据时代日益突出

眼科学属于医学的一个分支,它在整个数字化医疗的大背景下也正在逐渐向大数据方向发展。上文提及的各种信息技术在眼科如何利用将在本章节予以具体介绍,如具有眼科特色的临床资料电子化管理、云计算在眼科的应用、各种图像处理技术与眼科的整合及基于社交网络的眼科远程诊疗等等。未来的眼科学,必然会以更加数字化,即数字眼科。

数字眼科是把现代计算机技术、通信技术等应用于整个眼科医疗过程的一种新型的现代化眼科医疗方式。随着医院信息化和 IT 业的迅速发展,越来越多的眼科人体数据如眼底图像、OCT、B 超、MRI 等可以通过大数据和分析手段加速医学的猜想、发现到实践的转化。但上述过程需要云计算技术来实现数据的传输、分析、共享和关联等,需要异构源数据整合和互操作技术,需要可视化工具才便于人们理解复杂数据。只有这样,才能实现基础数据、研发数据、诊疗数据和个性化健康管理数据的整合和价值的充分利用。医学大数据将改变眼科实践模式,改善医药卫生服务质量。未来我们可以通过用户端的可穿戴设备对个体的眼部数据进行实时、连续、动态监测,利用便携设备如智能手机、第三方机构等导入管理系统,通过远程服务为人们提供实时健康指导与治疗建议,从而真正地实现个性化医疗[9,10]。

(李仕明　孟博)

参 考 文 献

1. 李国栋.大数据时代背景下的医学信息化发展前景[1].硅谷.2013(139):7-8.

2. 李静,顾江.个体化医疗和大数据时代的机遇和挑战[1].医学与哲学.2014,35(492):5-10.

3. Sarin R. Big Data V4 for integrating patient reported outcomes and quality-of-life indices in clinical practice. *J Cancer Res Ther* .2014;10,453-455.

4. Torras Boatella MG,Santina VM.[Big Data:a Formula 1 car that we must drive to the health care quality and safety of the patient department.].*Rev Calid Asist*. doi:10.1016/j.cali.2014.09.004.

5. Lazer,D.,Kennedy,R.,King,G.,& Vespignani,A.(2014). Big data. The parable of Google Flu:traps in big data analysis. *Science* ,*343*(6176),1203-1205.

6. Campbell JH,Schwartz GF,LaBounty B,et al. Patient adherence and persistence with topical ocular hypotensive therapy in real-world practice:a comparison of bimatoprost 0.01% and travoprost Z 0.004% ophthalmic solutions. *Clin Ophthalmol* .2014;8,927-9357.

7. Wu CC,Wang HC,Pomplun M. The roles of scene gist and spatial dependency among objects in the semantic guidance of attention in real-world scenes. Vision Res. 2014;105C:10-20.

8. Chen M,Lang A,Ying HS,*et al.* Analysis of macular OCT images using deformable registration. *Biomed Opt Express.2014*;5,2196-2214.

9. Epstein,RJ. Digitization and its discontents:future shock in predictive oncology. *Semin Oncol*. 2010;37:60-64.

10. Issa N T,Byers SW,Dakshanamurthy S. Big data:the next frontier for innovation in therapeutics and healthcare. *Expert Rev Clin Pharmacol* .2014;7:293-298.

28